护士执业资格考试同步辅导丛书

供护理、助产专业使用

基础护理学笔记

（含法律法规与护理管理、护理伦理、人际沟通）

（第五版）

主　编　何夏阳

副主编　钱耀荣　陈艳玲

编　者（以姓氏汉语拼音排序）

陈艳玲（东莞职业技术学院）

范　英（桐乡市卫生学校）

郭　云（山东省青岛第二卫生学校）

何夏阳（广州卫生职业技术学院）

侯纯妹（揭阳市卫生学校）

钱耀荣（广州卫生职业技术学院）

吴　恒（湛江中医学校）

许　莹（广州卫生职业技术学院）

杨翠红（广东省连州卫生学校）

周艳华（广州卫生职业技术学院）

科学出版社

北　京

内 容 简 介

本书涵盖基础护理知识与技能、法律法规与护理管理、护理伦理、人际沟通共 4 篇，采用"两栏两框"＋"两资源"的编写格式。"考点提纲栏"提纲挈领，突显历年高频考点；"模拟试题栏"从专业实务、实践能力两方面对应考点进行命题，帮助考生随学随测，提升应试能力；"锦囊妙'记'框"通过趣味歌诀、顺口溜和缩略字等，帮助考生巧妙记忆知识点；"要点回顾框"围绕高频考点，以提问形式帮助考生再度梳理知识点；"趣味漫画"形象生动地帮助考生记忆，提升学习兴趣。本书配套丰富的数字化资源，通过视频、音频等解析重点和难点，考生通过扫描二维码就可以进行自主学习。

本书可作为护士执业资格考试辅导用书，也可作为护理、助产专业学生在校学习期间的辅助教材，以及护理专业人员参加自学考试、专升本考试时的参考资料。

图书在版编目（CIP）数据

基础护理学笔记 / 何夏阳主编 . —5 版 . —北京：科学出版社，2023.4
（护士执业资格考试同步辅导丛书）
ISBN 978-7-03-074901-7

Ⅰ.①基… Ⅱ.①何… Ⅲ.①护理学 – 资格考试 – 自学参考资料
Ⅳ.① R47

中国国家版本馆 CIP 数据核字（2023）第 031032 号

责任编辑：谷雨擎 ／ 责任校对：杨 赛
责任印制：赵 博 ／ 封面设计：涿州锦晖

科学出版社 出版
北京东黄城根北街16号
邮政编码:100717
http://www.sciencep.com
保定市中画美凯印刷有限公司印刷
科学出版社发行 各地新华书店经销
*
2010年1月第 一 版 开本：850×1168 1/16
2023年4月第 五 版 印张：19
2025年1月第五十一次印刷 字数：577 000
定价：**59.80元**
（如有印装质量问题，我社负责调换）

第五版前言

　　"护士执业资格考试同步辅导丛书"是以2022年全国护士执业资格考试大纲为依据，以护理专业（包括本科、高职、中职）内科护理学、外科护理学、儿科护理学、妇产科护理学、护理学基础、护士人文修养、护理文件书写、护理管理等相关教材内容为基础，结合编者们多年来全国护士执业资格考试辅导的成功经验组织编写，本着"在教材中提炼精华、从零散中挖掘规律，到习题中练就高分，从成长中迈向成功"的宗旨，为考生顺利通过护士执业资格考试助一臂之力。

　　《基础护理学笔记》包括基础护理知识与技能、法律法规与护理管理、护理伦理、人际沟通共4篇。编写内容涵盖了考试大纲要求的知识点，采用"两栏两框"+"两资源"的编写格式：①考点提纲栏：以考试大纲为依据，采用提纲挈领、助记图表等形式，摒弃了一般教材和考试指导中烦琐的文字叙述，提炼教材精华；在重要的知识点前标注星号，突显历年高频考点；常考的关键字词加黑标出，强化记忆。②模拟试题栏：涵盖考试大纲的知识点，按照护士执业资格考试的题型要求，从专业实务、实践能力两方面进行命题，题量丰富，帮助考生随学随测，强化记忆，提升应试能力。③锦囊妙"记"框：通过趣味歌诀、打油诗、顺口溜和缩略字等形式，帮助考生巧妙和快速记忆知识点。④要点回顾框：本书可有针对性地帮助考生进行考前系统复习，有效提高考生参加国家护士执业资格考试的通过率，是在校学生、临床护士、社区护士通过国家护士执业资格考试的好助手。第五版参照最新版全国护士执业资格考试大纲和相关教材，在模拟试题中增加了图片题和视频题，在正文中增加了新的考试内容。本书可作为护士执业资格考试辅导用书，也可作为护理、助产专业学生在校学习期间的辅助教材，以及护理专业人员参加自学考试、专升本考试时的参考资料。

　　本书在编写过程中，得到了各位编者及其所在单位的大力支持和帮助，编写期间参考了大量有关书籍，使本书得以顺利出版，在此一并致以衷心的感谢！

　　由于编者水平有限，本书难免有不足之处，敬请使用本书的广大读者给予指正！

编　者
2022年7月

配 套 资 源

欢迎登录"中科云教育"平台，**免费**数字化课程等你来！

"中科云教育"平台数字化课程登录路径

电脑端

▶ 第一步：打开网址 http://www.coursegate.cn/short/GDKKW.action

▶ 第二步：注册、登录

▶ 第三步：点击上方导航栏"课程"，在右侧搜索栏搜索对应课程，开始学习

手机端

▶ 第一步：打开微信"扫一扫"，扫描下方二维码

▶ 第二步：注册、登录

▶ 第三步：用微信扫描上方二维码，进入课程，开始学习

PPT 课件，请在数字化课程中各章节里下载！

目　录

第1篇　基础护理知识与技能

第2篇　法律法规与护理管理

第3篇　护理伦理

第4篇　人际沟通

第1篇 基础护理知识与技能

第1章 绪 论

第1节 护理学发展简史

一、护理学的形成与发展

1. 古代护理的孕育

（1）"自我保护式"医疗照顾：原始人类在生活或劳动过程中偶然受伤，便设法进行清洗、涂抹、包扎；面对生、老、病、死等问题，尝试采用各种方法保护生命、减轻病痛和繁衍后代，这些都是医护活动的萌芽。

（2）"家庭式"医护照顾：人类为了抵御恶劣的生活环境，逐渐按血缘关系聚居，形成了以家族为中心的母系氏族社会，由妇女承担照顾家族伤病员的责任。

（3）"宗教式"护理：后来，人们患病后，由于对疾病缺乏认识，往往求助于宗教，僧侣和修女们便承担起了所谓的治疗或护理工作，这项工作只是出自僧侣和修女们的恩赐和自我牺牲精神，给予患者一些生活上的照顾和精神上的安慰。

（4）"社会化和组织化"的医院护理：中世纪，由于宗教的发展，各国先后建立了数以百计的大小医院，由修女和社会团体提供护理服务，推动了护理事业的发展。随后受宗教改革、连年战争的影响，医院管理混乱，护理人员短缺、素质下降，护理工作进入长达200年的黑暗时期。当时的护理主要形式为医院护理，工作内容仅局限于简单的生活照顾。

（5）"职业化"护理：在文艺复兴时期，医学科学得到了迅猛的发展，护理也摆脱了教会的控制，从事护理工作的人员开始接受专门的培训，护理逐渐成为一种职业。当时，在法、英、美等国家出现了一些具有较明显基督教特点的护士组织，为贫困患者服务。但由于当时社会重男轻女，妇女地位低下、没有机会接受良好的教育，致使护理工作停滞不前，得不到发展。

2. 近代护理学的诞生 19世纪，随着科学技术的发展，社会文化、医学技术的进步，人们对具有良好护理技术人员的需求与日俱增，西方国家开始建立较系统的培养护士的制度和训练场所。1836年，德国牧师弗利德纳在德国凯塞威尔斯城创办了护士训练所，弗洛伦斯·南丁格尔在此接受过训练。弗洛伦斯·南丁格尔首创了科学的护理专业，使护理学逐步迈上了科学发展的轨道，成为护理学发展的一个重要转折点，也是护理专业化的开始。

（1）南丁格尔的生平：①英国人，1820年5月12日诞生于父母旅行之地——意大利的弗洛伦斯城；②出生于名门富有之家，接受过良好的教育，精通多国语言；③1854～1856年，克里米亚战争期间，率领38名护士奔赴前线，使伤病员的死亡率由42%下降到2.2%，被誉为"提灯女神""克里米亚天使"；④战争结束后，英国政府授予南丁格尔4000多英镑的巨额奖金，并授予她最高国民荣誉勋章，在英国的伦敦和意大利的弗洛伦斯城都铸造了她的铜像；⑤南丁格尔于1910年8月13日逝世，1912年国际红十字会将她的生日——5月12日定为国际护士节，同年设立南丁格尔基金、首次颁发南丁格尔奖章。此后，南丁格尔奖作为各国护士的最高荣誉奖，每两年颁发一次，每次最多颁发奖章50枚。中国南丁格尔奖获得情况（图1-1）。

2. 近代护理学的诞生 19世纪，随着科学技术的发展，社会文化、医学技术的进步，人们对具有良好护理技术人员的需求与日俱增，西方国家开始建立较系统的培养护士的制度和训练场所。1836年，德国牧师弗里德尔在德国凯塞威尔斯城创办了护士训练所，弗洛伦斯·南丁格尔在此接受过训练。弗洛伦斯·南丁格尔首创了科学的护理专业，使护理学逐步迈上了科学发展的轨道，成为护理学发展的一个重要转折点，也是护理专业化的开始。

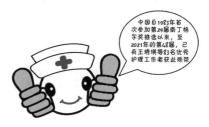

图1-1 中国南丁格尔奖获得情况

（2）南丁格尔对护理学的贡献：①1860年在英国的圣托马斯医院创办了世界上第一所正式的护士学校，成为现代护理教育的奠基人；②确立了科学的护理理论，撰写了大量的报告和论著，最著名的是《护理札记》，阐述了护理工作应遵循的指导思想和原理，被认为是护士必读的经典之作；③首创了科学的护理专业，被誉为现代护理的创始人。她不仅提出了护理学的概念，以事实、数据和观察为根据，论证了护理工作的重要性，并把它提高到"专门职业"的地位，使护理从医护合一的状态中成功地分离出来，确立了护理领域的社会地位和科学地位，使护理学成为一门独立的学科。

3. 现代护理学的发展 主要经历了以疾病为中心、以患者为中心和以人的健康为中心的三个主要发展阶段。

（1）以疾病为中心的阶段：受生物医学模式影响，认为疾病是由细菌或外伤引起的机体功能或结构的异常，一切医疗护理活动都围绕着疾病进行。此阶段护理的特点：①护理已成为专门的职业，护理人员必须经过专业的培训才能上岗；②护理从属于医疗，护士是医生的助手；③护理工作的主要内容是执行医嘱和完成护理常规；④护理教育类同于医学教育，课程内容中护理所占比例小，未能体现护理特色。

（2）以患者为中心的阶段：1948年，世界卫生组织（WHO）提出了新的健康定义，扩大了对健康的研究与实践的领域。1955年美国的护理学者莉迪亚·海尔首次提出"护理程序"，使护理有了科学的工作方法。1977年美国医学家恩格尔提出了"生物-心理-社会"医学模式，在这一新观念的指导下，护理发生了根本性的变革，由"以疾病为中心"转向"以患者为中心"的发展阶段。此阶段护理的特点：①强调护理是一门独立的专业，护理专业的理论基础逐步建立；②医护双方是合作伙伴；③护理工作的主要内容不再是被动执行医嘱和完成护理常规，而是对患者实施身体、心理、社会等全方位的整体护理；④工作场所局限于医院；⑤护理教育开始摆脱类同医学教育的课程内容设置，建立以患者为中心的护理教育和临床实践模式。

（3）以人的健康为中心的阶段：随着社会经济的发展，疾病谱发生了很大的改变，与人的行为、生活方式相关的疾病，如心脑血管病、恶性肿瘤、糖尿病、意外伤害等逐渐成为当今威胁人类健康的主要问题。1977年WHO提出了战略目标："2000年人人享有卫生保健"；1980年美国护士协会（ANA）提出了护理的定义："护理是诊断与处理人类对现存的或潜在的健康问题的反应"，对护理工作起到明显的推动作用，使护理工作向着"以人的健康为中心"的方向迈进。此阶段的护理特点：①强调护理学是现代科学体系中一门独立的、综合的应用科学；②护士不仅是医生的合作伙伴，而且具有多种角色功能；③护理工作的内容从对患者的护理扩展到对人的生命全过程的护理；④护理工作场所从医院扩展到社区，护理对象从个体扩展到群体；⑤护理教育的体制不断完善，重视继续教育和高等教育，并有扎实的护理理论基础和良好的科研条件。

二、中国护理学的发展

1. 中国护理的发展概况

（1）古代护理：我国古代护理寓于医学之中，其特点是"医、药、护"不分，强调"三分治，七分养"，其中的"养"即护理。

（2）近代护理：我国近代护理事业的形成与发展，在很大程度上受西方护理的影响，随着宗教和西方医学的传入而逐渐兴起。①1835年，英国传教士巴克尔（P.Parker）在广州开设了第一所西医院，两年后该医院以短训班的形式培训护理人员。②1888年，美国护士约翰逊女士（E.Johnson）在福州一所医院里创办了我国第一所护士学校。③1909年，中国看护组织联合会在江西牯岭成立（1936年改为中华护士会，1964年改名为中华护理学会）。中国护士钟茂芳曾任副理事长，将"nurse"创译为"护士"，被沿用至今。④1922年，国际护士会（ICN）正式接纳中国看护组织联合会成为第11个会员。⑤1934年，教育部成立护理教育专门委员会，将护理教育改为高级护士职业教育，护士教育被纳入国家正式教育系统。⑥1950年，北京协和医学院与燕京大学、金陵女子文理学院、东吴大学、岭南大学、齐鲁大学等五所大学开办了五年制高等护理教育。

（3）现代护理：我国现代护理主要经历了三个阶段。①1950年，第一届全国卫生工作会议将护理教育列为中等专业教育之一，卫生部统一教学计划和教材；②1966～1976年，护校停办，护理教育停滞；③1979年，卫生部颁发《卫生技术人员职称及晋升条例（试行）》，明确了护理人员的专业技术职称晋升规定；④1983年，恢复了护理本科教育；⑤1992年，北京、上海等地开始护理学硕士研究生教育；⑥1993年，卫生部颁发了我国第一个关于护士执业和注册的部长令，即《中华人民共和国护士管理办法》；⑦1995年，举行了全国首届护士执业资格考试；⑧2008年，国务院颁布了《护士条例》。

2. 中国护理的发展趋势

（1）护理实践社会化：护士将走出医院，走向社区、家庭、机关、学校、厂矿等场所，充分发挥护理人员在预防疾病、促进和恢复健康中的作用。

（2）护理工作市场化：护理人员的流动和分布将由市场供需关系来调节，护理服务的内容和范畴也将随市场需求的变化而变化。

（3）护理工作法制化：国家颁布了《医疗事故处理条例》《护士条例》等一系列相关法律法规，明确各级卫生行政部门、医疗机构在护理工作管理方面的责任，保护护士的合法权益，完善护士执业制度，规范护士执业行为等。

（4）护理工作国际化：主要是指专业目标国际化、专业标准国际化、职能范围国际化、教育国际化、管理国际化、人才流动国际化。

（5）护理教育层次多样化：护理人员的基本学历将从中专为主逐步转向大专为主。护理学学士、硕士、博士人数逐步增多。

第2节　护理学概论

一、**护理学的概念**　护理学是以自然科学和社会科学理论为基础的研究维护、增进、恢复人类健康的护理理论、知识、技能及其发展规律的一门综合性应用科学。

二、**护理学的任务**　护理学的基本任务是帮助服务对象促进健康、预防疾病、恢复健康、减轻痛苦，这也是护士的基本职责。

三、**护理学的内容与范畴**　护理学的研究内容、范畴与任务涉及影响人类健康的生物、心理、社会等各个方面，其知识结构在研究和发展护理学专业知识的基础上，还吸收了其他学科的理论，如社会学、心理学、伦理学、美学、教育学和管理学等，以充实和促进护理学科的发展。

1. **临床护理** 临床护理的服务对象是患者，内容包括基础护理与专科护理。
   - （1）基础知识和技能：主要应用护理学的基本理论知识、基本实践技能、基本态度方法，结合患者的生理、心理及治疗康复的需要，满足患者的基本需求。
   - （2）专科护理：以护理学及相关学科理论为基础，结合临床各专科患者的特点及诊疗要求，为患者实施身心护理。如各专科常规护理、专科护理技术、急救护理、康复护理等。

2. **社区护理** 社区护理的对象是个人、家庭社区，以公共卫生学、护理学理论知识和技能为基础，结合社区特点，深入家庭、学校、厂矿、机关等开展疾病预防、妇幼保健、家庭护理、健康教育、健康咨询、预防接种及防疫灭菌等工作。

3. **护理管理** 运用管理学的理论和方法，对护理工作的诸要素，如人、财、物、信息等进行科学的计划、组织、指导、协调和控制等，以保障护理工作安全、正确、及时、有效地开展。

4. **护理教育** 一般分为基本护理教育、毕业后护理教育和继续护理教育三大类。

5. **护理科研** 应用观察、实验、调查和理论分析等科学的方法探索未知，回答和解决护理领域的问题，直接或间接地指导护理实践的过程，以促进护理理论、知识、技能和管理模式的更新和发展。

第3节　护理学的基本概念

现代护理学的理论框架由人、环境、健康、护理四个基本概念组成。

一、关于人的概念　人是护理的服务对象，对人的认识是护理理论、护理实践的核心和基础。

1. 人是一个统一的整体
   - （1）人具有生物属性和社会属性，是由生物、心理、社会等多方面组成的整体的人。
   - （2）人是一个开放的系统，人体内部各系统之间不断进行着物质、能量、信息的交换，又不断与周围环境进行着物质、能量、信息的交换，并不断地调节自身内环境以适应外界环境的变化。
   - （3）人是护理的服务对象，包括患者和健康人，包括个人、家庭、社区和社会群体。

2. 人有基本需要
   - （1）人具有生理、心理和社会等多层次的需要。
   - （2）著名心理学家马斯洛（A.H. Maslow）将人类的基本需要归纳为五个层次，即生理需要、安全需要、爱与归属的需要、尊重的需要、自我实现的需要。

二、关于健康的概念

1. 健康的定义
   - （1）1948年，世界卫生组织对健康的定义：健康，不仅是没有躯体疾病和身体缺陷，而且还要有完整的生理、心理状态和良好的社会适应能力。
   - （2）1990年，世界卫生组织又提出了健康的新概念：健康不仅是没有疾病，而且还包括身体健康、心理健康、社会适应良好和道德健康。

2. 健康和疾病
   - （1）健康与疾病是一个连续、动态的过程。两者没有明显的界限，在一定的条件下可以相互转化。
   - （2）最佳健康模式认为：健康仅仅是一种没有疾病的相对稳定状态。健康是相对的，因人而异的，没有绝对的健康，也没有绝对的疾病。护士应帮助服务对象发挥其机体最大的功能和潜能，使其处于最佳的健康状态。

3. 健康的影响因素
   - （1）生物因素：包括遗传、年龄、种族、性别等。
   - （2）心理因素：主要是通过情绪、情感作用对健康产生影响。
   - （3）环境因素：良好的自然环境是人类生存和发展的物质基础，如充足的阳光、清新的空气、不被污染的水、适宜的气候、没有噪声和辐射的干扰等。
   - （4）生活方式：是目前影响人们健康的主要因素。良好的生活方式对健康产生积极的影响，如适当的运动、节制的饮食、戒烟限酒、远离毒品、生活规律等。

3. 健康的影响因素

（5）医疗保健：医疗保健制度是否完善，能否提供及时、有效的卫生保健和医疗护理服务，对人们的健康产生极大的影响。

（6）社会因素：不同的社会制度、经济状况、风俗习惯、文化背景及劳动条件等可导致人们产生不同的社会心理反应，从而影响身心健康。

三、关于环境的概念

1. 环境的范畴

（1）环境包括内环境和外环境，它们之间相互作用、相互依存、不能截然分开。

（2）内环境是指人体细胞所处的环境，包括生理、心理等方面。

（3）外环境是指人的机体所处的环境，即围绕于人类周围的自然环境和社会环境。自然环境又包括物理环境和生物环境，物理环境包括阳光、氧气、二氧化碳、水、土壤、气候等，生物环境包括植物、动物、微生物等。社会环境是指人类在生产、生活和社会活动中相互形成的生产关系、阶级关系、社会关系的总和，如各种制度、社会交往、宗教信仰、风俗习惯、文化生活等。

2. 环境与健康的关系

（1）环境是动态的和持续变化的。人的一切活动都离不开环境，人必须不断地调整机体内环境，以适应外环境的变化。人也不断地通过自身的力量改变外环境，以使外环境更利于生存。

（2）良好的环境促进人的健康，不良的环境则给人的健康造成危害。人类所患疾病中，不少与环境的致病因素有关。当自然环境中某种成分缺少或过多，会导致当地居民某种元素缺乏或过多，导致疾病，如地方性甲状腺肿、地方性砷中毒、氟骨症、克山病等。环境污染，使空气、水、土壤等自然环境生态平衡遭到严重破坏，严重威胁人类的健康。社会制度、经济状况、文化背景、劳动条件和群体氛围的不同，亦对健康产生着不同的影响。良好的群体气氛，如民主、团结、友爱等，可使人热爱生活，积极向上。

四、关于护理的概念

1. 护理的定义

（1）护理英文名nursing，源于拉丁文nutricius，原意为抚育、扶助、保护、照顾幼小等。

（2）1859年，南丁格尔提出：护理的独特功能在于协助患者置身于自然而良好的环境下，恢复身心健康。

（3）1973年，国际护士会给护理的定义：护理是帮助健康的人或患病的人保持或恢复健康，或者平静地死去。

（4）1980年，美国护士协会将护理定义为：护理是诊断和处理人类对现存的和潜在的健康问题的反应。此定义表明护理以处于各种健康水平的人为研究对象，护理人员必须收集护理对象的资料并评估其健康状况，采取适当的护理措施解决已存在的或潜在的健康问题，并评价其成效。护理是有目的、有组织、具有不断创造性的活动，护理程序是护理工作的基本方法。

2. 护理与健康的关系 随着社会的发展，医疗体制的改革，人口结构和疾病谱的变化，健康观念的转变，人们的生活将越来越离不开护理，使护理具有更广阔的发展空间和前景，护理工作者需不断地努力，促使护理专业适应社会发展变化，满足人类的健康需求，使健康者保持、增进健康，患病者恢复健康，伤残者最大限度地恢复功能，临终者得以安宁去世。

五、护理学四个基本概念的相互关系
人、环境、健康和护理四个基本概念是相互关联、相互作用的，四者缺一不可。四个基本概念的核心是人，即护理实践是以人的健康为中心的活动，护理对象存在于环境之中并与环境相互影响，健康即为机体处于内外环境平衡、多层次需要得到满足的状态，护理的任务是创造良好的环境并帮助护理对象适应环境，从而达到最佳健康状态。

锦囊妙"记"

护理学四概念的相互关系
护理学有四概念，人、环境、健康与护理。
四概念相辅相成，核心概念首为人。

人类活动需环境，人与环境互影响。

良好环境促健康，不良环境危健康。

护理创造好环境，助人适应保健康。

要点回顾

1. 世界上和我国第一所正式护士学校分别创办于何年何地？

2. 护理学的基本任务是什么？

3. 现代护理学的理论框架是由哪些要素组成？

4. 何谓健康？

5. 简述健康的影响因素。

●○ 模拟试题栏——识破命题思路，提升应试能力 ○●

一、专业实务

A₁型题

1. 中世纪，担任护理工作的多为修女，她们的护理工作多限于

  A. 简单生活照顾　　　B. 精神病护理

  C. 健康咨询　　　　　D. 老年病护理

  E. 心理护理

2. 中世纪的护理形式主要是

  A. 自我护理　　　　　B. 医院护理

  C. 社区护理　　　　　D. 家庭护理

  E. 宗教护理

3. 护理成为一种职业始于

  A. 封建社会　　　　　B. 中世纪

  C. 文艺复兴时期　　　D. 宗教改革时期

  E. 第一次工业革命时期

4. 护理专业化的开始形成于

  A. 宗教护理　　　　　B. 医院护理

  C. 现代护理　　　　　D. 近代护理

  E. 家庭护理

5. 国际护士节定于

  A. 4月12日　　　　　B. 5月1日

  C. 5月4日　　　　　　D. 5月12日

  E. 9月10日

6. 世界上第一所正式的护士学校成立于

  A. 1820年，美国　　　B. 1860年，英国

  C. 1888年，法国　　　D. 1890年，德国

  E. 1912年，意大利

7. 现代护理诞生于

  A. 16世纪　　　　　　B. 17世纪

  C. 18世纪　　　　　　D. 19世纪

  E. 20世纪

8. 国际红十字会建立南丁格尔基金，并首次颁发南丁格尔奖的时间是

  A. 1860年　　　　　　B. 1888年

  C. 1907年　　　　　　D. 1909年

  E. 1912年

9. 下列不属于南丁格尔对护理学的贡献的是

  A. 确立科学的护理理论

  B. 创建世界上第一所护士学校

  C. 首创科学的护理专业

  D. 撰写经典著作《护理札记》

  E. 提出个案护理的工作方法

10. 现代护理学的发展经历了三个阶段，依次为

  A. 以疾病为中心、以患者为中心、以人的健康为中心的阶段

  B. 以患者为中心、以疾病为中心、以人的健康为中心的阶段

  C. 以患者为中心、以人的健康为中心、以疾病为中心的阶段

  D. 以人的健康为中心、以疾病为中心、以患者为中心的阶段

  E. 以人的健康为中心、以患者为中心、以疾病为中心的阶段

11. 以疾病为中心的发展阶段，护理工作的特征是

  A. 按护理程序对患者实施整体护理

  B. 主要护理形式为自我护理

  C. 工作范围扩展到所有人的所有生命阶段

  D. 工作场所由医院扩展到其他部门

E. 工作内容主要是执行医嘱和完成护理常规

12. 以疾病为中心的阶段，下列哪项陈述正确
    A. 确定了人是一个整体的概念
    B. 按护理程序实施护理
    C. 忽视了人的整体性
    D. 护理工作范围扩展到社区
    E. 护理的对象是所有人

13. 以患者为中心的阶段，护理工作的特征是
    A. 被动执行医嘱和完成护理常规
    B. 按护理程序对患者实施整体护理
    C. 工作范围扩展到所有人的所有生命阶段
    D. 工作场所由医院扩展到其他部门
    E. 工作内容主要是执行医嘱和完成护理常规

14. 确立了人是一个整体的概念是在护理发展阶段中的
    A. 以疾病为中心的阶段
    B. 以患者为中心的阶段
    C. 以人的健康为中心的阶段
    D. 文艺复兴时代
    E. 宗教改革时期

15. 以人的健康为中心的阶段，护理工作的特征是
    A. 按护理程序对患者实施整体护理
    B. 工作方法是执行医嘱和护理常规
    C. 工作范围扩展到所有人的所有生命阶段
    D. 工作场所局限于医院
    E. 工作内容主要是执行医嘱和完成护理常规

16. 我国的第一所护士学校成立于
    A. 1922年，南京   B. 1950年，北京
    C. 1909年，牯岭   D. 1835年，广州
    E. 1888年，福州

17. 我国恢复护理本科教育是在
    A. 1964年   B. 1983年
    C. 1992年   D. 1993年
    E. 1995年

18. 我国首次举行全国护士执业资格考试是在
    A. 1983年   B. 1992年
    C. 1993年   D. 1995年
    E. 2000年

19. 下列哪项不属于护理学的基本任务
    A. 促进健康   B. 预防疾病
    C. 恢复健康   D. 减轻痛苦
    E. 治疗疾病

20. 护理对象仅限于患者的护理实践范畴指的是
    A. 临床护理   B. 护理管理
    C. 护理教育   D. 社区护理

E. 护理研究

21. 临床护理的主要工作内容包括
    A. 基础护理和护理管理
    B. 基础护理和护理科研
    C. 基础护理和专科护理
    D. 专科护理和护理教育
    E. 专科护理和护理管理

22. 现代医学模式为
    A. 生物-社会医学模式
    B. 生物-心理医学模式
    C. 生物-医学模式
    D. 生物-生理-社会医学模式
    E. 生物-心理-社会医学模式

23. 不属于护理学的四个基本概念的是
    A. 人   B. 健康
    C. 保健   D. 环境
    E. 护理

24. 现代护理学对环境的认识，陈述正确的是
    A. 人与环境相互独立
    B. 环境是静态的
    C. 环境是连续变化的
    D. 人必须不断改变外环境以适应内环境的变化
    E. 人的健康主要受内环境影响

25. 现代护理学对人的认识，陈述正确的是
    A. 人具有生物属性和自然属性
    B. 人的需要分三个层次
    C. 人是指患者
    D. 人是指健康人
    E. 人是个整体

26. 1948年，世界卫生组织对健康的定义不包括
    A. 躯体没有疾病
    B. 有完整的生理状态
    C. 有完整的心理状态
    D. 有一定的劳动力
    E. 有社会适应能力

27. 对健康的认识，陈述错误的是
    A. 健康是动态的连续变化过程
    B. 健康和疾病具有明显的界限
    C. 在一定条件下，健康和疾病可相互转化
    D. 健康是因人而异的
    E. 健康是相对的

28. 20世纪后期以来，影响健康最主要的因素是
    A. 生物因素   B. 心理因素
    C. 环境因素   D. 生活方式

E. 医疗保健

29. 内环境是指
    A. 生理、心理的变化
    B. 自然环境的变化
    C. 社会环境的变化
    D. 居住环境的变化
    E. 政治环境的变化

30. 外环境包括
    A. 自然环境和社会环境
    B. 自然环境和生物环境
    C. 生理环境和心理环境
    D. 生物环境和社会环境
    E. 生物环境和心理环境

31. 美国护士协会将"护理"定义为
    A. 使健康者保持和增进健康
    B. 诊断和处理人类对现存的和潜在的健康问题反应的过程
    C. 促进个体和群体向极佳健康状态发展，并贯穿于生命的整个过程之中
    D. 护士运用护理程序的方法来实现四项基本职责
    E. 以人的健康为中心的活动

32. 护理学的核心概念是
    A. 人   B. 健康
    C. 环境   D. 护理
    E. 护理程序

A₂型题

33. 文艺复兴后，护理逐渐摆脱教会的控制，从事护理工作的人员开始接受一些工作训练，以专门照顾伤病者，护理开始成为
    A. 正规教育   B. 独立职业
    C. 疾病护理   D. 访视护理
    E. 健康护理

34. 在以疾病为中心的阶段，一切医疗护理活动都局限在医院，并围绕着疾病进行开展，此时护士的角色是
    A. 护理工作协调者   B. 患者家属代言人
    C. 执行医嘱操作者   D. 护理活动策划者
    E. 健康宣教指导者

35. 当人们认为疾病是由细菌和个体的机体结构与功能改变引起时，护理工作是围绕着疾病进行的，该阶段的弱点是护理只关心
    A. 患者   B. 医疗
    C. 护理技术   D. 访视制度
    E. 患者局部症状

36. 护士小李因抢救患者未能按时下班。其家中有一瘫痪老人需人照顾，小孩已放学在校门外等其接送。因此小李焦虑万分，突然觉得胃痛不适。此时影响其健康的主要因素是
    A. 生物因素   B. 心理因素
    C. 环境因素   D. 生活因素
    E. 护理程序

37. 患者，男性，38岁。长期酗酒导致胃溃疡。影响患者健康的主要因素是
    A. 生理因素   B. 环境因素
    C. 心理因素   D. 护理因素
    E. 生活方式

38. 患者，女性，48岁。因乳腺癌住院治疗。护士与医生共同合作，应用护理程序对其实施整体护理。该工作模式的特点是
    A. 以疾病为中心
    B. 以患者为中心
    C. 以人的健康为中心
    D. 以治疗为中心
    E. 以护理为中心

二、实践能力

A₁型题

39. 下列属于自然环境的是
    A. 风俗习惯   B. 社会交往
    C. 居住条件   D. 政治
    E. 法律

40. 下列不属于社会因素对健康影响的是
    A. 劳动条件   B. 大气污染
    C. 经济状况   D. 文化背景
    E. 人际关系

41. 对于组成护理学的四个概念之间的相互关系，下列陈述不正确的是
    A. 护理对象存在于环境之中并与环境相互影响
    B. 健康为机体处于内、外环境平衡，多层次需要得到满足的状态
    C. 护理的任务是作用于护理对象和环境，为护理对象创造良好的环境
    D. 健康是相对的，没有绝对的健康，也没有绝对的疾病，健康因人而异
    E. 护理的对象是患者，护理是促使患者发挥最大的潜能，使其达到最佳的健康状态

A₂题型

42. 专科医院是医疗卫生体系不可缺少的重要组成部分，是医学科学发展、分工越来越细的必然趋

势，这要求护士要对不同专科护理知识进行深入学习与研究。下列不属于专科护理发展的是

A. 无菌技术　　　　B. 器官移植

C. 介入疗法　　　　D. 显微外科

E. 造口护理

43. 华罗庚因病左腿残疾后，顽强地与命运抗争，他的誓言是："我要用健全的头脑，代替不健全的双腿！"凭着这种精神，他从一个只有初中毕业文凭的青年成长为一代数学大师。华罗庚的案例说明了

A. 健康和疾病是非此即彼的关系

B. 健康和疾病不可能共存

C. 带病的个体也可以达到最佳健康水平

D. 健康是指身体没有疾病

E. 健康和疾病之间有明确的界限

44. 患者，男性，40岁。脑卒中导致左侧肢体偏瘫，护士帮助其恢复健康的护理实践活动是

A. 指导康复训练　　　B. 健康宣教

C. 督促定期体检　　　D. 饮食指导

E. 控制疼痛

45. 小陈是一名社区护士，促进社区居民健康是她的护理工作任务之一，下列不属于促进健康的护理措施的是

A. 告知酗酒对身体的危害

B. 建立健康的生活方式

C. 提供自我治疗疾病技术

D. 解释锻炼身体的意义

E. 提供饮食营养咨询

（何夏阳）

第2章 护士的素质和行为规范

▶▶▶ 考点提纲栏——提炼教材精华，突显高频考点 ◀◀◀

第1节 护士的素质

一、护士素质的定义 素质是指个体在完成工作活动与任务所具备的基本条件与潜在能力，是人与生俱来的自然特点与后天获得的一系列稳定社会特点的有机结合，是人所特有的一种实力。素质包括先天自然性素质及后天社会性素质两个方面。先天自然性素质指机体天生的结构形态、感知器官、神经系统，特别是大脑结构和功能上的一系列特点。后天社会性素质指通过不断的培养、教育、自我修养、自我磨炼而获得的一系列知识技能、行为习惯、文化涵养、品质特点的综合。

总之，一个人素质的形成是一个长期反复的过程，是自我基础、外界环境与教育等多方面作用的共同结果。

二、护士素质的基本内容

1. 思想品德素质
 - （1）政治思想素质：具有"三热爱、一奉献"精神。三热爱即热爱祖国、热爱人民、热爱护理事业；一奉献即为人类健康服务的奉献精神。
 - （2）职业道德素质：树立正确的人生观、价值观；对患者有高度的责任心、同情心和爱心。
 - （3）具有较高的慎独修养：慎独是指一个人独立工作也能谨慎不苟，为重要的医德修养之一，也是护士必备的美德之一。

2. 专业素质
 - （1）文化知识：护士应具备必要的自然科学、社会科学、人文科学知识，还需要有一定的外语及计算机应用的知识。
 - （2）专业知识：护士应掌握一定的基础医学、临床医学基本知识，这是做好临床护理工作的基础。
 - （3）心理素质：护士应心胸开阔，有坦诚豁达的气度；有较强的适应能力、良好的忍耐力及自我控制力等。
 - （4）身体素质：护士必须有健康的身体，仪表文雅大方，举止端庄稳重。

第2节 护士的行为规范

一、护士的语言行为 语言是人类沟通思想、交流感情和信息的工具，是一种重要的行为方式。在护理工作中，护士的一言一行都会对服务对象产生影响，良好的语言行为在疾病治疗与康复中起着积极作用；不良的语言刺激会引起服务对象的不信任、忧郁，甚至丧失信心，拒绝合作。

1. 护士语言的基本要求
 - （1）语言的礼貌性：文明礼貌的语言是滋润人际关系的雨露，是建立起良好沟通的桥梁，是一个人具有良好素质的具体体现。护士必须尊重患者，礼貌待人，在工作中正确使用礼貌用语。最常用的是"谢谢""对不起""请"。

1. 护士语言的基本要求	（2）语言的规范性：护士的语言内容要求严谨、高尚，符合伦理道德原则，并具有教育意义。
	（3）语言的情感性：护士的语言应融入爱心、同情心、真诚相助的情感，良好的语言能给患者带来精神上的安慰。
	（4）语言的保密性：一般情况下，护士要实事求是向患者解释病情和治疗情况，因为患者有知情权。但由于不同患者对相关问题的敏感性和承受力不同，护士可根据患者的具体情况，选择恰当的语言方式，直言或委婉、含蓄等，同时，护士还必须尊重患者的隐私权，对生理缺陷、精神病、性传播疾病等要保密。

2. 符合礼仪要求的日常护理用语	（1）招呼用语：招呼用语应做到热情自然、和蔼可亲、有分寸感。如"请""请稍候""请别急""谢谢""再见""对不起""谢谢您的协助"等。包括问候语、称呼语。
	（2）介绍用语：患者来到陌生的医院住院或治疗，会因人生地不熟而感到孤单，第一个愿望就是有归属感。护士在接待中应主动起身相迎，如"您好，我是负责您的护士，我叫×××，有事请找我"。
	（3）电话用语：护士在使用电话时务必自觉维护自己的"电话形象"。打电话应做到有称呼，如"请您找张华医生听电话。"接电话应自报受话部门，如"您好！外科病房，请讲"。
	（4）安慰用语：声音温和，表示真诚关怀。如"今天您气色好多了，真为您高兴""如果您现在不想说话，可以不说，我在这儿陪您一会儿"。
	（5）迎送用语：如"请按时服药""请多保重""请定时到门诊复查"。

3. 护理操作中的解释用语	（1）操作前解释：①本次操作的目的、征得患者的同意；②交代患者应做的准备工作；③简要讲解操作方法和在操作过程中患者应给予的配合；④告诉患者，执行该项操作的态度和愿望，护士要给予保证，将用熟练的护理技术，尽量减轻患者的不适。
	（2）操作中指导：①具体交代患者在治疗操作过程中，需要患者配合时语气要尽量温和亲切；②使用安慰性语言，转移其注意力；使用鼓励性语言，增强其信心。
	（3）操作后嘱咐：①亲切询问患者的感觉，评估是否达到预期效果；②交代必要的注意事项，如"您再多按一会""您再休息一会""您慢点走"等；③真诚感谢患者的配合。

二、护士的非语言行为

1. 倾听　护士要善于倾听患者讲话，倾听过程中，要全神贯注，集中精力。与患者进行有效沟通时保持的距离是以能看清对方表情，说话不费力，但能听清为度，一般是1m。

2. 面部表情　面部表情是人类心理活动的"晴雨表"，人类的各种情感都可以通过非常灵敏的面部表情反映出来，"喜怒形于色"就是这个道理。 | （1）眼神。
（2）微笑。

3. 专业性皮肤接触　专业性皮肤接触包括按摩和触摸，是在护理体检、护理实施与康复指导中常用的一种交流方式，也是一种无声的语言，是一种有效的沟通方式，更是一种治疗的辅助手段。

4. 沉默　沉默是一种超越语言力量的高超传播方式，"此时无声胜有声"充分说明了沉默在沟通中的作用。护士有意的沉默不是停止思考，而应是完全集中在患者现在的谈话或正在做的事情上。

三、护士的仪表与举止

1. 护士仪容要求	（1）面部仪容：在工作期间应保持面部仪容自然、清新、高雅、和谐。在保持面部清洁的基础上，可以化淡妆。
	（2）头饰：基于职业的特点，工作期间的发式要求是头发前不过眉，侧不过耳，后不过领。如果是长发，应盘起或戴网罩；如果是短发，也不应超过耳下3cm。对于男性护士，不留长发，一般情况下，不剃光头。

锦囊妙"记"　护士发式要求：前不过眉，侧不过耳，后不过领。

2. 护士服饰要求

（1）护士服着装原则
1）端庄大方：护士工作期间必须穿工作装，即护士服，这是护理职业的基本要求。做到端庄实用、简约朴素、线条流畅，呈现护士的青春活力美。
2）干净整齐：是护士工作装的基本要求，也是护士职业特殊品质和护士精神面貌的显示。
3）搭配协调：穿护士服时，要求大小、长短和型号适宜，并注意与其他服饰的统一，如护士帽、护士鞋等。

（2）护士服着装具体要求
1）护士服：要求式样简洁、美观，穿着合体，松紧适度，方便操作。护士服应清洁、平整、衣扣整齐、腰带调整适度。
2）护士鞋：要求软底、坡跟或平跟，防滑，颜色以白色或奶白色为宜，护士应注意保持鞋面清洁。
3）袜子：袜子以肉色、白色等浅色、单色为宜。
4）饰物：护士工作期间不宜佩戴过多饰物，如戒指、手链、手镯及各种耳饰，可以佩戴胸表。

3. 护士的行为举止

（1）站姿：抬头、颈直，下颌微收、嘴唇自然闭合；双眼平视前方，面带微笑；两肩外展，双臂自然下垂；挺胸，收腹；双腿直立，两膝和脚跟并拢，脚尖分开。呈V形或丁字形。

（2）坐姿：抬头，上身挺直，下颌微收，目视前方；挺胸立腰，双肩平正放松；上身与大腿、大腿与小腿均呈90°；双膝自然并拢，双脚并拢，平落于地或一前一后；坐在椅子的前部1/2或2/3处即可；双手交叉相握于腹前。

（3）走姿：上身正直、抬头，下颌微收，双眼目视前方，面带微笑；挺胸收腹，立腰；足尖向前，双臂自然摆动，前后摆幅不超过30°，步态轻盈、稳健，步幅适中、匀速前进。

（4）蹲姿：俯身拾物时，一脚后退半步，双手理顺工作服，屈膝下蹲，上身保持挺拔，可略向前倾，身体的重心放稳，臀部向下。

（5）端治疗盘：双手托于治疗盘底缘的中1/3处，拇指在盘缘中部，其他四指自然分开，托住盘底。盘内缘距躯干2～3cm，双肘靠近两侧腋中线，肘关节弯曲呈90°，前臂同上臂及手一起用力，保持治疗盘平稳。

（6）推治疗车：护士位于治疗车后，与其保持一定的距离，双手扶住车缘两侧，两臂均匀用力，把稳住方向，抬头、挺胸收腹、直背，躯干略前倾，重心集中于前臂，使车平稳地行进或停放。

（7）持病历夹
1）手持病历夹行走时：一手握住病历夹边缘中部，夹在肘部和腰部之间或者一手握住病历夹的前1/3，病历夹的前部略上翘，放在前臂内侧，另一手臂自然下垂或摆动。
2）手持病历夹翻阅或书写时：一手前臂托住病历夹在胸前并且稍外展，另一手可翻阅或书写。

要 点 回 顾

1. 护士素质包括哪些内容？
2. 护士语言的基本要求有哪些？
3. 护士的非语言行为有哪些？

●○ 模拟试题栏——识破命题思路，提升应试能力 ○●

一、专业实务

A₁型题

1. 护士在工作时可以佩戴的饰物是
   A. 戒指   B. 手链
   C. 胸表   D. 粗长的项链
   E. 长耳环

2. 护士应具备的专业素质不包括
   A. 具备社会科学知识
   B. 娴熟的护理技能
   C. 有较强的自我控制力
   D. 慎独修养
   E. 工作中精力充沛

3. 语言内容严谨、高尚、符合伦理道德，具有教育意义，属于护理语言的
   A. 规范性   B. 情感性
   C. 保密性   D. 道德性
   E. 温柔性

4. 护士必须尊重患者的隐私权，下列情况需保密的是
   A. 先天畸形、传染病、恐惧
   B. 神经衰弱、失眠症、焦虑
   C. 生理缺陷、精神病、性传播疾病
   D. 遗传疾病、神经病、感染
   E. 身心疾病、抑郁症、畏食

A₂型题

5. 李老师，女性，43岁。因患肺炎，需要静脉输液，下列哪项不属于护理操作前解释用语
   A. 本次操作目的   B. 患者准备工作
   C. 讲解简要方法   D. 执行者的承诺
   E. 谢谢患者的合作

6. 患者，女性，63岁。因输尿管结石行震波碎石术后，现康复出院。护士叮嘱患者："您回家后要多休息，按时服药，按规定时间来院复查。您慢走。"该护士的语言属于
   A. 介绍用语   B. 解释用语
   C. 安慰用语   D. 招呼用语
   E. 迎送用语

7. 某护士，为患者行皮肤清洁护理，操作后该护士嘱咐患者的内容不包括
   A. 本次操作的目的   B. 询问患者的感觉
   C. 本次护理效果   D. 必要的注意事项

   E. 感谢患者的配合

8. 护士小张，早上带着微笑步入病房，问患者"您晚上睡得可好？"你对这句话的理解是
   A. 虚伪寒暄
   B. 情感的交流
   C. 给患者带来不安
   D. 打扰患者
   E. 探听别人的隐私

A₃/A₄型题

（9～11题共用题干）

某门诊护士，每天到达医院后，在上班前均按职业要求穿着护士工作装。

9. 护士工作装的最基本要求是
   A. 简约朴素   B. 干净整齐
   C. 线条流畅   D. 搭配协调
   E. 端庄大方

10. 穿护士鞋的要求，不正确的是
    A. 样式简洁
    B. 以平跟和浅坡跟为宜
    C. 注意是否防滑
    D. 夏天应光脚穿鞋
    E. 注意行走时是否轻声

11. 戴燕帽，正确的做法是
    A. 帽檐距前额发际1～3cm
    B. 用白色发卡固定于帽前缘
    C. 长发可梳成马尾扎于脑后
    D. 前额可留长刘海遮挡眉眼
    E. 后发长不及衣领，侧不掩耳为宜

（12～13题共用题干）

患者，男性，50岁。因胆石症入院准备手术治疗，小刘是该患者的责任护士。

12. 小刘与患者交谈过程中，倾听时应避免
    A. 全神贯注用心倾听
    B. 保持眼神的接触
    C. 使患者处于仰视位
    D. 身体稍向患者倾斜
    E. 使用表达信息的举动

13. 交谈过程中，可引起沟通障碍的是
    A. 面露真诚微笑   B. 适当保持沉默
    C. 复述关键内容   D. 适时抚摸患者

E. 经常改换话题

二、实践能力

A₁型题

14. 在护士姿态训练中，最基础的是
   A. 站姿　　　　　B. 坐姿
   C. 走姿　　　　　D. 躺姿
   E. 睡姿

15. 护士持病历夹书写时的姿势，下列描述中不正确的是
   A. 一手持病历夹一侧前1/3处
   B. 病历夹放在前臂上
   C. 病历夹靠近胸部
   D. 持病历夹上臂靠近躯干
   E. 手臂稍外展

16. 基本站姿中有一个要领是"挺"，对于"挺"的要求，描述不正确的是
   A. 头正　　　　　B. 颈直
   C. 背挺　　　　　D. 肩夹
   E. 目平

17. 关于护士站姿的描述，不正确的是
   A. 身体各部位尽量舒展、挺拔
   B. 男护士可双腿分开，但不超过肩宽
   C. 双手可交叉于胸前
   D. 男护士可双手垂握于身后
   E. 两脚尖张开60°

A₂型题

18. 某护士，给患者测量生命体征后，坐在护士站绘制体温单。其坐姿下列哪项不符合要求
   A. 头正、颈直
   B. 把衣裙下端捋平
   C. 轻轻落座椅面全部
   D. 双膝并拢
   E. 上身挺直

19. 某护士，准备好口腔护理的物品，放于治疗盘内，持治疗盘前往病室为患者执行操作。护士双手持治疗盘时，肘关节与躯干的角度为
   A. 20°　　　　　B. 30°
   C. 50°　　　　　D. 70°

E. 90°

20. 某护士，从护士站前往病室巡视患者，其不规范的走姿是
   A. 头正颈直
   B. 行走时挺胸收腹，立腰
   C. 步履轻捷、自然
   D. 两臂前后的摆幅超过45°
   E. 步幅适中前进

21. 某护士，不小心把记录笔掉在地上，立即蹲下把笔捡起，其正确的蹲姿是
   A. 站到要捡的记录笔后面
   B. 一脚后退一步
   C. 双手理顺工作服，屈膝下蹲
   D. 上身弯曲，向前倾
   E. 身体的重心放稳，臀部向上

22. 值班护士在听到呼叫器传来呼救："××床的患者突然晕倒了。"此时护士去病室的行姿应为
   A. 跑步　　　　　B. 小跑步
   C. 快速跑步　　　D. 慢步走
   E. 快步走

A₃/A₄型题

（23～24题共用题干）

某病区护士李某，用治疗车推用物至患者病床前，为患者执行静脉输液操作。

23. 该护士推治疗车的方法，不正确的是
   A. 位于治疗车后，与其保持一定的距离
   B. 双手扶住车缘两侧
   C. 两臂均匀用力，把稳方向
   D. 抬头、挺胸、收腹、直背，躯干略向后倾
   E. 重心集中于前臂，使车平稳行进或停放

24. 在进行输液操作过程中，同病室的另一患者要求护士协助其上厕所，护士回答符合礼仪要求的是
   A. 请稍候。
   B. 我正忙着呢！
   C. 你自己慢慢走过去好吗？
   D. 我没有分身术啊，现在怎么帮你？
   E. 我没空，你叫其他护士帮你吧！

（吴　恒）

第3章 护理学相关理论

第1节 一般系统理论

一、概述

1. 系统是指由若干相互联系、相互作用的要素所组成的具有一定结构和功能的整体。各要素之间相互联系、相互作用。
2. 每一个要素都有自己独特的结构和功能，这些要素集合起来构成一个整体的系统后，它又具有各孤立要素所不具备的新功能。系统的功能不是各要素的简单相加。
3. 每一个系统都由两大部分组成：各要素，即子系统；各要素的集合，即超系统。

二、系统的基本特征与分类

1. 系统的基本特征
   - （1）整体性：指系统的整体功能大于系统的各要素功能之和。
   - （2）目的性：指系统的存在都具有其特定的目的。
   - （3）相关性：指系统各要素之间是相互独立，又相互联系、相互制约的。
   - （4）动态性：指系统会随时间的变化而变化。
   - （5）层次性：系统是按复杂程度依次排列组织的，任何系统都是有层次的。

2. 系统的分类
   - （1）按组织系统的要素性质分类：可分为自然系统和人造系统。
   - （2）按系统与环境的关系分类：可分为封闭系统和开放系统。
     - 1）封闭系统：是指不与外界环境进行物质、能量和信息交流的系统。封闭系统是相对的、暂时的，绝对的封闭系统是不存在的。
     - 2）开放系统：是指与外界环境不断地进行物质、能量和信息交流的系统。开放系统与环境的联系是通过输入、转换、输出与反馈来完成的。
   - （3）按系统的运动状态分类：可分为动态系统与静态系统。
   - （4）按系统的内容分类：可分为物质系统和概念系统。

3. 系统理论在护理中的应用
   - （1）用系统的观点看人
     - 1）人是一个自然系统：人是一个由无数子系统组成的自然系统。
     - 2）人是一个开放的、动态的系统：人具有生物的基本特性，为了维持健康与生存，机体每时每刻都与外界环境进行物质、能量、信息的交换。
     - 3）人是具有主观能动性的系统：人对自身的功能状态具有自然的免疫监控机制；思想意识上的主动性，使人对自身健康活动具有维护的能力。

3. 系统理论在护理中的应用

（2）用系统的观点看护理

1）护理系统是一个复杂的系统：护理系统包括临床护理、社区护理、护理管理、护理教育、护理研究等相互联系、相互作用的子系统，各子系统内部又有若干层次的子系统。

2）护理系统是一个开放系统：护理系统与外界环境不断进行着密切的信息、资源、技术等交流和交换。

3）护理系统是一个动态的系统：护理系统要不断适应变化，还要及时协调自身内部各要素之间的关系，注意调整与其他系统的协调和平衡，以促进护理专业不断向前发展。

4）护理系统是一个具有决策和反馈功能的系统：在护理系统中，护士通过全面收集资料，正确分析资料、做出科学的决策和及时的评价反馈，促进患者的康复。

锦囊妙"记" 人是一个自然的、开放的、动态的、有主观能动性的系统。
护理是一个复杂的、开放的、动态的、具有决策与反馈功能的系统。

（3）系统理论促进整体护理观念的形成：①护理的服务对象是人；②人是一个由生理、心理、社会、文化等多要素组成的统一体，是一个整体，也是一个系统；③护理除了为护理对象提供疾病护理外，还应提供心理、社会等要素的全方位的护理。

（4）系统理论是护理程序的理论基础：护理程序是临床护理中一个完整的工作过程，包括评估、诊断、计划、实施和评价五个步骤。护理程序建立在开放系统中，护理程序的工作过程体现了系统的工作方法。

第2节　人类基本需要理论

一、概述　人类的需要分为基本需要和特殊需要两类。基本需要是指全人类共有的需要，特殊需要则是指人在不同的社会文化条件下形成的各自不同的需要。

1. 需要的特征

（1）对象性：人的任何需要都是有目的性和对象性的。

（2）发展性：人的需要是随着年龄、时期的不同而发展变化的。

（3）无限性：需要不会因暂时的满足而终止。

（4）独特性：人与人之间的需要既有共同性，又有独特性。

（5）制约性：需要的产生和满足受所处的环境和社会经济发展水平的制约。

2. 影响需要满足的因素

（1）生理因素：包括疲劳、疼痛、疾病、生理缺陷和躯体活动障碍等，可导致某些需要得不到满足。

（2）情绪心理因素：人处于焦虑、恐惧、愤怒、抑郁等状态会影响需要的满足，如过度的焦虑会引起食欲下降、失眠等。

（3）认知因素：个人的认知水平会影响个体对信息的接受、理解和应用，从而影响个体对自身需要的认识和满足。

（4）个人因素：个人的生活习惯、文化背景、价值观念和生活经历等，使其在寻求需要满足时各有不同，如安于现状会影响个体对高层次需要的追求。

（5）环境因素：空气污浊、环境陌生、温湿度过高过低、噪声等均可影响个体需要的满足。

（6）社会因素：缺乏有效的沟通技巧、人际关系紧张、与亲人分离等也影响需要的满足。

（7）文化因素：社会道德观、价值观、文化素养、风俗习惯和宗教信仰等会影响个体对需要的认识和满足方式。

二、人类基本需要层次理论

★1. 马斯洛的人类基本需要理论　马斯洛认为，人的基本需要有不同层次，按其重要性和发生的先后顺序，由低到高分为五个层次：生理的需要、安全的需要、爱与归属的需要、尊重的需要和自我实现的需要。

（1）马斯洛的需要层次论

1）生理的需要：是人类求生存的最基本的需要，如氧气、食物、水、温度、休息、睡眠、排泄、避免疼痛以及性的需要。

2）安全的需要：包括生理和心理方面的安全。如安全感、避免危险、不受伤害，生活稳定、有保障等。

3）爱与归属的需要：指人需要获得爱和接纳，也需要去爱别人，有归属感。

4）尊重的需要：指人拥有自尊而又被他人尊重，得到他人认同而获得力量和自信。

5）自我实现的需要：指人都希望完善自己，发挥个人潜能，实现自己在工作和生活上的愿望，成为成功的人，满足这一需要会使人感到最大的快乐。

（2）马斯洛的人类基本需要理论的基本观点：①人的需要由低到高有一定层次性，但不是绝对固定的；②需要的满足是逐级上升的，低层次的需要满足后，就会向高层次的需要发展；③需要的层次越高，越难满足；④各种需要意义因人而异，受个人愿望、社会文化、环境和场合的影响；⑤人存在多种需要，但人的行为是由优势需要决定的，也是在不断变动的；⑥不同层次需要的发展，与个体年龄增长相适应，也与社会经济、文化教育程度有关；⑦高级需要的满足愿望比低级需要满足更强烈，满足的前提、外部条件、方式有更多差异；⑧人的需要满足程度与健康成正比。

2. 凯利希的人类基本需要理论　美国护理学家凯利希对马斯洛的理论进行了修改和补充，在生理和安全需要之间增加了一个层次，即刺激的需要，包括性、活动、探索、好奇心和操纵。其认为，在食物、空气、排泄等需要满足后，人会寻求性和活动的需要，同时，人为了满足好奇心，常会在探索和操纵各项事物时忽略自身的安全，有时刺激的需要会优于安全的需要，但每一时期总有一种需要是占支配地位的。

三、人类基本需要层次理论在护理实践中的应用

1. 需要理论对护理工作的意义

（1）帮助护士识别患者未被满足的需要：护士按人类基本需要的不同层次，全面地评估患者尚未满足的需要，确定护理问题，制订和落实护理措施，满足患者的需要。

（2）确定护理计划的优先顺序：护士根据需要层次理论识别护理问题的轻、重、缓、急，准确排列护理诊断的先后顺序。

（3）指导护士满足护理对象需要的方式：①直接帮助患者满足需要；②协助患者满足需要；③间接帮助患者满足需要，如进行健康教育、卫生宣教、咨询指导、科普讲座等。

2. 应用需要理论满足患者的基本需要

（1）生理的需要

1）氧气：氧气是最先应被满足的生理需要。

2）水：常见的问题有脱水、水肿、电解质紊乱和酸碱平衡失调等。

3）营养：常见的问题有消瘦、肥胖、某种营养素缺乏和特殊饮食需要等。

4）温度：包括人的体温和环境的温度。

5）排泄：如便秘、腹泻、大小便失禁、尿潴留、多尿、少尿或无尿等。

6）休息与睡眠：常见的问题有疲劳，以及各种睡眠障碍等。

7）避免疼痛：各种急、慢性疼痛都会给患者带来一定的身心反应。

8）活动刺激的需要：如卧床患者需要翻身、适当的肢体活动，以防止皮肤受损和肌肉萎缩。

2. 应用需要理论满足患者的基本需要

（2）安全的需要：患者由于对医院环境不熟悉、对医疗技术水平不了解、对各种检查和治疗产生疑虑或恐惧、担心治疗效果及经济问题等，致使安全感下降。

（3）爱与归属的需要：患病后，患者既希望亲人对自己表现出更多的爱和关心，又为自己不能如以前健康时施爱于亲人而痛苦自责。此时医护人员应与患者建立良好关系，加强患者与家属、朋友的沟通，减轻其孤独感。

（4）尊重的需要：患病后，患者会因某些方面的能力下降而影响自身价值的判断，担心成为别人的负担、被轻视等，从而影响其自尊需要的满足。

（5）自我实现的需要：护理的功能是切实保证低层次的需要的满足，同时要鼓励患者积极配合治疗及护理，为自我实现需要的满足创造条件。

第3节　压力与适应理论

一、压力

1. 压力　又称为应激或紧张，是指个体对作用于自身的内外环境刺激做出认知评价后，引起的一系列非特异性的生理及心理紧张性反应状态的过程。

2. 压力源　指产生压力刺激的来源。常见的压力源可分为四类。

（1）躯体性：如温度、声音等刺激、水源污染、细菌、病毒、妊娠、分娩、更年期、外伤、手术等。

（2）心理性：如考试、竞赛、求职竞聘、生离死别、理想与现实产生的心理冲突等。

（3）社会性：如战争、自然灾害、下岗、失恋、离婚及社会治安差、人际关系紧张等。

（4）文化性：如在陌生的环境，由于生活习惯、语言、信仰、社会价值观等方面的不适应而引起的心理冲突。

3. 压力反应　是机体对压力源所产生的一系列身心反应。一般分为两类。

（1）生理反应：常见的生理反应有心率加快、呼吸加快、血压升高、血糖升高、肌张力增强、敏感性增强、胃肠蠕动减慢、免疫力降低等。

锦囊妙"记"　压力引起的生理反应：六高二低

六高（呼吸、心率、血压、血糖、肌张力、敏感性）。

二低（胃肠蠕动、免疫力）。

（2）心理反应：包括认知反应、情绪反应和行为反应。

1）认知反应：积极的认知反应可提高判断能力及解决问题的能力；消极的认知反应可导致对事物的评价和应对无效，如情绪过度激动或抑郁，表现为感知混乱、思维迟钝、行为失控等。

2）情绪反应：表现为焦虑、恐惧、抑郁、愤怒等。

3）行为反应：表现为"战"或"逃"。"战"是知难而上；"逃"是回避、是远离应激源而避免受到伤害，与恐惧情绪有关。

4. 压力的应对

（1）减少压力的刺激：如改变情景或环境，建立良好的人际关系，以乐观积极的态度对待问题，面对现实，修正目标，科学合理地安排时间，学会有艺术性地处理问题。

（2）正确评价压力源：首先要提高认知能力，采用正确的认知方式，识别压力的来源，看到事物的利弊方面的影响，加强认知的理性思维，乐观地应对和处理负面生活事件。

（3）降低压力反应：①采用跑步、散步、瑜伽等运动来进行精神宣泄和放松；②增加营养，控制和减少吸烟、饮酒等，保证平衡营养膳食的摄入；③取得社会、亲人、朋友的支持、理解和帮助；④正确面对自己和他人、成功与挫折，用适当的发泄方式，缓解压力反应对身心的影响；⑤及时向医护人员、心理医生或专业咨询师等寻求专业帮助。

二、适应

1. **适应** 是生物体促进自己更能适合生存的一个过程，是应对行为的最终目标，是所有生物的特征。

2. **适应的特点**
（1）稳定性：通过调整体内的各项功能和力量以维持机体的内外环境的稳定状态。
（2）主动性：适应是一个主动的动态过程，是人的生命最卓越的特性。
（3）整体性：包括生理、心理、社会文化和技术等多个层次。
（4）差异性：适应能力与个体的遗传因素、性格、文化、经历及环境等有关。
（5）有限性：适应是有一定限度的。
（6）时间性：适应效果与时间有关。时间充分可以适应得较好，否则难以适应。

3. **应对与适应**
（1）生理适应：指人体通过调整体内的生理功能，以适应外环境对人体需要的增加或改变的过程。
（2）心理适应：指个体有心理压力时，通过调整自己的态度去认识压力源、摆脱或消除压力，恢复心理平衡的过程。
（3）社会文化适应：指调整个体的行为举止，以符合社会规范、道德观念、文化素养、习俗、信仰等，如"入乡随俗"。
（4）技术适应：指通过利用现代先进的技术，改造自然环境，控制环境中的压力源。

三、压力与适应理论在护理实践中的应用

1. **住院患者常见的压力及适应**
（1）常见的压力源：①环境陌生；②疾病威胁；③缺少信息；④丧失自尊；⑤不被重视。
（2）帮助患者预防及应对压力的方法：①协助患者适应病区环境；②协助患者适应患者角色；③提供有关疾病的信息；④锻炼患者的自理能力；⑤加强社会支持系统和患者的意志训练。

2. **护士常见的压力与适应**
（1）护士常见的压力源：①工作环境复杂；②工作任务繁重；③工作负荷过重；④人际关系复杂；⑤工作性质的风险；⑥自我价值下降。
（2）护士适应工作压力的方法：①树立正确的职业价值观，建立现实的期望和目标；②积极参加业务学习和继续教育学习，提高理论知识与技能水平；③积极参加各种有益的身心健康活动，培养个人兴趣和爱好；④养成健康的生活方式，保证适量的运动、均衡的营养和充足的睡眠；⑤面对压力时选择合适的调节方式，如体育锻炼、旅行、爬山、听音乐等；⑥面对压力时及时向亲属、朋友和同事进行倾诉或寻求帮助。

要点回顾

1. 马斯洛的人类基本需要有哪几个层次？
2. 患者常见的压力源有哪些？
3. 护士常见的压力源有哪些？

●○ 模拟试题栏——识破命题思路，提升应试能力 ○●

一、专业实务

A₁型题

1. 构成护理程序框架的理论基础是
   A. 系统理论　　　　B. 压力与适应理论
   C. 需要层次理论　　D. 信息交流论
   E. 解决问题论

2. 关于系统的概念，不正确的描述是
   A. 系统是具有一定结构和功能的整体
   B. 系统由若干相互联系、相互作用的要素组成
   C. 系统的各要素有着独特的结构和功能
   D. 系统的各要素有着相同的目的和功能
   E. 系统整体功能大于各要素功能之和

3. 按系统与环境的关系分类，可将系统划分为
   A. 动态系统和静态系统
   B. 自然系统和人造系统
   C. 封闭系统和开放系统

D. 物质系统与概念系统

E. 输入系统和输出系统

4. 下列有关系统论的描述，哪项是正确的

A. 所有的系统都没有层次区分

B. 反馈是系统对环境进行调节和控制的过程

C. 人不是孤立存在的，是自然系统中的次系统

D. 系统的整体功能是各要素功能的总和

E. 开放系统与环境的作用是通过输入和输出来完成的

5. 系统的基本特征不包括

A. 整体性   B. 目的性

C. 独特性   D. 相关性

E. 层次性

6. 下列哪项不是需要的特征

A. 对象性   B. 发展性

C. 无限性   D. 独特性

E. 统一性

7. 马斯洛的"人类基本需要理论"，优先满足的是

A. 安全的需要   B. 生理的需要

C. 爱与归属的需要   D. 自尊的需要

E. 自我实现的需要

8. 凯利希的"人类基本需要理论"在马斯洛需要层次论的基础上，增加的一个层次是

A. 自尊的需要   B. 自我实现的需要

C. 安全的需要   D. 刺激的需要

E. 社交的需要

9. 下图中生理的需要是指

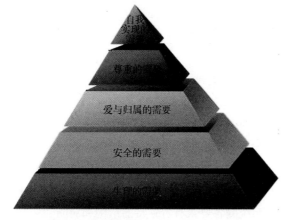

A. 空气、水、食物等

B. 生活和工作稳定

C. 希望被别人认同

D. 个人能力得到充分发挥

E. 渴望加入某个群体

A₂型题

10. 患者，男性，62岁。诊断为"胰腺癌"，入院治疗。该患者的主要压力源是

A. 缺少信息   B. 环境陌生

C. 疾病威胁   D. 不被重视

E. 丧失自尊

11. 患者，男性，55岁。拟定明日行胆囊切除手术，患者下列反应中，属于生理反应的是

A. 注意力分散   B. 血压升高

C. 焦虑、恐惧   D. 沉默不语

E. 烦躁、失眠

12. 患者，男性，70岁。因脑出血后右侧肢体瘫痪入院，入院后护士给其进行口腔护理。该护理措施满足了患者的

A. 安全的需要   B. 尊重的需要

C. 爱与归属的需要   D. 自我实现的需要

E. 生理的需要

13. 患儿，男性，5岁。突然腹部剧烈绞痛1小时，呕出2条蛔虫。给其查体时不配合，面色苍白，大声哭泣，全身发抖。此时其主要心理反应为

A. 自卑   B. 焦虑

C. 绝望   D. 恐惧

E. 孤独

14. 患者，女性，60岁。因慢性肠炎住院。患者入院后主动向护士介绍，自己退休前是一名司机，让护士对其以司机称呼。说明该患者存在

A. 生理的需要   B. 安全的需要

C. 尊重的需要   D. 爱与归属的需要

E. 自我实现的需要

15. 患者，男性，58岁。因急性胰腺炎收入ICU治疗。病情缓解后，患者对护士说："我现在见不到我的家人，心里觉得很不踏实。"此时患者最迫切的需要是

A. 生理的需要   B. 安全的需要

C. 尊重的需要   D. 爱与归属的需要

E. 自我实现的需要

16. 患者，女性，36岁。看见护士在病区走廊黑板上制作健康宣传栏，便主动向护士介绍自己是制作黑板报的能手，并提出帮助护士一起完成工作任务。该患者的行为，说明其存在

A. 生理的需要   B. 安全的需要

C. 自尊的需要   D. 自我实现的需要

E. 爱与归属的需要

17. 新入职工作的护士，进入病区后，能很快熟悉病区的规章制度，与其他医务人员关系融洽。该护士的行为属于
    A. 生理适应　　　　B. 社会适应
    C. 文化适应　　　　D. 技术适应
    E. 感觉适应

18. 患者，男性，55岁。诊断为胰腺癌。但他能努力调整自己的心态，接受患病的事实，并配合医护人员进行治疗。该患者的行为属于
    A. 心理适应　　　　B. 生理适应
    C. 文化适应　　　　D. 社会适应
    E. 技术适应

A₃/A₄型题

（19～22题共用题干）

　　患儿，女性，4岁。因"支气管肺炎并发哮喘"入院。体格检查：神志清醒、口唇轻度发绀，体温39℃，脉搏112次/分，呼吸26次/分，听诊双肺闻及湿啰音和哮鸣音。

19. 护士在工作中，应该最优先解决患儿的哪一项需要
    A. 氧气　　　　　　B. 水
    C. 食物　　　　　　D. 休息
    E. 卧位

20. 影响患儿基本需要满足的是下列哪种因素
    A. 病理因素　　　　B. 心理因素
    C. 社会因素　　　　D. 环境因素
    E. 文化因素

21. 患儿经常跟妈妈说："妈妈，抱抱我""我要抱着我的小熊一起睡觉""我要回家"。此种情况表示患者的哪种需要尚未满足
    A. 生理的需要　　　B. 安全的需要
    C. 自尊的需要　　　D. 自我实现的需要
    E. 爱与归属的需要

22. 护士指导患儿的妈妈，陪伴在患儿的床旁，并鼓励妈妈经常给患儿做抚触、给她讲故事、和患儿一起玩游戏，患儿慢慢适应了病房的环境。该现象属于
    A. 生理适应　　　　B. 心理适应
    C. 社会文化适应　　D. 技术适应
    E. 感觉适应

二、实践能力

A₁型题

23. 需要层次理论对护理实践的意义，下列描述中，不包括哪项

A. 帮助护士识别患者未被满足的需要
B. 帮助护士诊断患者的生理性疾病
C. 帮助护士确定护理计划的优先顺序
D. 指导护士满足患者需要的方式
E. 帮助护士有目的地对患者进行健康教育

24. 对患者的生命体征进行评估是为了满足患者的
    A. 生活需要　　　　B. 心理需要
    C. 治疗需要　　　　D. 自尊需要
    E. 社交需要

A₂型题

25. 患者，男性，40岁。护士告诉他，明天早上要进行胃大部切除手术。下列反应中，属于生理反应的是
    A. 心率加快　　　　B. 注意力分散
    C. 焦虑恐惧　　　　D. 烦躁失眠
    E. 沉默不语

26. 患者，女性，45岁。乳腺癌。此患者在住院期间所承受的压力源主要是
    A. 环境陌生　　　　B. 疾病威胁
    C. 缺少信息　　　　D. 丧失自尊
    E. 不被重视

27. 护士刘某，33岁。平时由于工作繁忙而劳累，与同事很少沟通和交谈。回到家后，与家人的话语也不多，且家庭婆媳关系不和睦，感觉压力特别大。为了缓解压力，其采取的应对措施中，哪项不正确
    A. 及时寻求专业帮助
    B. 通过运动减轻压力反应
    C. 正确认识评价压力
    D. 通过抽烟、酗酒减轻压力
    E. 与朋友交谈倾诉

28. 患者，女性，70岁。因车祸而昏迷被收入院治疗。护士满足该患者需要的方式应为
    A. 适当进行生活指导
    B. 及时进行健康教育
    C. 给予患者支持鼓励
    D. 直接满足患者的需要
    E. 协助患者满足需要

29. 护士杨某，41岁。从广州调到湖北某医院继续从事护理工作。她很快了解并适应了湖北的饮食、文化和风俗习惯。其行为属于
    A. 生理适应　　　　B. 社会适应
    C. 文化适应　　　　D. 技术适应

E. 感觉适应

A₃/A₄型题

（30～33题共用题干）

患者，女性，50岁。因急性胃炎入院治疗。神志清醒，体温36.2℃，脉搏80次/分，呼吸17次/分。

30. 该患者入院后很紧张，焦虑不安，对护士说："我的病情是不是很严重？我是家里的'顶梁柱'，全家的经济来源要靠我，要是我的病治不好，没法工作，家里怎么办？"此时，患者主要的压力源是

　　A. 环境陌生　　　　　B. 疾病威胁

　　C. 缺少信息　　　　　D. 丧失自尊

　　E. 不被重视

31. 该患者的这些表现属于

　　A. 生理反应　　　　　B. 认知反应

　　C. 情绪反应　　　　　D. 行为反应

　　E. 躯体反应

32. 护士耐心地与患者进行了沟通，向她解释了有关其疾病的治疗、护理和预后等情况。患者听完后，表示能安心治疗。该患者的表现属于

　　A. 生理适应　　　　　B. 感觉适应

　　C. 社会文化适应　　　D. 技术适应

　　E. 心理适应

33. 护士帮助患者尽快适应医院环境，下列哪项不正确

　　A. 增加患者的信任感

　　B. 帮助患者解决一切困难

　　C. 热情接待并介绍医院各项规定

　　D. 协调处理患者与其他病友的关系

　　E. 关心患者并主动询问其需要

（34～36题共用题干）

患者，女性，47岁。其母亲三年前在家猝死。最近一周，她时常感觉胸闷，因连续加班劳累，突然晕厥20分钟，以"晕厥原因待查、不明心肌病待查"被同事急诊送入院。

34. 入院当晚，患者情绪紧张，烦躁不安，失眠，多次呼叫值班护士，诉说"头晕、胸闷、有濒死感"。每次医护人员都立即为其床边检查，除脉搏稍快外，其余均正常。该患者上述表现最主要的原因是

　　A. 担心会突然死亡

　　B. 对医院环境不熟悉

　　C. 床铺不舒服也不习惯

　　D. 与陌生人同睡不习惯

　　E. 不习惯关灯睡觉

35. 护士首先应满足该患者的

　　A. 尊重的需要　　　　B. 安全的需要

　　C. 生理的需要　　　　D. 爱与归属的需要

　　E. 自我实现的需要

36. 对该患者进行健康指导，哪项不正确

　　A. 保持大小便的通畅

　　B. 做任何活动都要避免屏气用力

　　C. 若失眠无法入睡时，可独自外出活动，以改善睡眠

　　D. 交代患者在如厕、沐浴时，要告知陪同人员或同室病友，浴室门不得反锁

　　E. 向患者解释保持情绪稳定的重要性，必要时可遵医嘱使用镇静剂

（杨翠红）

第4章 护理程序

第1节 概 述

一、概念 护理程序是以促进和恢复患者的健康为目标所进行的一系列有目的、有计划的护理活动，是一个综合的、动态的、具有决策和反馈功能的过程，对护理对象进行主动、全面的整体护理，使其达到最佳的健康状态。护理程序是一种科学确认问题、解决问题的工作方法和思维方式。

二、理论基础 护理程序的理论基础来源于系统论、人的基本需要层次论、信息交流论和解决问题论等。系统论组成了护理程序的框架；人的基本需要层次论为评估患者的健康状况、预见患者的需要提供了理论依据；信息交流论赋予护士与患者交流的能力和技巧及相关知识，从而确保护理程序的最佳运行；解决问题论为确认患者的健康问题、寻求解决问题的最佳方案及评价效果奠定了方法论的基础。各种理论相互关联，互相支持。

第2节 护理程序的步骤

护理程序可分为五个步骤，即★护理评估、护理诊断、护理计划、护理实施、护理评价。

一、护理评估 ★评估是护理程序的开始，并贯穿于整个护理过程之中。评估是一个动态的、循环的过程，是确立护理诊断、提供护理措施的基础，也是评价护理效果的依据。

1. 收集资料的目的
- （1）为正确确立护理诊断提供依据。
- （2）为制订合理护理计划提供依据。
- （3）为评价护理效果提供依据。
- （4）积累资料，供护理科研参考。

★2. 资料的类型
- （1）主观资料：即患者的主诉，包括患者所感觉的、所经历的以及所看到的、听到的、想到的内容的描述，如头晕、麻木、乏力、瘙痒、恶心、疼痛等（图4-1）。

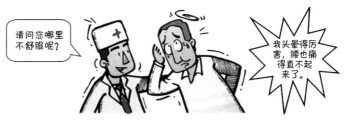

图4-1 主观资料

- （2）客观资料：是护士经观察、体检、借助其他仪器检查或实验室检查等所获得的患者的健康资料，如黄疸、面色苍白、发绀、呼吸困难、颈项强直、心脏杂音、体温39℃等。

3. 资料的来源
- （1）直接来源：★健康资料的直接来源是患者本人，患者本人是最重要的资料来源。
- （2）间接来源：①患者的家属及其他与之关系密切者，如亲属、朋友、同事、邻居、老师、保姆等；②其他卫生保健人员，如与患者有关的医师、营养师、理疗师、心理医师及其他护士等；③目前或既往的健康记录或病历，如儿童预防接种记录、健康体检记录或病历记录等；④医疗、护理的有关文献记录等。

4. 资料的内容
- （1）一般资料。
- （2）过去健康状况。
- （3）生活状况和自理程度。
- （4）护理体检。
- （5）心理社会状况。

5. 收集资料的方法　主要有四种，包括观察、护理体检、交谈（询问病史）、查阅。

★（1）观察：利用感官或借助简单诊疗器具，系统地、有目的地收集患者的健康资料的方法。常用的观察方法如下。
- 1）视觉观察：护士通过视觉观察患者的精神状态、营养发育状况、面容与表情、体位、步态、皮肤、黏膜、舌苔、呼吸方式、呼吸节律与速率、四肢活动能力等。
- 2）触觉观察：护士通过手的感觉来判断患者某些器官、组织物理特征的一种检查方法，如脉搏、皮肤的温度与湿度、器官的形状与大小，以及肿块的位置、大小与表面性质等。
- 3）听觉观察：护士运用耳朵辨别患者的各种声音，如患者谈话时的语调、呼吸的声音、咳嗽的声音、喉部有痰的声音、器官的叩诊音等，也可借助听诊器听诊心音、呼吸音及肠鸣音等。
- 4）嗅觉观察：护士运用嗅觉来辨别发自患者的各种气味，如来自皮肤黏膜、呼吸道、胃肠道、呕吐物、分泌物、排泄物等的异常气味，以判断疾病的性质和变化。

（2）护理体检：护士通过视诊、触诊、叩诊、听诊和嗅诊等方法，按照身体各系统顺序对患者进行全面的体格检查。

★（3）交谈：护士通过与患者的交谈可以收集有关患者健康状况的信息，取得确立护理诊断所需的各种资料，同时取得患者的信任。
- 1）安排合适的环境：交谈环境应安静、舒适，光线和温度适宜。
- 2）说明交谈的目的和所需要的时间。
- 3）引导患者抓住交谈的主题：准备交谈提纲，按顺序引导患者交谈，一般先从主诉、一般资料开始，再引向过去健康状况及心理社会情况等；患者叙述时，要注意倾听，不要随意打断或提出新的话题，要有意识地引导患者抓住主题，对患者的陈述或提出的问题，应给予合理的解释和适当的反应，如点头、微笑等；交谈完毕，应对所交谈内容作小结，并征求患者的意见，向患者致谢。

（4）查阅：包括查阅患者的医疗、护理病历及各种辅助检查结果等。

6. 资料的整理与记录
- （1）资料的整理：将收集的资料进行分类整理，并检查有无遗漏。
- ★（2）记录：①收集的资料要及时记录；②主观资料的记录应尽量用患者自己的语言，并加引号；③客观资料的记录应使用医学术语。描述应具体、确切，能正确反映患者的健康问题，避免护士的主观判断和结论。

二、护理诊断

1. 护理诊断的概念　是关于个人、家庭或社区对现存的或潜在的健康问题或生命过程反应的一种临床判断，是护士为达到预期目标（预期结果）选择护理措施的基础，而预期目标（预期结果）是由护士负责制订的。

2. 护理诊断的组成　由名称、定义、诊断依据及相关因素四部分组成。

（1）名称：是对护理对象健康问题的概括性描述。分为以下类型。

1）现存的：指护理对象目前已经存在的护理问题，如清理呼吸道无效、体温过高、体液不足等。

2）潜在的（危险的）：指目前未发生，但危险因素存在，若不采取护理措施，就极有可能发生的问题，如有感染的危险、有皮肤完整性受损的危险、有体液不足的危险等。

3）健康的：指护理对象从特定的健康水平向更高的健康水平发展的描述，如母乳喂养有效、执行治疗方案有效等。

（2）定义：是对护理诊断名称的一种清晰、正确的描述，并以此与其他护理诊断相鉴别。

（3）诊断依据：是做出该护理诊断时的临床判断标准，即诊断该问题时必须存在的相应的症状、体征、危险因素和有关的病史。可分为以下几种。

1）必要依据：即做出某一护理诊断所必须具备的依据。

2）主要依据：即做出某一护理诊断通常需具备的依据。

3）次要依据：即对做出某一护理诊断有支持作用，但不一定必须存在的依据。

（4）相关因素：是指影响健康状况、引起健康问题的直接因素、促成因素或危险因素。常见因素包括生理、治疗、情境和年龄等方面。

★3. 护理诊断的陈述方式　护理诊断的陈述包括三个要素：问题（P：problem），即护理诊断的名称；症状和体征（S：symptoms and signs）；相关因素（E：etiology），多用"与……有关"来陈述。又称为PSE公式。临床常用的陈述方式主要有以下几种。

（1）PSE方式：多用于陈述现存的护理诊断，用"P：S　与……有关"来陈述，如"体温过高：体温39.5℃　与呼吸道感染有关"。现存的护理诊断也可以采用PE或SE公式陈述，如"体温过高：与呼吸道感染有关"或"体温39.5℃　与呼吸道感染有关"。

（2）PE方式：多用于陈述"潜在的（危险的）"的护理诊断，用"有……的危险　与……有关"来陈述，如"有皮肤完整性受损的危险　与长期卧床有关"。

（3）P方式：用于陈述健康的护理诊断，只用"P"来陈述，如"寻求健康行为"。

锦囊妙"记"

护理诊断陈述方式：现存、潜在E必在，发现S已现存。

★4. 书写护理诊断时应注意的问题

（1）护理诊断所列问题应简明、准确、陈述规范，应为护理措施提供方向，对相关因素的陈述必须详细、具体、容易理解。

（2）一个护理诊断针对一个健康问题。

（3）避免与护理目标、护理措施、医疗诊断相混淆。

（4）护理诊断必须是以所收集到的资料作为诊断依据。

（5）确定的问题必须是用护理措施能解决的问题。

（6）护理诊断不应有容易引起法律纠纷的描述。

5. 护理诊断与医护合作性问题的区别　医生和护士共同合作才能解决的问题属于医护合作性问题，多指由器官的病理生理改变所致的潜在并发症。陈述方式为："潜在并发症：……"。合作性问题的护理重点是病情监测，护士若发现患者病情变化，应及时报告医生，并与医生合作，共同处理。

6. 护理诊断与医疗诊断的区别　见表4-1。

表4-1　护理诊断与医疗诊断的区别

项目	护理诊断	医疗诊断
研究对象	对个人、家庭及社区的健康问题或生命过程反应的临床判断	对个体病理生理变化的临床判断
描述内容	描述个体对健康问题的反应	描述一种疾病

续表

项目	护理诊断	医疗诊断
问题状态	现存或潜在的	多是现存的
决策者	护理人员	医疗人员
职责范围	属于护理职责范围	属于医疗职责范围
数量	可同时有多个	通常只有一个
稳定性	随健康状况变化而改变	一旦确诊不会改变

三、护理计划　护理计划是针对护理诊断制订的具体护理措施，是护理行动的指南，其目的是使患者得到个性化的护理，保持护理工作的连续性，促进医护人员的交流，有利于评价。一般分四个步骤进行。

1. 设定优先次序　根据所收集资料确定的多个护理诊断，按轻、重、缓、急设定先后次序，使护理工作能够高效、有序地进行。

　★（1）排序原则：①优先解决直接危及生命，需立即解决的问题；②按马斯洛的需要层次论，优先解决低层次需要，再解决高层次需要；③在不违反治疗、护理原则的基础上，可优先解决患者主观上认为重要的问题；④优先解决现存的问题，但不要忽视潜在的问题。

　（2）排列顺序：
　★1）首优问题：直接威胁护理对象的生命，需要立即采取行动的问题。
　2）中优问题：不直接威胁护理对象的生命，但能造成躯体或精神上的损害的问题。
　3）次优问题：人们在应对发展和生活中的变化所产生的问题，在护理过程中，可稍后解决。

2. 设定预期目标（预期结果）　预期目标是指患者在接受护理后，期望其能够达到的健康状态，即最理想的护理效果。

　★（1）陈述方式：由四个部分组成，即主语、谓语、行为标准、条件状语。
　1）主语指护理对象或护理对象的一部分，如患者、患者的体温、患者的皮肤等，可省略。
　2）谓语指护理对象能够完成的行为，此行为必须是能够观察到的，如行走、学会、做到、保持等。
　3）行为标准指护理对象完成此行为的程度，包括时间、距离、速度、次数等，如2天、50m、1500ml等。
　4）条件状语指护理对象完成此行为必须具备的条件，如拄拐杖、搀扶等。

　（2）目标的分类
　1）远期目标：指需较长时间才能实现的目标。
　2）近期目标：指需较短时间就能实现的目标，一般少于7天。

　★（3）陈述目标的注意事项：①目标陈述的应是护理活动的结果，主语应是患者或患者身体的一部分；②目标陈述应简单明了，切实可行，属于护理工作范围；③目标应具有针对性，一个目标针对一个护理诊断；④目标应有具体日期，可观察和测量；⑤目标应与医疗工作相协调。

3. 设定护理计划（制订护理措施）　护理措施是护士为帮助患者达到预期目标所采取的具体方法、行为、手段，是确立护理诊断与目标后的具体实施方案。

　（1）护理措施的内容包括：护理级别、饮食护理、病情观察、基础护理、检查及手术前后护理、心理护理、功能锻炼、健康教育、医嘱执行、对症护理等。护理措施应当清楚、明确。重点放在促进健康，维持功能正常，预防功能丧失，满足人的基本需要，预防、减低或限制不良反应。

　（2）护理措施的类型
　1）独立性的护理措施：即护士在职责范围内，根据所收集的资料，经过独立思考、判断所决定的措施，如健康教育、卫生宣教、防压力性损伤（压疮）等。
　2）协作性的护理措施：即护士与其他医务人员之间合作完成的护理活动，如饮食护理、康复锻炼、检查等。
　3）依赖性的护理措施：即护士遵医嘱执行的具体措施，如注射、发药、输液等。

3. 设定护理计划（制订护理措施） 护理措施是护士为帮助患者达到预期目标所采取的具体方法、行为、手段，是确立护理诊断与目标后的具体实施方案。

★（3）制订护理措施的注意事项：①应充分利用现有的设备、经济实力和人力资源；②应针对护理目标；③应符合实际，体现个体化的护理；④内容应具体、明确、全面；⑤应保证患者的安全，患者乐于参与；⑥应有科学的理论依据；⑦应与医疗工作相协调。

4. 计划成文 将护理诊断、护理目标、护理措施等按一定的格式书写成文，即构成护理计划。

四、护理实施 护理实施是为达到护理目标而将护理计划中的各项措施付诸行动的过程。

1. 实施的步骤
（1）准备：熟悉和理解计划，分析实施所需要的护理知识和技术，预测可能发生的并发症及其预防措施，合理安排、科学运用时间、人力、物力。
（2）执行计划：在执行计划时，护理活动应与医疗密切配合，与医疗工作保持协调一致；要取得患者及家属的合作与支持，并在实施中进行健康教育，以满足其学习需要；熟练运用各项护理技术，密切观察实施后患者的反应及效果，及时处理新出现的健康问题。
（3）记录：在实施中，护士要把各项护理活动的内容、时间、结果及患者的反应等及时进行完整、准确的文字记录，称为护理记录或护理病程记录。护理记录可以反映护理活动的全过程，利于了解患者的身心状况，反映护理效果，为护理评价做好准备。

2. 实施方法
（1）分管护士直接为患者提供护理。
（2）与其他医务人员合作完成护理措施。
（3）指导患者及家属共同参与护理。

五、护理评价 护理评价是将患者的健康状况与预期目标进行有计划的、系统的比较并作出判断的过程。通过评价，可以了解患者是否达到了预期的护理目标。★评价虽然是护理活动的最后一步，但实际上是贯穿于护理活动的全过程之中。

1. 评价方式
（1）护士进行自我评价。
（2）护士长、护理教师、护理专家的检查评定。
（3）护理查房。

2. 评价内容
（1）护理过程的评价：是评价护士在进行护理活动中的行为是否符合护理程序的要求。
（2）★护理效果的评价：是评价中最重要的方面。最主要的是确定患者健康状况是否达到预期目标。

3. 评价目标实现程度 护理目标实现的程度一般分为①目标完全实现；②目标部分实现；③目标未实现。

4. 评价步骤
（1）收集资料：收集患者各方面的资料进行分析。
（2）判断护理效果：将患者的反应与预期目标比较，来衡量目标实现情况。
（3）分析原因：分析目标未完全实现的原因。
（4）修订计划：对已经完全实现的目标及解决的问题，可以停止原来的护理措施；对仍旧存在的护理问题，修正不适当的护理诊断、预期目标或护理措施；对患者新出现的问题，重新完成收集资料、作出护理诊断、制订预期目标及护理措施，进行新的护理活动，使患者达到最佳的健康状态。

第3节 护 理 病 案

在应用护理程序的过程中，患者的有关资料、护理诊断、预期目标、护理措施、效果评价等，均应以书面形式进行记录，由此构成护理病案。包括如下内容。

1. 患者入院护理评估单。

2. 护理计划单。

3. 护理记录单　★可采用PIO格式进行记录（表4-2）。

P（problem）：患者的健康问题。

I（intervention）：针对患者的健康问题所采取的护理措施。

O（outcome）：经过护理后的效果。

表4-2　PIO格式记录法

日期	时间	护理记录（PIO）	护士签名
2022-6-20	9:00am	P 体温过高：体温39.5℃　与肺部感染有关	李×
	9:00am	I 1.测体温q1h 2.乙醇擦拭 3.嘱患者卧床休息 4.嘱患者多饮水，进食流质饮食 5.为患者翻身、擦汗、更换衣服	李×
	11:00am	O 患者体温38.0℃	王×

4. 住院患者护理评估单。

5. 患者出院护理评估单
（1）健康教育：①针对所患疾病制订的标准宣教计划；②与患者一起讨论的有益或有害的卫生习惯；③指导患者主动参与并寻找现存的或潜在的健康问题；④出院指导：针对患者现状，提出其在生活习惯、饮食、服药、功能锻炼、定期复查等方面的注意事项。
（2）护理小结：是患者住院期间，护士进行护理活动的概括性记录，包括护理目标是否达到、护理问题是否解决、护理措施是否落实、护理效果是否满意等。

要点回顾

1. 护理程序可分为哪五个步骤？贯穿于整个护理过程之中的是哪两个？
2. 收集资料的方法有哪几种？其中收集主观资料最重要的方法是哪一种？
3. 简述采用交谈方法收集患者资料时的注意事项。
4. 护理诊断由哪四部分组成？其陈述方式有哪几种？有多个护理诊断时，如何确定解决问题的优先次序？最优先解决的问题是什么？
5. 护理记录单可采用PIO格式记录，其中P、I、O分别代表什么？

●○ 模拟试题栏——识破命题思路，提升应试能力 ○●

一、专业实务

A₁型题

1. 有关护理程序概念的解释下列哪项不妥
   A. 以促进和恢复患者的健康为目的
   B. 是一系列有目的、有计划的护理活动
   C. 是一个综合的、动态的、具有决策和反馈功能的过程
   D. 对护理对象进行被动、全面的整体护理
   E. 是一种科学的确认问题、解决问题的工作方法和思维方式

2. 护理程序的理论框架是
   A. 系统论
   B. 方法论
   C. 信息交流论
   D. 解决问题论
   E. 人的基本需要层次论

3. 赋予护士与患者交流的能力和技巧及相关知识，并且确保护理程序最佳运行的理论是
   A. 系统论
   B. 方法论
   C. 信息交流论
   D. 解决问题论
   E. 人的基本需要层次论

4. 属于健康的护理诊断是
   A. 体温调节失调
   B. 清理呼吸道无效
   C. 有感染的危险
   D. 母乳喂养有效

E. 活动无耐力

5. 如图所示，护士收集该患者指端形状资料，所采用的方法是

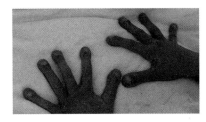

    A. 听觉观察法   B. 嗅觉观察法
    C. 视觉观察法   D. 触觉观察法
    E. 味觉观察法

6. 下列诊断中属于医护合作性问题的是
    A. 皮肤完整性受损：压力性损伤 与局部组织长期受压有关
    B. 胸痛 与心肌缺血有关
    C. 潜在并发症：出血
    D. 家庭应对效能低
    E. 清理呼吸道无效 与无力咳嗽有关

7. 潜在的（有危险的）护理诊断，常用的书写格式是
    A. PSE公式   B. PE公式
    C. SE公式   D. PS公式
    E. P公式

8. 护理诊断可采用PSE公式陈述，其中"S"指的是
    A. 护理问题   B. 相关因素
    C. 主要依据   D. 症状和体征
    E. 名称

9. 护理诊断与医护合作性问题区别的关键在于
    A. 是否能通过护理措施干预和处理
    B. 是否单纯由医疗人员完成
    C. 是否属于潜在的并发症
    D. 诊断名称是否为疾病名称
    E. 诊断名称是否是某种症状

10. 下列哪项不符合确定护理诊断优先次序的排序原则
    A. 优先解决直接危及生命，需立即解决的问题
    B. 按马斯洛人类基本需要层次论
    C. 必须先解决高层次需要，再解决低层次需要
    D. 在不违反治疗、护理原则的基础上，可优先解决患者主观上认为重要的问题
    E. 优先解决现存的问题，但不要忽视潜在的问题

11. 关于护理目标的陈述，不正确的是
    A. 护理目标应与医疗工作相协调
    B. 陈述目标时主语应是护士或患者
    C. 每个目标都应有具体日期

    D. 一个目标针对一个护理诊断
    E. 目标应切实可行，属于护理工作范围

12. 对新入院的患者进行健康教育属于
    A. 依赖性护理措施
    B. 辅助性护理措施
    C. 协作性护理措施
    D. 非独立性护理措施
    E. 独立性护理措施

13. 关于评价的叙述，错误的是
    A. 评价实际上贯穿于护理活动的全过程之中
    B. 通过评价可对以往的护理计划进行相应修改
    C. 通过评价可发现新问题，做出新诊断和新计划
    D. 进入评价阶段就意味着护理程序全过程的结束
    E. 评价是将患者的健康状态与预定目标进行比较并做出判断的过程

A₂型题

14. 患者，女性，70岁。患慢性支气管炎10年，近日因受凉后咳嗽加重，咳黄色黏痰，主诉气促，为进一步治疗收入院。护士为患者进行入院护理评估，不属于收集资料目的的是
    A. 为正确诊断和疾病治疗提供依据
    B. 为制订合理护理计划提供依据
    C. 为正确确立护理诊断提供依据
    D. 为评价护理效果提供依据
    E. 积累资料，供护理科研参考

15. 患者，女性，30岁。因急性心肌炎入院，护士为其进行护理评估时，下列哪项不属于收集资料的内容
    A. 患者的民族、职业、文化程度
    B. 患者的生活方式及自理程度
    C. 患者家庭成员的婚育史
    D. 患者的家庭关系、经济状况
    E. 患者的家族史、过敏史

16. 患者，女性，59岁。因糖尿病入院，患者意识清醒，语言表达正常，护士收集资料时最重要的来源是
    A. 患者本人   B. 患者母亲
    C. 文献资料   D. 患者的病历
    E. 其他医护人员

17. 患者，女性，56岁。因头痛、头晕，测量血压160/110mmHg收入院，护士为其进行入院护理评估，以下属于主观资料的是
    A. 患者觉得头痛
    B. 实验室检查结果

C. 护士用手触摸到的感受

D. 护士用眼睛观察到的资料

E. 对其进行身体检查得到的资料

18. 收集患者腹部资料时，如胰头癌质地较硬且不光滑，主要采用的方法是

A. 听觉观察法　　　　B. 嗅觉观察法

C. 视觉观察法　　　　D. 触觉观察法

E. 味觉观察法

19. 患者，女性，32岁。因产后2周发生阴道大量出血收入院。护士对患者进行入院护理评估时，下列哪项与病情最不相关

A. 了解患者的分娩史

B. 了解母乳喂养情况

C. 观察患者阴道出血量

D. 了解患者子宫的大小及有无压痛

E. 评估患者的血压、脉搏、呼吸、意识情况

20. 患者，男性，41岁。胸部被撞伤1小时入院，自觉左胸痛，面色发绀，呼吸急促，左胸部出现反常呼吸运动。该患者最重要的护理评估内容是

A. 体温　　　　　　　B. 脉搏

C. 呼吸　　　　　　　D. 血压

E. 意识

21. 患者，女性，84岁。患"肝癌"6年，1小时前呕血500ml，感觉心慌乏力就诊。查体：精神萎靡，皮肤干燥，体温36.8℃，脉搏110次/分，呼吸26次/分，血压85/60mmHg，护士列出护理诊断，"循环血容量不足：血压85/60mmHg　与呕血有关"。其中属于P的是

A. 心慌乏力　　　　　B. 与呕血有关

C. 血压85/60mmHg　D. 与肝硬化有关

E. 循环血容量不足

22. 患者，女性，25岁。患者甲状腺肿大1.5年，伴消瘦、易疲劳、失眠、心悸、怕热及体重下降明显，诊断为毒性弥漫性甲状腺肿（Graves病）入院。护士列出护理诊断，"营养失调：消瘦　与Graves病有关"，其中属于S的是

A. 营养失调

B. 营养失调：低于机体需要量

C. 消瘦

D. 与Graves病有关

E. 与甲状腺肿大有关

23. 患者，男性，17岁。因"车祸致脑部外伤"收入院，患者目前处于昏迷状态，护士进行入院护理评估后，确定患者目前的首优护理问题是

A. 大便失禁　　　　　B. 沟通障碍

C. 活动无耐力　　　　D. 皮肤完整性受损

E. 清理呼吸道无效

24. 患者，女性，55岁。因胰腺癌收入院准备手术治疗，术前晚，值班护士巡视时发现其晚上入睡困难夜间常醒来，且多次询问护士做手术会不会痛，手术有无危险。对于该患者目前的情况，正确的护理问题是

A. 睡眠型态紊乱　与入睡困难，夜间常醒有关

B. 睡眠型态紊乱　与环境的改变有关

C. 睡眠型态紊乱　与护士夜间巡视有关

D. 睡眠型态紊乱　与即将手术，心理负担过重有关

E. 睡眠型态紊乱　与生理功能改变有关

25. 患者，男性，80岁。因心绞痛急诊入院，患者情绪紧张，主诉乏力，食欲缺乏，给予药物治疗，并嘱其绝对卧床休息。评估患者的健康问题如下，应优先解决的是

A. 疼痛（胸部）　　　B. 焦虑

C. 活动无耐力　　　　D. 生活不能自理

E. 角色紊乱

26. 患者，男性，78岁。术后8小时仍未自主排尿，主诉下腹胀痛。查体见下腹膀胱区隆起，耻骨联合上叩诊呈实音。该患者目前主要的护理问题是

A. 下腹疼痛　　　　　B. 潜在呼吸道感染

C. 体液过多　　　　　D. 尿潴留

E. 有皮肤完整性受损的危险

27. 患者，女性，51岁。近1周食欲减退、呕吐、疲乏无力，尿黄。自昨日起烦躁不安，呼气中有氨臭味，巩膜、皮肤黄染，皮肤见散在瘀斑，肝未扪及，腹水征阳性。目前患者最主要的护理问题是

A. 自我形象紊乱

B. 活动无耐力

C. 皮肤完整性受损

D. 营养失调：低于机体需要量

E. 潜在并发症：肝性脑病

28. 患者，男性，47岁。有肝硬化病史7年，2小时前突然出现恶心、呕吐，呕出咖啡色液体1500ml，伴头晕、心慌，急诊收住院。查体：体温37.9℃，脉搏118次/分，呼吸22次/分，血压85/50mmHg，急性病容，面色苍白，四肢厥冷，腹部平软，肝肋下未扪及，脾肋下2.5cm。患者目前存在的最主要的护理问题是

A. 体温升高　　　　　B. 体液不足

C. 活动无耐力　　　D. 有窒息的危险

E. 有受伤的危险

29. 患者，男性，38岁。因咳嗽，呼吸困难，以"大叶性肺炎"收入院。患者主诉头痛，乏力，恶心，食欲差。查体：体温39.6℃，脉搏114次/分，呼吸浅快，口唇指端发绀。目前患者存在的首优护理问题是

A. 舒适的改变：咳嗽

B. 气体交换受损

C. 活动无耐力

D. 体温过高

E. 自我形象紊乱

30. 患者，女性，70岁。因急性心肌梗死入院，遵医嘱绝对卧床休息，现4天未排大便，感到腹胀不适。陈述正确的护理诊断是

A. 便秘　由于卧床导致

B. 便秘：腹胀　与活动减少有关

C. 腹胀　与卧床有关

D. 腹胀　由便秘引起

E. 活动减少：引起便秘

31. 患者，男性，48岁。行胆囊切除术，手术过程顺利，返回病房，护士为其制订护理计划，描述正确的护理目标是

A. 使患者3天内下床活动

B. 护士协助患者下床活动

C. 患者在帮助下能下床活动

D. 3天内借助支撑物下床活动

E. 患者能下床活动

32. 患者，男性，53岁。诊断：高血压。护士在入院护理评估时收集到以下资料：患者大学学历，已婚，与父母和妻子同住，是家庭主要经济支柱；平时工作忙，压力大，有吸烟酗酒习惯，身高172cm，体重86kg，血压156/112mmHg。护士为其制订护理计划，确定护理目标，正确的是

A. 3天内患者血压恢复正常

B. 使患者1周后体重下降0.5kg

C. 患者调换工作岗位，减轻压力

D. 出院时教会患者测量血压

E. 2天后患者能说出戒烟戒酒的重要性

33. 患者，女性，75岁。急性肺炎入院。有糖尿病史16年，体形消瘦，体质虚弱，体温39.5℃，脉搏114次/分，呼吸28次/分。护士为其制订了以下护理目标，属于近期目标的最佳选项是

A. 3天内患者体温恢复至正常范围

B. 10天内患者能制订正确的糖尿病饮食菜谱

C. 1周后患者能自行下床活动

D. 住院期间患者不发生压力性损伤

E. 出院时患者学会正确皮下注射胰岛素

34. 患者，女性，70岁。胃大部切除术后第3天，体温39.5℃。在护理患者的过程中，属于独立性护理措施的是

A. 遵医嘱发退热药

B. 开放静脉通道，给予抗生素静脉输液

C. 检查血常规

D. 乙醇拭浴

E. 通知营养科调整患者饮食

35. 患者，女性，31岁。急性上呼吸道感染。测量体温39℃，医嘱即刻肌内注射复方氨基比林2ml。护士执行此项医嘱属于

A. 非护理措施　　　B. 独立性护理措施

C. 协作性护理措施　D. 依赖性护理措施

E. 预防性护理措施

36. 患者，男性，37岁。诊断为"直肠癌"。近期便血频繁，身体虚弱。护士为其确定的护理诊断，陈述正确的是

A. 身体虚弱　便血所致

B. 有营养失调的危险　与便血有关

C. 排泄形态改变：便血

D. 直肠癌　与便血有关

E. 体液不足　与频繁便血丢失体液有关

37. 患者，男性，38岁。痔疮手术后第二天，护士采用PIO格式为其进行护理记录，其中"O"指

A. 健康问题　　　　B. 护理效果

C. 护理评价　　　　D. 护理措施

E. 护理评估

38. 患者，男性，35岁。因消化道出血收入院。患者有胃溃疡病史6年，平素规律用药，但病情依然反复发作。护士在收集资料时发现：患者饮食极不规律，常暴饮暴食，每日饮酒量约600ml。护士在患者出院进行健康指导时，应重点给患者讲解的是

A. 药物的不良反应

B. 胃溃疡的发病机制

C. 合理饮食的重要性

D. 胃溃疡的常见并发症

E. 保持情绪稳定的重要性

A₃/A₄型题

（39～40题共用题干）

患者，女性，55岁。因转移性右下腹疼痛16小时伴发热、恶心、呕吐，以"急性阑尾炎"收入院。入院时患者呈急性病容，搀扶入病房，查体：体温38.9℃，右下腹压痛、反跳痛。

39. 属于主观资料的是
    A. 恶心　　　　　　　B. 呕吐
    C. 体温38.9℃　　　　D. 右下腹压痛、反跳痛
    E. 急性病容

40. 针对该患者制订的护理诊断，表述正确的是
    A. 疼痛炎症引起
    B. 急性阑尾炎
    C. 恶心、呕吐疼痛导致
    D. 组织灌注量不足因为呕吐
    E. 体温过高：体温38.9℃　与阑尾的炎症有关

（41～44题共用题干）

患者，女性，46岁。初步诊断：甲状腺肿块。为进一步明确诊断，确定治疗方案收入院。责任护士运用护理程序的工作方法护理该患者。

41. 贯穿于护理活动全过程的是
    A. 护理评估　　　　　B. 护理诊断
    C. 护理计划　　　　　D. 护理措施
    E. 护理效果

42. 收集资料时不合适的交谈环境是
    A. 绝对隐蔽、无任何干扰
    B. 光线适宜、通风良好
    C. 合适的温度和湿度
    D. 门口悬挂"请勿打扰"提示牌
    E. 室内放置鲜花

43. 收集资料时，不利于患者抓住交谈主题的是
    A. 事先了解患者资料
    B. 准备交谈提纲
    C. 从主诉开始引导话题
    D. 解释患者的提问
    E. 随意提出新话题

44. 正确记录患者资料的方法是
    A. 收集完毕及时记录
    B. 主观资料按患者说的话记录，不要加以任何修改
    C. 客观资料不要以医学术语记录
    D. 主观资料护士可以结合自己的判断
    E. 客观资料应结合护士的主观判断

（45～47题共用题干）

患者，男性，76岁。慢性支气管炎24年，发热、咳嗽，咳黄色黏痰5天入院。患者自觉咳嗽无力，痰多不易咳出。吸烟40年，20支/天，难以戒除。查体：精神萎靡，皮肤干燥，体温38.7℃，肺部听诊可闻及干、湿啰音。

45. 属于主观资料的是
    A. 痰液黏稠　　　　　B. 皮肤干燥
    C. 体温38.7℃　　　　D. 咳嗽无力
    E. 肺部干、湿啰音

46. 根据患者的状况，陈述正确的护理诊断是
    A. 清理呼吸道无效　与呼吸道炎症、痰液黏稠、咳嗽无力有关
    B. 组织灌注量不足　与发热、皮肤干燥有关
    C. 活动无耐力　因呼吸道炎症，氧供应减少引起
    D. 知识缺乏
    E. 体温过高：体温38.7℃　呼吸道炎症导致

47. 针对你确定的护理诊断，最佳的预期目标是
    A. 患者3天内体温下降
    B. 患者3天内炎症控制，能自行咳出痰液
    C. 指导患者叙述有关呼吸道疾病的预防保健知识
    D. 患病期间得到良好休息，体力得以恢复
    E. 遵医嘱静脉输液，增加患者组织灌注

（48～50题共用题干）

患者，男性，65岁。高血压病史30年，因情绪激动后感呼吸急促、左胸部剧烈疼痛，以"急性心肌梗死"收入院。

48. 病区护士接待患者入院后，运用护理程序的工作方法，给患者实施整体护理，其第一个步骤要做的是
    A. 护理评估　　　　　B. 护理诊断
    C. 护理计划　　　　　D. 护理实施
    E. 护理评价

49. 针对该患者，护士提出的护理诊断，陈述正确的是
    A. 胸痛　与心肌缺血缺氧有关
    B. 情绪激动　与心肌梗死有关
    C. 冠心病　与高血压有关
    D. 呼吸急促　因疼痛引起
    E. 心肌梗死　与高血压病史、情绪激动有关

50. 针对该护理诊断，护士采取的护理措施中，属于依赖性护理措施的是
    A. 通知营养科调整患者饮食
    B. 遵医嘱应用止痛药物

C. 嘱患者卧床休息

D. 观察吸氧后的病情变化

E. 稳定患者情绪，进行心理护理

（51～52题共用题干）

患者，男性，50岁。以"心慌、气短、疲乏"为主诉入院。入院检查：脉搏122次/分，血压72/48mmHg，脉搏细弱，口唇发绀，呼吸急促，患者存在自制力较差、便秘等问题。

51. 以下属于患者主观资料的是

A. 脉搏122次/分，气短

B. 心慌、脉搏细弱

C. 血压72/48mmHg，脉搏细弱

D. 心慌、口唇发绀

E. 心慌、气短

52. 患者应该优先解决的问题是

A. 低效性呼吸型态：发绀、呼吸急促

B. 自我形象紊乱

C. 便秘

D. 营养失调

E. 潜在并发症：心律不齐

二、实践能力

A₁型题

53. 贯穿于护理活动全过程的是

A. 护理评估和护理诊断

B. 护理诊断和护理计划

C. 护理计划和护理评价

D. 护理诊断和护理评价

E. 护理评估和护理评价

54. 属于主观资料的是

A. 面色苍白　　　　B. 颈项强直

C. 呼吸困难　　　　D. 腹部疼痛

E. 心脏杂音

55. 属于客观资料的是

A. 肢体麻木　　　　B. 呼吸急促

C. 心悸头晕　　　　D. 恶心呕吐

E. 浑身无力

56. 健康资料的直接来源是

A. 患者　　　　　　B. 亲属

C. 朋友　　　　　　D. 同事

E. 保姆

57. 采用PIO格式进行护理记录时，其中"I"指的是

A. 护理问题　　　　B. 护理结果

C. 护理评价　　　　D. 护理措施

E. 护理评估

58. 护理病案不包括

A. 患者入院护理评估单

B. 检验报告单

C. 健康教育计划单

D. 护理计划单

E. 护理记录单

A₂型题

59. 患者，男性，80岁。慢性支气管炎30年，护士收集的资料中属于主观资料的是

A. 咳黄色黏痰

B. 氧分压6.8kPa

C. 肺部听诊闻及干、湿啰音

D. 体温38.7℃

E. 气短无力

60. 患者，女性，58岁。因"重症高血压"收入院，护士为其进行入院护理评估，确定为客观资料的是

A. 患者的感受　　　B. 患者听到的

C. 患者想到的　　　D. 护士想到的

E. 护士测量到的

61. 护士评估新入院患者，希望了解更多患者对其疾病的真实感受和治疗的看法。此时，最适合采用的交谈技巧是

A. 认真倾听　　　　B. 开放式提问

C. 及时鼓励　　　　D. 封闭式提问

E. 仔细核实

62. 某老年病区护士，采用交谈法进行护理评估，正确的是

A. 催促患者尽快讲述完

B. 不宜提问简单的开放性问题

C. 不宜触摸老年人

D. 交谈一般从现病史开始

E. 当老年人主诉远离主题时，不要打断

63. 患者，女性，12岁。因白血病入院，护士收集资料时选用的方法哪项是错误的

A. 查阅实验室检查结果

B. 与患者进行交谈

C. 对患者进行身体检查

D. 与患者的家属沟通

E. 凭护士的主观感觉

64. 患者，女性，78岁。因"呼吸障碍"收入院。护士系统地运用视、触、叩、听、嗅等方法收集资料，其中通过听觉观察获得的资料是

A. 意识状态　　　　B. 肝脏大小

C. 蝉鸣样呼吸　　　D. 皮肤的颜色

E. 脉搏的节律

65. 患者，女性，38岁。因"急性中毒"入院。护士在给患者进行治疗时，发现其呼出的气体有大蒜味。护士收集资料的方法属于

A. 听觉观察法 　　B. 触觉观察法

C. 嗅觉观察法 　　D. 视觉观察法

E. 味觉观察法

66. 患者，男性，59岁。诊断：肝硬化。护士为其进行入院评估，收集资料时，通过听觉观察获得的资料是

A. 呼吸急促 　　B. 脾脏肋下2cm

C. 肠鸣音亢进 　　D. 呕吐物呈血性

E. 口唇发绀

67. 患者，女性，79岁。突发脑梗死住院治疗10天，病情稳定后出院、返回社区。患者伴有脑梗死后的语言障碍、右侧肢体无力、走路步态不稳等。社区护士在进行家庭访视时应特别指出，近期患者首要注意的问题是

A. 抑郁情绪的观察

B. 跌倒的预防

C. 肢体功能的康复锻炼

D. 压力性损伤的预防

E. 非语言性皮肤沟通技巧的使用

A_3/A_4型题

（68～69题共用题干）

患者，男性，51岁。因腹痛、腹泻伴发热、恶心、呕吐，以"急性胃肠炎"收住院。入院时患者呈急性病容，精神萎靡，主诉：口渴、咽干、乏力。查体：体温38.5℃，粪便呈水样。

68. 属于客观资料的是

A. 水样粪便 　　B. 恶心

C. 口渴 　　D. 腹痛

E. 咽干

69. 对该患者，首先应解决的护理问题是

A. 精神萎靡 　　B. 疼痛

C. 焦虑 　　D. 发热：体温38.5℃

E. 体液不足

（70～72题共用题干）

患者，女性，68岁。身高160cm，体重56kg，患2型糖尿病15年，皮下注射胰岛素控制血糖。入院时大汗淋漓、高热、呼出气体呈烂苹果味。住院治疗1周后，血糖控制在正常范围。

70. 患者"呼出气体呈烂苹果味"，收集此资料的方法属于

A. 视觉观察法 　　B. 触觉观察法

C. 听觉观察法 　　D. 嗅觉观察法

E. 味觉观察法

71. 患者认为出院后不需监测血糖，此时患者的主要护理问题是

A. 感染的危险 　　B. 知识缺乏

C. 潜在的血糖升高 　　D. 食欲下降

E. 不合作

72. 患者病情好转准备出院，护士确定给患者进行健康教育的内容不包括

A. 正确检测血糖的方法

B. 减轻体重的方法

C. 皮肤护理

D. 正确进行皮下注射胰岛素

E. 糖尿病饮食

（钱耀荣）

第5章 护理安全和职业防护

第1节 护理安全

一、概述

1. 概念
   - （1）护理安全：指在实施护理过程中，患者不发生法律、法规允许范围以外的心理、机体结构或功能上的损害、障碍、缺陷或死亡。
   - （2）护理差错：指在护理工作中，由于责任心不强、工作粗疏、不严格执行规章制度或违反技术操作规程等原因，给患者造成精神及肉体的痛苦，或影响医疗护理工作的正常进行，但未造成严重后果和构成事故。
   - （3）护理事故：指在护理工作中，由于护理人员的过失，直接造成患者死亡、残疾、组织器官损伤，导致功能障碍或造成患者明显人身损害的其他后果。

2. 护理安全的意义
   - （1）有利于提高护理质量。
   - （2）创造和谐的医疗环境。
   - （3）保护护理人员的自身安全。

二、护理安全的影响因素

1. 护理人员因素
   - （1）由于护理人员素质或数量方面的原因，不能满足患者的基本需求而给患者造成安全隐患。
   - （2）由于护理人员技术水平低或不熟练、操作失误或操作错误、忽视细节性观察、违反操作常规、业务知识欠缺、临床经验不足、缺乏应激性处理的经验等对患者安全构成威胁。

2. 管理因素 护理质量管理体系是护理安全的核心。护理管理制度不完善，业务培训不到位，管理监督不得力，造成管理失控是影响护理安全的重要因素。

3. 环境因素
   - （1）医院的基础设施、病区物品配置存在不安全的因素。
   - （2）环境污染所致的隐性不安全因素。
   - （3）医用危险品使用不当。
   - （4）病区治安管理不严。

4. 患者因素 患者的年龄、感觉功能及目前的健康状况，影响个体对周围环境的感知和理解能力，妨碍个体辨别周围环境中潜在的危险因素，容易导致患者发生意外和受到伤害。如婴幼儿、老年人、白内障患者、免疫力低下者、焦虑的患者。

第2节 护理职业防护

一、概述

1. 概念
   - （1）护理职业暴露：指护理人员工作在医院特定的环境之中，在为患者提供护理服务过程中，经常暴露于感染患者的血液、体液及排泄物等污染的环境中，有感染某种疾病的危险。护理人员位于职业暴露高危人群之首。

1. 概念 {
（2）护理职业防护：指护理工作中采取各种有效措施，保护护士免受职业损伤因素的侵袭，或将其所受伤害程度降到最低。

（3）标准预防：即假定所有人的血液、体液、分泌物等体内物质都有潜在的传染性，接触时均应采取防护措施，防止职业感染传播疾病的策略。
}

2. 护理职业防护的意义 {
（1）提高护士职业生命质量。

（2）科学规避护理职业风险。

（3）营造轻松和谐工作氛围。
}

二、职业暴露主要危险因素

1. 生物性因素　指在护理工作中病原微生物对护理人员机体造成的伤害。主要的生物性有害因素为细菌和病毒。 {
（1）细菌：常见的致病菌有葡萄球菌、链球菌等，广泛存在于各种分泌物、排泄物、患者用过的器具和衣物中，通过呼吸道、血液、皮肤等感染护理人员。

（2）病毒：★最常见、最危险的乙型肝炎、丙型肝炎和艾滋病等均由病毒引起。
}

2. 化学性因素 {
（1）长期接触化学消毒剂：护理人员在工作中通过各种途径接触到多种化学消毒剂，如甲醛、过氧乙酸、含氯消毒剂等，长期接触可刺激皮肤、眼、呼吸道，引起结膜炎、气管炎、哮喘等身体不同程度的伤害。

（2）长期接触化疗药物：化疗药物大多数具有细胞毒性，长期接触可引起药物在体内蓄积，导致细胞的遗传物质发生永久性、遗传性改变，对身体有着不同程度的远期伤害。

（3）其他：如麻醉气体、臭氧、乳胶手套等均对护理人员的身体造成不同程度的伤害。
}

3. 物理性因素 {
（1）机械性损伤：**常见的机械性损伤有跌倒、扭伤、撞伤**等。护理人员工作中用力不当、不正确的弯腰、超时站立或走动等均可对身体造成损伤。

（2）锐器伤：★是护理人员最容易且最频繁受到的职业损伤之一，而感染的针刺伤是导致医护人员血源性传播疾病的最主要因素。最常见、危害性最大的是乙型肝炎、丙型肝炎、艾滋病等病毒感染。

（3）温度性损伤：常见的温度性损伤有热水瓶、热水袋所致的烫伤；易燃易爆物品，如氧气、乙醇等所致的各种烧伤；各种电器，如烤灯、高频电刀所致的灼伤等。

（4）放射性损伤：在为患者进行放射性诊断和治疗的过程中，若自我保护不当，可致放射性皮炎、皮肤溃疡坏死，甚至皮肤癌；直接接触紫外线，则会造成皮肤红斑、紫外线性眼炎等。

（5）噪声：主要来源于监护仪、呼吸机的机械声、报警声、电话铃声，患者的呻吟声，物品及机器移动的声音等。
}

4. 心理社会性因素　特殊复杂的人际关系、超负荷的工作、频繁的夜班、紧张的工作氛围等都会对护理人员的身心健康造成影响。

三、常见的职业暴露防护措施

1. 生物性损伤的职业防护 {
（1）洗手：以下情况下无论是否戴手套都要洗手。直接接触每个患者前后；接触患者黏膜、破损皮肤或伤口前后，接触患者的血液、体液、排泄物及其污染物品后；接触患者周围环境及物品后。

（2）戴手套：以下情况均应戴手套。接触患者破损的皮肤、黏膜时；接触患者的血液、体液、排泄物及其污染的物品和器械时；进行侵入性操作时。护士手部皮肤有破损时，应戴双层手套。

（3）戴口罩及护目镜：接触经空气传播或近距离接触经飞沫传播的呼吸道传染病患者时，应戴医用防护口罩；有可能发生血液、体液及分泌物飞溅时，应戴防渗透的口罩和护目镜。

（4）穿隔离衣：身体有可能被血液、体液、分泌物或排泄物污染时，应穿防渗透的隔离衣。

（5）预防性用药：接种乙型肝炎疫苗是预防乙型肝炎病毒的最有效措施。

（6）合理处置医疗废物：使用后的一次性医疗用物和固体废物应装袋标记后送焚烧处理。
}

（1）锐器伤：是一种由医疗利器，如注射器针头、缝针、各种穿刺针、手术刀、剪刀、碎玻璃、安瓿等造成的使受伤者出血的意外伤害。

（2）发生锐器伤的常见环节

　1）使用前损伤：如准备药物过程中被安瓿划伤，抽吸药液后双手回套针帽误伤等。

　2）使用中损伤：如抽血、注射后从患者身上拔出针头，穿刺后拔出导管芯，断开与针尖连接的静脉管道，手术中传递锐器、穿刺针、缝合针、注射器、刀片等误伤。

　3）使用后、丢弃前损伤：如抽血、注射后从注射器上分离赤裸的针头或双手回套针帽；清理放置在治疗车或治疗台上的针头或玻璃瓶等。

　4）丢弃过程中损伤：如针头从装满锐器的锐器盒中突出而导致的损伤。

　5）医疗废物处理过程中损伤：如医疗废物分类不彻底，将损伤性废物与其他废物堆放在一起，导致处理废物时被刺伤。

2. 锐器伤的职业防护

（3）锐器伤的防护措施

　1）增强自我防护意识：护士进行有可能接触患者血液、体液的治疗和护理操作时，必须戴手套；在进行侵入性诊疗、护理操作过程中，要保证光线充足；器械传递时特别注意防止被针头、缝合针、刀片等锐器刺伤或划伤。

　2）加强锐器使用中的防护：抽吸药液后如需回套针帽，必须应用单手回套法；静脉加药可去除针头经三通管给予；使用安瓿制剂时，先用砂轮划痕再掰安瓿，可垫棉花或纱布以防损伤皮肤。

　3）严格管理医疗废物：操作后及时清理现场；使用后的锐器应直接放入防刺、防渗漏的锐器盒内，不可与其他医疗垃圾混放，应有明显的标志。

　4）纠正损伤的危险行为：①禁止用双手分离污染的针头和注射器；②禁止用手直接接触使用后的针头、刀片等锐器；③禁止用手折弯或弄直针头；④禁止双手回套针帽；⑤禁止直接传递锐器，手术中锐器用弯盘或托盘传递；⑥禁止徒手携带裸露针头等锐器物；⑦禁止消毒液浸泡针头；⑧禁止直接接触医疗废物；⑨禁止徒手清理玻璃碎片。

　5）加强护士健康管理：建立健康档案，相互配合，团队合作。

　6）使用安全性能好的医用锐器。

（4）锐器伤的紧急处理

　1）伤口的紧急处理：①立即用手从近心端向远心端挤压，挤出伤口部位的血液，避免在伤口局部来回挤压，以免产生虹吸现象，将污染血液回吸入血管，增加感染机会（图5-1）；②用肥皂水彻底清洗伤口，并在流动水下反复冲洗，用等渗盐水冲洗黏膜；③用0.5%碘伏或75%乙醇消毒伤口，并包扎。

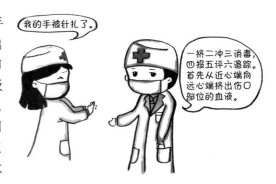

图5-1　锐器伤的紧急处理

　2）上报：发生暴露30分钟内向本科室护士长报告，护士长在2小时内上报医院感染管理科、护理部，并做好锐器伤登记表的填写工作。

　3）评估：请有关专家评估锐器伤并指导处理。

　4）追踪：进行血清学检测、建立追踪档案。

锦囊妙"记"　锐器伤后紧急处理：一挤二冲三消毒，四报五评六追踪。

（1）化疗：广义的化学治疗是指病原微生物、寄生虫所引起的感染性疾病及肿瘤采用化学治疗的方法，简称化疗。现在化疗多指对于恶性肿瘤的化学药物治疗。

（2）化疗药物进入护理人员体内的途径
1）直接接触：用药过程中药物直接接触皮肤或眼睛，通过皮肤黏膜吸收。
2）呼吸道吸入：药物微粒散发到空气中，通过呼吸道吸入。
3）消化道摄入：接触药物后未彻底洗手，直接进食受污染的食物，经消化道摄入。

（3）化疗药物引起的职业性伤害：包括白细胞、血小板减少；口腔溃疡、脱发；皮肤刺激、皮疹；月经异常、流产、畸形；肿瘤及器官损伤等。

（4）护理人员职业接触化疗药物的主要环节
1）药物准备：如运输或配药时，不慎致药物容器破损，配药时从药瓶中拔出针头，使用针头、注射器等转移药物，掰开安瓿，排除注射器或输液管中的气体，输液器有渗漏或破裂，注射器内吸入药物过多等均可导致药物溅出或溢出，从而发生药物接触。
2）药物使用过程中：如针头脱落，更换输液瓶（管），拔针等不慎导致药物渗出，从而发生药物接触。
3）废弃处理：如丢弃被化疗药物污染的材料，处理化疗患者的体液或排泄物，处置被化疗药物污染的被服，清除溅出或溢出的化疗药物等方法不当时，均可发生药物接触。

3. 化疗药物损害的职业防护

（5）化疗药物职业暴露的防护措施
1）配制化疗药物的环境要求：条件允许应设专门的化疗药物配药间，配有空气净化装置，在专用层流柜内配药。
2）配制化疗药物的准备要求：①配制前用流动水洗手；②应穿工作服外套、一次性防渗透隔离衣，佩戴一次性防护口罩、帽子、面罩、护目镜；③操作时戴双层手套（内层为PVC手套，外层为乳胶手套）。
3）配制化疗药物的操作要求：①割锯安瓿前应轻弹其颈部，使附着的药粉降落至瓶底；②掰开安瓿时应垫纱布，避免药粉、药液、玻璃碎片四处飞溅，并防止划破手套；③溶酶应沿瓶壁缓慢注入瓶底，待药粉浸透后再晃动，防止粉末溢出；④稀释瓶装药物及抽取药物时，应插入双针头，稀释后立即抽出瓶内气体，以防瓶内压力过高，药液从针眼处溢出；⑤★抽取药液时用针腔较大的针头，所抽药液以不超过注射器容量的3/4为宜；⑥抽取药液后，在药瓶内排气或排液后再拔针，不可将药液排于空气中；⑦操作完毕，操作台用75%乙醇擦拭，脱手套后彻底洗手并进行沐浴；⑧静脉给药时应戴手套；确保注射器及输液管接头连接紧密，以防药液外渗；加药速度不宜过快，以防药液从管口溢出。
4）污染物品处理：①污染物品收集在专用的密闭容器中，标明警示标志统一处理，与普通垃圾分开处理；②处理污物时，须穿隔离衣、戴手套。
5）定期体检：每隔6个月检查肝功能、血常规及免疫功能；妊娠期或哺乳期护士避免接触化疗药物。

（6）化疗药物外漏和人员暴露时的处理：①若化疗药物外漏，应立即标明污染范围，避免他人接触。若药液溢出，应用吸水毛巾或纱布吸附；若是粉末，用湿纱布擦拭，防药粉飞扬污染空气，再用肥皂水擦拭污染表面。②药液溅到皮肤，立即脱去手套，用肥皂和清水彻底冲洗污染部位的皮肤；若药液溅入眼睛，立即用大量清水或生理盐水彻底冲洗；若药液溅到口罩或衣服上，应立即更换。记录接触情况，必要时就医治疗。

4. 负重伤的职业防护

（1）负重伤：指由于工作性质的原因常需要搬动或移动重物，从而使身体负重过度或不合理用力等，导致肌肉、骨骼、关节的损伤。腰椎间盘突出症是护理人员较为常见的负重伤。

（2）负重伤的防护措施

1）加强锻炼、提高身体素质。

2）保持正确的劳动姿势：在站立或坐位时应尽可能保持腰椎伸直，减少身体重力对腰椎的损伤；在半弯腰或弯腰时，应两足分开使重力落在髋关节和两足之间，降低腰部负荷；避免长时间维持同一姿势。

3）科学使用劳动保护用具：危重患者翻身时适当采用合适的辅助器材，如过床易等；在工作中可以佩戴腰围等保护用具以加强腰部的稳定性；穿软底鞋、弹力袜预防下肢静脉曲张。

4）促进下肢血液循环：站立时双腿轮流支撑身体重量，可适当做踮脚动作；工作间歇可做下肢运动操，尽量抬高下肢。

5）养成良好的生活习惯：提倡卧硬板床休息，床垫的硬度、厚度适宜；注意避免长时间弯腰活动，减少弯腰的次数，减少提重物的重量和时间；适当增加蛋白质的摄入，多食富含维生素B、维生素E的食物。

5. 职业疲溃感的职业防护

（1）职业疲溃感：指由于持续的工作压力引起个体的"严重紧张"反应，从而出现一组临床表现，是情绪的疲倦感、工作的冷漠感和工作无成就感的综合表现。主要表现：缺乏工作动机、回避与他人交流、对事物持否定态度、情感冷漠等。

（2）职业疲溃感的防护措施：①积极参加教育与培训；②提高护理工作价值感；③合理安排劳动时间；④创造健康的职业环境；⑤培养积极乐观的精神；⑥合理疏导压力带来的影响；⑦提高自身综合素质。

要点回顾

1. 什么是护理职业暴露？举例说明。

2. 职业损伤危险因素有哪些？最常见的护理职业损伤是什么？

3. 简述护士发生锐器伤的紧急措施。

4. 简述护士不慎接触化疗药物后的处理方法。

●○ 模拟试题栏——识破命题思路，提升应试能力 ○●

一、专业实务

A_1 型题

1. 护士的标准防护措施中，不包括

  A. 进行免疫接种　　　B. 戴口罩

  C. 穿隔离衣　　　　D. 洗手

  E. 戴手套

2. 影响护理职业安全最常见的职业性有害因素是

  A. 生物性因素　　　B. 物理性因素

  C. 化学性因素　　　D. 放射性因素

  E. 心理-社会因素

3. 不属于护士职业损伤的是

  A. 搬运患者过程中，扭伤腰部

  B. 上班途中，被车辆撞伤

  C. 护理临终患者时，受到负性刺激

  D. 工作中，感染乙肝病毒

  E. 准备化疗药物时，药物溅到皮肤上

4. 下列选项中，不属于物理因素引起的护理职业损伤是

  A. 缝合针刺伤　　　B. 慢性腰肌劳损

  C. 腰椎间盘突出症　　D. 下肢静脉曲张

  E. 氟化物中毒

5. 下列预防锐器伤应采取的措施中正确的是

  A. 减少锐器的使用

  B. 不携带锐器走动

  C. 医务人员进行疫苗注射

  D. 及时处理使用后的锐器

E. 徒手掰安瓿

6. 下列选项中, 不属于心理-社会因素造成的护理职业损失是
   A. 超负荷的工作
   B. 担心差错和医患纠纷
   C. 社会地位低
   D. 常常面对患者的痛苦情景
   E. 病室环境嘈杂

7. 长期接触化疗药物导致的不良后果, 不包括
   A. 骨髓抑制   B. 畸形
   C. 肿瘤   D. 肥胖
   E. 器官损伤

8. 关于负重伤的防护措施中, 正确的是
   A. 工作时穿软底鞋、弹力袜
   B. 可长期佩戴腰围
   C. 多摄取高脂类食物
   D. 可弯腰用力搬起重物
   E. 选用柔软的床垫

9. 护士在工作中感染血源性疾病最常见的原因是
   A. 针刺伤
   B. 进行侵入性操作
   C. 接触传染病患者的体液
   D. 为传染病患者的污染伤口换药
   E. 给传染病患者擦浴

A₂型题

10. 某护士, 在护理工作中由于失误造成患者重度残疾, 其行为属于
    A. 护理安全   B. 护理事故
    C. 护理差错   D. 护理预防
    E. 护理风险

11. 患者, 男性, 47岁。因肝炎住院治疗, 在住院期间被蚊子叮咬而感染疟疾。该案例中医院的不安全因素属于
    A. 人员因素   B. 技术因素
    C. 患者因素   D. 物质因素
    E. 环境因素

12. 某老年病区护士, 在为患者准备热水袋时, 手部不慎被热水烫伤。其手部损伤属于
    A. 生理性损伤   B. 化学性损伤
    C. 物理性损伤   D. 心理性损伤
    E. 社会性损伤

13. 患者, 女性, 34岁。确诊艾滋病2年, 因急性阑尾炎入院手术治疗。术后护士在护理操作过程中, 为了预防患者的血液、体液飞溅到面部, 以

下做法不妥的是
    A. 戴手套   B. 戴纱布口罩
    C. 戴防护眼镜   D. 戴防渗透性能好的口罩
    E. 戴防护面罩

14. 某肿瘤内科护士长, 在对本科室护士进行护理安全与职业防护教育时, 强调化疗药物可对护理人员造成的潜在危害, 其中不包括的是
    A. 抑制肿瘤细胞   B. 口腔溃疡、脱发
    C. 皮肤刺激、皮疹   D. 月经异常
    E. 白细胞、血小板减少

15. 某ICU护士, 参加工作3年, 感到工作紧急、负荷过重、疲溃不堪。职业疲溃者的工作表现不包括的是
    A. 缺乏工作动机
    B. 主动向他人倾诉
    C. 对事物持否定态度
    D. 情感冷漠
    E. 工作无成就感

16. 某医院感染病区护士, 为患者进行肌内注射时, 不慎被已使用的针头刺伤。其有可能通过血液感染的疾病, 下列哪项除外
    A. 甲型肝炎   B. 乙型肝炎
    C. 丙型肝炎   D. 艾滋病
    E. 梅毒

17. 某带教护士, 在给实习护生进行岗前培训时, 对关于护理职业防护措施的讲述中, 下列哪项不正确
    A. 养成操作后正确洗手的习惯
    B. 医疗废物应分类管理
    C. 强调双向防护
    D. 戴手套能减少皮肤接触血液次数
    E. 盛装医疗废物的容器应装满后严密封口

18. 某肿瘤病区护士, 遵医嘱为患者静脉注射化疗药物, 其在抽吸化疗药物时, 药液量不应超过注射器容量的
    A. 1/4   B. 1/2
    C. 3/4   D. 1/3
    E. 2/3

A₃/A₄型题

(19～20题共用题干)
   某急诊病区护士, 下班前清理治疗室, 对医疗垃圾进行分类处理。

19. 该护士应将使用过的安瓿放入
    A. 生活垃圾桶   B. 感染垃圾桶
    C. 锐器盒   D. 化学垃圾桶

E. 医疗垃圾桶

20. 该护士发现治疗车上放置了一个裸露的针头，其正确的处理方法是

    A. 将针头放入锐器盒

    B. 将针头套回针帽

    C. 将针头毁坏再放入锐器盒

    D. 将针头套回针帽再放入锐器盒

    E. 将针头放入消毒液中浸泡

（21～23题共用题干）

    某手术室护士，在手术中传递器械时，不慎被"乙型病毒性肝炎"患者的缝针刺破手套，刺伤手指。

21. 其处理方法，下列哪项不妥

    A. 立即用健侧手从远心端向近心端挤压，挤出伤口部位的血液

    B. 先用肥皂水冲洗，再用75%乙醇消毒

    C. 报告科室护士长

    D. 填写职业暴露登记表、上报主管部门

    E. 进行血清学检测

22. 该护士以前未注射过乙肝疫苗，抗-HBs阴性，此时她需要采取的最重要的防护措施是

    A. 更换一副新手套

    B. 检查肝功能

    C. 注射丙种球蛋白

    D. 注射乙肝疫苗和免疫球蛋白

    E. 加强锻炼身体，增强抵抗力

23. 关于处理锐器的方法，下列图片中所示正确的是

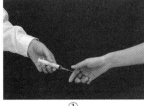 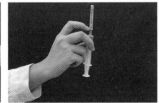

① ②

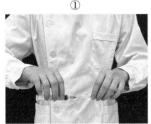 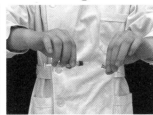

③ ④

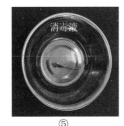

⑤

A. ①　　　　　　　　B. ②

C. ③　　　　　　　　D. ④

E. ⑤

二、实践能力

A₁型题

24. 下列预防负重伤的措施中，不正确的是

    A. 弯腰搬重物时，两腿伸直

    B. 加强身体锻炼

    C. 定期变换体位

    D. 避免长时间弯腰

    E. 避免过重工作负荷

25. 化疗护士应定期检查肝肾功能、血常规等，间隔时间为

    A. 2个月　　　　　　B. 3个月

    C. 4个月　　　　　　D. 6个月

    E. 12个月

26. 护士在配制化疗药物时，需佩戴

    A. 薄膜手套

    B. 一次性乳胶手套

    C. 无菌手套

    D. 双层一次性乳胶手套

    E. 双层手套，内层为PVC手套，外层为乳胶手套

A₂型题

27. 某护士在急诊科工作13年，由于工作长期处于紧张状态，在患者行动不便时还要协助搬运患者，劳动强度较大，经常感到身心疲惫。近期腰部不适加重，检查为腰椎间盘突出。导致其损伤的职业因素属于

    A. 化学性因素　　　　B. 生物性因素

    C. 放射性因素　　　　D. 机械性因素

    E. 心理因素

28. 某重症监护室护士，在为某丙型病毒性肝炎患者吸痰过程中，不慎被少许痰液溅入眼睛，这种损伤属于

    A. 物理性损伤　　　　B. 化学性损伤

    C. 生物性损伤　　　　D. 心理性损伤

    E. 机械性损伤

29. 某护士，在手术室工作5年，需经常运送患者、长时间站立管理手术台，其工作性质容易引发的负重伤是

    A. 胃溃疡、腰椎间盘突出症、乳腺增生

    B. 腰椎间盘突出症、静脉曲张、腰肌劳损

    C. 静脉曲张、腰椎间盘突出症、乙型肝炎

    D. 风湿性关节炎、腰肌劳损、静脉曲张

E. 腰椎间盘突出症、风湿性关节炎、静脉炎

30. 某护士，在心血管内科工作3年，由于该病区患者病情复杂、护理人员数量不足，使其总处于"严重紧张"状态。最近同事发现其变得沉默寡言、待人冷漠、工作越来越被动，并抱怨工作没有成就感。其最可能出现了
　　A. 神经衰弱　　　　B. 精神分裂症
　　C. 腰肌劳损　　　　D. 抑郁症
　　E. 职业疲溃感

31. 某肿瘤病区护士，准备为某晚期肿瘤患者配备化疗药物，在配备药物前，该护士应做的准备是
　　A. 洗手、戴口罩、穿隔离衣
　　B. 流动水洗手、戴手套、穿隔离衣
　　C. 流动水洗手、戴防护口罩、戴手套、穿隔离衣
　　D. 流动水洗手、戴防护口罩、帽子、面罩，穿工作服外套、穿隔离衣
　　E. 流动水洗手、戴口罩、戴手套、穿隔离衣、穿隔离鞋

32. 患者，男性，34岁。诊断：肝癌。手术治疗后行化学药物治疗，护士为其配备药物，需从安瓿抽吸药物，护士操作方法不妥的是
　　A. 检查药物质量
　　B. 轻弹安瓿颈部，使药液降至瓶底
　　C. 割锯安瓿瓶颈
　　D. 消毒割锯部位
　　E. 用手直接掰开安瓿

33. 某血液病区护士，在为某白血病患儿更换输液瓶时，不慎发生化疗药物外漏，下列处理措施不恰当的是
　　A. 请求他人帮助共同处理
　　B. 溅到工作服上，立即更换衣物
　　C. 立即用肥皂水、流动水清洗污染部位
　　D. 记录接触情况，必要时就医治疗
　　E. 药液若溅入眼睛，迅速用清水冲洗

34. 某普外科护士，在为某艾滋病患者包扎伤口时，不慎被少量血液溅入右眼，此时该护士应首要采取下列哪项处理措施
　　A. 立即用弱酸溶液反复冲洗
　　B. 立即用肥皂水反复冲洗
　　C. 立即用等渗盐水反复冲洗
　　D. 立即用低渗盐水反复冲洗
　　E. 立即用高渗盐水反复冲洗

A₃/A₄型题

（35～38题共用题干）

　　某心内科护士，在封存锐器盒时，不小心被锐器盒中裸露的针头刺破手指，血流不止。

35. 该护士应立即采取的紧急措施是
　　A. 立即加压包扎伤口止血
　　B. 立即用手从近心端向远心端挤压，挤出伤口部位的血液
　　C. 立即用肥皂水清洗伤口，并用流动水反复冲洗伤口
　　D. 立即用75%乙醇或0.5%碘伏消毒伤口并包扎
　　E. 请有关专家评估锐器伤并指导处理

36. 该护士所受的职业损伤属于
　　A. 机械性损伤　　　B. 温度性损伤
　　C. 锐器伤　　　　　D. 放射性损伤
　　E. 化学性损伤

37. 该护士应于多长时间内向本科室护士长报告
　　A. 10分钟　　　　　B. 20分钟
　　C. 30分钟　　　　　D. 2小时
　　E. 24小时

38. 该护士发生锐器伤后容易引起血源性传染病，其中最为常见、危害最大的是
　　A. 结核病　　　　　B. 肝炎及艾滋病
　　C. 梅毒　　　　　　D. 疟疾
　　E. 弓形虫病

（39～40题共用题干）

　　患者，女性，45岁。确诊艾滋病病毒感染2年。现胰腺炎手术治疗后第1天。

39. 护士巡视病房时发现患者床单上有少量渗血，护士为其更换被污染的床单时，防护重点是
　　A. 手部皮肤完好，可不戴手套
　　B. 血液污染面积少，可不戴手套
　　C. 戴手套操作，脱手套后进行手消毒
　　D. 戴口罩，穿隔离衣
　　E. 戴手套操作，脱手套后不需洗手

40. 护士为其静脉注射后，注射器与针头最恰当的处理方法是
　　A. 消毒液浸泡针头
　　B. 分离针头和注射器
　　C. 单手回套针帽
　　D. 弃入感染性医疗垃圾桶
　　E. 置入锐器盒

（陈艳玲）

第6章 医院和住院环境

考点提纲栏——提炼教材精华，突显高频考点

第1节 概 述

一、**医院的任务** 医院的任务是医疗、教学、科研、预防保健、指导基层和计划生育，其中以医疗为中心任务。

二、**医院的种类**

1. 按分级管理划分为一、二、三级医院
   - （1）一级医院：是直接向一定人口的社区提供预防、医疗、保健、康复服务的基层医院、卫生院。如乡、镇卫生院，街道、社区医院等。
   - （2）二级医院：是向多个社区提供综合医疗卫生服务和承担一定教学、科研任务的地区性医院。如区、县医院和一定规模的厂矿、企事业单位的职工医院等。
   - （3）三级医院：是向几个地区提供高水平专科性医疗卫生服务和执行高等教学、科研任务的区域性医院。如全国、省、市直属的医院，医学院校的附属医院等。

2. 按收治范围划分为综合性医院、专科医院等。

3. 按特定任务划分为军队医院、企业医院等。

4. 按所有制划分为全民所有制医院、集体所有制医院、个体医院和合资医院等。

5. 按经营目的划分为非营利性医院和营利性医院等。

第2节 门 诊 部

一、**门诊的护理工作**

1. **预检分诊** 负责接待和答疑，★先预检分诊，再指导患者挂号就诊。

2. **安排候诊和就诊**
   - （1）开诊前：备齐各种检查器械及用物；环境准备。
   - （2）开诊后：按挂号先后顺序安排就诊；整理初、复诊病案和检验报告等。
   - （3）测量生命体征：根据患者病情测量体温、脉搏、呼吸、血压，并做好记录。
   - （4）观察病情：★如遇剧痛、高热、呼吸困难、出血、休克等患者，应立即安排提前就诊或送急诊室处理；对病情较严重者或年老体弱者适当调整就诊顺序。
   - （5）门诊工作结束后：回收门诊病案，整理、消毒环境。

3. **健康教育** 利用候诊时间，根据不同季节、不同科室、不同病种的特点，灵活向患者开展健康教育，可以采取口头、图片、板报、视频、宣传小册子等方式。

4. **治疗工作** 按医嘱及时完成，并严格执行操作规程，以确保治疗的及时、安全和有效。

5. **消毒隔离** 门诊具有患者集中、流动性大、病种复杂，极易发生交叉感染的特点，做好隔离消毒十分重要。★传染病或疑似传染病患者，应分诊到隔离门诊并作好疫情报告。

6. **保健门诊的护理工作** 护士经过培训，可以直接参与健康体检、疾病普查、预防接种、健康教育与咨询

等保健工作。

门诊患者就诊排序

普通患者按顺序，年老体弱可优先。
病情突变需提前，急危重症转急诊。
传染患者应隔离，疫情报告别忘记。

二、急诊的护理工作

1. 预检分诊
- （1）接待就诊患者：做到"一问、二看、三检查、四分诊"，迅速准确判断病情的轻重缓急，及时分诊患者到各个专科科室。
- （2）遇有急、危重症患者：★应立即通知值班医生和抢救室护士。
- （3）遇有意外灾害事件：★应立即通知护士长和相关科室。
- （4）遇有法律纠纷、交通事故、刑事案件等：★应立即报告医院的保卫部门或公安部门，并请家属或陪送者留下协助处理。

2. 抢救工作
- （1）急救物品准备：急救物品包括一般物品、无菌物品、急救包、急救设备、急救药品和通信设备等。要求所有物品的管理要做到★"五定"，即定数量和品种、定点安置、定人保管、定期消毒和灭菌及定期检查维修，使急救物品完好率达到100%。
- （2）配合抢救
  - ★1）医生未到达之前：护士应根据患者病情作出判断，给予紧急处理，如保持呼吸道通畅、人工呼吸、胸外心脏按压、测生命体征、给氧、吸痰、止血、配血、建立静脉通道等。
  - 2）医生到达后：立即汇报抢救情况，积极配合抢救，正确执行医嘱，密切观察病情的动态变化。
  - ★3）做好抢救记录：记录患者和医生到达的时间，抢救措施落实的时间，执行医嘱的内容和病情的动态变化。
  - ★4）严格执行查对制度：在抢救过程中，凡为口头医嘱必须向医生复述一遍，双方确认无误后方可执行；抢救完毕，请医生及时补写医嘱与处方（要求在抢救后6小时内完成）；各种急救药品的空安瓿、密封瓶等需经双人核对、记录后方可丢弃；空输液瓶、空输血袋等需经双人核对、记录后集中放置，24小时后方可弃去。

3. 留观室 收治需要进一步观察或治疗的患者，留观时间一般为3～7天。留观室的护理工作如下。
- （1）入室登记，建立病历，书写病情报告。
- （2）密切巡视观察患者，及时正确执行医嘱，完成各项护理工作，做好心理护理。
- （3）做好患者及家属的管理工作。

急诊患者紧急处理

心肺复苏通气道，止血配血做四测。
吸氧吸痰建通道，医生未到不给药。
医患到达抢救时，观察病情要记录。
口头医嘱须复述，确认无误可执行。
抢救过后补医嘱，六个小时内完成。
用后安瓿密封瓶，双人核对方弃去。
输液瓶和输血袋，双人核对留一天。

第3节 病 区

一、病区的设置和布局

{
1. 每个病区设30~40张病床，每间病房设置2~4张病床为宜。
2. 两床之间应设隔帘，距离不少于1m。
}

二、病区的环境管理

1. 物理环境

（1）安静：病区应避免噪声，保持安静。

1）噪声的强度：★病区白天较理想的噪声强度为35~40dB；噪声强度达到50~60dB时，会影响休息与睡眠；达到90dB以上，会出现耳鸣、血管收缩、血压升高、肌肉收缩、焦躁、易怒、头痛、失眠等症状；高达120dB以上，可致听力损害甚至永久性失聪。

2）控制噪声的护理措施：①做到"四轻"：即说话轻、走路轻、操作轻、开关门轻；②病室的桌、椅脚应钉上橡皮垫；③门窗咬合链、治疗车、平车、轮椅的轮轴应定期注润滑油；④加强对患者、家属和陪护者等人员的管理。

（2）整洁：护理单元、患者、工作人员均应保持整洁。

（3）舒适

★1）温度：一般病室适宜的温度为18~22℃；新生儿室、老年病室、手术室、产房等以22~24℃为宜；早产儿、体温不升者以24~26℃为宜。室温过高时，机体散热受到影响，患者感到烦躁，呼吸、消化均受干扰，不利于体力恢复；室温过低时，冷刺激可使患者肌肉紧张，易受凉。

★2）湿度：病室相对湿度一般以50%~60%为宜。湿度过高时，细菌容易繁殖，可增加院内感染的发生率，机体蒸发作用减弱，患者感觉闷热，尿液排出增多，加重了肾脏负担；湿度过低时，可致口干舌燥、咽痛、烦渴等，对气管切开、呼吸道感染、急性咽喉炎的患者尤为不利。

3）通风：可以调节室内温度、湿度，增加氧含量，降低二氧化碳的含量，降低空气中微生物的密度；病室应定时开窗通风，★每次30分钟左右；冬天通风时，应注意为患者保暖，避免对流风。通风的效果与通风面积、室内外温度差、通风时间和室外气流速度有关。

4）光线：适量的日光照射可促进体内合成维生素D，有利于改善皮肤的营养状况，增进食欲，使患者感到愉悦，减少与外界的隔离感；应避免阳光直射眼睛，防止引起目眩，午睡时可用窗帘遮挡光线，夜间睡眠时采用地灯或罩壁灯；楼梯、药柜、抢救室、监护室灯光要明亮；破伤风患者病室光线宜暗。

5）装饰：病室装饰应简洁、美观。医院装饰应根据各病室需求选用不同色彩，如儿科病房采用柔和的暖色，可配置卡通图案；手术室可采用绿色、蓝色使人产生安静、信任感；病室及走廊可摆放鲜花（过敏患者病室除外）、绿色植物；家具、被服等趋向家居化，以满足患者的需求。

（4）安全：指无危险、无伤害的环境。

1）避免机械性损伤：走廊、浴室、厕所等应设置栏杆，病室、浴室、厕所的地面应防滑，减少障碍物，并设置呼叫系统，防止跌倒、坠床、触电等机械性损伤。对长期卧床患者首次下床、活动不便患者应注意搀扶；对神志不清、烦躁不安、瘫痪、婴幼儿等患者应使用保护具。

2）避免物理性损伤：提醒装有起搏器的患者避免靠近微波设备；在使用X线及其他放射性物质做诊断或治疗时，要对在场人员采取保护措施。实施冷热疗法时，应按操作要求进行，必要时专人守护，防止冻伤或烫伤；注意易燃易爆物品的安全使用和保管，有防火设施和紧急疏散措施。

3）避免生物性损伤：灭蚊、蝇、鼠、蟑螂等措施。

1. 物理环境

（4）安全：指无危险、无伤害的环境。

　　4）避免化学性损伤：严格执行"三查七对"，注意药物之间的配伍禁忌，观察患者用药后反应。

　　5）避免医源性损伤：医务人员不恰当的言行举止，会对患者的身心造成一定的损伤。因此，要加强医务人员的职业道德教育，尊重关心患者，交谈语言规范；操作动作要轻稳，注意严格执行操作规程，加强工作责任心。

　　6）预防医院内感染：严格执行医院防护和控制感染的各项制度，如患者入院卫生处置制度、消毒隔离制度、无菌操作原则、消毒灭菌效果检查制度等。

2. 社会环境

（1）建立良好的护患关系：护患关系是以护理人员占主导地位的一种特殊关系。因此，护士要做到：以患者为中心，尊重患者，一视同仁；技术娴熟，增加安全感和信任感；态度和蔼，乐观开朗；发挥语言的优势，鼓励患者树立战胜疾病的信心。

（2）建立良好的病友关系：积极引导病友之间互相关心、互相帮助、互相鼓励；引导患者共同遵守医院的各项规章制度，积极配合治疗和护理。

（3）建立良好的患者家庭关系：护士多与家属沟通，取得支持和配合，解除患者的后顾之忧，共同做好患者的身心护理。

3. 医院的规章制度　为了保证医疗、护理等工作的顺利进行，医院制定了入院须知、探视制度、陪护制度等，这既是对患者的一种行为指导，也是对患者的一种约束。因此，护理人员应向患者耐心解释其内容和必要性，使其自觉遵守医院的规章制度，促进早日康复。

三、铺床法

1. 备用床

★（1）目的：保持病室整洁、美观；准备接收新患者。

★（2）操作要点：移开床旁桌，距床头约20cm；移床旁椅至床尾，距床尾约15cm；从床头到床尾、从近侧到对侧，依次铺好大单，套好被套、枕套、枕头开口背门。

（3）注意事项

　　1）病室内如有患者进行治疗、护理或进餐应暂停铺床。

　　2）操作中，动作要轻、稳，以免尘土飞扬。

　　3）遵循节力原则：①备齐物品，按操作顺序放置；②能升降的床，将床升至便于操作的高度；③身体尽量靠近床边，上身保持直立，两膝稍弯曲以降低重心，两脚左右或前后分开，以扩大支撑面；④操作中使用肘部力量，动作要平稳连续。⑤避免多余的动作和走动。

2. 暂空床

★（1）目的：保持病室整洁；迎接新患者；供暂时离床的患者使用。

（2）操作要点：在备用床基础上，将床头盖被扇形三折于床尾；根据病情加铺橡胶单、中单，铺于床中部时，其上端距床头45～50cm，中单须完全遮盖过橡胶单，避免橡胶单外露，接触患者皮肤。

3. 麻醉床

★（1）目的：便于接受、护理麻醉手术后患者；保护床铺用物不被血液浸渍或呕吐物、排泄物等污染；保证患者安全、舒适，预防并发症。

（2）操作要点

　　1）铺床前备好麻醉护理用物：①无菌盘内：开口器、舌钳、牙垫、通气导管、治疗碗、吸氧管、吸痰管、压舌板、镊子、棉签、纱布；②无菌盘外：血压计、听诊器、治疗巾、弯盘、胶布、手电筒、护理记录单和笔等；③其他：按需准备输液架及其他急救器械，如供氧装置、吸痰器、心电监护仪、热水袋、胃肠减压器等。

　　2）根据麻醉方式和手术部位铺橡胶单和中单，防止呕吐物、分泌物或伤口渗液污染病床，腹部手术铺在床中部，下肢手术铺在床尾。

　　3）将盖被纵向扇形三折叠于床的一侧（离门远的一侧床边），开口向门。

　　4）枕头横立于床头，开口背门。

　　5）将麻醉护理盘放置于床旁桌上，床旁椅放于盖被折叠的同侧（图6-1）。

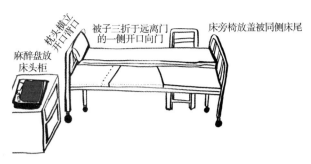

图 6-1　麻醉床

锦囊妙"记"

铺麻醉床法

麻醉手术要评估，根据情况铺中胶。

纵折被子远门侧，枕头横立口背门。

椅放折被同一侧，麻醉盘放床旁桌。

舌钳牙垫开口器，通气导管治疗碗。

镊子棉签和纱布，吸氧吸痰压舌板。

要点回顾

1. 急危重患者到急诊就诊时，医生到达前，护士应做好哪些初步护理工作？

2. 简述在抢救过程中，护士应如何执行口头医嘱？

3. 病区护理工作中，为了控制噪声，护士可以采取哪些措施？

4. 病室环境适宜的湿度是多少？湿度过低或者过高对患者会造成什么影响？

5. 铺床时遵循的节力原则有哪些？

模拟试题栏——识破命题思路，提升应试能力

一、专业实务

A₁ 型题

1. 医院的任务不包括
   A. 医疗工作
   B. 临床带教工作
   C. 科学研究
   D. 预防保健和指导基层卫生院
   E. 制订计划生育卫生政策

2. 医院按收治范围划分，可以分为
   A. 一级医院、二级医院和三级医院
   B. 军队医院和企业医院
   C. 综合性医院和专科医院
   D. 全民医院、集体医院和合资医院
   E. 非营利性医院和营利性医院

3. 二级医院是指
   A. 农村乡、镇卫生院和城市街道、社区医院
   B. 为诊治专科疾病而设置的医院
   C. 全国、省、市直属的医院
   D. 医学院的附属医院
   E. 区、县医院和一定规模的厂矿、企事业单位的职工医院

4. 不属于预检分诊的内容是
   A. 询问病史　　　　B. 观察病情
   C. 初步判断　　　　D. 健康宣教
   E. 分诊指导

5. 门诊护士要做好隔离消毒工作，最主要是因为
   A. 门诊属于公共场所
   B. 患者集中，病种复杂
   C. 危重患者多
   D. 人群流量多
   E. 医务人员工作量大

6. 急救物品和各种抢救设备做到"五定"，是指
   A. 定点安置、定人使用、定数量和品种、定期消毒和灭菌、定期检查维修

B. 定点安置、定期使用、定数量和品种、定期消毒和灭菌、定期检查维修

C. 定点安置、定期更换、定数量和品种、定期消毒和灭菌、定期检查维修

D. 定点安置、定人保管、定数量和品种、定期消毒和灭菌、定期检查维修

E. 定点安置、定人保管、定数量、定品种、定期消毒灭菌

7. 急诊的预检分诊工作不正确的是

A. 做到一问、二看、三检查、四分诊

B. 遇有急、危重症患者应立即通知值班医生和抢救室护士进行抢救

C. 遇有意外灾害事件应立即通知护士长和相关部门

D. 遇有法律纠纷、交通事故、刑事案件等应立即报告医院的保卫部门或公安部门

E. 请家属或陪送者离开，以方便抢救与处理

8. 患者在急诊留观室的留观时间为

A. 1～2天　　　　　B. 2～5天

C. 3～7天　　　　　D. 4～6天

E. 5～8天

9. 下列不属于病区物理环境的要求的是

A. 物品整洁　　　　B. 安静

C. 美观、舒适　　　D. 安全

E. 留家属陪护

10. 属于医源性损伤的是

A. 患者住院期间发生病情变化

B. 患者住院期间洗澡不慎摔倒

C. 患者住院期间发生烫伤

D. 蚊虫叮咬感染

E. 因护士无菌观念不强造成患者感染

11. 每间病室两床之间的距离应大于

A. 50cm　　　　　　B. 60cm

C. 1m　　　　　　　D. 2m

E. 4m

12. 如图所铺床的目的是

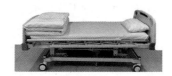

A. 使患者安全、舒适

B. 方便患者治疗护理

C. 预防并发症

D. 保持病室整洁，迎接新患者住院

E. 保持病室整洁，准备接收新患者

13. 如图所铺床的目的是

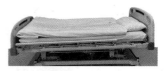

A. 使患者安全、舒适

B. 方便患者治疗护理

C. 预防并发症

D. 保持病室整洁，迎接新患者住院

E. 保持病室整洁，准备接收新患者

14. 铺麻醉床的目的是

A. 使患者安全、舒适

B. 方便患者治疗护理

C. 接收术后患者，预防并发症

D. 保持病室整洁，迎接新患者住院

E. 保持病室整洁，准备接收新患者

15. 铺麻醉床时，符合节力原则的是

A. 操作前备齐用物，并按操作顺序放置

B. 操作中使用腕部力量

C. 铺床角时两腿并列站齐

D. 塞中单时身体保持站立

E. 铺大单时身体尽量远离床边

A₂型题

16. 某患者，因服农药自杀，被送往镇卫生院急诊室急救，该医院属于

A. 一级医院　　　　B. 二级医院

C. 三级医院　　　　D. 特级医院

E. 三甲医院

17. 某医院，被评为三级甲等医院，该医院可能是

A. 国家、省、市直属的医院或医学院的附属医院

B. 区、县医院和一定规模的厂矿、企事业单位的职工医院

C. 为诊治专科疾病而设置的医院

D. 农村乡、镇卫生院和城市街道、社区医院

E. 具有特定任务及特定的服务对象的医院

18. 患者，男性，35岁。因车祸被送入急诊室抢救，护士参与抢救患者时，不需要记录的时间是

A. 患者到达的时间

B. 医生到达的时间

C. 患者儿子到达的时间

D. 用药的时间

E. 给氧的时间

19. 患者，男性，46岁。因脑动脉瘤破裂出血被送入

急诊室抢救，护士在抢救患者过程中，对用过的空玻璃安瓿正确的处理方法是

A. 吸药液后立即丢弃

B. 吸药液检查后丢弃

C. 两人核对、记录后方可丢弃

D. 待患者病情好转后丢弃

E. 抢救结束后立即丢弃

20. 患者，女性，32岁。因头晕、乏力半天门诊就诊。门诊护士对该患者首先应进行的工作是

A. 健康教育　　　　B. 卫生指导

C. 预检分诊　　　　D. 查阅病案

E. 心理安慰

21. 某门诊护士，在指导新入科护士做好门诊护理工作时，关于安排患者候诊和就诊的指导错误的是

A. 开诊前检查候诊环境，备齐各种检查器械

B. 开诊后按挂号顺序安排就诊

C. 如遇呼吸困难者送急诊室处理

D. 年老体弱者适当安排提前就诊

E. 根据医嘱测量生命体征，并记录于门诊病案上

22. 某护士，在候诊室巡视时发现一名患者精神不振、双眼巩膜和皮肤黄染，询问其病情，患者诉：肝区隐痛、疲乏、食欲差。此时，该护士正确的处理是

A. 安排患者提前就诊

B. 将患者转隔离门诊诊治

C. 将患者转急诊室诊治

D. 立即给患者测量生命体征

E. 安慰患者，不要着急，耐心等候诊治

23. 患者，女性，35岁。因右侧下腹部剧烈疼痛，并伴有恶心、呕吐来院就诊。门诊护士应

A. 按挂号顺序安排就诊

B. 立即将患者送抢救室抢救

C. 将患者送急诊室就诊

D. 安排患者到隔离门诊就诊

E. 做好疫情报告

24. 患者，男性，66岁。因心前区疼痛，口服硝酸甘油无缓解后前来就诊。门诊护士在巡视候诊患者时发现该患者皮肤苍白、四肢湿冷、发绀，询问无应答。门诊护士对该患者应

A. 按挂号顺序就诊　　B. 立即送抢救室抢救

C. 送急诊室就诊　　　D. 安排到隔离门诊就诊

E. 做好疫情报告

25. 患儿，女性，5岁。因发热、出皮疹前来门诊就诊。体查：皮疹躯干部位较多，四肢少，呈向心

性分布。门诊护士应立即将患者

A. 按挂号顺序就诊

B. 立即送抢救室抢救

C. 送急诊室就诊

D. 安排到隔离门诊就诊

E. 送至儿科诊室就诊

26. 患者，男性，59岁。因"食欲不佳、胃部不适"来门诊。候诊时，患者突然感到腹痛难忍，头冒冷汗，四肢冰冷，呼吸急促。门诊护士应

A. 协助患者平卧候诊

B. 安抚患者，劝其耐心等候

C. 安排患者提前就诊

D. 给予患者镇静剂缓解疼痛

E. 请医生加速诊治前面患者

27. 某护士，在急诊室负责预检分诊工作。突遇某公司出现群体性食物中毒事件，其应立即

A. 实施抢救

B. 通知护士长和相关部门

C. 通知科主任

D. 报告保卫部门

E. 通知值班医师及抢救室护士

28. 患者，男性，48岁，建筑工人。因不慎失足坠楼造成重伤，送至急诊室。在医生未到达之前，急诊护士给予紧急处理，其中不包括

A. 测血压、呼吸、脉搏

B. 静脉输入复方氯化钠溶液

C. 吸痰、吸氧

D. 止血、包扎

E. 保持呼吸道通畅

29. 患儿，男性，9岁。由溺水致心跳、呼吸骤停，送急诊室抢救。急诊护士不需实施的措施是

A. 开放气道

B. 人工呼吸

C. 告知家属患儿病危

D. 做好抢救记录

E. 胸外心脏按压

30. 急诊室护士小林，在处理昏迷患者时，不正确的做法是

A. 在医生到达前，先建立静脉通道

B. 医生到达后立即报告处理情况及患者病情

C. 抢救中使用的药品空瓶立即丢弃于锐器盒

D. 执行医生的口头医嘱时，向医生复述一遍，双方确认无误后执行

E. 做好抢救记录

31. 某护士，在参与抢救失血性休克患者时，通过电话联系上级主管医师，请示抢救措施。该护士在执行电话医嘱时应注意
   A. 争分夺秒，听清医嘱立即执行
   B. 听到医嘱后直接执行
   C. 请医生将医嘱记录于医嘱单上再执行
   D. 执行医嘱后，护士在医嘱单上做好记录
   E. 向医生复述一遍，双方确认无误后执行

32. 患者，男性，38岁。因恶性肿瘤住院化疗。下列护理措施中，不妥的是
   A. 病室应安静　　　　B. 室温应保持在30℃
   C. 定期消毒病室　　　D. 严格控制探视
   E. 适当户外活动

33. 某护士，在手术室工作，为手术间调节环境的温度湿度，最适宜的是
   A. 18～22℃　50%～60%
   B. 16～18℃　40%～50%
   C. 18～20℃　40%～50%
   D. 20～24℃　55%～65%
   E. 22～24℃　50%～60%

34. 患者，女性，65岁。胃癌晚期，平素爱干净整洁。护士为了给患者创造良好的病区环境，所采取的措施不妥的是
   A. 病室陈设齐全，整洁、舒适
   B. 患者被服、衣裤定时更换
   C. 患者皮肤、口腔、头发保持清洁
   D. 治疗后用物及时清理
   E. 排泄物、污染物每天定时清除

35. 患者，男性，35岁。阑尾炎术后第3天，被安置在普通病房，病房的温度和湿度应保持在
   A. 12～14℃，20%～30%
   B. 16～18℃，25%～35%
   C. 18～22℃，35%～45%
   D. 18～22℃，50%～60%
   E. 22～26℃，50%～60%

36. 患者，男性，28岁。急性肾盂肾炎，前来就诊。患者在留观室休息时，觉得越来越烦躁、倦怠、头晕。发生该情况最可能的原因是
   A. 室内湿度过低　　　B. 室内湿度过高
   C. 室内温度过低　　　D. 室内温度过高
   E. 室内通风不良，空气污浊

37. 患者，男性，49岁。诊断为破伤风，神志清楚，全身肌肉阵发性痉挛、抽搐，病室环境下列哪项不符合病情要求

   A. 室温18～22℃
   B. 相对湿度50%～60%
   C. 桌、椅脚钉橡皮垫
   D. 保持病室光线充足
   E. 开门关门动作轻

38. 为了减少患儿的恐惧感，儿科护士服应采用什么颜色为宜
   A. 粉色　　　　　　　B. 紫色
   C. 白色　　　　　　　D. 蓝色
   E. 灰色

39. 某医院护理部，为了给住院患者创造适宜休养的环境，要求各病区执行的措施中，正确的是
   A. 中暑者，室温保持在4℃左右
   B. 儿科病室，冬季室温保持在22～24℃
   C. 产后休息室应保暖，不能开窗，以防产妇受凉、感冒
   D. 气管切开者，室内湿度应保持在30%
   E. 破伤风患者，室内光线应保持充足

40. 患者，男性，69岁。退休干部，心脏装有起搏器。护士应提醒该患者特别注意
   A. 避免接触X线
   B. 避免跌倒
   C. 避免靠近微波设备
   D. 避免接触化学试剂
   E. 避免乘坐飞机

41. 患者，女性，39岁。因发现右下腹部肿块2周由门诊收入院。护士在为其铺床时，下列操作不正确的是
   A. 移开床旁桌、椅
   B. 视情况翻转床垫
   C. 铺大单，先床头，后床尾
   D. 套被套，折被筒齐床沿
   E. 枕横立于床头，开口背门

42. 某护士，对出院患者所住病室进行终末消毒处理后，铺备用床时，移开床旁桌距床约
   A. 10cm　　　　　　　B. 15cm
   C. 20cm　　　　　　　D. 25cm
   E. 35cm

43. 患者，男性，24岁。因"肺炎"入院。患者入院时护士需要为其准备
   A. 备用床　　　　　　B. 暂空床
   C. 麻醉床　　　　　　D. 手术床
   E. 备用床加橡胶单、中单

44. 患者，男性，58岁。因外伤在全身麻醉下行颅内

探查术。术后的床单位应是

A.麻醉床，床中部和床上部各铺一橡胶单、中单

B.暂空床，床中部和床上部各铺一橡胶单、中单

C.暂空床，床中部和床尾部各铺一橡胶单、中单

D.麻醉床，床中部和床尾部各铺一橡胶单、中单

E.备用床，床中部和床上部各铺一橡胶单、中单

45.患者，女性，38岁。由车祸致右下肢开放性骨折入院治疗，现需进手术室行骨折切开复位内固定术。病房护士准备床单位的做法，错误的是

A.准备麻醉床

B.床尾加铺橡胶单和中单

C.盖被纵向三折放在床的右侧

D.枕头横立在床头

E.撤除床上被单，全部换为清洁被单

46.患者，男性，90岁。因糖尿病到医院住院，住院期间，时常不能理解护士给予的指导。为建立良好的护患关系，以下做法最重要的是

A.以患者为中心，尊重患者

B.态度和蔼，一视同仁

C.技术娴熟，增加安全感和信任感

D.鼓励患者战胜疾病

E.耐心向患者宣教，使用通俗易懂的语言

47.患儿，女性，12岁。因肺炎到医院住院，住院期间，害怕打针，不愿意配合护士操作。护士以下做法最重要的是

A.以患者为中心，尊重患者

B.态度和蔼，一视同仁

C.技术娴熟，增加安全感和信任感

D.鼓励患者战胜疾病

E.耐心向患者宣教，使用通俗易懂的语言

48.患者，男性，45岁，大学老师。因胃癌到医院住院，患者情绪消极，时常哭泣。为建立良好的护患关系，护士以下做法最重要的是

A.态度和蔼，一视同仁

B.以患者为中心，尊重患者

C.技术娴熟，增加安全感和信任感

D.发挥语言优势鼓励患者战胜疾病

E.耐心向患者宣教

A_3/A_4型题

（49～51题共用题干）

患者，男性，67岁。因重症肌无力、呼吸肌麻痹行气管切开术。护士在护理该患者时应注意

49.病室温度应保持在

A.16～18℃　　　　　B.18～22℃

C.22～24℃　　　　　D.24～26℃

E.26～28℃

50.病室白天的噪声应控制在

A.35～40dB　　　　　B.40～45dB

C.45～50dB　　　　　D.50～55dB

E.55～60dB

51.该患者对以下哪项物理环境要求较高

A.声音要求　　　　　B.温度要求

C.湿度要求　　　　　D.光线要求

E.通风要求

（52～54题共用题干）

患者，男性，32岁。因急性阑尾炎入院。

52.将该患者送手术室行阑尾炎切除术后，护士应为其准备

A.备用床　　　　　B.暂空床

C.麻醉床　　　　　D.抢救床

E.手术床

53.麻醉护理盘内准备的物品不包括

A.开口器　　　　　B.舌钳

C.吸痰导管　　　　D.输氧导管

E.吸水管

54.为该患者铺床的目的，下列哪项不正确

A.便于接收和护理患者

B.保持病室整洁

C.预防并发症

D.使患者安全、舒适

E.方便患者离床活动

（55～57题共用题干）

患者，女性，50岁。因"乳腺癌"入院待择期手术。入院第1天，因地滑不慎在洗手间滑倒，前臂和肘部表皮有擦伤。

55.上述情况属于

A.机械性损伤　　　　B.医源性损伤

C.化学性损伤　　　　D.物理性损伤

E.生物性损伤

56.避免上述情况发生的有效措施为

A.设呼叫系统

B.患者下床时，给予搀扶

C.尊重、关心患者

D.洗手间地面铺设防滑材料，设警示牌

E.加强职业道德教育

57.以下不属于防止机械性损伤的措施是

A.走廊、浴室、厕所等应设置栏杆

B.瘫痪、婴幼儿等患者使用保护具

C.长期卧床患者首次下床给予搀扶

D.洗手间设呼叫系统

E.灭蚊、蝇、鼠、蟑螂等措施

二、实践能力

A₁型题

58. 病室环境空气相对湿度要求较高的患者是

    A.急性肺炎   B.急性胃炎

    C.急性阑尾炎   D.急性肾炎

    E.风湿性心脏病

59. 需要准备麻醉床的患者是

    A.外科准备新入院的患者

    B.行胆囊造影的患者

    C.腰椎穿刺术后患者

    D.肠梗阻待手术的患者

    E.胃镜检查的患者

60. 以下关于病室温度的说法，不正确的是

    A.室温过高不利于体热散发

    B.室温过高干扰呼吸功能

    C.室温过高干扰消化功能

    D.室温过低使肌肉松弛

    E.环境温度舒适感因人而异

61. 以下关于病室湿度的说法，正确的是

    A.湿度过高不利于细菌繁殖

    B.湿度过高利于散热

    C.湿度过高干扰消化功能

    D.湿度过低利于呼吸系统疾病的患者

    E.湿度过高干扰排泄功能

A₂型题

62. 患者，女性，78岁。诊断：高血压。为促进患者睡眠，便于观察病情变化，护士应给患者选择适宜的灯为

    A.地灯   B.日光灯

    C.白炽灯   D.床头灯

    E.紫外线灯

63. 患者，男性，38岁，矿工，工龄20年。近日出现咳嗽、胸痛、呼吸困难，X线检查可见肺部有大片阴影，怀疑"硅肺"。为进一步诊治，指导该患者应转去的医院是

    A.职业病医院   B.综合医院

    C.企业医院   D.全民所有制医院

    E.一级医院

64. 患者，男性，35岁。由车祸致右下肢外伤，伤口大量出血，被送至急诊室。在医生未到达之前，值班护士首先应

    A.详细询问发生车祸的原因

    B.通知病房，准备床单位

    C.止血、测血压、建立静脉通道

    D.注射镇痛剂

    E.安抚患者情绪

65. 患者，男性，76岁。因呼吸功能衰竭行气管切开术，护士应指导其家属特别注意病室的环境

    A.保持安静   B.调节适宜的温度和湿度

    C.加强通风   D.合理采光

    E.适当绿化

66. 某护士，为保持病区环境安静，其采取下列措施中，哪项不妥

    A.推平车进门，先开门后推车

    B.穿软底鞋

    C.轮椅定时注润滑油

    D.和患者沟通时附耳细语

    E.病室门钉上橡胶垫

67. 患者，女性，56岁。诊断为急性呼吸道感染。护士将该患者病室的相对湿度调节为45%，患者可能会出现

    A.呼吸道黏膜干燥   B.头晕

    C.闷热难受   D.烦躁不安

    E.疲劳及全身不适

68. 患者，男性，41岁。由交通事故致右下肢碾压伤，在全身麻醉下行右下肢截肢术，术后为了使患者舒适、利于观察病情，护士应做到

    A.病室内光线充足   B.病室内放花卉

    C.提高病室温度   D.室内定时通风

    E.注意室内色调

69. 患者，女性，50岁，性格内向，不爱说话。因胆囊炎收治入院。作为主管护士，正确指导和帮助该患者适应病区社会环境的措施是

    A.引导患者建立良好的护患关系及群体关系

    B.预防和消除一切不安全因素

    C.消除导致患者躯体损伤的因素

    D.避免患者医院内感染

    E.做到医院园林化、病房家庭化

70. 患者，女性，68岁。因阑尾炎拟在硬膜外麻醉下行手术治疗。病区护士为其准备麻醉床。护士在准备麻醉床时，如图所示，操作上错误的是

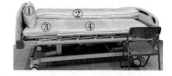

A.①　　　　　　　B.②

C.③　　　　　　　D.④

E.⑤

A_3/A_4型题

（71～73题共用题干）

患者，女性，68岁。因颅脑手术，被送入手术室。病区护士为其准备麻醉床。

71.护士在准备麻醉床时，操作方法错误的是

  A.换铺清洁被单

  B.将橡胶单和中单铺于床尾

  C.椅子置于折叠被的同侧

  D.枕头横立于床头，开口背门

  E.麻醉盘置于床旁桌

72.该护士铺麻醉床时，将盖被三折于门对侧床边的目的是

  A.使病室整洁

  B.便于将术后患者从平车上移至病床上

  C.利用节力原则

  D.有利于术后观察病情

  E.防止患者坠床

73.护士在铺床时，不符合节力原则的是

  A.备齐用物，按序放置

  B.身体靠近床沿，先铺近侧再铺远侧

  C.上身前倾，两膝直立

  D.下肢稍分开，保持稳定

  E.使用肘部力量，动作轻柔

（74～75题共用题干）

患者，男性，49岁。因车祸致头部损伤后由路人送入急诊抢救。

74.针对患者以下的临床表现，护士在医生未到达之前，应首先处理

  A.患者头部出血，立即输血

  B.患者血压下降，立即注射多巴胺

  C.患者呼吸道阻塞，立即吸氧

  D.患者头部受伤，立即送CT室检查

  E.患者心跳呼吸停止，立即为患者进行心肺复苏

75.经检查，该患者是乙型肝炎患者。在为其进行伤口处理时，患者的血液溅入护士的眼睛，这种损伤属于

  A.物理性损伤　　　　B.机械性损伤

  C.心理性损伤　　　　D.生物性损伤

  E.化学性损伤

（76～77题共用题干）

某产妇，顺产一男婴。产后第2天，病室门窗一直紧闭，不让他人开窗通风。

76.护士向其解释通风的目的，不恰当的是

  A.通风可以减少感染的发生

  B.通风可以减少细菌数量

  C.通风可以增加氧含量

  D.通风可以抑制细菌生长

  E.通风可以净化空气

77.护士向其解释通风的时间一般为

  A.10分钟　　　　　B.20分钟

  C.30分钟　　　　　D.60分钟

  E.2小时

（陈艳玲）

第7章　入院和出院患者的护理

第1节　入院患者的护理

一、住院处的护理

1. 办理入院手续
   - （1）患者或家属持医生签发的住院证到住院处办理入院手续。
   - （2）住院处立即电话通知病区准备接收新患者。
   - （3）★危、急、重症或急诊手术患者应先护送入院或进行手术，后补办入院手续。

★2. 卫生处置
   - （1）对危、急、重症患者及即将分娩者可酌情免浴。
   - （2）对有虱、虮者，先行灭虱、虮处理，再进行卫生处置。
   - （3）对传染病或疑似传染病患者，应送隔离室处置。
   - （4）贵重物品和患者换下的衣服交家属带回或暂时存放在住院处，传染病患者的衣物应消毒处理后存放。

3. 护送患者入病区　注意安全和保暖，★不可中断输液或吸氧等治疗；外伤患者注意安置好卧位；与病区护士做好病情、治疗、护理和物品的交接。

★二、患者入病区后的初步护理

1. 一般患者的护理
   - （1）准备床单位：病区护士接到住院处通知后，备齐所需用物，将备用床改为暂空床，酌情加铺橡胶单和中单。对传染病患者应安置到隔离病室。
   - （2）迎接新患者。
   - （3）通知医生诊察患者，必要时协助诊察。
   - （4）测量生命体征及体重并记录。
   - （5）入院介绍及指导。
   - （6）按顺序排列住院病历：★体温单→医嘱单→入院记录→病史和体格检查单→病程记录→各种检验检查报告单→护理记录单→住院病历首页→门诊或急诊病历。

   > **锦囊妙"记"**　住院患者需每日测量体温1～2次并记录，体温单是患者住院期间使用最频繁的医疗文件，因此排在最前面；门、急诊病历住院期间极少使用，故排在最后面。

   - （7）填写有关表格：用蓝（黑）水笔或碳素墨水笔逐页填写住院病历眉栏，用红色水笔在体温单40～42℃横线之间相应时间栏内纵行填写入院时间，填写入院登记本、诊断卡、床头卡等。
   - （8）正确执行各项医嘱，通知配膳室为患者准备膳食。
   - （9）进行入院护理评估，填写入院护理评估单。

2. 急诊患者
的护理

★（1）准备床单位：病区护士应酌情将急危重患者安置在危重病室或抢救室，按需加铺橡胶单和中单，如为急诊手术患者应备好麻醉床。

（2）做好抢救准备：备好急救器材和药品，通知医生，做好抢救准备。

（3）认真进行交接：认真与护送人员进行交接，对语言障碍、意识不清的患者或婴幼儿等，需暂留送人员，以便询问病史。

（4）配合抢救：密切观察病情变化，积极配合抢救，并做好护理记录。

★ 三、分级护理　根据患者的轻、重、缓、急及自理能力的不同，将护理级别分为四级，即特级护理、一级护理、二级护理、三级护理（表7-1）。

★ 表7-1　分级护理

护理级别	适用对象	护理要点
★ 特级护理	病情危重、需随时观察和抢救的患者，如重症监护、严重创伤、大面积烧伤、器官移植等复杂大手术后、需严密监测生命体征的患者	①专人24小时护理，严密观察病情及生命体征。②正确实施治疗、给药措施，做好基础护理、专科护理和安全护理。③保持患者的舒适和功能体位。④准确测量出入量。⑤实施床旁交接班
★ 一级护理	病情趋于稳定的危重患者；患者需绝对卧床休息或生活部分自理但病情不稳定，如各种大手术后、休克、昏迷、瘫痪、高热、大出血、肝或肾衰竭、早产儿等	①每1小时巡视患者1次，观察病情和生命体征。②正确实施治疗、给药措施，做好基础护理、专科护理和安全护理。③保持患者的舒适和功能体位。④准确测量出入量。⑤实施床旁交接班
二级护理	病情稳定，仍需卧床的患者；生活部分自理的患者；如大手术后病情稳定、年老体弱、慢性病不宜多活动的患者	①每2小时巡视患者1次，观察病情和生命体征。②正确实施治疗、给药措施，正确实施护理措施和安全措施。③提供健康指导
三级护理	生活完全自理且病情稳定或处于康复期，如一般慢性病、疾病恢复期、手术前准备阶段等患者	①每3小时巡视患者1次，观察病情和生命体征。②正确实施治疗、给药措施。③提供健康指导

第2节　出院患者的护理

一、出院前的护理

1. 通知患者及家属。

2. 办理出院手续

（1）护士填写出院通知单，整理病历。

（2）指导患者或家属到出院处办理出院手续。

（3）患者出院后如需继续服药，护士凭处方领取药物，交给患者并指导用药。

★ 3. 出院指导　填写出院护理评估单。做好出院指导，如饮食、休息、用药、功能锻炼、定期复查及心理调节等方面的注意事项（图7-1）。

4. 征求意见　以便改进工作方法，提高医疗护理质量。

5. 协助患者整理用物，护送患者出院。

★ 二、有关文件的处理

1. 填写出院时间　用红色水笔在体温单40～42℃横线之间相应时间栏内，纵行填写出院时间。

2. 注销各种卡片　如诊断卡、床头卡、服药卡、饮食卡、治疗卡等。

3. 整理出院病历　出院病历的排列顺序：★ 住院病历首页→出院（或死亡）记录→入院记录→病史和体格检查单→病程记录→各种检查检验报告单→护理记录单→医嘱单→体温单。

4. 填写患者出院登记本。

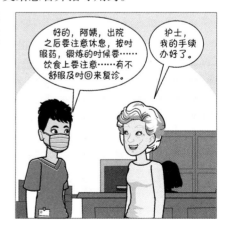

好的，阿姨，出院之后要注意休息，按时服药，锻炼的时候要……饮食上要注意……有不舒服及时回来复诊。

护士，我的手续办好了。

图7-1　患者出院前的护理

★三、床单位的处理

1. 撤下病床各层污单放入污衣袋，送洗衣房处理。
2. 床垫、床褥、棉胎、枕芯用紫外线灯照射消毒或在日光下暴晒6小时；病床及床旁桌椅用消毒溶液擦拭；脸盆、痰杯用消毒溶液浸泡。
3. 病室开窗通风。
4. 铺备用床，准备迎接新患者。
5. 传染病患者的病室及床单位，需按传染病终末消毒法处理。

第3节　运送患者法

一、轮椅运送法

1. 目的　护送能坐起但不能行走的患者；协助患者活动，促进血液循环及体力恢复。

2. 操作要点
- （1）协助患者坐轮椅：推轮椅及用物至床旁；轮椅后背与床尾平齐，翻起脚踏板，面向床头；固定车闸，如无车闸，护士站在轮椅后固定轮椅；协助患者坐于轮椅上；翻下脚踏板，嘱患者双脚置于脚踏板上。
- （2）推轮椅：松开车闸，运送患者至目的地。
- （3）协助患者下轮椅：将轮椅推至床尾，轮椅后背与床尾平齐，固定车闸，翻起脚踏板，协助患者下轮椅。

3. 注意事项
- （1）使用前：检查轮椅性能，以确保患者安全。
- （2）推轮椅时：嘱患者手扶轮椅扶手，身体尽量向后靠，勿向前倾或自行下轮椅；身体不平衡者，可系安全带；下坡时要减慢速度，以免患者感觉不适或发生意外；注意观察病情。

★二、平车运送法

1. 目的　运送不能起床的患者。

2. 操作要点

（1）挪动法：适用于病情允许，并能在床上配合的患者。
1）移开床旁桌、椅，松开盖被。
2）协助患者移至床边。
3）平车紧靠床边，大轮端靠床头，固定车闸。
4）患者移动顺序：按上半身→臀部→下肢的顺序向平车移动，头部卧于大轮端。从平车移回床时，顺序相反：下肢→臀部→上半身。

锦囊妙"记"　挪动法移动顺序：床至平车，头→脚；平车至床，脚→头。

（2）一人搬运法：适用于体重较轻或儿科且病情允许的患者。
1）推平车至床尾，使平车头端（大轮端）与床尾呈钝角，固定车闸。
2）护士立于床边，屈膝，两脚前后分开，一臂自患者腋下伸至对侧肩部外侧，另一臂伸至患者大腿下，患者双臂交叉于护士颈部。护士将患者抱起，移步转身，将患者轻放于平车中央，盖好盖被。

（3）两人或三人搬运法：适用于病情较轻，但自己不能活动且体重又较重的患者。
1）推平车至床尾，使平车头端（大轮端）与床尾呈钝角，固定车闸。
2）护士站在病床边，将患者双手交叉置于胸腹部。
3）两人搬运法：甲一手臂托住患者头、颈、肩部，另一手臂托住腰部；乙一手臂托住患者臀部，另一手臂托住腘窝处。
4）三人搬运法：甲两手分别托住患者头、颈、肩和背部，乙两手分别托住腰和臀部，丙两手分别托住腘窝和小腿部。
5）将患者身体倾向护士，两人（或三人）同时托起患者，同时移步向平车，将患者轻放于平车中央，盖好盖被。

2. 操作要点

（4）四人搬运法：适用于颈、腰椎骨折，或病情较重的患者。

1）移床旁桌、椅，松开盖被。

2）平车紧靠床边，大轮端靠床头，固定车闸，在患者腰、臀下铺中单。

3）甲站于床头，托住患者头、颈、肩部，乙站于床尾，托住双腿，丙和丁分别站于病床和平车两侧，紧抓中单四角，四人同时将患者抬起，轻放于平车中央，盖好盖被。

锦囊妙"记"

挪动法、四人搬运法：平车紧靠床边，大轮端靠床头。

一、二、三人搬运法：平车头端（大轮端）与床尾呈钝角。

★3. 注意事项

（1）搬运前：仔细检查平车性能，以确保患者安全。

（2）搬运时注意节力：身体尽量靠近患者，同时两腿分开，以扩大支撑面；动作要轻、稳，多人搬运时应协调一致。

（3）运送过程中应注意：①患者头部应卧于大轮端，以减轻由于转动过多或颠簸所引起的不适；②护士站于患者头端，以利于观察病情；③平车上、下坡时，患者头部应在高处，以免头部充血，引起患者不适；④有引流管及输液管者应固定妥当，并保持通畅；⑤运送骨折患者，平车上要垫木板，并将骨折部位固定好，颈椎损伤或怀疑颈椎损伤者搬运时头部保持中立位；⑥带气管插管或气管套管者搬运时头部切勿后仰，应将患者身体水平移动，以防气管套管脱落或内脱；⑦运送过程中要保持车速平稳。进出门时，应先将门打开，不可用车撞门，以免震动患者、损坏建筑物；⑧冬天注意保暖，以防受凉。

要点回顾

1. 住院处的护理工作有哪些？患者住院的依据是什么？

2. 急诊患者入院后的初步护理工作有哪些？

3. 特级护理和一级护理分别适用于哪些患者？特级、一级、二级、三级护理巡视患者的时间要求各为多少？

4. 简述出院指导的内容。

5. 简述平车运送患者的注意事项。

模拟试题栏——识破命题思路，提升应试能力

一、专业实务

A₁型题

1. 下列不属于住院处工作的是

A. 办理入院手续

B. 根据病情进行卫生处置

C. 通知病区准备接收新患者

D. 介绍入院须知

E. 护送患者入病区

2. 住院处护士送患者入病区时，患者的物品应与谁做好交接

A. 门诊值班医生　　B. 门诊护士长

C. 病区值班医生　　D. 病区护士长

E. 病区值班护士

3. 用平车搬运患者时，下列哪项做法不妥

A. 腰椎骨折患者搬运时，车上垫木板

B. 下坡时，患者头在平车后端

C. 输液者不可中断输液

D. 进门时不可用车撞门

E. 患者向平车挪动时，护士应抵住病床

4. 以下不符合特级护理内容的是

A. 24小时专人护理

B. 严密观察病情及生命体征变化

C. 给予卫生保健指导

D. 做好基础护理，严防并发症

E. 备齐急救药品及用物

5. 住院处应首先安排入院的患者是
A. 急性胃肠炎者　　　B. 急性肾炎者
C. 支气管炎者　　　　D. 严重颅脑损伤者
E. 晚期癌症者

A₂型题

6. 患者，女性，45岁。慢性心力衰竭伴全身水肿，经诊疗后需要入院观察。住院处办理入院手续的凭证是
A. 单位介绍信　　　　B. 门诊病历
C. 以往病历　　　　　D. 住院证
E. 医保卡

7. 患者，女性，23岁。护士在巡视候诊大厅时发现该患者独自就诊，持续咳嗽，呼吸急促，面色潮红。经询问，患者主诉发热2天。护士首先应
A. 立即扶患者坐下
B. 将患者带至发热门诊
C. 详细询问患者病史
D. 向医务科汇报
E. 通知患者家属来院

8. 患者，男性，62岁。因胃癌行根治性胃大部切除术，术后安全返回病房。责任护士遵医嘱给予患者
A. 特级护理　　　　　B. 一级护理
C. 二级护理　　　　　D. 三级护理
E. 四级护理

9. 外科护士小张，用轮椅运送患者，其操作方法正确的是
A. 轮椅后背与床尾平齐
B. 翻起脚踏板，背向床头
C. 嘱患者尽量向前坐
D. 如无车闸，护士可站在轮椅前面固定轮椅
E. 使用后检查轮椅性能，下次备用

10. 患者，男性，71岁。因心前区疼痛由急诊入院，入院后烦躁不安，面色苍白，血压165/101mmHg，脉搏110次/分，入院护理的首要步骤是
A. 询问病史，确立护理问题
B. 填写各种卡片
C. 介绍病区环境
D. 准备急救药物，等待医生到来
E. 通知医生，配合抢救

11. 患者，男性，45岁。因甲型肝炎入院。护士对其个人衣服的正确处理方法是
A. 包好后存放　　　　B. 交给家属带回
C. 消毒后存放　　　　D. 日光暴晒后存放

E. 消毒后交给患者保管

12. 患者，女性，42岁。因下肢骨折入院。患者入院后的初步护理不包括
A. 准备床单位
B. 介绍入院须知
C. 准备急救药品及用物
D. 测量生命体征
E. 通知医生

13. 患者，女性，70岁。因糖尿病酮症酸中毒急诊入院。急诊室已给予输液、吸氧等处理，现准备用平车送患者入病区。护士搬运患者时，靠近床侧的目的是
A. 扩大支撑面　　　　B. 缩短阻力矩，省力
C. 便于沟通　　　　　D. 避免患者不适
E. 降低重心

14. 患者，男性，30岁。由车祸导致下肢骨折，需住院治疗。住院处护士用平车护送患者入病区时，应特别注意的是
A. 心理安慰
B. 安全教育
C. 平车垫木板，固定好受伤肢体
D. 保持呼吸道通畅
E. 推平车时要平稳

15. 患者，女性，60岁。因外伤性休克急诊入院。入院后病区护士首先应
A. 填写有关表格和各种卡片
B. 通知医生，配合抢救，测量生命体征
C. 询问病史，评估发病过程
D. 通知营养室，准备膳食
E. 介绍同病室病友互相认识

16. 病区护士小刘，接到住院处通知，有一位慢性支气管炎患者即将入院。小刘首先应做的是
A. 安排床位，将备用床改为暂空床
B. 迎接新患者
C. 填写入院病历
D. 通知值班医生
E. 通知配膳室，准备膳食

17. 患者，女性，50岁。因糖尿病入院。护士接待该患者时，以下做法不妥的是
A. 介绍环境，消除患者陌生感
B. 满足患者任何需要
C. 工作认真负责，让患者放心
D. 安慰患者，减轻其焦虑情绪
E. 耐心解释患者提问

18. 患者，女性，50岁。因大叶性肺炎入院。入院时护士将其入院时间填写在体温单上，符合要求的是
    A. 39～40℃横线之间，相应时间格内用红笔纵行填写
    B. 40～41℃横线之间，相应时间格内用蓝笔纵行填写
    C. 40～42℃横线之间，相应时间格内用红笔纵行填写
    D. 40～42℃横线之间，相应时间格内用蓝笔纵行填写
    E. 38～42℃横线之间，相应时间格内用红笔纵行填写

19. 护士小张，为某新入院患者填写病历资料，并按要求排列住院病历，应放在病历首页的是
    A. 体温单   B. 医嘱单
    C. 入院记录   D. 病史和体格检查单
    E. 住院病历首页

20. 患者，男性，45岁。肾移植术后第1天。该患者的护理级别是
    A. 重症护理   B. 特级护理
    C. 一级护理   D. 二级护理
    E. 三级护理

21. 护士小王，整理出院患者病历时，应将下列哪一项排列在病案的最后
    A. 出院或死亡记录单
    B. 病史和体格检查单
    C. 住院病历首页
    D. 体温单
    E. 护理记录单

22. 患者，男性，65岁。因慢性支气管炎入院，经治疗后痊愈，拟今日出院。对该患者应给予的护理是
    A. 每1小时巡视1次
    B. 给予健康指导
    C. 填写特别护理记录单
    D. 备好抢救药品和用物
    E. 给予生活上的协助

23. 患者，男性，70岁。由脑血管意外导致右侧肢体瘫痪，现需用轮椅运送患者。护士操作方法不正确的是
    A. 上下轮椅时，椅背与床尾平齐
    B. 车闸应制动
    C. 护士应站于轮椅侧边，扶持患者
    D. 患者应尽量向后靠
    E. 可给患者系上安全带

24. 患者，男性，30岁。肺部肺炎链球菌感染未痊愈，要求自动出院，护士需做好的工作不包括
    A. 在出院医嘱上注明"自动出院"
    B. 根据出院医嘱，通知患者和家属
    C. 征求患者及家属对医院的工作建议
    D. 教会家属静脉输液技术，以便后续治疗
    E. 指导患者出院后在饮食、服药等方面的注意事项

25. 患者，男性，62岁。肝癌晚期，出现腹水，需做B超检查。护士用平车运送患者，由两名护士搬运患者至平车，其操作方法正确的是
    A. 甲托背部、乙托臀部
    B. 甲托头、肩部，乙托臀部
    C. 甲托颈、腰部，乙托小腿、大腿
    D. 甲托颈、肩、腰部，乙托臀、腘窝处
    E. 甲托头、背部，乙托臀部、小腿

26. 患者，女性，21岁。无法长时间行走和坐起，平卧时活动自如，护士采取视频中的方法运送患者去做检查，做法错误的是
    A. 选择的搬运方法
    B. 指导患者挪动顺序
    C. 平车紧靠床边
    D. 平车头端靠床头
    E. 运送患者时护士站的位置

27. 护士小李，采用平车运送患者，上、下坡时，使患者头部位于高处一端的主要目的是
    A. 避免患者血压下降
    B. 避免患者呼吸不畅
    C. 避免患者头部充血不适
    D. 防止患者坠车
    E. 有利于与患者交谈

A_3/A_4 型题

（28～29题共用题干）

患者，男性，35岁。从高空坠落后导致肝破裂入院。入院后立即进行手术治疗。

28. 住院处护理人员应首先
    A. 给予卫生处理   B. 通知科室医生
    C. 办理住院手续   D. 护送患者入院
    E. 收集病情资料

29. 病房护士接到手术通知后首先应
    A. 准备床单位，铺麻醉床
    B. 测量生命体征
    C. 填写住院病历
    D. 通知医生

E. 搜集病情资料，确立护理问题

（30～32题共用题干）

患者，女性，40岁。因急性阑尾炎入院，经手术治疗后痊愈。医嘱：明日出院。

30. 护士接到医嘱后，首先应做的是
    A. 通知患者及家属做好出院准备
    B. 通知患者办理出院手续
    C. 填写患者出院护理评估单
    D. 征求患者意见
    E. 给予患者健康指导

31. 出院时，护士给患者整理病历时，放在病案首页的是
    A. 体温单　　　　　B. 护理记录单
    C. 病程记录　　　　D. 住院病历首页
    E. 手术记录

32. 患者出院后，对床单位的处理，下列哪项不妥
    A. 被服及时送洗衣房清洗
    B. 床垫、棉胎、枕芯在日光下暴晒6小时
    C. 病床及床旁桌椅用消毒溶液擦拭
    D. 脸盆、痰杯用消毒溶液浸泡
    E. 铺暂空床，准备迎接新患者

（33～36题共用题干）

患者，女性，45岁。由车祸导致腰椎骨折入院。现需前往放射科做进一步检查，护士拟用平车运送该患者。

33. 护士搬运患者时，应采用的方法是
    A. 一人搬运法　　　B. 挪动法
    C. 二人搬运法　　　D. 三人搬运法
    E. 四人搬运法

34. 搬运患者时，平车头端与病床的适当位置是
    A. 与床尾呈直角　　B. 与床头平齐
    C. 与床尾呈钝角　　D. 与床尾呈锐角
    E. 与床尾相接

35. 护士搬运患者时，操作方法正确的是
    A. 护士双臂将患者抱起，移至平车上
    B. 甲托住患者颈、肩、背部，乙托住臀、膝部，将其搬运至平车上
    C. 甲托住患者头、肩胛部，乙托住背、臀部，丙托住膝、腿部，将其搬运至平车上
    D. 甲托住患者头、颈、肩部，乙托住两腿，丙丁分别站于病床和平车两侧，紧握中单四角合力将患者搬运至平车上
    E. 协助患者将上身、下肢、臀部移至平车上

36. 护士使用平车运送患者至放射科途中遇到上下坡，应注意
    A. 患者头向前
    B. 患者头向后
    C. 患者头在高处一端
    D. 患者头在低处一端
    E. 患者头在有枕头的一端

二、实践能力

A₁型题

37. 在住院处办理完入院手续后，可免去沐浴的患者是
    A. 慢性支气管炎患者
    B. 胆结石待手术患者
    C. 心力衰竭患者
    D. 风湿性关节炎患者
    E. 胃溃疡患者

38. 特级护理适用于
    A. 肝移植患者　　　　B. 肾衰竭患者
    C. 昏迷患者　　　　　D. 年老体弱者
    E. 腿部骨折者

39. 适用于二级护理的是
    A. 器官移植、大面积烧伤
    B. 高热、大出血
    C. 休克、瘫痪
    D. 年老体弱者、幼儿
    E. 疾病恢复期、择期手术前准备阶段

A₂型题

40. 患者，女性，35岁。因肺结核入院治疗。护士应将其安置在
    A. 危重病房　　　　　B. 普通病房
    C. 隔离病房　　　　　D. 心电监护病房
    E. 急诊病房

41. 患者，男性，75岁。因慢性阻塞性肺疾病急性发作入院。护士用轮椅运送患者去做检查，患者坐上轮椅后，应嘱患者
    A. 扶好扶手，尽量向后坐
    B. 扶好扶手，尽量向前坐
    C. 双手放膝上，尽量向前坐
    D. 双手放膝上，尽量向后坐
    E. 双手交叉放于胸腹前，尽量向后坐

42. 患者，男性，50岁。Ⅲ度烧伤面积大于60%。护士巡视患者的时间为
    A. 24小时专人护理
    B. 每15～30分钟巡视1次
    C. 每30～60分钟巡视1次
    D. 每1～2小时巡视1次

E. 每日巡视2次

43. 患者，女性，40岁。胃溃疡，拟2天后行胃大部切除术。目前护士应对该患者实施的护理级别是
    A. 特级护理　　　　B. 一级护理
    C. 二级护理　　　　D. 三级护理
    E. 自我护理

44. 患者，男性，65岁。因高血压入院，经治疗后血压已恢复正常，拟近日出院，护士对该患者实施三级护理的依据是
    A. 性别　　　　　　B. 年龄
    C. 病情　　　　　　D. 病种
    E. 治疗量

45. 护士小张和小王两人将患者刘某由病床移至平车上外出治疗，她们在移动患者时正确的做法是
    A. 两人弯腰抱住患者后移动
    B. 两人在同侧托抱起患者，尽量靠近自己的身体后移动
    C. 两人双腿并拢用力抬起患者逐渐移动
    D. 两人手臂伸直，托住患者移动
    E. 两人一人托起头部，一人托起脚部移动

46. 患者，男性，24岁。胫骨骨折，护士用轮椅送其去放射科拍片。运送过程中应避免
    A. 患者的头及背应向后靠
    B. 暂时中断输液
    C. 上、下床时，轮椅的椅背与床尾平齐
    D. 嘱患者双脚置于踏板上
    E. 下坡时要减速

47. 患者，男性，68岁。脑血管意外后恢复期，右侧肢体活动障碍，体重78kg，现需做CT检查。护士采用平车运送患者，宜选用的方法是
    A. 挪动法　　　　　B. 一人搬运法
    C. 二人搬运法　　　D. 三人搬运法
    E. 四人搬运法

48. 患者，女性，70岁。因脑血管意外入院，体重45kg，现需用平车将患者送至CT室。采用二人搬运法搬运患者时，平车和病床的位置关系摆放正确的是

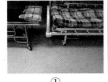 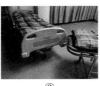
①　　　　　　②　　　　　　③

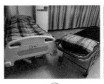
④　　　　　⑤

　　A. ①　　　　　B. ②　　　　　C. ③
　　D. ④　　　　　E. ⑤

A_3/A_4型题

（49～50题共用题干）

　　患者，男性，65岁。因排黏液、脓血便、伴腹痛1个月，诊断为"直肠癌"收入院。入院后行直肠癌根治术，手术过程顺利，术后生命体征稳定，返回病室。

49. 护士应遵照医嘱给予该患者
    A. 特级护理　　　　B. 一级护理
    C. 二级护理　　　　D. 三级护理
    E. 四级护理

50. 护士巡视该患者的时间宜为
    A. 24小时专人护理
    B. 每15～30分钟巡视1次
    C. 每1小时巡视1次
    D. 每2小时巡视1次
    E. 每3小时巡视1次

（51～52题共用题干）

　　患者，女性，38岁。因上消化道出血急诊入院。患者消瘦、面色苍白、烦躁不安、四肢厥冷、血压70/48mmHg，脉搏110次/分。

51. 入院护理时，护士应给予患者的首要措施是
    A. 热情接待，耐心介绍环境和制度
    B. 询问病史，了解护理问题
    C. 置休克卧位，测量生命体征，输液，通知医生
    D. 准备急救药品，等待值班医生
    E. 填写各种表格，完成入院护理评估单

52. 经检查，医生怀疑患者为急性胃穿孔，需立即送手术室行"剖腹探查术"，护士用平车运送患者，操作方法不正确的是
    A. 根据患者体重采用单人搬运法
    B. 患者头部卧于平车大轮端
    C. 护士站于患者头端，观察病情
    D. 运送途中继续输液、吸氧
    E. 运送过程中注意保暖

（周艳华）

第8章 卧位和安全的护理

第1节 卧 位

一、卧位的性质 根据卧位的自主性，可分为主动卧位、被动卧位和被迫卧位。

1. 主动卧位 患者自主采取的卧位。

2. 被动卧位 患者自身无力变换卧位，躺卧于被别人安置的卧位，如昏迷、极度衰弱、瘫痪等患者。

★3. 被迫卧位 患者意识清楚，有变换卧位的能力，由于疾病的影响或治疗的需要，被迫采取的卧位，如支气管哮喘急性发作的患者，由于极度呼吸困难而被迫采取的端坐卧位；胸膜炎的患者，因患侧胸部疼痛而采取的患侧卧位。

二、常用的卧位

1. 仰卧位

（1）去枕仰卧位

1）方法：去枕仰卧，头偏向一侧，枕头横立于床头。

★2）适用范围：①昏迷或全身麻醉未清醒患者，避免呕吐物误入气管而引起窒息或肺部并发症；②椎管麻醉或腰椎穿刺术后患者去枕仰卧6～8小时，预防颅内压降低而引起的头痛。因为腰椎穿刺术后，脑脊液可自穿刺点漏出，导致颅内压降低，牵张颅内静脉窦和脑膜等，引起头痛。

★（2）中凹卧位

1）方法：仰卧，抬高头胸部10°～20°，抬高下肢20°～30°。

2）适用范围：休克患者。抬高头胸部，有利于呼吸，改善缺氧症状；抬高下肢，有利于静脉回流，增加心排血量。

> **锦囊妙"记"**
>
> 休克患者好识别，苍白脉快血压低。
> 抬高头胸10°～20°，改善缺氧好呼吸。
> 抬高下肢20°～30°，利于回流增心排。

（3）屈膝仰卧位

1）方法：仰卧，两膝屈起并稍向外分开。

2）适用范围：用于腹部检查、导尿术或会阴冲洗等。

★2. 侧卧位

（1）方法：侧卧，一手放枕旁，另一手放胸前，上腿弯曲，下腿伸直（上弯下直）。

（2）适用范围：①灌肠、肛门检查；配合胃、肠镜（直肠镜）检查；②臀部肌内注射（上腿伸直，下腿弯曲）；③与仰卧位交替预防压力性损伤（压疮）等。

★3. 半坐卧位

（1）方法：先摇起床头支架呈30°～50°，再摇起膝下支架。放平时先放膝下支架，再放床头支架。（起：先头后膝；放平：先膝后头），必要时可垫一软枕于足底，增进舒适感。

★（2）适用范围：①某些面部及颈部手术后患者：减少局部出血。②胸腔疾病、胸部创伤或心脏疾病引起呼吸困难的患者：膈肌下降，肺活量增加；回心血量减少，减轻肺淤血和心脏负担。③腹、盆腔手术后或有炎症的患者：腹腔渗出液流入盆腔，使感染局限化；防止感染向上蔓延引起膈下脓肿。④腹部手术后患者：减轻腹部切口缝合处的张力，减轻疼痛。⑤疾病恢复期体质虚弱的患者：利于向站立过渡。

★4.端坐卧位
- （1）方法：患者端坐，身体稍前倾，床上放跨床小桌，桌上放软枕，患者可伏桌休息。摇起床头支架呈70°～80°，膝下支架呈15°～20°，必要时加床档。
- （2）适用范围：急性肺水肿、心包积液及支气管哮喘发作时，由于极度呼吸困难，患者被迫端坐。

5.俯卧位
- （1）方法：患者俯卧，头侧向一边，两臂屈肘放于头部两侧，两腿伸直，胸、髋及踝下放软枕。
- （2）适用范围：①腰、背部检查，配合胰、胆管造影等；②腰、背、臀部有伤口或脊椎手术后，患者不能平卧或侧卧时；③胃肠胀气所致腹痛：可使腹腔容量增大，缓解胃肠胀气。

6.头低足高位
- （1）方法：患者仰卧，枕头横立于床头（保护头部），床尾垫高15～30cm。
- ★（2）适用范围：①肺部分泌物引流，使痰液易于咳出；②十二指肠引流，以利于胆汁引流；③妊娠时胎膜早破，以防止脐带脱垂；④跟骨牵引或胫骨结节牵引时，利用人体重力作为反牵引力。

7.头高足低位
- （1）方法：患者仰卧，枕头横立于床尾，床头垫高15～30cm。
- ★（2）适用范围：①颈椎骨折患者行颅骨牵引时，作为反牵引力；②减轻颅内压，预防脑水肿；③颅脑手术后。

8.膝胸位
- （1）方法：患者跪于床上，小腿平放，两腿稍分开，大腿与床面垂直，胸部贴床面，腹部悬空，臀部抬起。
- （2）适用范围：①肛门、直肠、乙状结肠镜的检查及治疗；②矫正胎位不正及子宫后倾；③产后促进子宫复原；④法洛四联症缺氧发作时。

9.截石位
- （1）方法：患者仰卧在检查台上，两腿分开并放于支架上，臀部齐床沿，两手放于身体两侧或胸前。注意遮挡及保暖。
- （2）适用范围：会阴、肛门部位的检查、治疗或手术，如膀胱镜检查、产妇分娩时。

锦囊妙"记"

孕妇体位巧记

胎膜早破流水时，头低足高防脐垂。

胎位不正膝胸位，产后复原膝胸位。

产妇分娩截石位，孕妇体位我会背。

三、更换卧位的方法

★1.协助患者翻身侧卧
- （1）目的：协助不能起床的患者更换卧位；预防压力性损伤、坠积性肺炎等并发症；满足检查、治疗、护理的需要。
- （2）操作方法：
  - 1）一人法：适用于体重较轻的患者。患者仰卧，两手放于腹部，两腿屈曲，先将患者肩、臀部移向护士侧，再移双下肢，护士一手托肩，一手扶膝，轻推患者转向对侧，使其背向护士。
  - 2）两人法：适用于体重较重或病情较重的患者。两护士站在床的同侧，一人托住患者的颈肩部和腰部，另一人托住患者的臀部和腘窝，两人同时抬起患者移向自己，然后分别托扶肩、腰、臀和膝部轻推患者转向对侧。
  - 3）轴线翻身法：①二人协助轴线翻身法：适用于脊椎受损或脊椎手术后患者。两位护士站在病床同侧，将大单置于患者身下，分别抓紧靠近患者肩、腰背、髋部、大腿等处的大单，将患者拉至近侧，拉起床档。护士绕至对侧，将患者近侧手臂置于头侧，远侧手臂置于胸前，两膝间放一软枕。护士两脚前后分开，双手分别抓紧患者肩、腰背、髋部、大腿等处的远侧大单，一名护士发口令，两人同时将患者整个身体以圆滚轴式翻转至侧卧。②三人协助轴线翻身法：适用于颈椎损伤的患者。由甲、乙、丙三名护士完成，甲固定患者头部，纵轴向上略加牵引，使头、颈部随躯干一起移动，乙双手分别置于患者肩、背部，丙双手分别置于患者腰、臀部，使患者头、颈、腰、髋保持在同一水平线上，移至近侧，再转向侧卧，翻转角度不超过60°。

锦囊妙"记"

协助患者翻身侧卧

体重较轻一人法，先肩臀，再下肢，托肩扶膝转对侧。

体重病重二人法，甲肩腰，乙臀腘，肩腰臀膝转对侧。

脊椎患病二人轴线翻身法，颈椎损伤三人轴线翻身法。

2. 帮助患者移向床头

（1）目的：协助已滑向床尾的患者移向床头，使其安全、舒适。

（2）操作方法
  1）一人法：将枕头横立于床头，患者仰卧屈膝，双手握住床头栏杆，两脚蹬床面，护士一手托住患者肩背部，另一手托住患者臀部，协助患者移向床头。
  2）两人法：①两位护士分别站于床的两侧，交叉托住患者的颈肩和臀部，同时抬起患者移向床头。②两位护士站于床的同侧，一人托住颈肩、腰部，另一人托住臀部、腘窝，同时抬起患者移向床头。

★3. 注意事项

（1）帮助患者翻身时，不可拖、拉、推、拽，以免擦伤皮肤。两人为患者翻身时，动作要协调一致，用力要平稳。

（2）根据病情及皮肤受压情况，确定翻身间隔时间。

（3）如患者身上有各种导管和静脉输液，翻身前先将导管安置妥当，翻身后检查。防脱落、扭曲、移位、受压等，保通畅。

（4）特殊患者：①手术后患者翻身前，检查伤口敷料，先换药后翻身；②颅脑手术后的患者，卧于健侧或平卧，防头部转动过剧可引起脑疝；③颈椎和颅骨牵引的患者，翻身时不可放松牵引；④石膏固定、伤口较大的患者，翻身后患处应置于合适位置，以防受压。

（5）注意节力原则：翻身时让患者尽量靠近护士，使重力线通过支撑面，保持平衡，以达到节力的目的。

第2节　保护具的应用

一、目的

★1. 防止小儿、高热、谵妄、昏迷、躁动、危重患者等因意识不清或虚弱原因而发生坠床、撞伤、抓伤等意外。

2. 保证治疗、护理工作的顺利进行。

二、方法

1. 床档　保护患者，预防坠床。安装要牢固。

★2. 约束带　主要用于躁动或精神科患者，以限制身体或肢体活动。

（1）宽绷带：常用于固定手腕及踝部（图8-1）。

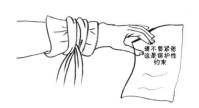

图8-1　保护性约束

（2）肩部约束：常用于固定双肩，限制患者坐起。

（3）膝部约束带：用于固定膝部，限制患者下肢活动。

（4）尼龙搭扣约束带：适用于手腕、上臂、踝部、膝部等的固定。

3. 支被架　主要用于肢体瘫痪、极度虚弱的患者（防不舒适或足下垂），烧伤患者暴露疗法时保暖。

★三、注意事项

1. 严格掌握保护具应用指征，保护患者自尊。

2. 使用要求 {
（1）患者肢体处于功能位置。
（2）保护具只能短期使用。
（3）须定时松解约束带，一般每2小时松解1次。
（4）约束带下放衬垫，松紧适宜（以能伸入1～2个手指为宜）。
（5）每15～30分钟观察1次，观察局部皮肤颜色。
（6）记录保护具使用时间。
}

要点回顾

1. 去枕仰卧位适用于哪些患者？

2. 支气管哮喘急性发作时应安置患者什么卧位？该卧位的性质是什么？

3. 简述半坐卧位的适用范围。

4. 为各种特殊患者翻身时应注意什么？

5. 简述保护具应用的注意事项。

●○ 模拟试题栏——识破命题思路，提升应试能力 ○●

一、专业实务

A₁型题

1. 胸膜炎患者被迫取患侧卧位是为了
   A. 保证安全　　　　B. 配合治疗
   C. 减轻痛苦　　　　D. 减少体力消耗
   E. 预防并发症

2. 对于椎管内麻醉的患者，让其采取去枕仰卧位的主要目的是
   A. 预防窒息　　　　B. 预防肺部感染
   C. 预防颅内压升高　D. 预防头痛
   E. 预防脑水肿

3. 为防止患者坠床，最好的方法是
   A. 使用床档
   B. 约束患者肩部
   C. 约束患者四肢小关节
   D. 约束患者膝部
   E. 使用支被架

4. 休克患者采取中凹卧位，其目的不包括
   A. 增加心输出量　　B. 改善缺氧
   C. 保持呼吸道通畅　D. 利于静脉回流
   E. 增加尿量

5. 使用约束带时应重点观察
   A. 衬垫是否垫好
   B. 局部皮肤颜色有无变化

   C. 约束带是否牢靠
   D. 体位是否舒适
   E. 神志是否清楚

6. 用于限制患者坐起的约束方法是
   A. 约束手腕　　　　B. 约束踝部
   C. 固定肩部　　　　D. 固定一侧肢体
   E. 固定双膝

7. 以下哪种患者需要使用保护具
   A. 休克患者　　　　B. 腹痛患者
   C. 体温过低患者　　D. 咯血患者
   E. 谵妄患者

A₂型题

8. 患者，男性，37岁。脾破裂修补术后，为减轻缝合处皮肤张力，避免疼痛。其采取的最佳体位是
   A. 俯卧位　　　　　B. 半坐卧位
   C. 平卧位　　　　　D. 端坐位
   E. 中凹位

9. 患者，女性，56岁。由肺心病导致呼吸困难，护士为其安置如下图所示卧位的目的是

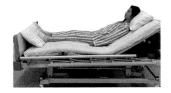

A. 减少局部出血

B. 使患者逐渐适应体位变化，利于向站立过渡

C. 减轻腹部切口疼痛

D. 防止感染向上蔓延

E. 减轻心脏负担

10. 患者，女性，29岁。孕39周+3，因胎头下降困难拟行剖宫产术，术前护士为其留置导尿管。插导尿管时，护士应为患者安置的体位是

A. 左侧卧位   B. 头高足低位

C. 去枕仰卧位   D. 屈膝仰卧位

E. 膝胸位

11. 患者，女性，24岁，白血病。为防治中枢系统白血病，今晨行鞘内注射甲氨蝶呤，术后护士告诉患者需采取图示体位，目的是

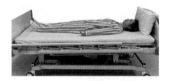

A. 预防头痛   B. 减轻呼吸困难

C. 预防窒息   D. 利于静脉回流

E. 利于休息

12. 患者，女性，65岁。因血便及肛门下坠感6个月，疑似直肠癌。现进行直肠指检，应指导患者取

A. 膝胸位   B. 侧卧位

C. 端坐位   D. 平卧位

E. 俯卧位

13. 患者，女性，25岁。孕38周+3，因阴道持续性流液3小时就诊，肛查时羊水不断从阴道流出，确认为胎膜早破。护士应为其安置的卧位是

A. 屈膝仰卧位   B. 头低足高位

C. 头高足低位   D. 侧卧位

E. 截石位

14. 患者，女性，36岁。胃切除术后第一天，护士为其安置半坐卧位，正确的方法是

A. 先摇起床头支架，再摇起膝下支架

B. 先摇起膝下支架，再摇起床头支架

C. 先放平床头支架，再放平膝下支架

D. 床头支架和膝下支架同时摇起

E. 床头支架和膝下支架同时放平

15. 患者，男性，33岁。全身麻醉术后未醒，为防止患者发生吸入性肺炎或窒息，安置平卧位时应注意

A. 头向后倾   B. 头向前倾

C. 头偏向一侧   D. 抬高头部15°

E. 保持头部水平位

16. 患者，女性，24岁。车祸外伤，患者面色苍白，脉搏124次/分，血压80/50mmHg，此时护士应给患者安置的合适卧位是

A. 去枕仰卧位   B. 半坐卧位

C. 中凹卧位   D. 头高足低位

E. 膝胸位

17. 患者，女性，52岁。颈椎骨折，拟行颅骨牵引治疗。护士应给患者安置的体位是

A. 侧卧位   B. 中凹卧位

C. 去枕仰卧位   D. 头高足低位

E. 头低足高位

18. 患者，女性，35岁。因重度心力衰竭，护士为其安置的卧位如图所示，该卧位的作用不包括

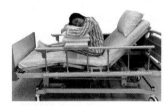

A. 使膈肌下降

B. 利于呼吸活动

C. 减少下肢血液回流

D. 减轻心脏负担

E. 增加心肌收缩力

19. 患者，男性，25岁。患有躁狂型精神病，拟应用保护具。护士操作正确的是

A. 对精神病患者，不必向其家人解释使用保护具的必要性

B. 将患者上肢伸直，系好尼龙搭扣约束带

C. 使用约束带，每4小时松解1次

D. 使用支被架，防止呼吸抑制

E. 记录保护具使用时间

20. 患者，男性，36岁。双下肢不慎烫伤，可考虑为其选用的保护具是

A. 床档   B. 宽绷带

C. 支被架   D. 肩部约束带

E. 膝部约束带

21. 患者，女性，63岁。因无痛性血尿3个月入院，现行膀胱镜检查，应指导患者取

A. 截石位   B. 侧卧位

C. 膝胸位   D. 半坐卧位

E. 俯卧位

22. 患者，女性，17岁。颅脑术后，护士将床头抬高15～30cm，目的是

A. 利于呼吸   B. 预防脑水肿

C. 预防脑缺血　　　D. 使感染局限

E. 利于休息

23. 患者，女性，45岁。甲状腺功能亢进，手术治疗后第一天，护士为其安置半坐卧位的主要目的是

A. 改善呼吸困难　　B. 预防感染

C. 避免疼痛　　　　D. 有利伤口愈合

E. 减轻局部出血

A_3/A_4型题

（24～26题共用题干）

患者，男性，63岁。心前区疼痛和呼吸困难7天以急性心包炎入院。入院后，护士为其安置端坐卧位。

24. 该患者所取卧位属于

A. 主动卧位　　　　B. 被动卧位

C. 被迫卧位　　　　D. 习惯卧位

E. 特异卧位

25. 安置端坐卧位的最主要目的是

A. 使膈肌下降，减轻对心脏的压迫

B. 使胸腔扩大，有利于呼吸活动

C. 减少下肢静脉血回流，减轻心脏负担

D. 减轻水肿，改善肺循环

E. 使冠状血管扩张，改善心肌营养

26. 为防止患者坠床，护士采取的正确措施是

A. 要求家属陪护　　B. 加床栏保护

C. 约束肩部　　　　D. 约束手腕和踝部

E. 注射镇静剂

（27～29题共用题干）

患者，男性，56岁。因肝硬化腹水入院治疗，入院时患者自诉腹胀影响呼吸。

27. 护士应指导患者取

A. 平卧位　　　　　B. 半坐卧位

C. 端坐位　　　　　D. 头高足低位

E. 侧卧位

28. 入院第3天，患者出现烦躁不安。为保证治疗顺利进行和防止意外，可选用的保护具是

A. 约束带　　　　　B. 支被架

C. 床档　　　　　　D. 约束带＋支被架

E. 约束带＋床档

29. 护士使用保护具时，错误的是

A. 征得家属同意

B. 定时放松

C. 为保证安全，必须长时间应用

D. 定时观察皮肤血供

E. 保持肢体处于功能位

（30～31题共用题干）

患者，女性，32岁。脑动脉瘤破裂出血致昏迷，急诊入院。

30. 护士应安置该患者采取哪种卧位

A. 头低足高位

B. 屈膝仰卧位

C. 半坐卧位

D. 去枕仰卧位，头偏向一侧

E. 中凹卧位

31. 该卧位属于

A. 主动卧位　　　　　B. 被动卧位

C. 被迫卧位　　　　　D. 强迫卧位

E. 自主卧位

二、实践能力

A_1型题

32. 为患者翻身时，不妥的是

A. 颅脑手术后，一般是卧于健侧或平卧

B. 颅骨牵引时，先放松牵引再翻身

C. 伤口较大的患者，翻身后将患处置于适当位置

D. 两人协助翻身时，动作要协调

E. 不可拖拉患者，以免擦破皮肤

33. 两位护士协助患者翻身的方法中，下列哪项不妥

A. 两护士站在患者同一侧

B. 患者仰卧，两臂放于腹部，两腿屈膝

C. 两护士同时将患者抬起移近自己

D. 分别扶托患者的头、肩、臀、膝部

E. 轻推患者使其转向对侧

34. 宜选用俯卧位的是

A. 肛门检查　　　　B. 胃肠胀气所致腹痛

C. 预防压力性损伤　D. 颈部手术

E. 臀部有伤口，但能侧卧

35. 法洛四联症患儿脑缺氧发作时，应采取的体位是

A. 端坐位　　　　　B. 膝胸位

C. 右侧卧位　　　　D. 俯卧位

E. 半卧位

A_2型题

36. 患者，女性，35岁。郊游赏花时忽然出现呼吸急促、大汗淋漓、心率加快。患者既往有哮喘史，入院后护士应立即为其安置端坐卧位，安置方法不正确的是

A. 抬高床头70°～80°

B. 背放软枕

C. 抬高膝下支架15°～20°

D. 放跨床小桌

E. 为方便患者活动不必上床档

37. 患者，女性，29岁。妊娠30周，产前检查发现胎位不正（臀先露）。门诊护士指导其纠正胎位不正时应采取的卧位是
   A. 头低足高位　　　B. 侧卧位
   C. 截石位　　　　　D. 俯卧位
   E. 膝胸位

38. 患者，女性，68岁。因从高处跌落致颅脑外伤急诊入院。入院后立即为患者在全身麻醉下行开颅血肿清除术。术后患者已清醒，此时应采取的体位是
   A. 仰卧位　　　　　B. 去枕仰卧位
   C. 头高足低位　　　D. 头低足高位
   E. 俯卧位

39. 患者，女性，45岁。外出做B超，返回病室后忽然出现胸闷、气促、出冷汗，疑为心力衰竭发作。此时，护士应为患者安置的卧位是
   A. 端坐位　　　　　B. 中凹卧位
   C. 侧卧位　　　　　D. 去枕卧位
   E. 仰卧位

40. 患儿，男性，5岁。诊断：先天性髋关节脱位，已行股骨髁上牵引。此时，应安置的卧位是
   A. 俯卧位　　　　　B. 去枕仰卧位
   C. 侧卧位　　　　　D. 头高足低位
   E. 头低足高位

41. 患者，女性，50岁。因结肠癌收住院。今日行术前肠道准备，护士为其灌肠时，应采用的卧位是
   A. 侧卧位　　　　　B. 俯卧位
   C. 膝胸位　　　　　D. 屈膝仰卧位
   E. 截石位

42. 患者，女性，62岁。颅脑手术后。护士告知其家属，应注意避免头部翻转过剧，以防引起
   A. 脑出血　　　　　B. 休克
   C. 脑栓塞　　　　　D. 脑疝
   E. 脑干损伤

43. 患者，女性，67岁，体重42kg。某护士独自为其翻身时，操作不正确的是
   A. 患者仰卧，两手放于腹部
   B. 患者两腿屈曲
   C. 将患者肩部移向护士侧
   D. 将患者双下肢移向护士侧
   E. 一手扶肩，一手扶膝，轻推患者，使其面对护士

44. 患者，男性，57岁。由肝硬化引起食管静脉曲

张。护士巡视病房时发现患者呼吸急促、出冷汗、呕出血性胃内容物400ml，脉搏细速、血压70/50mmHg。护士应立即为患者安置中凹卧位，应抬高头胸部的角度为
   A. 5°～10°　　　　B. 10°～20°
   C. 15°～20°　　　D. 20°～30°
   E. 30°～50°

45. 患者，女性，76岁。慢性肾衰竭。患者体质虚弱，活动受限。两名护士在为其翻身时，操作错误的是
   A. 注意节力原则，使重力线与支撑面平行
   B. 协助患者翻身时不可拖拉
   C. 两人翻身时动作协调
   D. 患者身上的导管要先妥善安置
   E. 根据病情和皮肤受压情况确定翻身间隔时间

46. 患者，女性，55岁。患支气管扩张症，病变部位在两肺下叶前基底支，为帮助患者排出痰液，护士应为其安置
   A. 俯卧位　　　　　B. 平卧位
   C. 侧卧位　　　　　D. 膝胸位
   E. 头低足高位

47. 患者，男性，46岁。一个月来大便带血，消瘦，拟行乙状结肠镜检查。检查时应采取的卧位是
   A. 左侧卧位　　　　B. 屈膝仰卧位
   C. 截石位　　　　　D. 膝胸位
   E. 蹲位

48. 患者，女性，37岁。因慢性胆道感染，需行十二指肠引流术，为了利于胆汁引流排出，护士应为其安置
   A. 半坐卧位　　　　B. 左侧头高足低位
   C. 屈膝仰卧位　　　D. 右侧头低足高位
   E. 端坐卧位

49. 患者，女性，46岁。因闻到油漆味，支气管哮喘发作，呼吸困难，急诊入院，护士应协助其采取的体位是
   A. 半坐卧位　　　　B. 端坐位
   C. 右侧卧位　　　　D. 头高足低位
   E. 中凹卧位

50. 患者，男性，36岁。因结核性脑膜炎需要肌内注射链霉素。护士应协助其安置的最适宜的体位是
   A. 侧卧位，双腿伸直
   B. 俯卧位，足跟相对，足尖分开
   C. 侧卧位，上腿稍弯曲，下腿伸直
   D. 半坐卧位

E. 侧卧位，上腿伸直，下腿稍弯曲

51. 患者，女性，25岁，体重45kg。卵巢囊肿蒂扭转手术后5小时，患者卧床时身体滑向床尾，1名护士将其移向床头，视频中操作不正确的步骤是

A. 第一步　　　　B. 第二步
C. 第三步　　　　D. 第四步
E. 第五步

A₃/A₄型题

（52～53题共用题干）

患者，女性，30岁。孕2产1，孕40周+1，枕左前位，阴道见红5小时伴阵发性腹痛6小时入院。

52. 该产妇分娩时，护士协助其取哪种体位
A. 半坐卧位
B. 头低足高位
C. 左侧卧位
D. 截石位
E. 膝胸位

53. 该产妇产后42天复查时，护士指导其促进子宫复原应采取哪种体位
A. 半坐卧位　　　　B. 头低足高位
C. 左侧卧位　　　　D. 截石位
E. 膝胸位

（54～56题共用题干）

患者，男性，28岁。因急性阑尾炎合并穿孔，急送手术室于硬膜外麻醉下行阑尾切除术，术后用平车将患者送返病室。

54. 患者返回病室后，护士应为患者安置的正确卧位是
A. 屈膝仰卧位4小时
B. 去枕仰卧位6小时
C. 中凹卧位6小时
D. 侧卧位4小时
E. 俯卧位2小时

55. 患者术后第2天，体温38℃，诉伤口轻微疼痛。护士应为其安置
A. 屈膝仰卧位　　　　B. 头高足低位
C. 右侧卧位　　　　D. 半坐卧位
E. 中凹卧位

56. 患者对所安置卧位难以接受，护士正确的解释是
A. 此体位有利于减轻呼吸困难
B. 此体位可防止炎症扩散和毒素吸收
C. 此体位有利于减少回心血量，促进血液循环
D. 此体位有利于扩大腹腔容量，防止炎症扩散
E. 此体位可减少局部出血，有利愈合

（陈艳玲）

第9章 医院感染的预防和控制

第1节 医 院 感 染

一、**概念** 医院感染，又称医院获得性感染，是指任何人在医院活动期间，遭受病原体侵袭而引起的诊断明确的感染或疾病。由于门诊、急诊患者、陪护人员、探视人员及其他流动人员，难以确定其感染是否来源于医院，故医院感染的研究对象主要是住院患者。医院感染包括在住院期间发生的感染和在医院内获得而出院后发生的感染。

1. 感染地点 医院内。
2. 主要判断依据 疾病潜伏期。
3. 感染对象 一切在医院活动的人群（广义）；主要指住院患者（狭义）。

二、**分类**

1. 外源性感染（又称交叉感染） 指病原体来自患者体外，通过直接或间接的途径，传播给患者所引起的感染。
2. 内源性感染（又称自身感染） 指病原体来自患者自身所引起的感染。在患者体内或体表定植、寄生的正常菌群，正常情况下不致病；当患者健康状况不佳、免疫功能受损、正常菌群移位以及抗生素不合理应用时，可引发感染。

三、**医院感染的主要因素**

1. 管理制度不健全，缺乏对消毒灭菌效果的监控。
2. 医务人员对医院感染认识不足，未严格执行消毒隔离和无菌技术。
3. 环境污染严重，病原体来源广泛。
4. 易感人群增多。
5. 感染链的存在。
6. 抗生素的广泛应用。
7. 介入治疗手段增多。
8. 医院布局不合理，隔离设施不健全。

第2节 清洁、消毒和灭菌

一、**概念**

1. 清洁 指用物理方法清除物品表面的污垢、尘埃和有机物。
2. 消毒 指用物理或化学方法★清除或杀灭除芽孢外的所有病原微生物。
3. 灭菌 指用物理或化学方法★杀灭所有微生物，包括致病和非致病微生物，以及细菌的芽孢。

二、消毒、灭菌的方法

1. 物理消毒灭菌法

（1）热力消毒灭菌法

1）干热法：通过空气传导热力，导热较慢，需要温度较高，时间较长。

①燃烧法：a.用于无保留价值的物品。如污染的纸张，★破伤风、炭疽、铜绿假单胞菌感染等特殊感染的敷料，感染患者的尸体及病理标本等。b.用于搪瓷类和金属类物品急用或无条件用其他方法消毒时，★贵重器械、锐利刀剪除外。c.器械可在火焰上烧灼20秒，搪瓷容器可倒入少量95%乙醇，点火燃烧至熄灭。d.燃烧时须远离易燃易爆物品，★中途不得添加乙醇，同时远离易燃易爆物品。②干烤法：a.用于油剂、粉剂、玻璃器皿、金属和陶瓷制品等在高温下不变质、不损坏、不蒸发的物品。b.消毒：箱温120～140℃，时间10～20分钟。灭菌：箱温160℃，时间2 小时；箱温170℃，时间1小时；箱温180℃，时间30分钟。

2）湿热法：通过水、水蒸气及空气传导热力，导热较快，穿透力较强，需要温度较低，时间较短。

①煮沸法：a.用于不怕潮湿、耐高温的搪瓷、金属、玻璃、橡胶类物品，★不能用于外科手术器械的灭菌。b.将物品刷洗干净，全部浸没在水中。物品的盖子或轴节应打开；空腔导管先灌满水再放入；大小形状相同的物品不能重叠；玻璃类物品用纱布包好，在冷水或温水时放入；橡胶类物品用纱布包好，在水沸后放入。c.水沸开始计时，5～10 分钟可杀灭细菌繁殖体。如中途加入物品则在第二次水沸后重新计时。高原地区气压低、沸点低，故海拔每增高300m，需延长煮沸时间2分钟。d.在水中★加入碳酸氢钠，配成1%～2%的浓度，可使沸点达105℃，增强杀菌作用，去污防锈。

> **锦囊妙"记"　碳酸氢钠的使用汇总**
>
> 1%～2%碳酸氢钠，用于煮沸消毒法，可提高沸点，去污防锈。
>
> 1%～4%碳酸氢钠，用于口腔护理，口腔真菌感染、pH偏酸性时选用。
>
> 2%～4%碳酸氢钠，用于洗胃，敌敌畏、1605、1059、乐果等农药中毒时选用；还可用于外阴阴道假丝酵母菌病的阴道灌洗。
>
> 2%的碳酸氢钠可用于鹅口疮患儿口腔的清洗。
>
> 5%碳酸氢钠，用于静脉输液，以纠正酸中毒，调节酸碱平衡。
>
> 美曲膦酯（敌百虫）农药中毒者禁忌使用1%～4%的碳酸氢钠洗胃。
>
> 急性溶血使用碳酸氢钠碱化尿液。

★②压力蒸汽灭菌法：是医院使用最广、效果最可靠的首选灭菌方法。a.用于耐高温、耐高压和耐潮湿的物品，如手术器械、敷料、搪瓷类、玻璃类、橡胶类物品及某些药品、溶液和细菌培养基等。b.将物品清洗干净，擦干、打包，放入压力蒸汽灭菌器内。灭菌包不宜过大、过紧，体积不得超过30cm×30cm×25cm。使用预真空压力蒸汽灭菌器时，灭菌包体积不得超过30cm×30cm×50cm。装物品的有孔容器，灭菌前应将孔打开，灭菌后再关上；灭菌包放置时，要留有空隙；布类物品放在金属、搪瓷类物品之上。c.下排气式压力蒸汽灭菌器★压力103～137kPa，温度121～126℃，时间20～30分钟，可达灭菌效果；预真空压力蒸汽灭菌器，压力205kPa，温度132℃，时间4～5分钟，即达灭菌效果。d.灭菌物品干燥后方可取出。e.可用物理、化学、生物监测法定期监测灭菌效果。化学监测法是临床常规监测法，生物监测法是最可靠的监测法。

1. 物理消毒灭菌法

（2）光照消毒法

1）日光暴晒法：①用于衣服、书籍、床垫、毛毯等的消毒；②将物品直接放在日光下暴晒6小时可达消毒效果。

2）紫外线灯管消毒法：①用于空气和物品表面的消毒。②保持室内温度20～40℃，相对湿度40%～60%。③患者不可直视紫外线光源，可戴墨镜或用纱布遮盖双眼，用被单遮盖肢体。④空气消毒时，先湿式清扫，停止人员走动，关闭门窗。有效照射距离不超过2m，时间30～60分钟。⑤物品消毒时，需将物品摊开或挂起。有效照射距离为25～60cm，时间20～30分钟。⑥从灯亮5～7分钟后开始计时。⑦每2周用95%乙醇擦拭灯管表面一次。⑧灯管使用时间超过1000小时，应更换。

3）臭氧灭菌灯消毒法：利用臭氧的强大氧化作用而杀菌。①用于空气、医院污水、诊疗用水、物品表面的消毒；②使用灭菌灯时关闭门窗，人员离开现场，消毒结束后30分钟方可进入。

（3）电离辐射灭菌法：又称冷灭菌，主要用于不耐热的物品，如橡胶、塑料、高分子聚合物（一次性注射器和输液、输血器等）、精密医疗仪器、生物医学制品、节育用具及金属等的灭菌。

（4）微波消毒灭菌法：用于食品及餐具的处理，化验单据及票证的消毒，医疗药品、耐热非金属材料及器械的消毒灭菌。不能用于金属物品的消毒。

（5）过滤除菌：通过空气过滤器，除掉空气中0.5～5μm的尘埃，以达到洁净空气的目的。主要用于烧伤病房、器官移植病房或手术室、ICU和制剂室等。

2. 化学消毒灭菌法

（1）使用原则

1）物品需洗净、擦干。

2）根据物品的性能和微生物的特性，选择合适的消毒剂。

3）严格掌握消毒剂的有效浓度、消毒时间和使用方法。

4）消毒物品需完全浸泡在消毒液中：①物品的盖子或轴节应打开；②空腔导管先灌满消毒液再放入；③大小形状相同的物品不能重叠。

5）消毒液中一般不放置纱布、棉球等物品，以免吸附消毒液而降低消毒效力。

6）浸泡消毒后的物品，使用前须用无菌生理盐水冲洗；气体消毒后的物品，应待气体散发后再使用，以免残留消毒剂刺激人体组织。

7）消毒剂应定期检测，调整浓度，进行更换，易挥发的要加盖。

（2）使用方法

1）浸泡法：用于耐湿、不耐热的物品消毒，如锐利器械、精密器材等。

2）擦拭法：用于桌椅、墙壁、地面等的消毒。

3）喷雾法：用于空气及墙壁、地面等物品的表面消毒。

4）熏蒸法：用于室内空气和不耐湿、不耐高温物品的消毒（表9-1）。

表9-1　熏蒸法

消毒剂	用法	用途
2%过氧乙酸	8ml/m³，加热熏蒸，30～120分钟	空气消毒
纯乳酸	★0.12ml/m³，加等量水，加热熏蒸，30～120分钟	空气消毒，如手术室、换药室等
食醋	5～10ml/m³，加1～2倍热水，加热熏蒸，30～120分钟	空气消毒，如流感、流脑病室
37%～40%甲醛	①2～10ml/m³，加1～2倍热水，加热熏蒸，30～120分钟。②40～60ml/m³，每2ml甲醛加高锰酸钾1g，气化熏蒸，6～12小时。③调节温度：52～56℃，相对湿度：70%～80%	物品消毒，如熏蒸柜内物品

5）环氧乙烷气体密闭消毒法：①用于精密仪器、医疗器械、化纤织物、皮毛、棉、塑料制品、书籍、一次性诊疗用品等的消毒灭菌；②易燃易爆，对人体有害，消毒灭菌需密闭进行；③消毒时间：6小时；④消毒后的物品，应待气体散发后再使用。

2. 化学消毒
灭菌法

（3）常用的
化学消
毒剂

★1）过氧乙酸：灭菌剂。①使用方法：0.2%溶液用于手的消毒，浸泡2分钟；1%溶液用于体温计消毒，浸泡30分钟；0.02%溶液用于黏膜冲洗消毒；0.2%～0.4%溶液用于环境喷洒消毒。②对金属有腐蚀性，不能浸泡金属类物品。③高温易爆炸。④易氧化分解，应现配现用；刺激性强，配制时注意保护眼睛、皮肤和黏膜。

★2）戊二醛：灭菌剂。①2%戊二醛用于浸泡不耐热的医疗器械和精密仪器，如内镜等。②消毒时间20～45分钟，灭菌时间10小时。③浸泡金属器械时须加入0.5%亚硝酸钠防锈。④加强对浓度的检测，每周过滤一次，每2～3周更换一次消毒液。⑤易氧化分解，应现配现用。有刺激性，配制时保护眼睛、皮肤和黏膜。⑥灭菌后的物品，在使用前应用无菌蒸馏水冲洗。

3）甲醛：灭菌剂。①37%～40%甲醛用于熏蒸消毒物品；②甲醛有致癌作用，不宜用于空气消毒。

★4）含氯消毒剂：高浓度为高效消毒剂，低浓度为中效消毒剂。①常用含氯消毒剂：液氯、漂白粉、次氯酸钠和84消毒液。②常用于餐具、便器、水、环境、疫源地等消毒。③性能不稳定，应现配现用。④有褪色和腐蚀作用，不宜用于金属制品、有色衣物及油漆家具的消毒。

浸泡或擦拭法：★0.2%含氯消毒剂用于被肝炎病毒、结核杆菌、细菌芽孢污染的物品，浸泡消毒30分钟。不能浸泡的物品可用擦拭法。

喷洒法：0.2%含氯消毒剂用于被肝炎病毒、结核杆菌污染的物品表面，均匀喷洒，时间60分钟以上。0.05%含氯消毒剂用于一般物品表面喷雾消毒，时间30分钟以上。

干粉消毒法：用于排泄物消毒，将排泄物5份加含氯消毒剂1份，搅拌后放置2～6小时。

5）过氧化氢：高效消毒剂。常用于漱口、外科冲洗伤口。

6）碘酊：高效消毒剂。①2%碘酊用于皮肤消毒，涂擦20秒后，用70%乙醇脱碘。②碘酊不能用于黏膜消毒。皮肤过敏者禁用。③碘对金属有腐蚀作用，不能浸泡金属器械。

7）乙醇：中效消毒剂。①★75%乙醇用于皮肤消毒，如婴幼儿疫苗接种、药物过敏试验的皮肤消毒，也可用于浸泡锐利金属器械及体温计；②95%乙醇可用于燃烧灭菌；③易挥发，须加盖保存，并定期检测有效浓度；④不宜用于黏膜及创面消毒。

8）聚维酮碘（碘伏）：中效消毒剂。①★0.2%～2%聚维酮碘用于皮肤消毒，0.05%聚维酮碘用于伤口和阴道黏膜擦拭或冲洗消毒；②0.05%～1%聚维酮碘用于体温计浸泡消毒，时间30分钟；③对金属有腐蚀性，不能用于金属器械的消毒。

9）苯扎溴铵酊（新洁尔灭酊）：中效消毒剂，用于皮肤、黏膜消毒。

10）苯扎溴铵（新洁尔灭）：低效消毒剂。①用于皮肤、黏膜消毒；②有吸附作用，溶液内不可投入纱布、毛巾；③对阴离子表面活性剂有拮抗作用，如肥皂。

11）氯己定（洗必泰）：低效消毒剂。①4%氯己定乙醇溶液用于外科洗手消毒、手术部位的皮肤消毒和黏膜消毒；②0.1%氯己定水溶液用于阴道、膀胱、伤口黏膜创面等冲洗消毒；③不可在使用肥皂或洗衣粉等阴离子表面活性剂前后使用或混合使用。

3. 洗手与卫生手消毒

（1）概念
1）手卫生：包括洗手、卫生手消毒和外科手消毒。
2）洗手：用洗手液（或肥皂液）和流动水洗手，去除手部皮肤污垢、碎屑和部分致病菌的过程。
3）卫生手消毒：用速干手消毒剂揉搓双手，以减少手部暂居菌的过程。

（2）指征
1）洗手：①直接接触每个患者前后；②从同一患者身体的污染部位移动至清洁部位时；③接触患者黏膜、破损皮肤或伤口前后；④接触患者血液、体液、分泌物、排泄物、伤口敷料等之后；⑤接触患者周围环境及物品后；⑥穿脱隔离衣前后，脱手套之后；⑦进行无菌操作，接触清洁、无菌物品之前；⑧处理药物或配餐前。
2）卫生手消毒：①接触患者的血液、体液和分泌物后；②接触被传染性致病微生物污染的物品后；③直接为传染病患者进行检查、治疗、护理后；④处理传染病患者污物之后。

（3）方法
1）洗手：七步洗手法。①流水润湿双手，取适量洗手液或肥皂液于掌心。②揉搓双手：掌心相对，手指并拢相互揉搓；掌心对手背沿指缝相互揉搓，交换进行；掌心相对，双手交叉指缝相互揉搓；弯曲手指使指关节在另一掌心旋转揉搓，交换进行；一手握另一手大拇指旋转揉搓，交换进行；五个手指尖并拢在另一掌心中旋转揉搓，交换进行；握住手腕回旋摩擦，交换进行。③揉搓双手至少15秒，范围至腕上10cm。④流水自腕部流向指尖冲净双手，擦干双手。
2）卫生手消毒：①刷手法：a.流水润湿双手。b.刷洗双手：用手刷蘸洗手液或肥皂液，按前臂、腕部、手背、手掌、手指、指缝、指甲顺序刷洗（范围超过被污染的部位），每只手刷洗30秒，用流水冲净，同法刷洗另一只手。按上述顺序重复刷洗1遍，共刷洗2分钟。c.流水自腕部流向指尖冲净双手，擦干双手。②消毒液涂擦：a.洗手，擦干手。b.取速干手消毒剂于掌心，均匀涂抹至整个手掌、手背、手指、指缝和手腕（至腕上10cm）。c.按七步洗手法揉搓双手，至手部干燥，揉搓时间至少15秒。③浸泡消毒法：用0.2%过氧乙酸浸泡消毒，双手完全浸入消毒液的液面以下（至腕上10cm），按揉搓洗手法揉搓双手2分钟。

第3节 无 菌 技 术

一、概念　无菌技术是指在执行医疗护理操作过程中，防止一切微生物侵入机体和保持无菌物品及无菌区域不被污染的操作技术和管理方法。

★二、原则

1. 环境
（1）宽敞、清洁。操作前半小时停止清扫及更换床单等工作，减少人员走动。
（2）治疗室每日用紫外线灯或臭氧灭菌灯照射消毒一次。

2. 工作人员
（1）衣帽整洁。
（2）修剪指甲，洗手、戴口罩。

3. 操作方法
（1）面向无菌区：①手臂保持在腰部水平以上或操作台面以上；②不可跨越无菌区；③不可面对无菌区说话、咳嗽和打喷嚏（图9-1）。

3. 操作方法

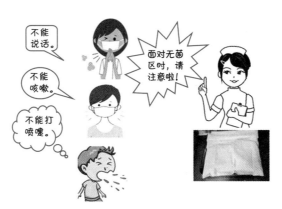

图 9-1　面对无菌区时的禁忌

（2）取用无菌物品：①必须使用无菌持物钳（镊）；②无菌物品一经取出，即使未用，也不可放回无菌容器内；③无菌物品疑有污染或已污染，不可再用，应予更换或重新灭菌；④一份无菌物品仅供一位患者使用，以防交叉感染；⑤无菌物品在空气中不得暴露过久。

4. 物品管理

（1）无菌物品和非无菌物品分别放置。
（2）无菌物品须存放于无菌包或无菌容器内。
（3）无菌包或无菌容器外应注明物品名称和灭菌日期，按灭菌日期先后放置。
（4）无菌物品在未污染的情况下可保存 7 天，过期或受潮应重新灭菌。

三、无菌技术基本操作法

1. 无菌持物钳（镊）的使用法

（1）存放
　　1）浸泡存放：浸泡于盛有消毒液的无菌广口有盖容器内，★液面浸没钳轴节以上 2～3cm 或镊子的 1/2。
　　2）干燥存放：放置于无菌广口有盖干燥容器内。
　　3）每个容器只能放一把无菌持物钳（镊）。
　　4）无菌持物钳（镊）及其容器须定期消毒灭菌。
　　①浸泡存放：一般病房每周更换 1 次。使用频率高的部门，如手术室、门诊换药室、注射室等，应每日更换 1 次。②干燥存放：每 4～6 小时更换一次。

（2）使用：①无菌持物钳只能用于夹取无菌物品，不可用于夹取油纱布、换药及消毒皮肤；②取放无菌持物钳（镊）时，须将钳（镊）端闭合，钳（镊）端不可触及容器口边缘及液面以上的容器内壁，手不可触及持物钳（镊）浸泡部位；③使用时保持钳（镊）端向下，不可倒转向上；④到远处夹取无菌物品时，应将无菌持物钳（镊）连同容器一起搬移；⑤无菌持物钳（镊）用后立即放回容器内，浸泡存放时持物钳的轴节须打开。

2. 无菌容器的使用法

（1）查对：检查无菌物品的名称和有效期。
（2）开盖：手不可触及盖的边缘和内面，如放置于桌面，盖的内面应朝上。
（3）取物：无菌持物钳和无菌物品不可触及容器的边缘。
（4）盖盖：取物后立即将容器盖盖严，记录开启日期、时间，有效期 24 小时。
（5）移动：应托住容器底部，手不可触及容器的边缘和内面。

3. 取用无菌溶液法

（1）检查：核对瓶签（溶液名称、剂量、浓度和有效期），检查瓶盖无松动，瓶身无裂缝，溶液无沉淀、浑浊、变色和絮状物等方可使用。
（2）倒液：标签朝上，握在掌心，先倒出少量溶液冲洗瓶口，再由原处倒出溶液至无菌容器中，溶液瓶应与无菌容器保持一定距离，不可触及无菌容器。不可将无菌敷料堵塞瓶口倒液，也不可直接伸入无菌瓶内蘸取溶液。
（3）盖瓶塞：无菌溶液一次未用完，立即盖好瓶塞，注明开瓶日期与时间，★已打开的无菌溶液，如未污染可保存 24 小时。

4. 无菌包的
　使用法
（1）检查：查看无菌包名称、灭菌日期、化学指示胶带有效，无菌包包装完好、无潮湿。
（2）开包：在清洁、干燥、平坦处开包，手不可触及包布的内面。
（3）取物：用无菌钳取物，操作时手臂勿跨越无菌区。
（4）包扎：无菌包内物品一次未用完，立即按原折痕包扎好，注明开包日期与时间，★未被污染情况下，有效期24小时。
（5）灭菌：无菌包过期、浸湿或包内物品被污染，须重新灭菌。

5. 无菌盘铺法
（1）开巾：打开无菌治疗巾，双折铺于治疗盘上，将治疗巾上层呈扇形折叠，内面朝上，边缘朝外。操作时手不可触及治疗巾的内面。
（2）放物：按需放入无菌物品，操作中不得跨越无菌区。
（3）封盘：将治疗巾上、下两层边缘对齐，反折。注明铺盘时间，★有效期不得超过4小时。

6. 戴无菌手
　套法
（1）核对手套号码和有效期，检查包装完好、无潮湿。
（2）开包，取手套，戴手套。操作时未戴手套的手不得触及手套外面（只能接触手套反折部分，即手套的内面），已戴手套的手不得触及未戴手套的手和另一手套的内面（只能接触手套的外面）。
（3）戴手套后，未操作时，双手置于胸前，不得接触工作服。如★发现手套有破损或不慎污染，应立即更换。
（4）脱手套应从手套口往下翻转脱下，不得强拉手套边缘或手指部分。

锦囊妙"记"　　　　　　**物品有效期汇总**

无菌物品，未污染情况下，有效期7天。

已开启的无菌溶液、无菌容器和无菌包，有效期24小时。

铺好的无菌盘，有效期4小时。

浸泡的无菌持物钳及容器，更换时间1周，使用频率高则1天；干燥存放无菌持物钳及容器，每4～6小时更换一次。

口罩，更换时间4～8小时，一次性口罩则4小时。

隔离衣，更换时间1天。

第4节　隔离技术

一、隔离的概念　隔离是将传染源传播者和高度易感人群安置在指定地点和特殊环境中，暂时避免和周围人群接触。对前者采取传染源隔离，防止传染病病原体向外传播；对后者采取保护性隔离，保护高度易感人群免受感染。

二、隔离区域的设置和划分

1. 隔离区域的
　设置
（1）隔离区域与普通病区应分开设置，远离食堂、水源和其他公共场所。
（2）传染病区应有多个出口，使工作人员和患者分道进出。

★2. 隔离区域
　的划分
（1）清洁区：★凡未被病原微生物污染的区域称为清洁区，如治疗室、配餐室、更衣室、库房、值班室等。
（2）半污染区：★凡有可能被病原微生物污染的区域称为半污染区，如病区的内走廊、化验室和医护办公室（护士站）等。
（3）污染区：★凡患者直接或间接接触、被病原微生物污染的区域称为污染区，如病室、浴室、厕所等。

锦囊妙"记"

隔离区域的划分

污染区：患者活动的区域。

半污染区：患者接触或使用过的物品，所涉及的区域。

清洁区：患者不可能涉及的区域。

三、隔离消毒原则

1. 一般消毒隔离

（1）病室门口和病床挂隔离标志，门口放置浸有消毒液的脚垫、泡手的消毒液及清水、毛巾等，并挂有隔离衣。

（2）进入隔离单位必须戴口罩、帽子，穿隔离衣。

★（3）穿隔离衣后，不得进入清洁区，只能在规定范围内活动。穿隔离衣前须周密计划，将所有用物备齐，各项操作集中进行。

（4）污染物品不得放于清洁区内，任何污染物品必须先经消毒后处理。

（5）病室内物品及空气每日消毒。

★（6）患者的传染性分泌物经3次培养，结果均为阴性，或确定已度过隔离期，经医生开出医嘱，方可解除隔离。

2. 终末消毒处理

（1）患者的终末处理

　1）转科或出院：沐浴、更换衣服，★个人用物消毒后带出。

　2）★死亡：用消毒液擦洗尸体，用消毒液棉球填塞口、鼻、耳、肛门、阴道等孔道，伤口更换敷料，用一次性尸单双层包裹，送传染科太平间，或直接送至指定地点、就近火化。

（2）患者单位的终末消毒

　1）被服：放入污衣袋，注明隔离用物，先消毒再清洗。

　2）病室：关闭门窗，打开床旁桌，摊开被褥，竖起床垫，用紫外线灯消毒，也可用消毒液熏蒸或喷雾消毒。家具、地面、墙面等用消毒液擦拭消毒。

四、隔离种类

1. 严密隔离

（1）适用于经飞沫、分泌物、排泄物直接或间接传播的烈性传染病，如霍乱、鼠疫、严重急性呼吸综合征等。

（2）患者住单间病室，通向走廊的门、窗应关闭。

（3）患者不得离开病室，禁止探视和陪护。

（4）接触此类患者时，必须戴口罩、帽子，穿隔离衣、隔离鞋、戴手套。

（5）物品一旦进入病室即视为污染，均应严格消毒处理，污染的敷料装袋标记并送焚烧处理。

（6）室内空气、地面及距地面2cm以下的墙壁、家具，每日消毒1次。

2. 呼吸道隔离

（1）适用于经空气中飞沫短距离传播的感染性疾病，如流感、流脑、百日咳等。

（2）同种病原体感染者可同住一病室，通向走廊的门、窗应关闭。患者离开病室需戴口罩。

（3）接触此类患者时，必须戴口罩，并保持口罩干燥，必要时穿隔离衣。

★（4）患者口鼻及呼吸道分泌物须经消毒处理后方可排放，亦可用火焚烧。应给患者备专用痰盂或痰杯，用后须严格消毒处理。

（5）室内空气用过氧乙酸消毒液喷雾或紫外线照射消毒，每天1次。

3. 肠道隔离

（1）适用于由患者的排泄物直接或间接污染了食物或水源而引起传播的疾病，如细菌性痢疾、甲型肝炎、伤寒等。

（2）患者最好同病种住一病室，如不同病种同居一室，则应做好床边隔离，两床间隔不少于2m，患者之间禁止交换任何物品。

（3）接触此类患者时，应按病种分别穿隔离衣，接触污染物时应戴手套。

（4）患者的食具、便器应各自专用，并严格消毒。剩余的食物及排泄物应消毒或焚烧后再排放。

（5）病室应有防苍蝇、防蟑螂设备。

4. 接触隔离
（1）适用于经体表或伤口直接或间接接触而感染的疾病，如破伤风、气性坏疽、狂犬病等。
（2）患者住单间病室，禁止接触他人。
（3）接触此类患者时，必须戴口罩、帽子、手套，穿隔离衣，工作人员的手或皮肤有破损时应避免与患者接触。
★（4）患者接触过的一切物品均应先行灭菌处理后再行清洁、消毒或灭菌。伤口换药的敷料应焚烧处理。

5. 血液-体液隔离
（1）适用于通过直接或间接接触具有传染性的血液或体液而传播的感染性疾病，如乙型肝炎、艾滋病、梅毒等。
（2）同种病原体感染者可同住一病室。
★（3）工作人员有可能接触或接触患者血液、体液时须穿隔离衣，戴手套；进行易致血液、体液飞溅的操作，如吸痰、内镜检查等，须戴口罩和护目镜；护理患者前后、有可能接触或接触患者血液、体液后，须严格洗手或手消毒。
★（4）被患者血液、体液污染或高度怀疑被污染的物品，应装入有标记的袋中，送出销毁或消毒处理；患者用过的针头、尖锐物品应放入防水、防刺破并有标记的容器中，集中送焚烧或消毒处理；被患者血液、体液污染的室内物品表面，应立即用消毒液擦拭或喷雾消毒。

6. 昆虫隔离
（1）适用于以昆虫为媒介而传染的疾病，如乙型脑炎、疟疾、斑疹伤寒、流行性出血热等。
（2）隔离措施根据昆虫种类确定。应做好防蚊、防鼠、灭虱、灭螨等相应的措施。
（3）患者不得离开病室，禁止探视和陪护。

7. 保护性隔离
（1）适用于抵抗力低或极易感染的患者，如严重烧伤者、早产儿、白血病患者、器官移植及免疫缺陷的患者等。
（2）患者住单间病室。病室内空气、地面、家具均应严格消毒，未经消毒处理的物品不得带入隔离区。
（3）进入病室人员，必须戴口罩、帽子，穿无菌隔离衣（外面为清洁面，内面为污染面）、消毒拖鞋。接触患者前后应洗手或手消毒。
（4）凡患呼吸道疾病或咽部带菌者，应避免接触患者。

五、隔离技术操作法

1. 口罩的使用
（1）先洗手再戴口罩，口罩应罩住口鼻，口罩的下半部应遮住下颌。
★（2）口罩不可挂在胸前，不可用污染的手接触口罩。
（3）先洗手再摘口罩，摘下后将污染面向内折叠放入口袋内。
（4）使用纱布口罩4～8小时应更换。若口罩潮湿应立即更换；★若接触严密隔离的患者，则应每次更换；使用一次性口罩不得超过4小时。

2. 手的清洁与消毒　详见第二节。

3. 穿脱隔离衣
（1）方法如下。
穿隔离衣：洗手、戴口罩，取下手表、卷袖过肘→持衣领取下隔离衣→隔离衣清洁面向护士、穿左右衣袖→扣领扣→扎袖口（此手已污染）→对齐后背边缘、折叠好→系腰带。
脱隔离衣：解腰带→解袖口→塞衣袖→消毒手→解领扣→脱左右衣袖→对衣肩、折衣领、挂衣钩。

> **锦囊妙"记"**
>
> 穿隔离衣：手持衣领穿左手，再穿右手齐上抖。
> 扣好衣领扎袖口，折襟系腰半屈肘。
> 脱隔离衣：松开腰带解袖口，塞好衣袖消毒手。
> 解开领扣脱衣袖，对好领子挂上钩。

3. 穿脱隔离衣 （2）注意事项：①隔离衣长短要合适，须全部遮盖工作服；★②隔离衣的衣领和内面为清洁面，挂于半污染区时清洁面向外，挂于污染区时污染面向外；③保持隔离衣内面和衣领清洁，扣领扣时衣袖不可触及衣领、面部和帽子；④消毒手时，不可弄湿隔离衣，隔离衣也不可污染洗手设备；⑤隔离衣每日更换，如有潮湿或污染，应立即更换。

4. 避污纸的使用 （1）取避污纸时应★从页面中间抓取，不可掀页撕取。
（2）避污纸用后弃于污物桶内，定时焚烧。

六、医疗废物的分类与处理

1. 医疗废物分类 （1）医疗垃圾：指在诊疗、卫生处理过程中产生的废弃物，是指医疗卫生机构在医疗、预防、保健以及其他相关活动中产生的具有直接或者间接感染性、毒性以及其他危害性的废物，包括感染性废物、病理性废物、损伤性废物、药物性废物和化学性废物5类。
（2）生活垃圾：指患者生活过程中产生的排泄物及垃圾，包括剩余饭菜、果皮、果核、罐头盒、饮料瓶、卫生纸、各种包装纸、粪便和尿液等排泄物。

2. 医疗废物处理 （1）医疗废物应分类收集、处理，并有明显的警示标志。
★（2）生活垃圾应置于黑色垃圾袋内，医用垃圾置于黄色垃圾袋内，医疗废物应置于有警示标志的黄色专用包装容器中，损伤性废物则置于黄色锐器盒内。

第5节 供 应 室

一、供应室的设置与布局

1. 供应室应明确划分污染区、清洁区和无菌区。
2. 清洁、消毒、灭菌物品的运行路线只能由污到洁，不能逆行。

二、供应室的工作内容

1. 污染区　回收各病区用过的污染物品，进行分类，先消毒处理，再清洗干净。
2. 清洁区　将已清洗干净的物品，进行检查、包装；加工各种敷料；储藏各种器械和未加工的原料，做好各类物品的保养工作。
3. 灭菌区　对物品进行灭菌处理；存放无菌物品；按"先进先出"的原则发放无菌物品。

要点回顾

1. 什么是医院感染？医院感染分为几类？
2. 简述燃烧法的适用范围。玻璃类和橡胶类选用煮沸法消毒时应注意什么？
3. 简述无菌技术各类物品的有效期。
4. 隔离区域是如何划分的？治疗室、值班室、护士站、走廊、病室分别属于哪个区域？患者何时可解除隔离？
5. 简述医疗废物的处理方法。

模拟试题栏——识破命题思路，提升应试能力

一、专业实务

A₁型题

1. 关于医院感染的概念，正确的是
A. 患者在住院期间发生的感染均属于医院感染
B. 医院感染指在住院期间获得并发生的感染
C. 入院前处于潜伏期而入院后发生的感染亦属于医院感染
D. 医院感染可发生在住院期间或出院后
E. 医院感染的对象是住院患者，不包括探视者、陪护家属和医务人员

2. 通过昆虫传播的疾病是
   A. 疱疹   B. 疟疾
   C. 丙型肝炎   D. 甲型肝炎
   E. 沙眼

3. 能杀灭所有微生物，包括致病和非致病微生物以及细菌芽孢的方法是
   A. 清洁   B. 消毒
   C. 除菌   D. 灭菌
   E. 杀菌

4. 与干热消毒灭菌法相比，湿热消毒灭菌法
   A. 主要通过空气传导热力
   B. 消毒灭菌所需的时间较长
   C. 消毒灭菌所需的温度较高
   D. 导热较慢
   E. 穿透力较强

5. 不宜选用燃烧法灭菌的是
   A. 气性坏疽患者用过的敷料
   B. 污染的纸张
   C. 急用的血管钳、镊子
   D. 手术缝针、刀片
   E. 坐浴搪瓷盆

6. 如视频所示，护士铺无菌盘时不正确的是
   A. 不可对着无菌盘咳嗽
   B. 封边时跨越无菌区
   C. 两侧边缘向下折叠
   D. 无菌盘不得打湿
   E. 铺好的无菌盘有效期24小时

7. 防止交叉感染最重要的措施是
   A. 无菌物品应放清洁、干燥、固定处
   B. 无菌物品与非无菌物品分开放置
   C. 使用无菌物品前检查有效期
   D. 无菌物品疑有污染或已污染，应立即更换
   E. 一份无菌物品只能供一位患者使用

8. 取无菌溶液瓶时，应首先核对
   A. 瓶签是否正确   B. 溶液是否有效
   C. 瓶盖有无松动   D. 瓶身有无裂缝
   E. 溶液有无浑浊

9. 在传染病区中属于污染区的是
   A. 治疗室   B. 食堂
   C. 病房   D. 库房
   E. 护士值班室

10. 以下不符合隔离消毒原则的是
    A. 穿隔离衣前先备齐所用物品，穿隔离衣后不得进入治疗室

B. 病室应设有隔离标志
C. 尽量将各种操作集中进行，以免反复穿、脱隔离衣
D. 病室及患者接触过的物品须严格消毒
E. 患者病情稳定后即可解除隔离

11. 不适宜微波消毒的物品是
    A. 牛奶   B. 塑料奶嘴
    C. 化验单据   D. 不锈钢治疗碗
    E. 医疗药品

12. 关于化学消毒剂的使用原则，错误的是
    A. 待消毒的物品应洗净、擦干
    B. 根据物品的性能选择消毒剂
    C. 严格掌握消毒剂的消毒时间
    D. 浸泡消毒后的物品，取出后可直接使用
    E. 物品应全部浸没在消毒液中，器械的轴节应打开

13. 进行纤维胃镜消毒时，最宜选择的化学消毒方法是
    A. 75%乙醇擦拭30分钟
    B. 3%过氧化氢浸泡60分钟
    C. 2%的戊二醛浸泡10小时
    D. 0.2%的含氯消毒液浸泡30分钟
    E. 0.2%过氧乙酸熏蒸2小时

14. 不符合卫生手消毒指征的是
    A. 接触被传染性致病微生物污染的物品后
    B. 接触患者的血液、体液和分泌物后
    C. 直接为传染病患者进行检查、治疗、护理后
    D. 处理发放药品、物品之后
    E. 处理传染病患者污物之后

15. 不适宜用干烤法消毒灭菌的是
    A. 纤维织物   B. 滑石粉
    C. 玻璃器皿   D. 金属器械
    E. 凡士林纱条

16. 为了将沸点提高到105℃，煮沸消毒时可加入
    A. 碳酸钙   B. 碳酸氢钾
    C. 碳酸氢钠   D. 亚硝酸钠
    E. 乳酸钠

17. 煮沸消毒时，必须水沸后放入的物品是
    A. 治疗碗   B. 手术镊子
    C. 橡胶管   D. 搪瓷杯
    E. 细菌培养基

18. 预真空压力蒸汽灭菌器，工作参数正确的是
    A. 压力205kPa，温度132℃，时间20～30分钟
    B. 压力205kPa，温度121～126℃，时间4～5分钟
    C. 压力103～137kPa，温度121～126℃，时间

20～30分钟

D. 压力205kPa，温度132℃，时间4～5分钟

E. 压力103～137kPa，温度121～126℃，时间4～5分钟

19. 关于检测压力蒸汽灭菌法的灭菌效果，陈述正确的是

A. 放置留点温度计是临床常规的监测方法

B. 临床常规使用化学指示胶带和化学指示卡监测灭菌效果

C. 物理监测法是最可靠的监测方法

D. 生物监测法是最可靠的监测方法，应每天监测1次

E. 化学监测法是最可靠的监测方法，每包物品均可使用

A₂型题

20. 患者，男性，68岁。以霍乱收治入院。护士在向患者及家属做入院宣教时，错误的内容是

A. 患者不能走出病室

B. 双休日家属可探视

C. 剩饭需煮沸后倾倒

D. 排泄物需严格消毒

E. 通向走廊的门窗需关闭

21. 患者，女性，13岁。因大面积Ⅲ度烧伤入院。对其所住的病室进行空气消毒的最佳方法是

A. 臭氧灭菌灯消毒　B. 消毒液喷雾

C. 开窗通风　　　　D. 食醋熏蒸

E. 过滤除菌

22. 患者，男性，57岁。肝癌术后化疗。护士在给其行经外周静脉穿刺的中心静脉导管（PICC）置管过程中发现手套破损。此时应

A. 用无菌纱布覆盖破损处

B. 用消毒液消毒破损处

C. 用胶布粘贴破损处

D. 立即更换手套

E. 加戴一副手套

23. 患者，女性，29岁。因高热急诊入院。主诉头痛、恶心、呕吐和嗜睡，颈项强直。诊断为流行性乙型脑炎。应采取的隔离方式是

A. 消化隔离　　　　B. 昆虫隔离

C. 接触性隔离　　　D. 呼吸性隔离

E. 保护性隔离

24. 患者，女性，60岁。乳腺癌根治术后，化疗期间由抵抗力下降引发肺部感染，属于

A. 外源性感染　　　B. 内源性感染

C. 交叉感染　　　　D. 可预防性感染

E. 内科感染

25. 患儿，女性，9天。因脐部在家处理不当，发现"铜绿假单胞菌感染"。护士为该患儿进行脐部护理后，用过的棉球及换下的敷料，最适宜的处理方法是

A. 焚烧　　　　　　B. 高压蒸汽灭菌

C. 煮沸消毒　　　　D. 含氯消毒剂浸泡

E. 甲醛熏蒸

26. 某护士采用燃烧法消毒患者使用过的痰盂，其操作方法不妥的是

A. 远离氧气装置

B. 先倒入少量70%乙醇

C. 慢慢转动使乙醇均匀分布

D. 点火燃烧，中途不得添加乙醇

E. 燃烧至火焰熄灭

27. 手术室护士完成手术后对术中使用过的器械进行初步清洗，并采用干烤法消毒，其调节烤箱的工作参数正确的是

A. 箱温100～110℃，时间10～15分钟

B. 箱温120～140℃，时间10～20分钟

C. 箱温120～140℃，时间30～60分钟

D. 箱温160～170℃，时间1～2小时

E. 箱温180℃，时间30分钟

28. 某社区护士进行产后访视时，指导产妇对婴儿使用过的玻璃奶瓶和塑料奶嘴采用煮沸法消毒。指导正确的是

A. 为了增强杀菌作用，在水中加入1%～2%碳酸氢钠

B. 塑料奶嘴和玻璃奶瓶一起在冷水时放入，并完全浸没在水中

C. 煮沸2～3分钟可达到消毒效果

D. 水沸后开始计时，中途加入其他物品，以第1次水沸后计时为准

E. 煮沸消毒前须将物品洗净、擦干

29. 某高原地区卫生站护士，采用煮沸法消毒患者使用过的餐具，计算消毒时间正确的是海拔每增加300m，延长消毒时间

A. 1分钟　　　　　　B. 2分钟

C. 4分钟　　　　　　D. 6分钟

E. 8分钟

30. 某院供应室采用预真空压力蒸汽灭菌器对外科手术物品进行灭菌。其放置物品的方法，不妥的是

A. 灭菌包之间留有空隙

B. 先将物品洗净、擦干、打包

C. 灭菌物品体积不得超过30cm×30cm×25cm

D. 布类物品放于金属物品和搪瓷物品之上

E. 装物品的有孔容器，灭菌前将孔打开，灭菌后再关上

31. 使用手提式压力蒸汽灭菌器对金属器械和敷料进行灭菌，调节灭菌器工作参数正确的是

A. 压力137kPa，温度126℃，时间4～5分钟

B. 压力103kPa，温度121℃，时间4～5分钟

C. 压力205kPa，温度132℃，时间4～5分钟

D. 压力103kPa，温度121℃，时间20～30分钟

E. 压力205kPa，温度132℃，时间20～30分钟

32. 某供应室护士，使用下排气式压力蒸汽灭菌器进行物品灭菌，10:15灭菌器内压力达到灭菌所需压力值，其后一直维持在103～137kPa，结束灭菌时间正确的是

A. 10:20 　　　　B. 10:25

C. 10:45 　　　　D. 10:55

E. 11:15

33. 某护士采用紫外线灯对病室进行空气消毒，其操作方法不正确的是

A. 保持室内温度20～40℃，相对湿度40%～60%

B. 用被单遮盖患者皮肤

C. 给患者戴上眼罩保护双眼

D. 先湿式清扫，停止人员走动，关闭门窗

E. 有效照射距离为25～60cm

34. 手术室章护士，使用2%戊二醛浸泡手术刀片，为了防止刀片生锈，应在消毒液中加入

A. 1%～2%碳酸氢钠

B. 0.5%亚硝酸钠

C. 5%碳酸氢钠

D. 5%亚硝酸钠

E. 0.5%乙酸钠

35. 患者，男性，76岁。因慢性支气管炎，行超声雾化吸入治疗，护士对其使用过的螺纹管和口含嘴进行消毒处理，适宜的方法是

A. 甲醛熏蒸 　　　B. 高压蒸汽灭菌

C. 消毒液浸泡 　　D. 环氧乙烷灭菌

E. 0.2%过氧乙酸喷洒

36. 门诊李护士，给患者进行肌内注射时，使用小剂量、单包装的碘伏消毒液消毒皮肤，消毒液开启后有效期为

A. 4小时 　　B. 24小时 　　　C. 1天

D. 7天 　　　E. 14天

37. 某流感病室，长、宽、高分别是4m、6m、3m，护士对该病室采用熏蒸法空气消毒，宜选用的消毒液及量是

A. 2%过氧乙酸，576ml

B. 食醋，360ml

C. 纯乳酸，8.6ml

D. 40%甲醛，144ml

E. 70%乙醇，300ml

38. 患者，男性，68岁。因急性肺部感染入院。现治愈出院，护士对其使用过的床垫进行消毒处理，正确的是

A. 日光暴晒6小时

B. 环氧乙烷灭菌

C. 0.2%含氯消毒液擦拭30分钟

D. 甲醛熏蒸2小时

E. 电离辐射灭菌

39. 某护士为气管切开患者进行吸痰操作，其将0.9%氯化钠溶液倒入无菌治疗盘内的治疗碗时，不慎将无菌治疗巾溅湿。此时，护士正确的处理方法是

A. 在最短时间内将无菌盘内物品用完

B. 无菌治疗盘内物品4小时内用完

C. 尽快完成吸痰操作，以免无菌盘内物品被污染

D. 更换无菌治疗巾，重新铺无菌治疗盘

E. 立即把无菌巾烘干再用

40. 某护士在执行破伤风抗毒素药物过敏试验，配制皮试液前，需铺无菌盘，其操作方法错误的是

A. 手不可触及治疗巾的内面

B. 用无菌持物钳夹取无菌治疗巾

C. 打开无菌盘时，治疗巾上层呈扇形折叠，边缘朝内

D. 无菌治疗巾避免潮湿

E. 放入无菌物品后，将治疗巾上下两层边缘对齐，反折

41. 患者，女性，35岁。由不慎跌倒致左侧外踝处开放性伤口，护士为其清洗伤口后，脱手套操作方法正确的是

A. 将污染手套放入黑色垃圾袋内

B. 用戴手套的手捏住另一手套的手指部分，用力将手套拉出

C. 用已脱手套的手指捏住另一手套的手指部分，用力将另一手套拉出

D. 手套外面为清洁面，内面为污染面

E. 已脱手套的手不可触及手套的外面

42. 护士王某，打开无菌储槽，取出无菌纱布，已开启的储槽有效时间是
    A. 2小时　　　　　　B. 4小时
    C. 24小时　　　　　 D. 12小时
    E. 7天

43. 门诊换药室护士，其使用无菌持物钳正确的方法是
    A. 干燥存放于无菌容器内，每天更换1次
    B. 每个容器只能放1把无菌持物钳
    C. 用于夹取无菌物品、油纱布及换药
    D. 使用时保持钳端向上，并保持在使用者胸、腹部水平
    E. 到远处夹取无菌物品时，应速去速回

44. 患者，女性，28岁。乳腺纤维腺瘤切除术后。护士准备为其消毒手术切口，并更换切口敷料。护士准备用物时，从无菌容器中夹取乙醇棉球和纱布，操作正确的是
    A. 打开无菌容器，手只能触及容器的外面和边缘
    B. 将无菌容器盖的内面朝下放于操作台面上
    C. 用无菌持物镊夹取无菌纱布，用无菌持物钳夹取乙醇棉球
    D. 持物钳（镊）只能触及无菌容器的内面和边缘
    E. 取出乙醇棉球和纱布后立即将无菌容器盖盖严

45. 患者，女性，55岁。诊断为梅毒，收入传染病区治疗。护士对患者入院时换下的衣服，处理正确的是
    A. 交给家属带回家　　B. 包好之后存放
    C. 消毒之后存放　　　D. 消毒之后交给患者
    E. 收集之后统一焚烧

46. 患者，男性，36岁。因感染乙型肝炎收入院，现已治愈出院。护士对其使用过的病室进行终末处理，错误的是
    A. 病室空气熏蒸消毒
    B. 将被服放入污衣袋，先清洗再消毒
    C. 病室空气消毒后，开窗通风
    D. 用含氯消毒液擦拭家具、地面和墙面
    E. 病室消毒时，摊开被褥、打开床旁桌

47. 患者，女性，26岁。诊断为伤寒，收住传染科。住院期间护士对其使用过的体温计进行消毒处理，方法正确的是
    A. 煮沸消毒　　　　　B. 2%碘酊擦拭
    C. 0.1%氯己定喷洒　　D. 1%过氧乙酸浸泡
    E. 微波消毒

48. 患儿，男性，10岁。诊断为乙型肝炎。住院期间家属每天在家为患者备餐并送至医院，护士指导家属对患者使用过的不锈钢餐具进行消毒，正确的是
    A. 微波消毒10分钟
    B. 煮沸消毒5分钟
    C. 含氯消毒剂浸泡消毒30分钟
    D. 95%乙醇燃烧20秒
    E. 紫外线灯管照射30分钟

49. 某外科护士，倒取0.9%氯化钠溶液冲洗手术器械，瓶内溶液若一次未用完，剩余溶液有效期为
    A. 4小时　　　　　　B. 8小时
    C. 12小时　　　　　 D. 24小时
    E. 7天

50. 患者，女性，25岁。外出游玩时在野外不慎扎伤脚部。护士准备为患者执行破伤风抗毒素注射，配备注射药液前，需打开无菌包，取出无菌治疗巾，铺无菌盘。该护士操作方法正确的是
    A. 先检查无菌包的名称和灭菌日期
    B. 手不可触及包布的内面
    C. 将无菌包放在宽敞的无菌区域打开
    D. 用无菌持物钳取出无菌治疗巾，放入无菌治疗盘
    E. 包内无菌物品一次未用完，剩余的物品不可再用

51. 患者，男性，40岁。诊断：乙型肝炎。护士为其采集静脉血标本时，不慎将血液滴在患者的床头柜上，护士处理该床头柜正确的方法是
    A. 纸巾擦拭　　　　　B. 热水刷洗
    C. 甲醛熏蒸　　　　　D. 含氯消毒剂擦拭
    E. 日光暴晒

52. 患者，男性，30岁。诊断为乙型肝炎，收住传染科。家人把患者看过的书籍带回家之前，护士采取的消毒处置方法适宜的是
    A. 高压蒸汽灭菌　　　B. 40%甲醛熏蒸
    C. 0.05%液氯喷洒　　 D. 0.2%过氧乙酸擦拭
    E. 过滤除菌

53. 患者，女性，50岁。诊断为细菌性痢疾。护士对该患者采取的护理措施中，没必要的是
    A. 同病种患者可住同一病室
    B. 做好床边隔离
    C. 接触患者时必须戴口罩
    D. 接触患者时须戴手套
    E. 患者的排泄物须经消毒处理后再排放

54. 患儿，女性，8岁。因突发高热2天，体温持续在39.1℃以上，并伴有咽痛、吞咽困难。现发现耳后、颈部和胸部出现分布均匀的丘疹，舌头肿

胀，呈"杨梅舌"，急诊以"猩红热"收入院治疗。该患者应采取的隔离方式是

A. 严密隔离   B. 肠道隔离

C. 呼吸道隔离   D. 接触隔离

E. 保护性隔离

55. 患儿，女性，2岁。诊断：急性腮腺炎。目前患儿发热、两侧面颊肿大，但无明显并发症，最适宜的隔离方式是

A. 接触隔离   B. 血液隔离

C. 肠道隔离   D. 呼吸道隔离

E. 保护性隔离

56. 患者，男性，44岁。诊断为梅毒，收入感染科。护士为其采集血标本时，操作方法正确的是

A. 操作前严格手消毒

B. 须穿隔离衣，戴手套、口罩、护目镜

C. 操作后用洗手液揉搓洗手至少15秒

D. 患者接触过的物品清洁后消毒处理

E. 采集标本使用过的针头放入有标识的锐器盒内

57. 患儿，男性，7岁。诊断：急性白血病。患者住院期间，护士给予的护理措施错误的是

A. 患者住单间病室

B. 未经消毒处理的物品不得带入病室

C. 病室内空气、地面、家具均应严格消毒

D. 进入病室的人员，须戴工作帽、口罩，穿无菌隔离衣及消毒拖鞋

E. 呼吸道疾病或咽部带菌者进入病室，须戴双重口罩

58. 患者，男性，53岁。在查体中发现血清抗HIV阳性，护士对其进行健康教育时，指导欠妥当的是

A. 严禁献血

B. 性生活时应使用避孕套

C. 外出时应戴口罩

D. 排泄物用漂白粉消毒

E. 不得与他人共用牙刷

59. 患者，男性，44岁。诊断：肺结核。护士为其实施晚间护理时使用口罩的方法，错误的是

A. 让口罩紧贴面部，完全覆盖口鼻和下颌

B. 使用纱布口罩4~8小时更换

C. 不用污染的手接触口罩

D. 口罩取下后，将污染面向外折叠，放入口袋内

E. 使用过程中发现有污染或潮湿立即更换

60. 患儿，男性，4岁。诊断：麻疹。护士给患儿体检后，采用刷手法消毒双手，操作方法正确的是

A. 刷洗范围在污染范围之内

B. 刷手时，身体尽量靠近洗手池

C. 刷手时，先用清水再用消毒水

D. 流水冲洗时，腕部应高于肘部

E. 每只手刷洗30秒，重复刷洗1遍，双手共刷洗2分钟

61. 患儿，男性，8岁。诊断：破伤风。护士为患者进行伤口换药使用过的棉签和敷料，处理方法正确的是

A. 压力蒸汽灭菌法

B. 微波消毒灭菌法

C. 紫外线照射消毒法

D. 焚烧

E. 化学灭菌剂浸泡法

62. 患者，男性，45岁。诊断为肺结核，收住感染科。护士为患者进行护理操作时，需穿、脱隔离衣，其操作错误的是

A. 操作前检查隔离衣，发现破损及时更换

B. 隔离衣每天更换1次，潮湿时挂病房走廊晾干再用

C. 穿脱隔离衣时，污染的手不接触衣领及隔离衣内面

D. 系领扣时，衣袖不接触面部、衣领和口罩

E. 隔离衣全部遮盖工作服

63. 患者，男性，85岁。诊断为肺结核，收入感染科。护士为其进行护理操作时穿隔离衣，手何时开始被污染

A. 取隔离衣时   B. 穿隔离衣时

C. 系领扣时   D. 系袖扣时

E. 系腰带时

64. 患者，女性，45岁。诊断为伤寒，收入感染科。护士使用避污纸为患者关灯，操作方法正确的是

A. 从页面中间抓取   B. 掀页撕取

C. 戴手套后撕取   D. 用镊子夹取

E. 随意撕取

65. 患者，男性，70岁。诊断：肺结核。护士为患者测量生命体征后，其脱下的隔离衣悬挂正确的是

A. 挂在治疗室，清洁面朝外

B. 挂在治疗室，清洁面朝内

C. 挂在走廊，清洁面朝外

D. 挂在走廊，清洁面朝内

E. 挂在病室，清洁面朝外

A₃/A₄型题

（66~67题共用题干）

患者，男性，15岁。拟行"腹股沟斜疝"手术。

现采用预真空压力蒸汽灭菌法对手术物品进行灭菌。

66. 其灭菌时间需
    A. 3分钟　　　　　　　B. 5分钟
    C. 8分钟　　　　　　　D. 10分钟
    E. 15分钟

67. 灭菌时采用临床常规的监测方法，正确的是
    A. 化学指示胶带监测法
    B. 留点温度计监测法
    C. 物理监测法
    D. 生物监测法
    E. 菌株监测法

（68～70题共用题干）
　　患者，男性，62岁。诊断为开放性肺结核，收入感染科。患者咳嗽、咳痰严重。

68. 该患者疾病的传播途径是
    A. 消化道传播　　　　B. 空气传播
    C. 直播接触传播　　　D. 共同媒介传播
    E. 间接接触传播

69. 隔离区域的划分和方法正确的是
    A. 走廊属于污染区
    B. 存放患者各种标本处属于清洁区，患者不得进入
    C. 医护人员值班室属于清洁区
    D. 医护办公室属于清洁区，护理人员穿隔离衣可进入
    E. 护理人员离开病房等半污染区必须洗手

70. 护士护理该患者时，护理措施正确的是
    A. 必须单间隔离
    B. 家属可以随意探视
    C. 患者离开病房应该不受限制
    D. 注意开门开窗使病室内空气流通
    E. 患者的呼吸道分泌物必须消毒后方可丢弃

（71～73题共用题干）
　　患者，女性，42岁。"宫颈癌"根治术后2周。患者拟行化疗，选择置入PICC。

71. 进行穿刺部位皮肤消毒时应选择
    A. 0.5%碘伏　　　　　B. 0.1%氯己定
    C. 95%乙醇　　　　　D. 0.2%过氧乙酸
    E. 2%碘酊

72. 在穿刺过程中，护士怀疑手套被污染，正确的处理方法是
    A. 立即更换手套
    B. 加戴一只手套
    C. 用无菌纱布包裹被污染处

D. 用75%乙醇涂擦被污染处
E. 尽快完成穿刺操作

73. 一次性PICC穿刺包的消毒灭菌宜选择
    A. 压力蒸汽灭菌法
    B. 微波消毒灭菌法
    C. 环氧乙烷气体密闭消毒灭菌法
    D. 紫外线照射消毒法
    E. 化学灭菌剂浸泡法

（74～75共用题干）
　　患者，男性，40岁。诊断：艾滋病。现因急性肺部感染入院治疗。

74. 患者痰液黏稠、量多、无法自行咳出，护士为其实施吸痰操作，方法错误的是
    A. 吸痰前穿隔离衣、戴手套
    B. 吸痰前先洗手，戴口罩及护目镜
    C. 不与其他患者共用中心负压吸引系统
    D. 用过的吸痰管不慎落地，立即进行地面的清洁处理
    E. 用过的吸痰管及纱布装入高危品袋中焚烧处理

75. 护士为患者实施吸痰操作后，脱隔离衣的正确步骤是
    A. 手消毒，解袖扣，解领扣，脱衣袖，解腰带，脱去隔离衣
    B. 解袖扣，手消毒，解领扣，脱衣袖，解腰带，脱去隔离衣
    C. 解袖扣，手消毒，解领扣，解腰带，脱衣袖，脱去隔离衣
    D. 手消毒，解袖扣，解腰带，解领扣，脱衣袖，脱去隔离衣
    E. 解腰带，解袖扣，手消毒，解领扣，脱衣袖，脱去隔离衣

（76～78题共用题干）
　　患者，男性，52岁。诊断：霍乱。目前患者剧烈腹泻。

76. 对该患者应采取的隔离方式是
    A. 严密隔离　　　　　B. 呼吸道隔离
    C. 接触隔离　　　　　D. 肠道隔离
    E. 血液-体液隔离

77. 护士给予患者下列护理措施，其中不妥的是
    A. 安排患者住单间病室，病室外挂有醒目的隔离标志
    B. 接触患者时，须戴工作帽、口罩，穿隔离衣、隔离鞋，戴手套
    C. 关闭通向走廊的门、窗，告知患者不得离开

病室，禁止探视和陪护

D. 患者的粪便严格消毒：粪便5份加漂白粉2份，搅拌后放置2小时

E. 室内空气及地面用含氯消毒剂喷雾消毒60分钟，每天1次

78. 护士告知家属，患者的隔离期限为

A. 以临床症状消失为准

B. 根据医学检查结果确定

C. 由当地人民政府决定

D. 由隔离场所的负责人确定

E. 由公安机关决定

（79～82题共用题干）

患者，女性，38岁。诊断为严重急性呼吸综合征，收入感染科。目前患者高热、咳嗽，伴有头痛、全身酸痛、疲乏。

79. 护士应将患者安置于

A. 普通病房　　　　B. 重症病房

C. 抢救室　　　　　D. ICU病房

E. 隔离病房

80. 对该患者应采取的隔离方式是

A. 严密隔离　　　　B. 保护性隔离

C. 呼吸道隔离　　　D. 血液 - 体液隔离

E. 接触隔离

81. 护士为患者实施护理时，正确的是

A. 穿隔离衣后进入治疗室准备物品

B. 为患者翻身后用手整理口罩，口罩不用时挂于胸前

C. 气管切开护理后，污染敷料放入黄色垃圾袋

D. 护理患者后立即更换口罩

E. 采集血标本后，将采血针放入红色垃圾桶

82. 患者因病情加重、救治无效死亡后，护士应为其进行

A. 一般消毒处理　　B. 终末消毒处理

C. 院外消毒处理　　D. 保护性处理

E. 太平间美容处理

二、实践能力

A₁型题

83. 以下物品不适合高压蒸汽灭菌法处理的是

A. 玻璃类制品

B. 棉纱敷料

C. 塑料、尼龙类制品

D. 金属器械

E. 搪瓷类物品

84. 护士取用无菌持物镊时，说法正确的是

A. 镊子取放时尖端应打开

B. 镊子夹取用物时应尖端向上

C. 手持镊子的 1/2 处

D. 镊子尖端不可碰及镊子筒的外面

E. 干式存放的镊子有效期为24小时

85. 不适宜用煮沸消毒法消毒的是

A. 搪瓷药杯　　　　B. 玻璃量杯

C. 宫内节育器　　　D. 灌肠筒

E. 纤维胃镜

A₂型题

86. 护士小王，采用紫外线灯管对病区治疗室进行消毒空气，应选择的有效距离和时间是

A. 25～60cm，5～10分钟

B. 25～60cm，10～20分钟

C. 25～60cm，20～30分钟

D. 1～2m，30～60分钟

E. 2～3m，30～60分钟

87. 供应室护士，采用高压蒸汽灭菌法消毒时，应注意检测灭菌效果，最可靠的监测法是

A. 留点温度计监测法

B. 化学指示胶带监测法

C. 化学指示卡监测法

D. 化学指示管监测法

E. 生物监测法

88. 天气潮湿，校医室护士指导住校学生对毛毯、棉被等进行日光暴晒消毒，为达到消毒效果，应暴晒

A. 2小时　　B. 3小时　　　　C. 4小时

D. 5小时　　E. 6小时

89. 某感染科护士，采用紫外线灯管对病室内病床、床旁桌、椅等物品进行消毒时，应选择的有效距离和时间是

A. 25～60cm，5～10分钟

B. 25～60cm，10～20分钟

C. 25～60cm，20～30分钟

D. 1～2m，30～60分钟

E. 2～3m，30～60分钟

90. 患者，女性，16岁。因骑自行车不慎摔伤，护士对其伤口使用过的缝针、组织剪进行消毒处理，最适宜的方法是

A. 高压蒸汽灭菌法　B. 浸泡法

C. 燃烧法　　　　　D. 熏蒸法

E. 煮沸法

91. 患者，女性，30岁。诊断：乳腺纤维腺瘤。拟行"乳腺纤维腺瘤切除术"，其手术中使用的血管

钳、持针钳等器械，最适宜的灭菌方法是

A. 燃烧法　　　　　B. 干烤法

C. 高压蒸汽灭菌法　D. 煮沸消毒法

E. 浸泡法

92. 患儿，女性，9岁。诊断：背部大面积烧伤。护士使用肥皂液给患者清洗皮肤，若肥皂液未清洗干净，局部皮肤消毒不宜选用的消毒剂是

A. 乙醇　　B. 氯己定　　　C. 甲醛

D. 碘酊　　E. 碘伏

93. 患者，男性，55岁。诊断：胰头癌。护士陈某为其术后换药，使用无菌持物钳夹取物品，正确的是

A. 取凡士林纱布

B. 把待消毒的治疗碗放入浸泡池

C. 取无菌治疗巾

D. 拔出患者伤口引流条

E. 夹碘伏棉球消毒缝合切口

94. 某急诊科夜班护士18点接班后，检查治疗室及抢救室内物品的使用状况，不可继续使用的物品是

A. 当天9:00打开后按原折痕包好的无菌包

B. 当天14:30铺好的无菌盘

C. 上一班护士17:00取出，放治疗车上未使用的治疗碗

D. 当天7:30开启使用的棉签

E. 昨天22:30开启使用的无菌生理盐水

A₃/A₄型题

（95～96题共用题干）

　　患儿，男性，4岁。诊断为细菌性痢疾，收入儿科。护士给家属进行健康教育。

95. 家属接触患儿后，可采用浸泡法进行手消毒，正确的方法是

A. 用70%乙醇浸泡2分钟

B. 用0.2%过氧乙酸浸泡2分钟

C. 用75%乙醇浸泡30分钟

D. 用0.2%过氧乙酸浸泡30分钟

E. 用2%过氧乙酸浸泡2分钟

96. 患儿排出的粪便，需经消毒处理方能排入污水管道，正确的消毒方法是

A. 粪便5份加漂白粉2份，搅拌后放置1小时

B. 粪便5份加漂白粉1份，搅拌后放置1小时

C. 粪便5份加漂白粉2份，搅拌后放置30分钟

D. 粪便5份加漂白粉2份，搅拌后放置2小时

E. 粪便5份加漂白粉1份，搅拌后放置3小时

（97～98题共用题干）

　　患者，男性，36岁。诊断为"病毒性肝炎"。

97. 入院指导时，护士告知患者可自由活动的区域，错误的是

A. 病区外走廊　　　B. 配餐室

C. 病室　　　　　　D. 厕所

E. 浴室

98. 护士指导其勤洗手可有效预防疾病传播，采用最简单有效的洗手方法是

A. 流动水，七步洗手法

B. 外科刷手法

C. 隔离技术刷手法

D. 消毒液浸泡法

E. 快速手消毒液涂擦法

（钱耀荣）

第10章　患者的清洁护理

考点提纲栏——提炼教材精华，突显高频考点

第1节　口腔护理

特殊口腔护理适用于禁食、昏迷、高热、鼻饲、术后、口腔有疾病、危重及生活不能自理的患者等，每日2～3次。

★一、目的

1. 保持口腔清洁、湿润、舒适，预防口腔感染。
2. 预防或减轻口腔异味，防止口臭、口垢，增进食欲。
3. 观察口腔内变化（黏膜、舌苔及气味），提供病情信息。

★二、常用的漱口溶液（表10-1）

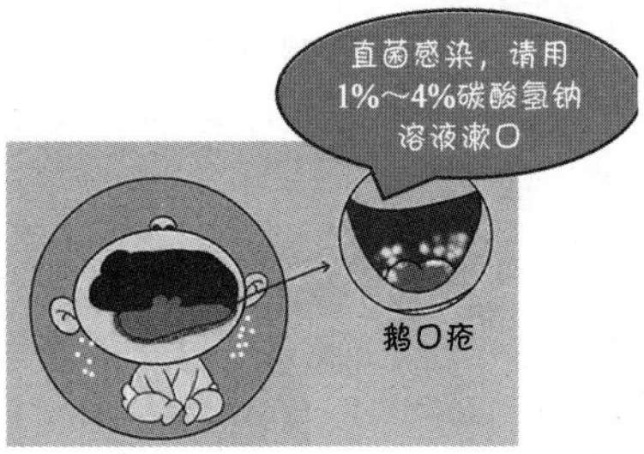

图10-1　常用的漱口溶液

表10-1　常用的漱口溶液

选用漱口溶液	作用
0.9%氯化钠溶液	清洁口腔，预防感染
朵贝尔溶液（复方硼砂溶液）	轻度抑菌，清除口臭
0.02%呋喃西林溶液	清洁口腔，广谱抗菌
1%～3%过氧化氢溶液	抗菌除臭，用于口腔感染、有出血者
★1%～4%碳酸氢钠溶液（图10-1）	碱性溶液，用于真菌感染
2%～3%硼酸溶液	酸性防腐剂，清洁口腔，抑菌
0.1%乙酸溶液	用于铜绿假单胞菌感染

三、操作要点

1. 体位　侧卧或仰卧，头偏向护士一侧。
2. 漱口　擦洗前后漱口，用温开水。
3. 擦洗顺序　牙齿外侧面→牙齿内侧面、上下咬合面及颊部→硬腭、舌面及舌下。
4. 观察口腔　擦洗前后观察，口腔黏膜如有溃疡，擦洗后可按医嘱酌情用药，口唇干裂可涂液状石蜡或润唇膏。

★四、注意事项

1. 擦洗动作　要轻柔，防止损伤黏膜及牙龈，特别对于凝血功能较差的患者。

2. 昏迷患者
   - （1）禁忌漱口，防误吸。
   - （2）使用开口器时，应从臼齿处放入，对牙关紧闭者忌用暴力。
   - （3）棉球不可过湿，防止患者误吸。
   - （4）用血管钳夹紧棉球，每次1个，防止棉球遗留在口腔内，擦洗前后清点棉球。

3. 长期应用抗生素或激素者　注意观察口腔有无真菌感染。

4. 活动义齿
的护理
- （1）日间佩戴，晚上取下。
- （2）取下用冷水冲洗干净。
- （3）暂时不用的义齿，浸于冷水中备用，每日更换清水。忌泡在乙醇或热水内，以免变色、变形和老化。

第2节　头发护理

一、床上梳发

- 1. 梳发　将头发分成两股，从发梢逐段梳理至发根，避免强行牵拉。
- 2. 头发纠结成团　用★30%乙醇湿润后再梳理。

二、床上洗发

1. 目的
- （1）按摩头皮，促进头皮血液循环和头发生长、代谢。
- （2）除去污秽和脱落头屑，保持清洁、舒适。
- （3）维护患者自尊、自信，建立良好护患关系。
- （4）预防和灭除虱、虮。

2. 操作要点
- （1）调节室温24℃左右，水温40～45℃。
- （2）体位：仰卧，双眼遮盖纱布，两耳塞棉球。
- （3）洗发：发际→头顶→枕后，用指腹揉搓，清水冲干净。
- （4）干发：用毛巾擦干面部，用大毛巾擦干头发，必要时用电吹风吹干头发。

3. 注意事项
- （1）随时观察病情变化，如发现患者面色、脉搏、呼吸异常应立即停止操作。
- ★（2）病情危重、极度虚弱的患者不宜床上洗发。
- （3）调节合适水温和室温，及时擦干头发，以免着凉。
- （4）防止污水溅入眼、耳内，避免沾湿衣服及床单。
- （5）洗发时间不宜过长，以免引起头部充血、疲劳，造成患者不适。

三、头虱及虮灭除法

- 1. 常用灭虱药液　★30%含酸百部酊，用百部30g加50%乙醇100ml，加100%乙酸1ml，装入瓶中加盖盖严，48小时后即可使用。
- 2. 操作要点　用纱布蘸百部酊将头发分层擦遍，反复揉搓10分钟，包裹头发24小时，再用篦子将头虱和虮篦除。

第3节　皮肤护理

一、淋浴和盆浴

- 1. 调节室温24℃左右，水温40～45℃。
- 2. 沐浴应在饭后1小时后进行，以免影响消化。
- 3. 浴室不宜闩门，可在门外挂牌示意，以便发生意外时能及时入室处理。
- 4. 防止患者受凉、晕厥、烫伤、滑倒等意外情况发生。
- 5. ★妊娠7个月以上的孕妇禁用盆浴，衰弱、创伤、患心脏病需卧床的患者，不宜淋浴和盆浴。
- 6. 传染患者沐浴，应根据病种、病情按隔离原则进行。

二、床上擦浴

1. 目的
{
(1) 去除污垢，保持清洁、舒适。
(2) 促进皮肤血液循环，增进其排泄功能，防感染和压力性损伤。
(3) 观察全身皮肤有无异常。
(4) 活动肢体，使肌肉放松。
}

2. 操作要点
{
(1) 调节室温24℃左右，水温50~52℃。
(2) 擦洗顺序：脸和颈部→双上肢→胸腹部→颈背臀部→双下肢→双足→会阴部。
(3) 按摩：用★50%乙醇按摩背部和受压部位。
(4) 穿脱衣服
{
1) ★脱衣服：先脱近侧，后脱远侧；如有患肢则先脱健侧，后脱患侧。
2) ★穿衣服：先穿远侧，后穿近侧，如有患肢则先穿患侧，后穿健侧。
}
}

锦囊妙"记" 穿脱衣服：先脱容易（近侧和健侧）后脱难（远侧和患侧）；先穿难者（远侧和患侧）后容易（近侧和健侧）。

3. 注意事项
{
(1) 应遵循节力原则。
(2) 注意擦净腋窝、腹股沟等皮肤皱褶处。
(3) 防止患者受凉，注意遮挡，保护患者自尊。
(4) 注意观察病情变化及全身皮肤情况，如患者出现寒战、面色苍白等，应立即停止操作，给予适当处理。
}

第4节 压力性损伤的预防和护理

一、概念 压力性损伤（也称压疮）是由于身体局部组织长期受压，血液循环障碍，持续缺血、缺氧、营养不良而导致局部组织溃烂和坏死。

★二、压力性损伤发生的原因

1. 力学原因 ①★垂直压力：是引起压力性损伤的最主要因素。卧床患者长时间不改变体位，局部组织持续受压；②摩擦力；③剪切力：与体位密切相关。如患者取半坐卧位时身体下滑，产生剪切力。

2. 局部潮湿或排泄物刺激 皮肤潮湿被软化，降低皮肤屏障作用，还可增加摩擦力；排泄物改变局部皮肤pH。

3. 全身营养不良或水肿 营养不良是★导致压力性损伤的内因，常见于年老体弱、水肿、长期发热、昏迷、瘫痪及恶病质的患者。

4. 制动的患者 使用石膏绷带、夹板、牵引及约束带时，松紧不适，衬垫不当。

★三、压力性损伤的好发部位 好发于经常受压和缺乏脂肪组织保护、无肌肉包裹或肌层较薄的骨隆突处。

1. 仰卧位 枕骨隆突处、肩胛、肘部、脊椎体隆突处、★骶尾部（最容易）、足跟。

2. 侧卧位 耳郭、肩峰、肋骨、髋部、膝关节内外侧、内外踝等。

3. 俯卧位 面颊、耳郭、肩峰、肋缘突出部、髂前上棘、膝前部、足尖等。

4. 坐位 坐骨结节。

★四、压力性损伤的预防 要做到"六勤一好"：勤观察、勤翻身、勤擦洗、勤按摩、勤整理、勤更换，营养好。

1. ★避免局部组织长期受压
{
(1) 常换卧位：一般每★2小时翻身1次，必要时每1小时翻身1次。翻身时应将患者身体抬起，避免拖、拉、推等动作。
(2) 减少或舒缓局部压力（扩大支撑面）：在身体空隙处垫软枕或海绵垫，不宜使用橡胶气圈和棉圈。
(3) 正确使用石膏、夹板、牵引、绷带：衬垫平整、松紧适度，观察皮肤及局部血供。
}

2. 避免或减少摩擦力和剪切力的作用
（1）维持正确体位，减少剪切力：半卧位无特殊禁忌，床头抬高角度≤30°。
（2）正确翻身。
（3）正确使用便盆。
（4）保持衣物、床单平整。

3. 保持皮肤，避免不良刺激
（1）保持皮肤和床单清洁、干燥：及时擦干、及时更换、及时清洗，★避免使用碱性肥皂清洁皮肤。
（2）禁止让患者直接卧于橡胶单上。
（3）严禁使用破损的便盆，使用便盆时应抬起患者腰骶部，不可强塞硬拉。

4. 增进局部血液循环
（1）温水擦浴。
（2）按摩：用★50%乙醇进行局部或全背部按摩。
1）局部按摩：蘸少许50%乙醇，用手掌大小鱼际肌（或大拇指指腹）紧贴患者受压部位皮肤，进行压力均匀的环形按摩，压力由轻至重，由重至轻，每个部位按摩3～5分钟。
2）全背部按摩：协助患者俯卧或侧卧，暴露背部，先用温水擦洗2次。
第一步，双手掌：骶尾部→肩胛→髂嵴，如此有节奏地按摩数次。
第二步，拇指指腹：骶尾部→第七颈椎处。压力均匀，由轻至重，由重至轻，按摩3～5分钟。
（3）红外线灯照射。

5. 改善营养状况　病情许可应给予患者高热量、高蛋白、高维生素膳食。

★五、压力性损伤的分期、临床表现及护理　压力性损伤的分期、临床表现及护理见表10-2。

表 10-2　压力性损伤的分期、临床表现及护理

分期	程度	临床表现	护理重点
★淤血红润期	Ⅰ期	红、肿、热、麻木或触痛，为可逆性改变	增加翻身次数，加强预防措施，防止继续受压
★炎性浸润期	Ⅱ期	1. 紫红色、有皮下硬结，有水疱 2. 水疱破：潮湿红润创面	解压迫，护皮肤，防感染 1. 水疱未破的 1）小水疱→无菌敷料包扎 2）大水疱→抽（无菌注射器抽疱内液体），涂（消毒液），包（无菌敷料） 2. 水疱已破：消毒创面，无菌敷料包扎
溃疡期	Ⅲ期	浅度溃疡期：创面较深，有黄色分泌物	解压迫，洁伤口，除坏死，促肉芽，控感染
	Ⅵ期	深度溃疡期：创面深，发黑脓性分泌物多，有臭味	1. 生理盐水或过氧化氢溶液冲洗创面，去除坏死组织，外敷抗生素，无菌敷料包扎 2. 红外线灯照射、鸡蛋内膜覆盖、局部纯氧治疗 3. 必要时清创处理

锦囊妙"记"　压疮分期巧分辨，不同颜色好判别，根据表现施护理：红一期（淤血不通加翻身），紫二期（有硬结，防破防感染），黄黑是三期（伤口浅，清干净，控感染；伤口深，除腐肉，促长肉）。

第5节　卧有患者床整理法及更换床单法

一、目的
1. 保持床铺的清洁、干燥、平整，使患者感觉舒适。
2. 观察患者的病情变化，预防压力性损伤等并发症的发生。
3. 保持病室的整洁美观。

二、操作要点

1. 卧有患者 床整理法 { （1）松开床单、盖被，逐层清扫、拉平铺好。拍松枕头，放好。
（2）先近侧再对侧，先床头再床尾。

2. 卧有患者 床更换床 单法 { （1）病情允许翻身侧卧者可用侧卧换单法，病情不允许翻身侧卧者则用仰卧换单法。
（2）松开床单、盖被，先近侧再对侧，先床头再床尾，按顺序逐层更换大单、中单、被套、枕套。
（3）橡胶单清扫干净，一般无须更换。

三、注意事项

1. 动作轻、稳，注意节力原则，若两人配合时，动作应协调一致。
2. 保证患者舒适、安全，减少过多的翻动和暴露患者，必要时使用床档，防止患者坠床。
3. 注意观察患者病情变化，若患者出现面色苍白、出冷汗、呼吸困难等表现应立即停止操作，采取相应措施。
4. 患者的衣服、床单、被套等一般每周更换1～2次，如被血液、体液污染则应及时更换。
5. 病床应湿式清扫，一床一巾一消毒。

第6节　晨晚间护理

　　晨晚间护理是护士为生活不能自理的患者，如危重、昏迷、瘫痪、高热、大手术后及年老体弱者，于晨间及晚间所进行的生活护理。

一、晨间护理　晨间护理于每天清晨诊疗工作前完成。

1. 协助患者排便、留取标本，更换引流管。
2. 协助进行口腔护理、洗脸、洗手、梳头、翻身，防止压力性损伤发生。
3. 整理床单位，需要时更换床单。
4. 观察病情，了解患者睡眠情况，进行心理护理和健康教育。
5. 整理病室，酌情开窗通风。

二、晚间护理　晚间护理于晚间入睡前完成。

1. 协助排便、口腔护理、洗脸、洗手、梳头、热水泡脚、会阴清洁。
2. 翻身、按摩、安置舒适卧位。
3. 整理床单位，需要时更换床单或增加毛毯及盖被。
4. 创造良好的睡眠环境。保持病室安静，光线暗淡（关大灯，开地灯）。
5. 经常巡视病房，了解患者睡眠情况，观察病情。

要点回顾

1. 为昏迷患者进行口腔护理需注意什么？
2. 应如何做好患者活动义齿的护理？
3. 简述压力性损伤的分期及临床表现。

●○ 模拟试题栏——识破命题思路，提升应试能力 ○●

一、专业实务

A₁型题

1. 床上擦浴时，若需要按摩骨骼隆突处，所用的乙醇浓度为

A. 25%　　　　　B. 30%

C. 35%　　　　　D. 50%

E. 75%

2. 压力性损伤炎性浸润期的临床表现是

A. 局部皮肤红、肿、热、痛

B. 皮下产生硬结，有水疱形成

C. 创面有黄色渗出物

D. 局部组织可见新鲜创面

E. 浅表组织有脓液流出

3. 患者有口臭时，应采用的漱口溶液是

A. 0.9%氯化钠溶液　　B. 0.02%呋喃西林溶液

C. 复方硼砂溶液　　　D. 0.1%乙酸溶液

E. 甲硝唑溶液

4. 产生压力性损伤的重要原因是

A. 局部组织受压过久

B. 皮肤受潮湿摩擦等刺激

C. 营养不良

D. 年老体弱

E. 矫形器械的衬垫不当

5. 为昏迷患者做口腔护理时，应特别注意

A. 压舌板轻轻撑开颊部

B. 从外向里擦净口腔及牙齿各面

C. 血管钳一次只能夹一个棉球

D. 操作时动作要轻

E. 观察口腔黏膜

6. 关于头发护理，下列叙述哪一项是错误的

A. 洗发时，室温应调节至24℃左右，水温调节至40～45℃

B. 如患者头发打结成团，可用50%的乙醇湿润后再梳理

C. 身体虚弱的患者，不宜床上洗发

D. 有头虱的患者，可选用30%的含酸百部酊进行灭虱处理

E. 灭虱时，将含酸百部酊擦遍头发后，用治疗巾包裹头发24小时

7. 不宜床上洗发的情况是

A. 感冒初愈　　　　B. 急性心肌梗死

C. 下肢骨折牵引　　D. 慢性肝炎

E. 剖宫产术后第7天

8. 为防止压力性损伤，促进局部血液循环，乙醇局部按摩的适宜浓度为

A. 25%　　　B. 30%　　　C. 35%

D. 50%　　　E. 75%

9. 不属于晨间护理的内容是

A. 洗脸梳头

B. 协助患者排便，收集标本

C. 协助患者进行口腔护理

D. 发放口服药物

E. 开展健康教育

10. 晚间护理的目的是

A. 保持病室美观、整洁

B. 提醒陪护人员离开病室

C. 进行卫生宣教

D. 保持患者清洁舒适

E. 做好术前准备

A₂型题

11. 患者，男性，60岁。生活不能自理，口腔内有较多痰液。护士选用0.02%呋喃西林溶液为其进行口腔护理，该溶液的作用是

A. 遇有机物放出氧分子杀菌

B. 改变细菌生长的酸碱环境

C. 清洁口腔，广谱抗菌

D. 使细菌蛋白质凝固变性

E. 防腐生新，促进愈合

12. 患者，女性，26岁。诊断：白血病。护士为其进行口腔护理时，发现其舌尖部有一小块血痂，错误的操作方法是

A. 协助患者侧卧，头偏向护士

B. 用过氧化氢溶液漱口

C. 轻轻擦拭牙齿、舌及口腔各面

D. 观察口腔黏膜和舌苔的变化

E. 将舌尖部的小血痂轻轻擦去，涂上甲紫保护创面

13. 患者，女性，36岁。患再生障碍性贫血，护士发现其口腔黏膜有散在瘀点，右侧下牙龈有瘀斑，为该患者进行口腔护理时，应特别注意

A. 严格无菌技术操作，以防感染

B. 动作轻柔，以免损伤牙龈和黏膜

C. 棉球蘸水不可过湿，以防呛咳

D. 每次只夹一个棉球，防止棉球遗留在口腔

E. 擦拭时勿触及咽部，以免引起恶心

14. 患者，男性，48岁。颅脑外伤，昏迷。护士为其实施口腔护理时，错误的操作是

A. 协助患者仰卧，头偏向护士

B. 协助患者用温开水漱口

C. 使用开口器时，不可使用暴力

D. 擦洗时棉球不宜过湿，防止溶液误吸入呼吸道

E. 棉球应夹紧，每次1个，注意清点棉球数量

15. 患者，男性，50岁。车祸致颅脑外伤昏迷。护士为其实施口腔护理时，应将开口器

A. 从门齿处放入　　B. 从臼齿处放入

C. 从尖齿处放入　　D. 从智齿处放入

E. 从脸颊处放入

16. 患者，女性，20岁。因肱骨干骨折入院。护士为其实施口腔护理时，护士在为其梳发时，发现其长发已经纠结成团，可选择用于梳理的合适溶液是

    A. 温开水

    B. 生理盐水

    C. 30%乙醇

    D. 75%乙醇

    E. 油剂

17. 患者，女性，80岁。生活不能自理，护士为其床上洗发，操作目的不包括

    A. 按摩头皮，促进头部血液循环

    B. 保持头发清洁，使患者舒适

    C. 维护患者自尊，建立良好的护患关系

    D. 预防头虱

    E. 进行心理辅导，纠正患者心理缺陷

18. 患者，男性，30岁。因腰椎骨折需卧床，护士为其床上洗发时，调节室温和水温适宜的是

    A. 20℃，40～45℃

    B. 24℃，40～45℃

    C. 20℃，50～52℃

    D. 24℃，50～52℃

    E. 26℃，40～50℃

19. 患者，女性，45岁。急性心肌梗死入院，已治疗2周，护士为其床上洗发过程中，发现患者面色苍白，出冷汗，患者自诉心慌，护士应

    A. 请家属协作洗发

    B. 尽快把头发冲洗干净，完成操作

    C. 给予患者镇静剂

    D. 停止洗头，让患者平卧，通知医生

    E. 让患者做深呼吸，减轻症状

20. 患儿，女性，10岁。护士发现其长发有头虱，给其进行灭头虱处理，错误的是

    A. 动员患儿剪去长发

    B. 做好消毒隔离工作，防止交叉感染

    C. 用灭虱液擦遍头发，用手反复揉搓头发10分钟

    D. 使用灭虱液后观察患儿有无皮肤过敏

    E. 12小时后取下包裹头发的帽子，冲洗干净头发

21. 患儿，男性，3岁。护士为其洗脸时，擦拭眼睛的方法，正确的是

    A. 由外眦向内眦擦拭

    B. 由内眦向外眦擦拭

    C. 由外眦向内眦来回擦拭数次

    D. 由内眦向外眦来回擦拭数次

    E. 上眼睑到下眼睑擦拭

22. 患者，男性，48岁。诊断：胃癌。行胃大部切除术后第2天，留置胃管、腹腔引流和导尿管，患者神志清楚，极度消瘦，其压力性损伤发生的内因是

    A. 皮肤受压太久

    B. 引流液刺激

    C. 营养不良

    D. 活动受限

    E. 水肿

23. 患者，女性，78岁。脑卒中致左侧肢体偏瘫。为预防压力性损伤，最简单而有效的方法是

    A. 经常翻身

    B. 进行肢体功能锻炼

    C. 应用减压塑料

    D. 应用减压床垫

    E. 改善营养状况

24. 患者，男性，60岁。股骨骨折内固定术后，长期卧床。正确的护理措施是

    A. 每4小时翻身1次，必要时每2小时翻身1次

    B. 翻身时注意节力原则，尽量避免将患者身体抬起

    C. 让患者直接卧于橡胶单上，避免分泌物污染床单、被褥

    D. 定时用30%乙醇进行局部或全身按摩

    E. 给予患者高蛋白、高维生素膳食

25. 患者，男性，56岁。由脑血管意外致左侧肢体瘫痪。患者神志清楚，说话口齿不清，大小便失禁。护士帮助患者更换卧位后，在其身体空隙处垫上软枕，作用是

    A. 避免排泄物对局部的直接刺激

    B. 减少皮肤受摩擦刺激

    C. 降低空隙处所承受的压强

    D. 降低局部组织所承受的压力

    E. 促进局部组织的血液循环

26. 患者，男性，67岁。因脑血栓偏瘫卧床1个月。护士检查皮肤后，认为是压力性损伤的炎性浸润期，下列哪项不符合此期的临床表现

    A. 皮肤呈现紫红色

    B. 皮下有硬结

    C. 局部皮肤有大小不等水疱

    D. 患者有疼痛感

    E. 创面有脓性分泌物

27. 患者，女性，80岁。脑血栓后导致偏瘫。护士发现其骶尾部如图所示。护士对该患者局部皮肤正确的处理是

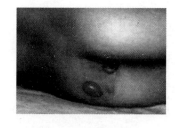

A. 涂厚层滑石粉后包扎

B. 揭去大水疱表皮，创面贴新鲜鸡蛋内膜保护

C. 剪去大水疱表层皮肤，用无菌纱布包扎

D. 用 1 : 5000 呋喃西林溶液清洁疮面

E. 用无菌注射器抽出大水疱内液体，消毒后用无菌敷料包扎

28. 患者，男性，78 岁。瘫痪。护士发现其骶尾部有一创面，面积 2cm×3cm，深达肌层，脓性分泌物多，有臭味，创面周围有黑色坏死组织。该患者局部皮肤属于压力性损伤的

  A. 淤血红润期　　　B. 炎性浸润期

  C. 浅度溃疡期　　　D. 深度溃疡期

  E. 局部皮肤感染

29. 患者，女性，50 岁。阑尾炎术后第 3 天。护士为其进行晚间护理，正确的内容是

  A. 经常巡视病房，了解患者睡眠情况

  B. 发放口服药物

  C. 协助患者排便，收集标本

  D. 协助患者进食

  E. 整理病室，开窗通风

30. 患者，女性，60 岁。长期卧床，在吃早饭时不慎弄湿床单，如视频所示，其中错误的操作步骤是

  A. 第一步　　　B. 第二步

  C. 第三步　　　D. 第四步

  E. 第五步

A₃/A₄ 型题

（31～32 题共用题干）

  患者，男性，56 岁。因肺炎用抗生素数周，近日发现口腔黏膜有乳白色片状分泌物。

31. 护士为其进行口腔护理时应特别注意

  A. 口腔有无异味

  B. 口唇有无干裂

  C. 牙龈有无肿胀出血

  D. 有无真菌感染

  E. 黏膜有无溃疡

32. 护士为其做口腔护理应选用的漱口液是

  A. 生理盐水　　　　B. 2% 过氧化氢

  C. 4% 碳酸氢钠　　　D. 0.1% 乙酸

  E. 复方硼酸溶液

（33～34 题共用题干）

  患者，男性，75 岁。因左侧股骨颈骨折入院，手术后生活不能自理。护士为其进行床上擦浴。

33. 协助其更换清洁裤子的步骤是

  A. 先脱左侧，后穿右侧

B. 先脱左侧，后穿左侧

C. 先脱右侧，后穿右侧

D. 先脱右侧，后穿左侧

E. 无特殊要求，随患者意愿

34. 擦浴过程中，患者出现寒战、面色苍白、脉速，护士应

  A. 立即停止擦浴

  B. 让家属协助

  C. 嘱患者深呼吸

  D. 加快操作速度尽量完成沐浴

  E. 通知医生

（35～37 题共用题干）

  患者，男性，76 岁。脑出血卧床 6 个月。今日护士发现其右侧骶尾部皮肤发红，并伴有肿胀、发热，患者主诉疼痛，但皮肤未破损。

35. 此患者右侧骶尾部皮肤表现为压力性损伤的

  A. 淤血红润期　　　B. 炎性浸润期

  C. 浅度溃疡期　　　D. 深度溃疡期

  E. 深度期

36. 该患者目前最重要的护理措施是

  A. 定时进行局部皮肤按摩

  B. 保持床铺平整干燥

  C. 加强营养物质摄入

  D. 避免局部皮肤受压

  E. 定期用生理盐水冲洗受压部位

37. 若该患者骶尾部皮肤组织出现坏死，有脓液流出，并伴有臭味。此时采取的护理措施重点关注的是

  A. 积极采取各种预防措施，勤翻身，防止局部继续受压

  B. 保护皮肤，避免感染

  C. 定时用乙醇局部按摩，促进血液循环

  D. 改善全身营养状况，增进组织修复

  E. 清洁创面，祛腐生新，促进愈合

（38～40 题共用题干）

  患者，女性，48 岁。乳腺癌。在全身麻醉下行右侧乳房切除术和右侧腋窝淋巴结清除术，右侧腋窝有一引流管，术后第一天。

38. 护士为该患者行晨、晚间护理的适宜时间分别是

  A. 诊疗开始前，晚饭后

  B. 诊疗开始后，晚饭前

  C. 诊疗开始后，晚饭后

  D. 诊疗开始前，下午 4 时后

  E. 诊疗间隙中进行，临睡前

39. 术后当晚患者排稀便于床上，值班护士正确的做法是
    A. 让家属自行更换床单
    B. 让患者自行更换病号服
    C. 用75%乙醇擦洗局部皮肤
    D. 评估后再进行擦洗处理
    E. 告诉患者以后不能再发生类似的事

40. 护士为患者行床上擦浴，擦浴过程中错误的是
    A. 关好门窗，调节室温
    B. 先擦上身再擦下身
    C. 脱衣时，先健侧再患侧
    D. 穿衣时，先健侧再患侧
    E. 保护患者自尊，注意遮挡

二、实践能力

A₁型题

41. 协助卧有患者床更换床单法，操作正确的是
    A. 松开床尾盖被，协助患者卧于床的中间
    B. 松开近侧各层床单及橡胶单，一起卷入患者身下
    C. 扫干净大单上的碎屑
    D. 按顺序更换中单、大单
    E. 协助患者仰卧，更换被套和枕套

42. 下列不需特殊口腔护理的患者是
    A. 昏迷患者   B. 心肌梗死患者
    C. 禁食患者   D. 高热患者
    E. 口腔疾病患者

43. 不宜进行淋浴的患者是
    A. 体质衰弱患者   B. 老年患者
    C. 小儿   D. 传染病患者
    E. 精神病患者

44. 长期卧床患者，安置仰卧位时，压力性损伤好发部位为
    A. 枕骨粗隆处   B. 髋部
    C. 肋骨   D. 膝前部
    E. 肩部

A₂型题

45. 患者，女性，52岁。由跌倒导致股骨骨折，行内固定术后，出院在家卧床休养，为防止患者发生并发症，护士应重点指导家属学会的护理技术是
    A. 测量血压   B. 更换敷料
    C. 翻身、被动活动   D. 皮下注射
    E. 鼻饲法灌食

46. 患者，女性，56岁。鼻咽癌，给予放射治疗，为预防口腔感染，护士应指导患者选用下列哪种漱口溶液
    A. 复方硼酸溶液
    B. 1%～3%过氧化氢溶液
    C. 1%～4%碳酸氢钠溶液
    D. 0.9%氯化钠溶液
    E. 0.1%乙酸溶液

47. 患者，男性，60岁。脑出血昏迷，其有活动义齿。护士对患者进行口腔护理时，取下的义齿应放入
    A. 冷水中   B. 热水中
    C. 生理盐水中   D. 乙醇中
    E. 复方硼酸溶液中

48. 患者，男性，68岁。因意识不清被送入院，护士发现其头发有头虱，准备配制灭虱药液，方法正确的是
    A. 百部30g加50%乙醇100ml，加100%乙酸1ml，加盖24小时后使用
    B. 百部30g加50%乙醇100ml，加100%乙酸1ml，加盖48小时后使用
    C. 百部30g加50%乙醇100ml，加100%乙酸1ml，加盖72小时后使用
    D. 百部60g加50%乙醇100ml，加100%乙酸1ml，加盖24小时后使用
    E. 百部60g加50%乙醇100ml，加100%乙酸1ml，加盖48小时后使用

49. 某孕妇，妊娠32周。护士给予其沐浴健康教育，错误的是
    A. 饭后需过1小时才能进行沐浴，以免影响消化
    B. 不可淋浴，防止受凉
    C. 不可盆浴
    D. 沐浴时水温调节在40～45℃，防止烫伤
    E. 感觉身体不适时，如头晕、心悸、乏力等不宜淋浴

50. 患者，女性，80岁。糖尿病，年老体弱，生活不能自理。护士为其实施床上擦浴，操作前护士向患者解释操作目的，其中不包括
    A. 促进皮肤血液循环
    B. 增强皮肤排泄功能
    C. 使患者清洁舒适
    D. 观察患者病情变化
    E. 预防过敏性皮炎

51. 患者，男性，60岁。昏迷致长期卧床，护士评估患者后，下列哪个部位不易发生压力性损伤
    A. 长期受压的部位

B.缺乏脂肪保护的部位

C.无肌肉包裹的部位

D.血流丰富的部位

E.肌层较薄的骨隆突处

52.患者,男性,79岁。如图所示。该患者最容易出现压力性损伤的部位是

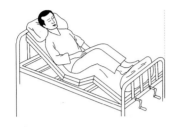

A.枕骨粗隆　　　　B.足跟

C.骶尾部　　　　　D.内外踝

E.肩胛

53.患者,男性,68岁。由脑出血致卧床1个月,不能自行翻身,大小便失禁,为预防老人发生压力性损伤,护士指导家属采取措施正确的是

A.每1小时更换体位

B.为省力,翻身时拉患者改变卧位

C.给予低蛋白、低脂肪、低盐、低糖饮食

D.进行局部和全背部按摩

E.减轻局部压力,在受压部位下铺气垫圈

54.患者,男性,45岁。高处坠落后致截瘫。入院时骶尾部压力性损伤,面积2.5cm×3.0cm,深达肌层,创面有脓性分泌物,坏死组织发黑。下列护理措施不妥的是

A.50%乙醇按摩创面及周围皮肤

B.进行创面清创处理

C.用过氧化氢溶液冲洗伤口

D.选择保湿敷料

E.进行全身抗感染治疗

55.患者,男性,56岁。脑血管意外导致右侧肢体瘫痪,出院后在家长期卧床。患者体质瘦弱,大小便失禁。社区护士告知其家属,为减轻患者骨骼隆突处的压力可用物品置身体空隙处,但不可选用的是

A.气垫　　　　　　B.水褥

C.羊皮垫　　　　　D.海绵垫

E.塑料垫

A₃/A₄型题

（56～58题共用题干）

患者,男性,75岁。诊断:化脓性脑膜炎。现处于昏迷状态,装有活动性义齿。

56.对该患者活动性义齿的护理,以下错误的是

A.先洗牙,然后进行口腔护理

B.取下义齿,用冷水刷洗

C.暂不用时,浸泡在清水中保存

D.每日换清水一次

E.每日用乙醇消毒一次

57.护士为该患者进行口腔护理时,用开口器时应

A.从门齿处放入　　B.从尖齿处放入

C.从臼齿处放入　　D.从双唇处放入

E.从上下颚处放入

58.为该患者口腔护理时,下列操作错误的是

A.操作前后清点棉球个数

B.用弯止血钳夹紧棉球,每次1个

C.从磨牙到门齿纵向擦洗牙齿外侧面

D.由内向外擦洗舌面

E.协助患者漱口

（59～60题共用题干）

患者,男性,70岁。因脑血管意外,经抢救治疗,生命体征平稳,但处于昏迷状态。患者骶尾部有一2cm×3cm大小皮肤呈紫红色,有小水疱。

59.护士应采取的护理措施是

A.保持局部皮肤湿润,防止水疱破裂

B.用无菌注射器抽出水疱内液体

C.用乙醇勤按摩水疱周围,使其吸收

D.剪破水疱表皮涂消毒液,用无菌敷料包扎

E.减少局部摩擦,防止破裂,使其自然吸收

60.压力性损伤进一步发展,出现真皮层组织感染坏死,破溃的水疱上脓性分泌物增多,此时患者压力性损伤分期为

A.淤血红润期　　　B.炎性浸润期

C.炎性红润期　　　D.淤血浸润期

E.溃疡期

（范　英）

第1节　体温的评估和护理

一、体温的评估

1. 体温的产生与生理调节

（1）体温的产生：体温是人体新陈代谢和骨骼肌运动过程中不断产生热能的结果，主要的产热部位是肝脏和骨骼肌。产热增加的因素有进食、骨骼肌运动、交感神经兴奋、甲状腺激素分泌增加等；产热减少的因素有禁食、肌肉运动减少等。

（2）体温的生理调节：体温是通过大脑与丘脑下部的体温调节中枢的调节和神经体液的作用，使产热和散热保持动态平衡。

（3）散热方式（表11-1）。

表11-1　散热方式的特征比较

散热方式	概念	特点	举例
辐射散热	一个物体表面通过电磁波的形式传到另一个与之不相接触的物体的散热方式	★安静状态下、低温环境中，辐射是人体主要的散热方式	挨得近的肢体感觉到彼此的温度
对流散热	通过气体或液体的流动来交换热量的一种散热方式	散热与气体或液体的流动速度成正比	室内通风、风扇
蒸发散热	由液态变为气态，同时带走大量热量的一种散热方式	★环境温度高于皮肤温度时，蒸发是人体主要的散热方式	乙醇拭浴
传导散热	热量直接传到一个与其直接接触且温度较低的物体的散热方式	两个物体直接接触，高温传给低温	冰袋、冰帽降温法

2. 正常体温及生理性变化

★（1）体温正常值（表11-2）。

表11-2　三种体温正常值的比较

分类	正常范围	平均值	特征
腋下温度	36.0～37.0℃	36.5℃	体表温度，测量方便、安全
口腔温度	36.3～37.2℃	37℃	—
直肠温度	36.5～37.7℃	37.5℃	最接近体核温度

（2）生理性变化：体温保持相对恒定，但可随年龄、性别、昼夜、运动和情绪等因素的变化而波动，且波动常在正常范围内，一般不超过0.5～1.0℃。

1）年龄因素：儿童基础代谢率高，体温可略高于成人；老年人基础代谢率低，故体温偏低。

2）性别因素：女性体温一般较男性稍高0.3℃。★女性在月经前期和妊娠早期，体温可轻度升高，而排卵期较低，这主要与孕激素分泌的周期性变化有关。孕激素可兴奋体温调节中枢，有升高体温的作用，因此女性在排卵后体温可升高0.3～0.5℃。

2. 正常体温及生理性变化

（2）生理性变化：体温保持相对恒定，但可随年龄、性别、昼夜、运动和情绪等因素的变化而波动，且波动常在正常范围内，一般不超过 0.5～1℃。

3）昼夜因素：一般 2:00～6:00 时体温最低，13:00～18:00 时体温最高，变化范围在 0.5～1.0℃。如长期从事夜间工作的人员，则出现夜升日降的周期性波动。

4）药物：麻醉药物抑制体温调节中枢，并能扩张血管，导致散热增加，故对术中、术后的患者要注意保暖。某些药物可以通过抑制汗腺分泌而使体温升高。

5）其他：情绪激动、精神紧张、进食、运动均可使体温略有升高。而安静、睡眠、饥饿等可使体温略有下降。

二、异常体温

1. 体温过高　又称为发热，指机体在致热原的作用下，体温调节中枢的调定点上移而引起的调节性体温升高。当体温上升超过 0.5℃，或者一昼夜体温波动超过 1.0℃，即可称为发热。发热分为感染性和非感染性两种。临床上最常见的是感染性发热。

★（1）发热程度（图 11-1）：以口腔温度为标准，发热程度可进行如下划分。

1）低热：体温 37.3～38.0℃。
2）中度热：体温 38.1～39.0℃。
3）高热：体温 39.1～41.0℃。
4）超高热：体温在 41℃以上。

锦囊妙"记"

结合图片，以 37.3、38.1、39.1、41 等关键数，记住发热程度。

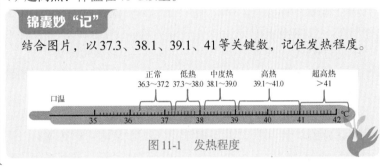

图 11-1　发热程度

★（2）发热的过程（表 11-3）。

★表 11-3　发热临床过程特征的比较

临床过程	特点	临床表现	方式
体温上升期	产热＞散热	畏寒、无汗、皮肤苍白，有时伴有寒战	骤升：肺炎球菌性肺炎　渐升：伤寒
高热持续期	产热和散热在较高水平趋于平衡	颜面潮红、皮肤灼热、口唇干燥、呼吸深快、脉搏增快、尿量减少	持续数小时至数周
退热期	散热＞产热	大量出汗、皮肤温度下降，年老体弱及心血管疾病的患者，因大量出汗，体液丧失，易出现虚脱或休克	骤退：大叶性肺炎渐退：伤寒

★（3）热型：临床常见的热型（表 11-4）。

★表 11-4　临床常见热型的特点与对应常见病的关系

常见热型	特点	常见病
稽留热	体温持续升高达 39.0～40.0℃，持续数天或数周，24 小时波动范围不超过 1℃	伤寒、肺炎球菌性肺炎
弛张热	体温在 39.0℃以上，但波动幅度大，24 小时体温差达 1℃以上，最低体温仍超过正常水平	败血症
间歇热	高热与正常体温交替出现，体温可骤升达 39℃以上，持续数小时或更长，又很快下降至正常，经数小时、数天的间歇后，又再次发作	疟疾
不规则热	体温在 24 小时内变化不规则，持续时间不定	流行性感冒、肿瘤性发热

锦囊妙"记"

稽留热，常见于伤寒、肺炎球菌性肺炎。可以结合稽留热的热型图，进行联想记忆，如"寒冷的冬天，小明感冒而患了肺炎，只能留在医院治病了"。这句话里的联想记忆关键词：寒冷=伤寒，肺炎=肺炎球菌性肺炎，留在=稽留热。还有更好的记忆方法喔，详见数字化资源。

1. 体温过高 又称为发热，指机体在致热原的作用下，体温调节中枢的调定点上移而引起的调节性体温升高。当体温上升超过0.5℃，或者一昼夜体温波动超过1.0℃，即可称为发热。发热分为感染性和非感染性两种。临床上最常见的是感染性发热。

★（4）体温过高患者的护理

1）观察病情：一般发热者一天测量4次体温；高热者应★每隔4小时测量体温1次，待体温恢复正常3天后，改为每日测量2次；小儿高热易出现惊厥，应密切观察。同时应注意观察发热的临床过程、热型、伴随症状及治疗效果等，如患者的面色、脉搏、呼吸、血压及出汗等体征。

2）休息：高热者应卧床休息。

3）降温：可采用物理降温和药物降温，★首选物理降温。★体温超过39.0℃，可局部用冷，如冰袋冷敷头部；★体温超过39.5℃时，可全身用冷，如乙醇或温水拭浴、大动脉处冷敷。降温30分钟后，应复测体温，并做好记录和交班。给予药物降温时，应注意剂量，防止因退热时大量出汗而引起的虚脱或休克。

4）保暖：体温上升期如伴寒战，应及时调节室温，注意保暖，必要时可饮热饮料。

5）补充营养和水分：给予患者★高热量、高蛋白、高维生素、易消化的流质或半流质饮食，鼓励患者少食多餐、多饮水，每日摄水量2500～3000ml。对不能进食的患者，遵医嘱给予静脉输液或鼻饲。

6）预防并发症：①做好口腔护理，预防口腔炎症及溃疡。②对长期卧床的患者，要勤翻身，预防压力性损伤和坠积性肺炎。③对出汗较多者，勤更换衣物，保持皮肤清洁，防止着凉。

7）心理护理：根据患者所处的发热阶段进行有针对性的心理护理。

8）健康教育：教会患者及家属正确测量体温、简易物理降温的方法；并告知休息、营养、饮水、清洁的重要性。

2. 体温过低 体温低于正常范围称为体温过低。若★体温在35.0℃以下称为体温不升。常见于★早产儿、重度营养不良及极度衰竭的患者。

（1）临床表现：体温不升、皮肤苍白、四肢冰冷、呼吸减慢、脉搏细弱、血压下降、感知觉迟钝、嗜睡、昏迷等。

（2）护理措施

1）保暖：应采取全身性保暖措施，如加盖被、喝热饮料、足底放热水袋等。对老人、小儿及昏迷患者，要注意防止烫伤。

2）提高室温：维持室温在24～26℃为宜。

3）观察：密切观察病情及生命体征的变化，至少每小时测量体温1次。

4）配合抢救。

三、体温测量的方法

1. **体温计的种类**　水银体温计包括口表、肛表、腋表。其他还有如电子体温计、可弃式化学体温计、红外线测温仪等。

2. **测量方法**

（1）操作方法（表11-5）。

★表11-5　根据患者病情选择合适的测量体温的方法

方法	测量部位及操作要点	测量时间
口腔测温法	将口表汞端斜放于★舌下热窝，嘱患者紧闭口唇含住口表，用鼻呼吸，勿用牙咬，不要说话	3分钟
腋下测温法	擦干腋窝汗液，将腋表汞端放于腋窝深处；屈臂过胸夹紧体温计	10分钟
直肠测温法	协助患者取侧卧、俯卧或屈膝仰卧位；润滑肛表汞端；轻轻插入肛门3～4cm，婴儿只插入肛表的汞槽	3分钟

★（2）注意事项

1）测量体温前后：应清点体温计总数；测量前还需检查体温计的完好程度及汞柱是否在35℃以下。

2）根据患者病情选择合适的测量方法，并排除测量体温的干扰因素（表11-6）。

★表11-6　选择测量体温的方法和排除干扰因素对比表

测量体温方法	不适宜患者	测体温30分钟前应排除的干扰因素
口腔测温法	婴幼儿，精神异常、昏迷、口鼻腔手术患者，以及呼吸困难、不能合作者	进食、饮水，进行蒸汽吸入、面颊冷热敷
腋下测温法	消瘦不能夹紧体温计，腋下出汗较多，腋下有炎症、创伤或手术	腋窝局部冷热敷
直肠测温法	直肠或肛门手术、腹泻、心肌梗死	灌肠、坐浴

3）患者不慎咬破体温计时的处理方法：①★立即清除玻璃碎屑；②★口服牛奶或蛋清以延缓汞（水银）的吸收；③如病情允许，可服大量粗纤维食物（如韭菜等），以加速汞的排出。

锦囊妙"记"

咬破体温计的处理方法：一清碎屑、二喝牛奶（蛋清）、三吃纤维。

4）凡给婴幼儿、昏迷、危重患者及精神异常者测量体温时，应有专人看护，以防意外。

5）如体温与病情不符，应守护在患者身旁重新测量，必要时可同时测口温和肛温作对照。

四、水银体温计的清洁、消毒和检查法

1. **水银体温计的清洁、消毒**　目的是防止交叉感染。

（1）常用消毒液：70%乙醇、1%过氧乙酸、1%消毒灵等。

（2）消毒方法

1）使用后，体温计用后全部放入消毒液中浸泡5分钟，取出后用冷开水冲洗，用纱布擦干，将体温计用手或离心机甩至35℃以下，再放入另一消毒容器中再浸泡30分钟后取出，用冷开水冲洗干净，再用消毒纱布擦干，存放于清洁盒内备用。

2）消毒液和冷开水须每日更换，盛放的容器及离心机应每周消毒1次。

2. **水银体温计的检查方法**　将所有体温计的汞柱甩至35℃以下，同时放入已测试过的40℃以下的温水内，3分钟后取出检视。若读数相差0.2℃以上、玻璃管有裂隙、汞柱自动下降等，不再使用。

第2节 脉搏的评估和护理

一、脉搏的评估

1. 正常脉搏的观察
- （1）脉率：在安静状态下，★正常成人的脉率为60～100次/分。且脉率与心率一致。
- （2）脉律：正常脉搏的节律均匀、规则，间隔时间相等。
- （3）脉搏的强弱：脉搏强弱取决于心输出量、动脉的充盈程度、动脉管壁的弹性和脉压大小。正常情况下脉搏强弱一致。
- （4）动脉管壁的弹性：正常的动脉管壁光滑、柔软，有一定的弹性。

2. 脉搏的生理性变化　一般同年龄女性比男性稍快；幼儿比成人快，老人稍慢；运动、情绪变化时可暂时增快，休息、睡眠时较慢。

二、异常脉搏

1. 异常脉搏的观察　见表11-7。

★表11-7　异常脉搏的观察

观察项目	异常变化	常见疾病
频率	速脉：安静状态下，成人脉率超过100次/分	★发热、甲状腺功能亢进、休克、大出血前期
	缓脉：安静状态下，成人脉率低于60次/分	★颅内压增高、房室传导阻滞、甲状腺功能减退、高钾血症
节律	间歇脉：亦称过早搏动或期前收缩。在一系列正常均匀的脉搏中，出现1次提前而较弱的搏动，其后有一较正常延长的间歇	各种心脏病或洋地黄中毒；少数健康人偶尔出现
	二联律：每隔1个正常搏动出现1次期前收缩	
	三联律：每隔2个正常搏动出现1次期前收缩	
	★脉搏短绌：即绌脉。在同一单位时间内，脉率少于心率。表现为三个不一：听诊时心律完全不规则，心率快慢不一，心音强弱不等	★心房纤维颤动
脉搏强弱	洪脉：脉搏强大而有力	高热、甲状腺功能亢进、主动脉瓣关闭不全
	丝脉：又称细脉，脉搏细弱无力	心功能不全、大出血、休克
	水冲脉：由于脉压增大，脉搏骤起骤落，急促而有力，如潮水涨落般	甲状腺功能亢进、主动脉瓣关闭不全、严重贫血、先天性动脉导管未闭
	奇脉：平静吸气时，脉搏明显减弱或者消失	心包积液、缩窄性心包炎
	交替脉：脉搏的节律正常，但强弱交替出现	冠心病、高血压性心脏病、主动脉瓣关闭不全
动脉管壁弹性	动脉硬化：动脉壁变硬，失去弹性，触诊呈条索状，严重者迂曲或结节	动脉硬化

2. 异常脉搏的护理
- （1）观察病情：观察患者脉搏的频率、节律、强弱及动脉管壁的弹性，以及其他相关症状，协助进行各项检查。
- （2）用药护理：观察药物疗效及不良反应，做好用药前后的相关指导。
- （3）心理护理：做好心理护理，消除紧张、恐惧情绪。
- （4）活动与休息：根据病情，指导患者适量活动和休息，必要时增加卧床时间，减少心肌耗氧量。
- （5）健康宣教：指导患者合理饮食，戒烟戒酒，勿用力排便，学会自我监测脉搏。

三、脉搏测量的方法

1. 测量部位　★最常用的是桡动脉，其次有颞浅动脉等表浅且靠近骨骼的动脉。

2. 测量脉搏的方法　触诊法，以桡动脉为例。
- （1）诊脉前：患者情绪应稳定，测量前30分钟无过度活动、紧张、恐惧等。
- （2）体位及触诊姿势：患者取坐位或卧位。护士用示指、中指、环指触诊。
- （3）时间：正常脉搏计数为触诊30秒所测数值乘以2。★如脉搏异常或危重患者等应测1分钟。若脉搏细弱而触不清时，应用听诊器听心率1分钟代替触诊。
- （4）脉搏短绌的测量：★由两名护士同时测量，一人听心率并发起止口令，另一人测脉率，测1分钟。记录方法：心率/脉率。

3. 注意事项
- （1）诊脉前：患者有剧烈活动或情绪激动时，应★休息20～30分钟后再测量。
- （2）★不可用拇指诊脉，以防拇指小动脉搏动与患者脉搏相混淆。
- （3）为★偏瘫患者测脉搏，应选择健侧肢体。

第3节　呼吸的评估和护理

一、呼吸的评估
1. 正常呼吸的观察　安静状态下，★正常成人的呼吸频率为16～20次/分，且节律规则、均匀，无声，不费力。
2. 生理性变化　正常呼吸的频率和深浅度可受年龄、性别、运动、情绪等因素的影响。
- （1）年龄：年龄越小，呼吸频率越快，老年人稍慢。
- （2）性别：同龄的女性较男性稍快。
- （3）活动：运动时，呼吸增快；休息和睡眠时，呼吸频率减慢。
- （4）情绪：情绪激动，呼吸可增快。
- （5）环境：海拔高，低氧环境时，呼吸会代偿性加深加快。环境温度高，呼吸会加深加快。

二、异常呼吸
1. 异常呼吸的观察　见表11-8。

★表11-8　异常呼吸的观察

观察项目	异常变化	常见疾病
频率异常	呼吸增快：安静状态下，成人呼吸频率>24次/分，一般发热时体温每升高1℃，呼吸增加4次/分	高热、缺氧
	呼吸缓慢：安静状态下，成人呼吸频率<12次/分	颅内压增高、巴比妥类药物中毒
节律异常	潮式呼吸：又称陈-施呼吸。特点是呼吸从浅慢开始逐渐加深加快，达高潮后，又逐渐变浅变慢，然后暂停5～30秒后，再重复出现以上呼吸。呼吸型态呈潮水涨落样，周而复始。潮式呼吸是呼吸中枢兴奋性减弱或高度缺氧的表现。因血中二氧化碳潴留，刺激颈动脉体和主动脉弓的化学感受器而刺激呼吸中枢而引起	脑炎、颅内压增高、酸中毒、巴比妥类药物中毒
	间断呼吸：又称比奥呼吸。特点是呼吸和呼吸暂停现象交替出现。间断呼吸是呼吸中枢兴奋性显著降低的表现	颅内病变、呼吸中枢衰竭
深浅度异常	深度呼吸：又称库斯莫尔呼吸，深而规则的大呼吸	尿毒症、糖尿病所致代谢性酸中毒
	浮浅性呼吸：浅表而不规则的呼吸，有时可呈叹息样	濒死者
音响异常	蝉鸣样呼吸：吸气时有一种高音调的音响，似蝉鸣，多因声带附近阻塞引起	喉头水肿、痉挛或喉头有异物
	鼾声呼吸：由气管或支气管有较多的分泌物蓄积所致	深昏迷者
呼吸困难	★吸气性呼吸困难：吸气费力，吸气时间显著长于呼气时间，出现明显三凹征，即胸骨上窝、锁骨上窝、肋间隙或腹上角凹陷，多见于上呼吸道部分梗阻	喉头水肿、喉头异物
	★呼气性呼吸困难：呼气费力，呼气时间显著长于吸气时间，多见于下呼吸道部分梗阻	支气管哮喘、肺气肿
	混合性呼吸困难：吸气和呼气均感费力，呼吸表浅，频率增加	肺部感染

2. 异常呼吸的护理
（1）观察病情：观察呼吸频率和节律的变化及相关症状、体征。
（2）休息：帮助患者取舒适体位休息，减少耗氧量。
（3）保持呼吸道通畅：指导患者有效咳嗽，必要时给予吸痰，及时清除呼吸道分泌物。
（4）吸氧：酌情给予氧气吸入，必要时可用呼吸机辅助呼吸。
（5）用药护理：遵医嘱给药，注意观察药物疗效及不良反应。
（6）心理护理：关心安慰患者，消除恐惧与不安，鼓励其主动配合治疗及护理。
（7）健康宣教：指导患者自我监测呼吸，养成良好生活方式，正确进行呼吸训练等。

三、呼吸测量的方法

1. 测量方法
（1）诊脉姿势：★护士手仍按在患者手腕处保持诊脉姿势，以免患者紧张而影响测量结果。
（2）测试时间：观察患者胸部或腹部起伏次数，一起一伏为1次呼吸，一般患者观察30秒，将测得数值乘以2，呼吸异常患者观察1分钟。
（3）危重或呼吸微弱患者：★可用少许棉花置于患者鼻孔前，观察棉花被吹动的次数，计数1分钟。

2. 注意事项
（1）如患者情绪激动或有剧烈运动，应休息30分钟后再测量。
（2）在测量呼吸频率时，应同时注意观察呼吸的节律、深浅度、音响及气味等变化。
（3）呼吸可受意识控制，测量呼吸时应注意不要让患者察觉。

第4节　血压的评估和护理

一、血压的评估

1. 正常血压的观察　血压正常值一般以肱动脉血压为标准。在安静状态下，★正常成人收缩压为90～139mmHg（12～18.5kPa），舒张压为60～89mmHg（8～11.8kPa），脉压为30～40mmHg（4～5.3kPa）。

2. 生理性变化
（1）年龄：动脉血压随年龄的增长而逐渐增高，新生儿血压最低，★儿童血压比成人低。
（2）性别：同龄女性血压比男性偏低，更年期后，女性血压与男性差别较小。
（3）昼夜和睡眠：★清晨血压一般最低，傍晚血压最高，夜间睡眠血压降低，休息和睡眠不佳时，血压稍增高。
（4）环境：★在寒冷刺激下，血压可略升高；在高温环境中，血压可略下降。
（5）部位：一般★右上肢血压高于左上肢；下肢血压比上肢高。
（6）其他：紧张、恐惧、害怕、兴奋及疼痛等精神状态的改变，均可导致血压升高；吸烟、饮酒、盐摄入过多及药物等也会影响血压值。

二、异常血压

1. 异常血压的观察
（1）高血压：★成人收缩压≥140mmHg（18.7kPa）和（或）舒张压≥90mmHg（12kPa）（表11-9）。

★表11-9　高血压水平的定义和分类

类别	收缩压（mmHg）	舒张压（mmHg）
正常血压	<120	<80
★正常高值	120～139	80～89
高血压	≥140	≥90
1级高血压（轻度）	140～159	90～99
2级高血压（中度）	160～179	100～109
★3级高血压（重度）	≥180	≥110
单纯收缩期高血压	≥140	<90

注：若患者的收缩压和舒张压处于不同分级时，应按两者中较高的级别分类。

1. 异常血压的观察
　（2）低血压：成人收缩压＜90mmHg，舒张压＜50～60mmHg。常见于大量失血、休克、急性心力衰竭患者。
　（3）脉压的变化：★脉压增大，见于主动脉瓣关闭不全、主动脉硬化等患者；脉压减小，见于心包积液、缩窄性心包炎、主动脉瓣狭窄等患者。

2. 异常血压的护理
　（1）观察：应与患者基础血压对照并密切观察血压及其他病情变化，做好记录。
　（2）患者血压过高，应卧床休息；血压过低，应迅速取平卧位，并报告医生，进行相应的处理。

三、测量血压的方法

1. 血压计的种类　水银血压计、弹簧表式血压计、电子血压计等。

2. 血压测量的方法
　（1）测量常用部位：★上肢肱动脉、下肢股动脉。
　（2）测量前：嘱患者休息20～30分钟，并取坐位或仰卧位；检查血压计。
　（3）血压计位置：打开盒盖呈90°垂直位置；扎袖带：★袖带下缘距肘窝2～3cm，松紧以能放入一指为宜。
　（4）听诊器胸件位置：在袖带下缘紧贴肱动脉搏动最强点（勿全部塞入袖带内）。
　（5）注气：向袖带内打气至动脉搏动音消失，再上升20～30mmHg。
　（6）放气：放气使汞柱以4mmHg/s的速度下降，注视汞柱所指刻度，★当从听诊器中听到第一声搏动时汞柱上所指刻度，即为收缩压；随后搏动声逐渐增强，★当搏动音突然变弱或消失时汞柱所指刻度为舒张压。
　（7）整理：测量完毕，驱尽袖带内余气，整理袖带放入盒内。将血压计向右倾斜45°，使全部汞回流汞槽内，关闭汞槽开关。
　（8）记录：收缩压/舒张压，变音和消失音之间有差异时，两个读数都应记录。如120/84mmHg。

3. 注意事项
　（1）测量前：应检查血压计。
　（2）需密切观察血压者：应做到★"四定"，即定时间、定部位、定体位、定血压计。
　（3）测血压：血压计"0"点应与心脏、肱动脉在同一水平位上。★坐位时肱动脉平第四肋软骨，仰卧位时肱动脉平腋中线水平。
　（4）排除干扰因素（表11-10）。

★表 11-10　血压测量值的干扰因素与其变化

干扰因素	血压值变化
袖带过宽	偏低
袖带过窄	偏高
袖带过紧	偏低
袖带过松	偏高
汞不足	偏低
被测肢体位置过高	偏低
被测肢体位置过低	偏高
测试者视线低于汞柱弯月面	偏高
测试者视线高于汞柱弯月面	偏低

　（5）重测血压：血压异常或听不清时应先将袖带内的气体驱尽，使汞柱降至"0"点，稍等片刻后，再进行测量。
　（6）★为偏瘫患者测量血压：应选择健侧肢体。

锦囊妙"记"　　血压值测量值干扰因素的记忆方法

利用压强公式记忆干扰因素对血压值的影响：袖带宽而紧，接触面积大，值偏低；袖带窄而松，接触面积小，值偏高。即为宽紧低，窄松高。

要点回顾

1. 对于体温过高的患者，护士应该如何护理？
2. 简述脉搏短绌的测量方法。
3. 应如何测量危重或呼吸微弱患者的呼吸？
4. 简述呼吸困难的种类和常见疾病。
5. 简述测量血压的注意事项。

●○ 模拟试题栏——识破命题思路，提升应试能力 ○●

一、专业实务

A₁型题

1. 下列选项中，哪项是影响人体蒸发散热的最主要原因
   A. 环境湿度过大
   B. 环境温度高
   C. 空气对流差
   D. 汗腺发育障碍
   E. 体温调节中枢功能紊乱

2. 有关体温生理性变化的正确描述是
   A. 昼夜体温变动范围常常超过1℃
   B. 儿童体温略低于成人
   C. 麻醉药物能影响体温调节中枢，使体温升高
   D. 女性月经前期、妊娠早期体温略高，而排卵期体温略降低
   E. 进食、运动后体温无变化

3. 肺炎球菌性肺炎的患者体温升降方式为
   A. 体温骤升
   B. 体温骤降
   C. 体温上升与下降速度一致
   D. 体温渐升
   E. 体温不变

4. 以口腔温度为标准，下列哪项发热程度属于高热
   A. 37.0～37.5℃   B. 37.3～38.0℃
   C. 38.1～39.0℃   D. 39.1～41.0℃
   E. 41℃以上

5. 检查体温计，不合格体温计的误差是
   A. 0.1℃以上   B. 0.2℃以上
   C. 0.3℃以上   D. 0.4℃以上
   E. 0.5℃以上

6. 需要专人看护进行测量体温的对象不包括
   A. 婴幼儿   B. 昏迷患者
   C. 危重患者   D. 精神异常者
   E. 高热患者

7. 在安静状态下及低温环境中，人体主要的散热方式是
   A. 对流   B. 蒸发
   C. 传导   D. 传递
   E. 辐射

8. 正常腋下温度平均值及其波动范围是
   A. 36.3℃，36.0～36.5℃
   B. 36.3℃，36.0～37.0℃
   C. 36.5℃，36.0～37.0℃
   D. 36.7℃，36.2～37.2℃
   E. 37.0℃，36.5～37.5℃

9. 以下可用口腔测量法测体温的患者是
   A. 腹泻幼儿
   B. 支气管哮喘发作患者
   C. 昏迷患者
   D. 痔疮术后患者
   E. 精神障碍患者

10. 正常成人的脉率是
    A. 20～40次/分   B. 40～60次/分
    C. 60～120次/分   D. 80～110次/分
    E. 60～100次/分

11. 下列关于测量脉搏的方法，哪项描述是正确的
    A. 最常用的部位是颈动脉
    B. 护士可用听诊器为新生儿听心率代替
    C. 为偏瘫患者测脉搏，应选择下肢测股动脉
    D. 患者剧烈活动后，应休息60分钟后再测量
    E. 脉搏异常者应测30秒，所得数据乘以2

12. 呼气性呼吸困难多见于
    A. 喉头有异物   B. 肺气肿
    C. 代谢性酸中毒   D. 喉头水肿
    E. 严重急性呼吸综合征

13. 呼吸过快是指在安静状态下，成人呼吸频率

A. >16次/分　　　　B. >22次/分
C. >20次/分　　　　D. >24次/分
E. >10次/分

14. 下列哪项关于血压值生理性变化的描述是错误的
A. 寒冷环境下血压可略升高
B. 更年期后, 女性血压低于男性
C. 儿童血压较成人低
D. 右上肢血压高于左上肢
E. 情绪激动时血压值可升高

15. 关于测量血压, 下面哪一项的说法是正确的
A. 测量血压时, 袖带过宽, 测得的血压值偏高
B. 测量血压时, 袖带过松, 测得的血压值偏低
C. 测量血压时, 视线在刻度上方, 测得的血压值偏高
D. 测量下肢的血压值高于上肢的血压值
E. 测量血压时, 血压计的汞不足, 测得的血压值偏高

A₂型题

16. 患者, 女性, 53岁。诊断: 急性上呼吸道感染。现体温39.5℃, 护士使用乙醇拭浴法为其物理降温, 该降温法的散热方式是
A. 辐射　　　　B. 对流
C. 蒸发　　　　D. 传导
E. 传递

17. 患者, 女性, 45岁。诊断: 急性支气管炎。现体温38.8℃, 护士用冰袋为其降温。该降温方法的主要散热方式是
A. 辐射　　　　B. 对流
C. 蒸发　　　　D. 挥发
E. 传导

18. 患者, 男性, 65岁。多日来护士为其测量体温, 并绘制成图。如下图所示, 可以判断该患者属于什么热型

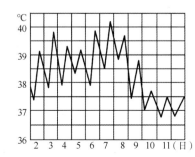

A. 稽留热　　　　B. 弛张热
C. 不规则热　　　　D. 间歇热
E. 药物热

19. 患者, 女性, 75岁。心房纤维颤动10年。查体: 心率96次/分, 脉率76次/分、强弱不等、极不规则。此脉搏称为
A. 间歇脉　　　　B. 二联律
C. 丝脉　　　　D. 脉搏短绌
E. 缓脉

20. 患者, 男性, 75岁。因上呼吸道感染入院, 现体温39.6℃, 护士为其物理降温, 在其退热过程中护士应特别注意监测患者可能出现下列哪种情况
A. 低温　　　　B. 虚脱
C. 皮肤潮红　　　　D. 呼吸加快
E. 畏寒

21. 患者, 男性, 35岁。因肺炎收入院, 持续发热2天, 每天口腔温度波动范围在39.3～40.0℃, 并伴有脉搏、呼吸明显增快, 该患者的热型属于
A. 间歇热　　　　B. 弛张热
C. 波浪热　　　　D. 稽留热
E. 不规则热

22. 患者, 男性, 25岁。患肺结核。护士为其测量体温后, 应选用哪种方法消毒体温计
A. 煮沸消毒　　　　B. 2%碘酊擦拭
C. 70%乙醇浸泡　　　　D. 0.1%氯己定浸泡
E. 2%戊二醛浸泡

23. 患者, 男性, 26岁。因中暑体温上升至40.5℃, 面色潮红、皮肤灼热、无汗, 呼吸、脉搏增快。护士为其进行物理降温, 复测体温的时间是
A. 5分钟后　　　　B. 10分钟后
C. 20分钟后　　　　D. 30分钟后
E. 40分钟后

24. 某护士在社区进行女性健康宣教时说: "成年女性的体温在月经前期可轻度升高, 而在排卵期则较低。"该现象的原因主要是
A. 与睡眠的质量有关
B. 与孕激素分泌的周期性变化有关
C. 与雌激素分泌的周期性变化有关
D. 与雄激素分泌的周期性变化有关
E. 与心理因素有关

25. 患者, 男性, 78岁。因"心肌梗死"入院治疗。护士为其测量体温时, 不宜选用的方法是
A. 经腋下测量　　　　B. 经口腔测量
C. 经直肠测量　　　　D. 经皮肤测量
E. 经外耳道测量

26. 患者, 女性, 55岁。因充血性心力衰竭入院治疗, 按医嘱给予洋地黄增强心肌收缩力。用药期

间，护士观察患者脉搏时发现：在一系列正常均匀的脉搏中，出现1次提前而较弱的搏动，其后有一较正常延长的间歇。该患者的脉搏称为

A. 丝脉   B. 洪脉

C. 缓脉   D. 间歇脉

E. 细脉

27. 患者，女性，58岁。护士在为其测量脉搏时发现该患者在吸气时脉搏明显减弱，此异常的脉搏称为

A. 奇脉   B. 水冲脉

C. 重搏脉   D. 细脉

E. 交替脉

28. 患儿，男性，5岁。因流行性脑膜炎入院治疗。入院后病情转为危重，护士每小时为其测量生命体征，下列做法错误的是

A. 测量脉搏时间为1分钟

B. 当脉搏触不清时，护士用听诊器听心率代替触诊

C. 诊脉前，让患儿稳定情绪

D. 因患儿大哭大闹，护士安抚后随即测量生命体征

E. 因患儿左手背正在静脉输液，有夹板约束，故选用右手桡动脉测量脉搏

29. 患儿，男性，5岁。诊断"喉头异物"入院。查体：面色青紫，呼吸费力，伴明显的三凹征。其呼吸类型属于

A. 深度呼吸   B. 潮式呼吸

C. 吸气性呼吸困难   D. 呼气性呼吸困难

E. 混合性呼吸困难

30. 患者，男性，85岁。处于濒死期，呼吸表浅微弱、不易观察。护士为其测量呼吸频率的正确方法是

A. 仔细听呼吸声响并计数

B. 手置患者鼻孔前，以感觉气流通过并计数

C. 手按患者胸腹部，以胸腹壁起伏次数计数

D. 用少许棉花置患者鼻孔前，观察棉花吹动次数计数

E. 测脉率乘以1/4，以推测呼吸次数

31. 患者，男性，55岁。因喉头卡有异物来院急诊。护士观察其吸气时有一种高音调的音响，该患者的呼吸为

A. 库斯莫尔呼吸   B. 呼气性呼吸困难

C. 鼾声呼吸   D. 蝉鸣样呼吸

E. 比奥呼吸

32. 患者，女性，32岁。喉头异物导致吸气性呼吸困

难，患者出现明显的三凹征。三凹征指吸气时下列部位凹陷，其中不包括

A. 胸骨上窝   B. 锁骨上窝

C. 肋间隙   D. 双颊部

E. 腹上角

33. 患者，男性，72岁。因外伤已卧床休息3个月。近期患者吸气和呼气均感费力，呼吸频率快且表浅。该患者呼吸困难的特点提示其可能发生

A. 喉头异物   B. 肺部感染

C. 支气管哮喘   D. 肺气肿

E. 酸中毒

34. 患者，男性，62岁。连续3天测量血压，脉压均为46～50 mmHg。该患者的血压常见于哪种疾病

A. 心包积液

B. 主动脉瓣狭窄

C. 缩窄性心包炎

D. 主动脉瓣关闭不全

E. 甲状腺功能减退

35. 患者，男性，62岁。诊断：主动脉瓣狭窄。其脉压的变化特点应是

A. 脉压增大   B. 脉压不变

C. 脉压忽大忽小   D. 脉压减小

E. 脉压先降后升

36. 3级高血压是指血压的范围为

A. 收缩压160～180mmHg，舒张压90～100mmHg

B. 收缩压160～180mmHg，舒张压100～110mmHg

C. 收缩压≥180mmHg，舒张压90～100mmHg

D. 收缩压≥180mmHg，舒张压100～110mmHg

E. 收缩压≥180mmHg，舒张压≥110mmHg

37. 患者，男性，60岁。连续4天测量的血压值波动在（128～132）/（95～98）mmHg。此患者属于

A. 低血压   B. 脉压大

C. 高血压   D. 正常血压

E. 正常高值

38. 护士为某患者测量血压，测量血压时出现假性高读数的原因可能是

A. 被测者在进餐后立即测量血压

B. 被测者手臂位置高于心脏

C. 血压计袖带宽度太宽

D. 血压计袖带缠绕过紧

E. 测量时，放气速度太快

A₃/A₄型题

（39～41题共用题干）

患者，男性，18岁。因高烧22小时后入院。护

士为其测量体温变化如下图所示。

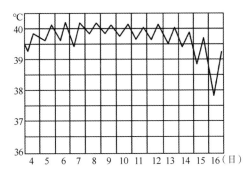

39.此热型属于
　　A.弛张热　　　　　B.间歇热
　　C.不规则热　　　　D.稽留热
　　E.波浪热

40.该热型最有可能见于
　　A.肺炎球菌性肺炎　B.败血症
　　C.疟疾　　　　　　D.肿瘤
　　E.风湿热

41.为患者测量体温应每隔多久测量一次
　　A.1小时　　　　　B.2小时
　　C.4小时　　　　　D.6小时
　　E.8小时

（42～43题共用题干）

　　患者，女性，68岁。患有冠心病、高血压。入院发现患者脉搏短绌，测得体温39.8℃。

42.护士在为该患者测量脉搏时，正确方法是
　　A.先测心率后测脉率
　　B.一人测心率脉率，另一人计时
　　C.一人听心率并发起测量口令，另一人测脉搏，两人同时测量1分钟
　　D.一人测脉率，另一人报告医生
　　E.一人发口令，另一人测脉搏和心率

43.遵医嘱给予该患者洋地黄类药物，护士在发药前，为患者测量脉搏需超过多少，方能给药
　　A.100次/分　　　　B.120次/分
　　C.80次/分　　　　D.60次/分
　　E.70次/分

（44～46题共用题干）

　　患者，男性，75岁。因服用过量巴比妥类药物入院。住院期间，患者呼吸呈周期性变化：呼吸由浅慢逐渐变为深快，然后转为浅慢，经过一段时间呼吸暂停，又重复上述变化，其形态如潮水起伏。

44.该患者的呼吸节律为
　　A.潮式呼吸　　　　B.比奥呼吸
　　C.浮浅性呼吸　　　D.鼾声呼吸

　　E.库斯莫尔呼吸

45.该呼吸节律中呼吸变为深快的主要机制是
　　A.呼吸中枢兴奋性增强
　　B.高度缺氧刺激颈动脉体化学感受器
　　C.二氧化碳浓度增高刺激颈动脉体和主动脉弓的化学感受器
　　D.二氧化碳浓度降低刺激主动脉弓的化学感受器
　　E.高度缺氧刺激呼吸中枢，使其兴奋性增强

46.数日后，患者表现为呼吸和呼吸暂停现象交替出现，在有规律地呼吸几次后，突然停止呼吸，间隔一段时间后，又开始呼吸，如此反复交替出现。该患者出现了
　　A.潮式呼吸　　　　B.比奥呼吸
　　C.浮浅性呼吸　　　D.鼾声呼吸
　　E.库斯莫尔呼吸

（47～49题共用题干）

　　患者，女性，65岁。诊断：风湿性心脏病、二尖瓣狭窄、心房颤动、高血压。新收入院治疗。

47.护士在为该患者测量脉搏时，正确方法是
　　A.先测心率后测脉率
　　B.一人测心率脉率，另一人计时
　　C.一人听心率并发起测量口令，另一人测脉搏，两人同时测量1分钟
　　D.一人测脉率，另一人报告医生
　　E.一人发口令，另一人测脉搏和心率

48.护士为患者测量血压时，若袖带缠得过松可致
　　A.血压偏低　　　　B.脉压加大
　　C.收缩压偏高　　　D.舒张压偏高
　　E.血压偏高

49.护士为该患者测量血压时，下列做法错误的是
　　A.首选上肢肱动脉进行测量
　　B.袖带下缘距肘窝2～3cm
　　C.袖带松紧以能放入一指为宜
　　D.放气时使汞柱以2mmHg/s的速度下降
　　E.患者仰卧位时，肱动脉平腋中线水平

（50～53题共用题干）

　　患者，男性，58岁。由车祸导致颅脑损伤，颅内压增高。护士查体发现：患者口腔体温38.5℃，呼吸8次/分、节律异常，如潮水般起落，脉搏58次/分，血压160/90mmHg。

50.该患者的脉搏属于
　　A.间歇脉　　　　　B.洪脉
　　C.交替脉　　　　　D.缓脉
　　E.丝脉

51. 该患者的呼吸节律特征应属于
    A. 陈-施呼吸　　　　B. 间断呼吸
    C. 库斯莫尔呼吸　　　D. 蝉鸣样呼吸
    E. 叹息样呼吸

52. 该患者体温的发热程度为
    A. 低热　　　　　　B. 中度热
    C. 高热　　　　　　D. 超高热
    E. 极低度热

53. 为患者监测血压时，应排除袖带的因素干扰，下列描述哪项错误
    A. 袖带过宽时测得的血压值偏低
    B. 袖带过窄时测得的血压值偏高
    C. 袖带过紧时测得的血压值偏低
    D. 袖带过松时测得的血压值偏高
    E. 汞不足时测得的血压值偏高

（54～55题共用题干）

患者，女性，26岁。在工作中不慎受伤，于1天前在全身麻醉下行右上肢截肢术。由于手术中失血过多，患者术后血压一直波动幅度较大，需严密监测生命体征。

54. 监测该患者血压时，要求做到的"四定"，其中不包括
    A. 定时间　　　　　B. 定部位
    C. 定体位　　　　　D. 定人测量
    E. 定血压计

55. 测量该患者血压时，能使血压值偏高的因素是
    A. 袖带过宽　　　　B. 袖带过窄
    C. 汞不足　　　　　D. 肢体位置过高
    E. 护士眼睛视线高于汞柱弯月面

二、实践能力

A₁型题

56. 肿瘤性发热的常见热型是
    A. 稽留热　　　　　B. 弛张热
    C. 间歇热　　　　　D. 超高热
    E. 不规则热

57. 对于高热患者，应嘱其多饮水，每日摄水量达到
    A. 3000～4000ml　　B. 1500～2000ml
    C. 2000～3000ml　　D. 1500～3000ml
    E. 2500～3000ml

58. 生理情况下可使体温略有降低的是
    A. 进食时　　　　　B. 女性排卵期
    C. 焦虑时　　　　　D. 运动时
    E. 妊娠早期

59. 生理情况下可使体温略有降低的激素是

A. 雄激素　　　　　B. 孕激素
C. 甲状腺激素　　　D. 雌激素
E. 肾上腺激素

60. 窦性心动过速是指心率大于
    A. 80次/分　　　　B. 100次/分
    C. 120次/分　　　D. 160次/分
    E. 180次/分

61. 以下哪个不是决定脉搏强弱的因素
    A. 心输出量　　　　B. 动脉的充盈程度
    C. 动脉管壁的弹性　D. 脉压大小
    E. 心率

62. 鼾声呼吸常见于
    A. 慢性阻塞性肺疾病患者
    B. 深昏迷患者
    C. 高热患者
    D. 喉头水肿患者
    E. 喉头异物患者

63. 尿毒症引起代谢性酸中毒时，患者的呼吸表现为
    A. 吸气性呼吸困难　B. 呼气性呼吸困难
    C. 呼吸间断　　　　D. 呼吸深大而规则
    E. 呼吸浅表而不规则

64. 吸气性呼吸困难多见于
    A. 喉头有异物　　　B. 肺气肿
    C. 代谢性酸中毒　　D. 支气管哮喘
    E. 脑炎

65. 绌脉常见于
    A. 心房颤动　　　　B. 动脉导管未闭
    C. 房室传导阻滞　　D. 缩窄性心包炎
    E. 肺动脉高压

A₂型题

66. 患者，男性，28岁。诊断：扁桃体炎。护士为患者测得体温为39.8℃，护士向患者进行饮食的健康宣教，正确的是
    A. 进食高热量、高蛋白、高维生素流质饮食
    B. 进食高热量、高蛋白、高纤维素饮食
    C. 进食高热量、高蛋白、高维生素、易消化流质或半流质饮食
    D. 进食高热量、高蛋白、高维生素、易消化软质饮食
    E. 少食多餐，多饮水，每日摄入水2000ml

67. 患儿，女性，3岁。在测量口腔温度时不慎咬破体温计，护士首先应采取的措施是
    A. 催吐
    B. 检查体温计破损程度

C. 清除口腔内玻璃碎屑

D. 让患者喝 500ml 牛奶

E. 给予电动吸引洗胃

68. 患儿，男性，1 岁。因上扁桃体炎入院。现高热，护士为其测量肛温，操作错误的是

A. 协助患者取侧卧、俯卧或屈膝仰卧位

B. 测量完毕用卫生纸擦净肛门处

C. 润滑肛表汞端

D. 将体温计的汞槽插入肛门

E. 测量 5 分钟取出

69. 患儿，女性，3 个月。因急性上呼吸道感染入院，现体温 40.1℃。下列护理措施正确的是

A. 有专人看护测量体温

B. 因患儿手腕太细，护士可用拇指测脉搏

C. 患儿正在大哭时，应尽快数完呼吸

D. 每天测量体温 4 次

E. 给予患儿低热量、低蛋白、高维生素、易消化的流质饮食

70. 患者，男性，60 岁。诊断：急性胆囊炎。查体：体温 39.5℃，脉搏 92 次/分，呼吸 24 次/分。下列护理措施不妥的是

A. 卧床休息

B. 测体温 q4h

C. 鼓励多饮水

D. 冰袋置于患者头顶、足底处

E. 每天口腔护理 2 次

71. 患儿，男性，3 岁。因心肌炎入院治疗。患儿畏寒、无汗、皮肤苍白、偶伴寒战。护士判断其处于发热过程的

A. 体温上升期　　　B. 体温持续期

C. 高热持续期　　　D. 退热期

E. 体温下降期

72. 患者，男性，55 岁。患者出现颜面潮红、皮肤灼热、口唇干燥、呼吸深快，测量体温 39.2℃。护士判断其处于发热过程的

A. 体温上升期　　　B. 体温持续期

C. 高热持续期　　　D. 退热期

E. 体温下降期

73. 患者，女性，57 岁。久病体弱，高热，护士为其进行物理降温后，体温开始下降，但同时出现大汗淋漓、血压下降、脉搏细速、四肢湿冷等。此时，患者已经出现

A. 寒战　　　　　　B. 着凉

C. 休克　　　　　　D. 皮肤灼热

E. 口唇干燥

74. 给予肺炎高热患者降温处理时，正确的操作是

A. 为防止病情加重，患者出汗后减少擦拭、更衣

B. 小儿患者应及时服用阿司匹林降温，防止惊厥

C. 采取物理方法逐渐降温，防止脱水

D. 应用大剂量退热药快速降温

E. 松解衣服，自行降温

75. 患者，女性，67 岁。高血压、冠心病史 3 年，入院时测得血压 190/130mmHg，经治疗后稍有下降，但仍有波动，患者因此精神紧张、焦虑不安。护士为该患者测量血压时，不妥的是

A. 测得血压值偏高时应保持镇静

B. 安慰患者，保持稳定乐观的情绪

C. 向患者介绍高血压的保健知识

D. 将血压计刻度面向患者以便患者观察

E. 测得血压与基础血压对照后做好解释

76. 患者，男性，68 岁。诊断为脑出血。入院时意识不清，左侧肢体瘫痪。护士为其测量血压、体温。正确的操作是

A. 测肛温，测上肢血压

B. 测口温，测上肢血压

C. 测肛温，测下肢血压

D. 测腋温，测右上肢血压

E. 测腋温，测左上肢血压

A_3/A_4 型题

（77～79 题共用题干）

患者，男性，73 岁。诊断：流行性感冒。主诉怕冷。查体：体温 39.5℃，脉搏细速，呼吸粗大，皮肤苍白、无汗。

77. 护士为该患者测量体温时，下列做法错误的是

A. 若测量口温，时间为 3 分钟

B. 若测量肛温，插入肛门 3～4cm

C. 若测量腋温，时间为 5 分钟

D. 测量肛温前润滑温度计前端

E. 若测量肛温，时间为 3 分钟

78. 护士发现该患者的体温表现为 24 小时内变化不规则，持续时间不定。该患者热型属于

A. 弛张热　　　　　B. 稽留热

C. 间歇热　　　　　D. 不规则热

E. 波浪热

79. 针对上述症状，护士给予患者以下护理措施，其中错误的是

A. 卧床休息，保持病室安静

B. 做好皮肤与口腔护理

C. 鼓励患者多饮水

D. 进高热量、高蛋白、高维生素、易消化流质饮食

E. 放置冰袋于额头、枕后、腋下及腹股沟处

（80～81题共用题干）

患者，男性，60岁。诊断：肺心病。因昏迷，长期卧床，并发肺部感染。患者气道分泌物较多，呼气时发出粗糙的呼吸音。

80. 该患者的异常呼吸属于

    A. 蝉鸣样呼吸   B. 鼾声呼吸

    C. 浅快呼吸   D. 深慢呼吸

    E. 间断呼吸

81. 护士为该患者测量呼吸的方法，下列哪项错误

    A. 测量脉搏后，手仍按在患者手腕处保持诊脉姿势

    B. 观察患者胸部或腹部起伏次数，一起一伏为1次

    C. 观察呼吸，测量30秒，将测得的数值乘以2

    D. 如呼吸不易观察，可观察患者鼻孔前棉花被吹动的次数

    E. 在测量呼吸频率时，应注意观察其呼吸的节律、深浅度、声音等变化

（82～84题共用题干）

患者，男性，79岁。诊断：慢性阻塞性肺气肿、心力衰竭、心律失常。患者常坐起呼吸，呼气困难，痰多难咳，行走后自觉疲劳，患者常常表现出对生活的厌倦。

82. 护士为患者测量脉搏，患者的脉搏为65次/分，心率88次/分，心音强弱不等，患者的脉搏属于

    A. 脉搏短绌   B. 二联律

    C. 间歇脉   D. 奇脉

    E. 洪脉

83. 护士为患者进行健康宣教，以下的内容错误的是

    A. 做好用药前后的相关指导

    B. 消除紧张、焦虑情绪

    C. 指导患者正确使用氧气

    D. 指导患者合理饮食，戒烟戒酒

    E. 指导患者到户外锻炼身体

84. 该患者的呼吸型态是

    A. 吸气性呼吸困难   B. 呼气性呼吸困难

    C. 混合性呼吸困难   D. 比奥呼吸

    E. 陈-施呼吸

（郭　云）

第12章 患者饮食的护理

第1节 医院饮食

★医院的饮食通常可分三大类，即基本饮食、治疗饮食、试验饮食。

一、基本饮食 医院的基本饮食见表12-1。

★表12-1 医院基本饮食

种类	适用范围	每日进餐次数	饮食原则
普通饮食	病情较轻、疾病恢复期、无发热、无消化道疾病、不需限制饮食的患者	3	易消化、无刺激性食物
软质饮食	老、幼患者，术后恢复期阶段、咀嚼不便、消化不良和低热的患者	3~4	软、烂为主，易咀嚼消化
半流质饮食	体弱、手术后、发热、口腔疾病、咀嚼不便、消化不良等患者	5~6	少食多餐
流质饮食	病情危重、高热和各种大手术后、吞咽困难、口腔疾病和急性消化道疾病患者	6~7	呈液状，易吞咽和消化

★**二、治疗饮食** 医院常见的治疗饮食见表12-2。

★表12-2 医院常见的治疗饮食

种类	适用范围	饮食原则
高热量饮食	甲状腺功能亢进、结核、高热、大面积烧伤、产妇、需增加体重的患者	在基本饮食的基础上加餐两次 每日总热量约12.5MJ（3000kcal）
高蛋白饮食	结核、大面积烧伤、严重贫血、营养不良、大手术后及癌症晚期等患者	蛋白质供应：1.5~2g/（kg·d），总量不超过120g；总热量10.5~12.5MJ/d（2500~3000kcal/d）
低蛋白饮食	急性肾小球肾炎、尿毒症、肝性脑病等患者	成人蛋白质摄入量<40g/d，病情需要时也可<20~30g/d
低脂肪饮食	肝、胆、胰疾病患者、高脂血症、动脉粥样硬化、冠心病、肥胖症和腹泻患者	成人脂肪摄入量<50g/d，肝、胆、胰患者<40g/d，尤其避免动物脂肪的摄入
低盐饮食	急慢性肾炎、心脏病、肝硬化腹水、重度高血压但水肿较轻的患者	成人摄入食盐不超过2g/d（含钠0.8g），禁食一切腌制食物（如咸菜、咸肉、香肠、火腿、皮蛋等）
无盐低钠饮食	同低盐饮食，但水肿较重的患者	无盐饮食：烹调时不放食盐 低钠饮食：除无盐外，还须控制食物中自然存在的含钠量的摄入（<0.5g/d），禁用腌制食物对无盐低钠饮食者，还应禁用含钠多的食物和药物
少渣饮食	伤寒、疟疾、腹泻、肠炎、食管-胃底静脉曲张的患者	少用油，选择膳食纤维含量少的食物
高膳食纤维饮食	便秘、肥胖、高脂血症、糖尿病等患者	选择膳食纤维含量多的食物
低胆固醇饮食	高胆固醇血症、动脉粥样硬化、冠心病等患者	成人胆固醇摄入量<300mg/d，禁用或少用含胆固醇高的食物，如动物内脏、蛋黄等
要素饮食	又称要素膳、化学膳、元素膳，适用于严重烧伤、晚期癌症、低蛋白血症、大手术后胃肠功能紊乱、消化和吸收不良、营养不良、急性胰腺炎、胃肠道瘘等患者	可口服、鼻饲或造瘘置管滴注，口服温度一般为37℃左右，鼻饲及经造瘘口注入温度宜为41~42℃，滴速40~60滴/分，最快不宜超过150ml/h

> **锦囊妙"记"**　**常见疾病的饮食要求**
>
> 　　肾脏疾病：低蛋白、低盐饮食，除肾病综合征的患者选取用高生物效价的优质蛋白（动物蛋白）饮食外。
>
> 　　心血管疾病：选用低盐、低脂、低胆固醇、低热量饮食。
>
> 　　水肿患者：轻者低盐饮食，严重者无盐低钠饮食。

★三、试验饮食

1. 胆囊B超检查饮食　用于需要进行B超检查有无胆囊、胆管及肝胆管疾病的患者。其方法如下。

   - （1）检查前3日最好禁食牛奶、豆制品等发酵产气食物。
   - （2）检查前1日午餐：进高脂肪饮食，使胆囊收缩、排空胆汁，有助于造影剂进入胆囊。
   - （3）检查前1日晚餐：进无脂肪、低蛋白、高糖类的清淡饮食，以减少胆汁分泌。晚餐后口服造影剂，禁食、禁水、禁烟至次日上午。
   - （4）检查当日：禁食早餐，第1次B超检查后，如果胆囊显影良好，再让患者进食高脂肪餐（临床上常用油煎荷包蛋2只或高脂肪的方便餐，脂肪量不低于20～50g），待30～45分钟后行第2次B超检查，观察胆囊的收缩情况。

2. 潜血试验饮食　用于配合粪便潜血试验，以协助诊断有无消化道出血。其方法：试验前3天禁食肉类、动物血、肝脏、含铁剂药物及绿色蔬菜，以免产生假阳性反应。可食用牛奶、豆制品、冬瓜、土豆、白菜、粉丝、马铃薯等。

> **锦囊妙"记"**
>
> 　　潜血试验前：不可进食的食品基本上为暗红色或绿色，可进食的食品基本上为白色或无色。

3. 甲状腺 ^{131}I 试验饮食　用于进行甲状腺功能检查的患者，以协助放射性核素 ^{131}I 检查，明确诊断。其方法：检查或治疗前7～60天，禁食含碘量高的食物。

   - （1）需禁食60天的食物包括：海带、海蜇、紫菜、淡菜、苔菜等。
   - （2）需禁食14天的食物包括：海蜇、毛蚶、干贝、蛏子等。
   - （3）需禁食7天的食物包括：带鱼、鲳鱼、黄鱼、目鱼、虾等。

> **锦囊妙"记"**　甲状腺 ^{131}I 试验前禁食食品：全部为含碘高的海产品，含碘越高，
>
> 　　禁食时间越长，海藻类60天→贝壳类14天→海鱼类7天。

第2节　饮食护理

一、影响饮食的因素

1. 生理因素　年龄、活动、身高和体重、妊娠等特殊时期。
2. 心理因素　情绪变化等。
3. 社会文化因素　饮食习惯、营养知识等。
4. 病理因素　疾病、治疗、用药、酗酒、食物过敏等。

二、饮食护理措施

1. 促进患者食欲
   - （1）去除干扰性因素：解除疼痛，必要时于餐前30分钟给予镇痛剂。
   - （2）尊重患者的饮食习惯。
   - （3）提供良好就餐环境。

（1）进食前：督促并协助患者行个人卫生护理；协助患者取舒适卧位；护士应着装整洁、洗手；核对饮食种类并检查自带食物。

（2）进食时：护士督促和协助配餐员正确送餐、解释特殊饮食的原因并挂好标记；协助不能自行进餐者进食（每匙量以1/3即可；注意速度适中，温度适宜；顺序依据患者的饮食习惯；饮水或进流质饮食可用饮水管吸吮）（图12-1）；对双目失明或双眼被遮盖的患者，可按钟面图放置食物，并协助进食；护士应加强巡视病区患者的进餐情况。

2. 协助患者进餐需根据病情，依据医嘱，合理地安排患者进餐。

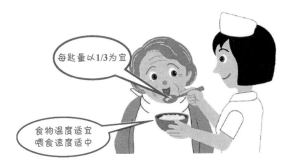

图 12-1 协助不能自行进餐者进食

（3）进食后：协助患者洗手、漱口或做口腔护理，整理床单位；做好记录；特殊患者做好交班。

第3节 鼻 饲 法

一、适应证 ★适用于昏迷、口腔疾病、食管狭窄、食管气管瘘、拒绝进食的患者，以及早产儿、病情危重的婴幼儿和某些手术后或肿瘤患者。

二、禁忌证 ★凡上消化道出血、食管静脉曲张或梗阻，鼻腔、食管手术后的患者禁用鼻饲法。

三、操作要点

（1）准备用物，包括流质饮食200ml，温度38～40℃。

（2）患者取半坐卧位、坐位或仰卧位，酌情取下活动义齿。

（3）测量插管长度并做标记，★成人插入胃管的长度45～55cm，测量方法有两种：①从前额发际线到剑突的距离；②从鼻尖至耳垂再到剑突的距离。

★1. 插入胃管的方法

（4）插管应注意

1）当胃管插至咽喉部（10～15cm处）时，嘱患者做吞咽动作。

★2）故障排除：如患者出现恶心，应暂停插管，嘱患者做深呼吸或吞咽动作；如插入不畅，应检查口腔，观察胃管是否盘在口中；如出现呛咳、呼吸困难、发绀等现象，表示误入气管，应立即拔出胃管，休息片刻后，重新插入胃管。

★3）为提高昏迷患者插管的成功率，应注意：①插管前应协助患者去枕，将头后仰；②当胃管插至10～15cm时，用左手将患者头部托起，使其下颌尽量靠近胸骨柄，以增大咽喉部通道的弧度，便于胃管沿咽后壁滑行，顺利通过食管口。

★（5）证实胃管在胃内的方法有三种

1）将胃管末端接无菌注射器回抽，可抽出胃液。

2）将导管末端放入盛有水的碗中，无气泡溢出。如有大量气泡溢出，证明已误入气管。

3）将听诊器放在患者胃部，用无菌注射器迅速注入10ml空气，听到有气过水声。

★1. 插入胃管的方法
- （6）灌注食物及药物的方法：先注入少量温开水，再缓慢注入流质食物或药物，注入完毕，再注入适量温开水冲洗胃管，以避免食物存积管腔中变质，造成胃肠炎或堵塞管腔。
- （7）将胃管末端反折，用纱布包好，固定于患者枕旁。
- （8）嘱患者维持仰卧位20～30分钟，防止呕吐。
- （9）鼻饲用物每餐后清洗，每日消毒1次。
- （10）记录：插管时间、患者的反应、鼻饲液的种类及每餐饮食量。

2. 拔出胃管的方法
- （1）用夹子夹紧胃管末端（避免拔管时液体反流入呼吸道）。嘱患者做深呼吸，★在患者呼气时拔管，到咽喉部时应迅速拔出。
- （2）协助患者漱口，取舒适卧位，整理床单位，洗手、记录。

★3. 注意事项
- （1）插管前：应进行有效沟通，使其愿意合作。
- （2）插管时：当胃管通过食管的3个狭窄处，即环状软骨水平处、平气管分叉处、食管通过膈肌处时，动作应轻、慢，以免损伤食管黏膜。
- （3）插管后：必须先证实胃管在胃内，方可灌注食物和药物，药片应先核对、研碎、溶解后再灌入。新鲜果汁与奶液分别灌入，防止产生凝块。
- （4）鼻饲量每次不超过200ml，间隔时间不少于2小时。
- （5）长期鼻饲的患者，应每日进行2次口腔护理。普通胃管每周更换1次，硅胶胃管每月更换1次。方法：晚上最后一次鼻饲后，拔出胃管，第二天早晨再由另一侧鼻孔插入。

第4节　出入液量的记录

一、适应证　适用于休克、大面积烧伤、大手术后、心脏病、肾脏病、肝硬化伴腹水等患者。

二、记录的内容和要求

1. 每日摄入量
- （1）内容：包括★每日饮水量、输液量、输血量、食物中的含水量等。
- （2）要求：患者饮水容器应固定；固体食物应记录其单位数目及所含水量。

2. 每日排出量
- （1）内容：包括★尿量、粪便量、其他排出液（如胃肠减压吸出液、胸腹腔吸出液、痰液、呕吐液、伤口渗出液、胆汁引流液等）。
- （2）要求：准确、及时。

三、记录方法（各地有差异）

1. 记录　★早7时至晚7时，用蓝笔；晚7时至次晨7时，用红笔（亦可按要求24小时均采用蓝黑墨水笔记录，12小时或24小时出入液量统计时，用红色水笔在相应栏画上、下双线标识）。
2. 小结　★晚7时，作12小时小结；次晨7时，作24小时总结，并记录在体温单相应栏内。
3. 要求　准确、及时、具体、字迹清晰。

要点回顾

1. 医院饮食分为哪三类？每类饮食分别包括什么？
2. 简述潜血试验饮食、胆囊B超检查饮食的饮食要求。
3. 简述为昏迷患者插胃管的方法及注意事项。
4. 鼻饲法操作过程中遇到患者恶心呕吐、插入不畅或呼吸困难、发绀三种情况时应如何处理？
5. 确认胃管在胃内的方法有哪些？

○● 模拟试题栏——识破命题思路，提升应试能力 ●○

一、专业实务

A₁型题

1. 下列医院饮食中，属于治疗饮食的是
   A. 普通饮食　　　　B. 高热量饮食
   C. 软质饮食　　　　D. 流质饮食
   E. 半流质饮食

2. 不适宜高热量饮食的病种是
   A. 甲状腺功能亢进　B. 高热
   C. 烧伤　　　　　　D. 产妇
   E. 糖尿病

3. 甲状腺^{131}I试验饮食需要禁食含碘量高的食物的天数是
   A. 3～5天　　　　　B. 6～10天
   C. 10～14天　　　　D. 7～30天
   E. 7～60天

4. 低盐饮食要求每天摄入食盐量少于
   A. 0.5g　　　　　　B. 2g
   C. 4g　　　　　　　D. 6g
   E. 12g

5. 流质饮食的用法要求是
   A. 每日2～3次，每次400～500ml
   B. 每日3～4次，每次300～400ml
   C. 每日4～5次，每次300～400ml
   D. 每日5～6次，每次200～300ml
   E. 每日6～7次，每次200～300ml

6. 高蛋白饮食每日蛋白的摄入总量不超过
   A. 70g　　　　　　B. 80g
   C. 90g　　　　　　D. 110g
   E. 120g

7. 下列有关饮食护理的说法，错误的是
   A. 对禁食或限制饮食的患者，应讲解原因，取得配合
   B. 为患者创造清洁、整齐、安静、空气清新、舒适的就餐环境
   C. 帮助患者纠正错误的饮食习惯和饮食行为
   D. 对食管-胃底静脉曲张患者插胃管提供胃肠内营养
   E. 按医嘱确定饮食种类，向患者指导可选择的食物和不可选择的食物

8. 鼻饲法不适用于
   A. 昏迷患者　　　　B. 口腔疾病患者
   C. 早产儿　　　　　D. 拒绝进食患者
   E. 食管梗阻患者

9. 为昏迷患者插胃管至咽喉部（10～15cm处）时，护士操作如下图所示，其目的是

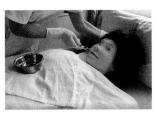

   A. 便于观察病情
   B. 防止胃管盘曲在口中
   C. 增大咽喉部通道的弧度
   D. 防止黏膜损伤
   E. 减轻患者痛苦

10. 正确测量成人胃管插入长度的方法是
    A. 从发际到胸骨柄的距离
    B. 从发际到胸骨角的距离
    C. 从鼻尖至耳垂再到剑突的距离
    D. 从眉心至胸骨的距离
    E. 从耳垂到剑突的距离

11. 每日摄入量的内容不包括
    A. 饮水量　　　　　B. 输液量
    C. 输血量　　　　　D. 食物中的含水量
    E. 尿量

A₂型题

12. 患者，男性，72岁。诊断：动脉粥样硬化。每日其胆固醇摄入量应低于
    A. 300mg　　　　　B. 350mg
    C. 380mg　　　　　D. 400mg
    E. 450mg

13. 患者，女性，62岁。诊断：冠心病。每日其脂肪摄入量应低于
    A. 20g　　　　　　B. 30g
    C. 40g　　　　　　D. 50g
    E. 60g

14. 患者，女性，40岁。因"胆管结石"待排入院。拟进行胆囊B超检查饮食，下列操作哪项是错误的
    A. 造影前1日午餐进高脂肪饮食
    B. 造影前1日晚餐进无脂肪、低蛋白、高糖类、清淡饮食
    C. 造影前1日晚餐后口服造影剂，禁食、禁水、禁烟至次日上午

D. 造影检查当日，禁食早餐

E. 造影检查当日，第1次B超检查后，如果胆囊显影良好，再让患者进食低脂肪餐

15. 患者，女性，38岁。产后第7天，出现便秘，护士应鼓励患者多进食

A. 芹菜　　　　　　B. 牛奶

C. 鸡蛋　　　　　　D. 肉类

E. 蛋糕

16. 患者，男性，46岁。3天前在全身麻醉下行胃大部切除术，护士按医嘱记录其每日排出量，下列哪项不属于记录内容

A. 尿量

B. 胃肠减压吸出液

C. 食物中的含水量

D. 呕吐液

E. 伤口渗出液

17. 患者，男性，65岁。心力衰竭引起双下肢水肿，体质虚弱、消瘦，在家卧床4周，骶尾部出现压力性损伤。该患者入院后应为其提供的膳食是

A. 高热量、高脂肪、高蛋白

B. 高热量、低蛋白、低盐

C. 低蛋白、低脂肪、低盐

D. 低热量、高蛋白、低盐

E. 高蛋白、高维生素、低盐

18. 患者，女性，50岁。3天前大面积烧伤入院，应选择的饮食是

A. 高热量、软质、高蛋白

B. 高热量、低蛋白、低盐

C. 低蛋白、低脂肪、低盐

D. 低热量、高蛋白、低盐

E. 高蛋白、高热量、要素饮食

19. 患者，女性，43岁。因食管狭窄而不能正常进食，护士正确的处理是

A. 协助患者经口进全流饮食

B. 行胃造瘘手术

C. 耐心喂食

D. 鼻饲法灌注流质饮食

E. 禁食

20. 患者，男性，28岁。神志清醒，因口腔手术后需鼻饲法给予饮食。护士插入胃管至咽喉部（10～15cm处）时，应注意

A. 嘱患者做吞咽动作

B. 暂停插管，嘱患者做深呼吸动作

C. 协助患者去枕，头向后仰

D. 检查口腔，观察胃管是否盘在口中

E. 休息片刻，再继续插入

21. 患者，女性，30岁。急性肾炎，轻度水肿。该患者最适宜的饮食是

A. 高蛋白饮食　　　B. 无盐低钠饮食

C. 低盐饮食　　　　D. 低蛋白饮食

E. 高热量饮食

22. 患者，男性，55岁。诊断：尿毒症。其适合的饮食是

A. 低蛋白饮食　　　B. 要素饮食

C. 低脂饮食　　　　D. 低胆固醇饮食

E. 少渣饮食

23. 患者，男性，60岁。行肾移植术后，护士按医嘱给予其要素饮食鼻饲注入。注入要素饮食的温度和滴速正确的是

A. 温度40～45℃，滴速80～90滴/分

B. 温度39～43℃，滴速70～90滴/分

C. 温度39～42℃，滴速60～80滴/分

D. 温度38～41℃，滴速50～70滴/分

E. 温度41～42℃，滴速40～60滴/分

24. 患者，女性，60岁。患糖尿病5年。适宜该患者的饮食是

A. 高纤维素饮食　　B. 低纤维素饮食

C. 高蛋白饮食　　　D. 低蛋白饮食

E. 低脂肪饮食

25. 患者，女性，32岁。医嘱行甲状腺^{131}I试验，护士指导该患者在试验期间应忌食的食物有

A. 花菜　　　　　　B. 海带

C. 芹菜　　　　　　D. 西红柿

E. 西兰花

26. 患者，女性，67岁。胃大部切除术后行空肠造瘘，适合该患者的饮食是

A. 低脂肪饮食　　　B. 半流质饮食

C. 流质饮食　　　　D. 少渣饮食

E. 要素饮食

27. 患者，男性，20岁。甲状腺功能亢进，需做吸碘试验。在检查前，需禁食7天的是

A. 牛肉　　　　　　B. 豆制品

C. 肝脏　　　　　　D. 鸡肉

E. 带鱼

28. 患者，女性，25岁。患甲状腺瘤，需做甲状腺^{131}I功能检查，在检查前需禁食14天的食物是

A. 牛肉　　　　　　B. 干贝

C. 肝脏　　　　　　D. 瘦肉

E. 带鱼

29. 患者，女性，19岁。患甲状腺功能减退，需做甲状腺^{131}I功能检查，在检查前，需禁食60天的是
　　A. 牛肉　　　　　　　B. 紫菜
　　C. 鸡蛋　　　　　　　D. 瘦肉
　　E. 黄鱼

30. 患者，男性，58岁。患慢性胃溃疡多年，近日感到胃部疼痛，大便颜色发黑，来院检查需做潜血试验，试验前3天该患者可选择的菜谱是
　　A. 茭白、鸡蛋　　　　B. 油豆腐、鸡血汤
　　C. 卷心菜、炒猪肝　　D. 青菜、红烧鱼
　　E. 菠菜、牛肉

31. 患者，男性，65岁。肝硬化伴腹水，护士记录其摄入液量的项目不包括
　　A. 饮水量　　　　　　B. 输血量
　　C. 输液量　　　　　　D. 肌内注射药量
　　E. 水果的含水量

A₃/A₄ 型题
（32～33题共用题干）

　　患者，女性，35岁。因脑外伤入院，昏迷。查体：体温38.5℃，脉搏102次/分，呼吸24次/分，血压160/100mmHg。现需通过鼻饲维持营养。

32. 当胃管插至咽喉部时，护士应
　　A. 使患者头后仰
　　B. 嘱患者做吞咽动作
　　C. 将患者的头侧向一边
　　D. 将患者的头部托起，使下颌靠近胸骨柄
　　E. 减慢插管动作

33. 胃管插入后，应验证其在胃内，正确的方法是
　　A. 注入少量温开水，于胃部听到气过水声
　　B. 注入少量温开水，听肠鸣音
　　C. 注入少量气体，听肠鸣音
　　D. 注入少量气体，于胃部听到气过水声
　　E. 将胃管末端放入水中，见有气泡溢出

（34～36题共用题干）

　　患者，男性，56岁。身高175cm，体重65kg，因急性消化性溃疡入院检查。

34. 根据患者情况，应给予患者的适宜饮食为
　　A. 低脂饮食　　　　　B. 软质饮食
　　C. 少渣饮食　　　　　D. 流质饮食
　　E. 低蛋白饮食

35. 为进一步检查有无消化道出血，需做潜血试验，试验前3天患者适宜的食谱是
　　A. 洋葱炒猪肝、青菜、榨菜肉丝汤

　　B. 芹菜炒肉丝、青椒豆腐干、蛋汤
　　C. 鲶鱼烧豆腐、土豆丝、豆腐汤
　　D. 鱼、菠菜、豆腐汤
　　E. 红烧肉、西红柿炒鸡蛋、蛋汤

36. 经检查，发现患者有严重贫血，应给予患者
　　A. 高蛋白饮食　　　　B. 低蛋白饮食
　　C. 低盐饮食　　　　　D. 高脂肪饮食
　　E. 低脂肪饮食

二、实践能力

A₁型题

37. 下列关于饮食的护理措施中，错误的做法是
　　A. 缓解疼痛，必要时于餐前60分钟给予镇痛剂
　　B. 尊重患者的饮食习惯
　　C. 提供良好的就餐环境
　　D. 餐后协助患者进行口腔卫生护理
　　E. 协助双目失明者自行进餐时，可按钟面图放置食物

38. 下列关于长期鼻饲患者的护理，哪项是错误的
　　A. 如需经胃管给药时，应先将药片研碎、溶解后再灌入
　　B. 每日进行2次口腔护理
　　C. 每次鼻饲前均应先证实胃管在胃内，方可灌注食物
　　D. 普通胃管每月更换1次
　　E. 鼻饲用品每日消毒1次

39. 一般情况下成人胃管插入长度为45～55cm，如下图所示，测量方法是选择哪两点之间的距离

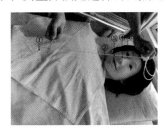

　　A. ①和②　　　　　　B. ①和③
　　C. ①和⑥　　　　　　D. ①和⑤
　　E. ①和④

40. 影响饮食和营养的病理因素是
　　A. 营养知识　　　　　B. 焦虑
　　C. 药物应用　　　　　D. 活动量
　　E. 饮食习惯

41. 不需记录患者出入量的情况是
　　A. 心力衰竭伴下肢水肿
　　B. 大叶性肺炎
　　C. 大面积烧伤

D. 肝硬化伴腹水

E. 肾功能不全

42. 关于鼻饲患者的护理，下列描述不妥的是

    A. 每次灌注前回抽胃液

    B. 每次鼻饲量300ml

    C. 每次灌注流质后应注入温开水

    D. 每日进行口腔护理

    E. 每月更换硅胶胃管

43. 记录每日排出量不包括

    A. 粪便量和尿量   B. 出汗量

    C. 胃肠减压量   D. 胸腹腔穿刺放液量

    E. 呕吐物量

A_2型题

44. 患者，男性，35岁。体温39.2℃，口腔糜烂、疼痛难忍。根据其病情，应指导患者选用的饮食是

    A. 流质饮食   B. 富含营养的软食

    C. 半流质饮食   D. 低盐饮食

    E. 高蛋白饮食

45. 患者，女性，55岁。由肝硬化致食管-胃底静脉曲张，护士应指导患者摄入

    A. 低脂饮食   B. 低盐饮食

    C. 少渣饮食   D. 低蛋白饮食

    E. 低胆固醇饮食

46. 患者，男性，65岁。患冠心病2年，护士应指导患者摄入

    A. 低脂饮食   B. 高蛋白饮食

    C. 少渣饮食   D. 低蛋白饮食

    E. 低胆固醇饮食

47. 患者，女性，48岁。急性胰腺炎住院，医嘱：立即插胃管进行胃肠减压，插管过程中如视频所示，护士首先应

    A. 立即拔出胃管以减轻反应

    B. 嘱患者头向后仰

    C. 加快插管速度以减轻反应

    D. 暂停插管并嘱患者深呼吸

    E. 继续插管并嘱患者做吞咽动作

48. 患者，男性，68岁。因肝硬化腹水，需采取低盐饮食，护士告知其禁食的食品是

    A. 油条   B. 挂面

    C. 汽水   D. 皮蛋

    E. 馒头

49. 患者，女性，40岁。脑外伤昏迷2周，遵医嘱为其插鼻饲管协助进食，以满足营养需要，每次为患者注入鼻饲液的量和间隔时间要求分别是

    A. ≤200ml；≥2小时

    B. ＞200ml；≥2小时

    C. ＞200ml；＜4小时

    D. ≤200ml；≥4小时

    E. ＞200ml；≥4小时

50. 患者，女性，50岁。因食管狭窄入院，遵医嘱为其留置胃管协助进食，灌注过程如视频所示，最后注入的液体种类和其目的分别是

    A. 鼻饲液，冲洗胃管

    B. 鼻饲液，润滑胃管

    C. 温开水，稀释鼻饲液

    D. 温开水，冲洗胃管

    E. 鼻饲液，避免空气进入胃管

51. 患者，女性，55岁。高血压已15年，用药物控制。到公司跳舞时，突然感到头痛继而摔倒，意识丧失，住院治疗，现硅胶胃管插管已达1个月，需要更换胃管。其正确的方法是

    A. 最后一次鼻饲饮食注入前拔管

    B. 拔管前要检查胃管是否通畅

    C. 拔出胃管前应该夹紧其末端

    D. 拔管至咽喉处时动作宜缓慢

    E. 拔管后立即从另一侧鼻孔插管

52. 患者，男性，36岁。胃大部切除术后，已留置胃管2周，现需拔除胃管。护士的操作错误的是

    A. 拔除胃管前先用夹子夹紧胃管末端

    B. 嘱患者做深呼吸

    C. 护士在患者深吸气时快速拔管

    D. 护士在患者呼气时拔管

    E. 胃管拔至咽喉部时应迅速拔出

A_3/A_4型题

（53～56题共用题干）

    患者，男性，50岁。患贲门癌需手术治疗。患者术前行胃肠减压，术后需鼻饲供给营养。

53. 术前护士携物品到床边后，患者拒绝插胃管，护士首先应

    A. 接受该患者的拒绝

    B. 把患者的拒绝转告给医生

    C. 告诉护士长并请护士长做患者的思想工作

    D. 告诉其家属并让家属做患者的思想工作

    E. 给该患者耐心解释插胃管的目的，并教他如何配合

54. 插胃管过程中，操作不妥的是

    A. 协助患者取半坐卧位

    B. 测量插入长度为前额发际至剑突的距离

　　C. 插至 10～15cm 处嘱患者做吞咽动作

　　D. 插胃管过程中，若插入不畅，应立即拔出胃管

　　E. 用注射器抽出胃液，证实胃管在胃内

55. 实施鼻饲饮食时，下列哪项做法是错误的

　　A. 鼻饲液的温度为 38～40℃

　　B. 间隔时间不少于 2 小时

　　C. 每次鼻饲量为 200ml

　　D. 鼻饲完毕，注入少量温开水冲净胃管

　　E. 鼻饲前，先注入生理盐水 20ml 后再听有无气过水声

56. 若插入胃管时，患者出现呛咳、发绀，护士正确的处理是

　　A. 立即拔出胃管

　　B. 嘱患者做深呼吸

　　C. 指导患者做吞咽动作

　　D. 安慰患者：这属于正常反应，稍忍耐

　　E. 稍停片刻后重新插管

（57～58 题共用题干）

　　患者，女性，57 岁。风湿性心脏病伴心功能不全，双下肢及身体下垂部位严重水肿。

57. 护士应指导该患者采用的饮食是

　　A. 低蛋白饮食　　　B. 低脂肪饮食

　　C. 低胆固醇饮食　　D. 低盐饮食

　　E. 无盐低钠饮食

58. 采用上述饮食后，该患者每日饮食中应控制

　　A. 摄入盐量不超过 5g

　　B. 摄入盐量不超过 2g

　　C. 摄入盐量不超过 0.5g

　　D. 摄入钠量不超过 2g

　　E. 摄入钠量不超过 0.5g

（59～60 题共用题干）

　　患者，男性，30 岁。脑外伤后昏迷入院。护士准备通过鼻饲为其提供营养。

59. 在为患者行鼻饲插管时，为提高插管成功率，应重点采取的措施是

　　A. 边插边用注射器抽吸有无胃液，检验胃管是否在胃内

　　B. 先稍向上而后平行再向下缓慢轻轻地插入

　　C. 插管时动作要准确，让胃管快速通过咽部

　　D. 插入 10～15cm 时，托起患者头部使下颌靠近胸骨柄

　　E. 患者取平卧位，利于胃管插入

60. 关于鼻饲的操作方法，错误的是

　　A. 每次鼻饲量不超过 200ml

　　B. 每次灌注前应检查胃管是否通畅

　　C. 每次鼻饲前注入少量温开水，证实胃管在胃内

　　D. 药品研碎溶解后灌入

　　E. 拔管应夹紧胃管末端快速拔出

（许　莹）

第13章 冷热疗法

第1节 冷 疗 法

一、冷疗的作用

1. **控制炎症扩散** 适用 $\begin{cases}（1）冷可使局部血管收缩，血流减少，控制炎症扩散。\\（2）冷可降低细胞代谢和细菌活力，控制炎症的扩散及抑制化脓。\end{cases}$
于炎症早期的患者。

2. **减轻疼痛** 常用于牙 $\begin{cases}（1）冷可抑制细胞活动，★降低神经末梢敏感性而减轻疼痛。\\（2）冷可使血管收缩，渗出减少，减轻由于组织充血、肿胀而压迫神经末梢所致\\\quad的疼痛。\end{cases}$
痛、烫伤等患者。

3. **减轻局部充血或出血** 常用于扁桃体摘除术后、鼻出血、局部软组织损伤早期的患者。★冷可使毛细血管收缩，血流量减少，血流速减慢，从而减轻局部充血、出血。

4. **降低体温** 常用于高 $\begin{cases}（1）冷直接作用于皮肤，通过★传导、蒸发等物理作用，来降低体温。\\（2）头部用冷，可降低脑细胞的代谢，提高脑组织对缺氧的耐受性，减少脑细胞\\\quad耗氧量，以利于脑细胞功能的康复。\end{cases}$
热、中暑、脑外伤、
脑缺氧等患者。

二、冷疗的影响因素

1. **冷疗的方式** 有湿冷法和干冷法。水是良好的导体，其传导能力和渗透力均比空气强，故湿冷的效果优于干冷。使用湿冷法时温度应比干冷法高。

2. **冷疗的部位** $\begin{cases}（1）一般皮肤较薄的部位对冷更为敏感。\\（2）血液循环良好的部位冷疗效果更好，如在颈部、腋下、腹股沟等体表较大血管流经处\\\quad用冷，效果更好。\end{cases}$

3. **冷疗面积** 冷疗的效果与用冷面积大小成正比，但用冷面积越大，机体耐受性越差，还可引起全身反应。

4. **冷疗时间** 冷疗效果与用冷时间不成正比关系，一般用冷时间为15～30分钟。时间过长（如超过1小时）可引起继发性效应，导致出现冻伤，甚至造成组织细胞死亡等不良反应。

5. **温度** 用冷的温度与体表的温度相差越大，机体对冷刺激的反应越强烈。环境温度也影响冷疗效果，如室温过低，冷效应增强，反之，冷效应降低。

6. **个体差异** 对冷疗的耐受力、 $\begin{cases}（1）年老患者，因感觉功能减退，对冷刺激反应比较迟钝。\\（2）婴幼儿因体温调节中枢发育未完善，对冷疗反应较为强烈。\\（3）女性患者对冷较男性敏感。\\（4）身体虚弱、意识不清、昏迷、感觉迟钝、麻痹及血液循环受阻者对冷\\\quad刺激的敏感性降低。\end{cases}$
反应因患者的机体状态、神
经系统调节功能、年龄、性
别的不同而有差异。

★三、冷疗的禁忌证

★1. **局部血液循环障碍** 休克、水肿、大面积损伤、微循环明显障碍的患者，不宜用冷疗，因会导致组织缺血缺氧而变性坏死。

2. **慢性炎症或深部有化脓病灶** 用冷后会妨碍炎症吸收。

3. **对冷过敏者** 用冷后可出现皮疹、关节疼痛、肌肉痉挛等现象。

★4. 禁忌冷疗的部位
- （1）枕后、耳郭、阴囊处：用冷易引起冻伤。
- （2）心前区：用冷易引起反射性心率减慢、心律不齐、心房颤动或心室颤动。
- （3）腹部：用冷易引起腹痛、腹泻。
- （4）足底：用冷易引起反射性末梢血管收缩而影响散热或引起一过性冠状动脉收缩。

锦囊妙"记" 枕耳阴囊易冻伤；心前用冷心率慢；腹部用冷痛又泻；足底用冷冠脉缩。

四、冷疗的方法

1. 局部用冷法

（1）冰袋、冰囊的应用

1）目的：多用于降温、镇痛、止血、抑制炎症扩散等。

★2）操作要点：①用冷水冲去冰块棱角，以免损坏冰袋，使患者不适。②将冰块装入冰袋或冰囊内1/2～2/3满，排尽空气，夹紧袋口、擦干并装入布袋内。③放置冰袋：高热患者可敷前额及头顶、颈部、腋下、腹股沟等部位；扁桃体摘除术后，冰囊可放在颈前颌下，起止血作用；鼻部止血冷敷时，可将冰囊吊起，使其底部接触鼻根，以减轻压力。④用冷时间为30分钟。⑤用毕将冰袋倒空、倒挂、晾干，保存时吹入少许空气，拧紧袋口放于干燥阴凉处，以免橡胶粘连。

3）注意事项：①观察冷疗部位血液循环情况，一旦出现局部皮肤苍白、青紫、麻木感等，须立即停止用冷。②如需反复用冷应间隔60分钟；用于降温时，应在★用冷后30分钟复测体温，当体温降至39℃以下，应取下冰袋，并记录。

（2）冰帽、冰槽的应用

★1）目的：防治脑水肿，降低脑细胞的代谢率，减少耗氧量，提高脑细胞对缺氧的耐受性，减轻脑细胞的损害。

2）操作要点：①将患者头部置于冰帽或冰槽时，后颈部和两耳处垫海绵垫，防止受压和冻伤。②两耳用不脱脂棉花塞住，防止水流入耳内。③两眼用凡士林纱布覆盖，保护角膜。

3）注意事项：★①监测肛温，每30分钟测量1次，使之维持在33℃左右，不宜低于30℃。②观察心率，防止心房、心室颤动或房室传导阻滞等的发生。

（3）冷湿敷法

1）目的：降温、止痛、止血及早期扭伤、挫伤。

2）操作要点：①在冷敷部位下面垫橡胶单及治疗巾，局部涂以凡士林，上面盖一层纱布。②每2～3分钟更换敷布1次，持续冷敷15～20分钟。③冷敷部位如为开放性伤口，应按无菌技术操作，冷敷后按外科换药法处理伤口。

2. 全身用冷法 多用于高热患者的降温。

★**（1）乙醇拭浴**

1）用物：★25%～35%乙醇200～300ml、温度32～34℃、盛放容器、冰袋、热水袋等。

★2）操作要点：①头部放置冰袋，以助降温，并可防止拭浴时表皮血管收缩，引起头部充血而致头痛。②足底放置热水袋，促进下肢血管扩张，有利于散热、减轻头部充血，并使患者舒适。③拭浴方法：以离心方式拍拭，每个部位拍拭约3分钟，拭浴全过程不宜超过20分钟。④拭浴30分钟后测量体温，记录在体温单上，如★体温降至39℃以下，应取下冰袋。

3）注意事项：①拭浴中应注意观察患者反应，如★有寒战、面色苍白，或脉搏、呼吸异常时，应立即停止操作，并报告医生；②拍拭至★颈部、腋窝、肘部、掌心、腹股沟、腘窝等大血管表浅处，停留时间稍长，以促进散热；③一般拭浴时间为20分钟；★④禁忌拍拭后颈部、心前区、腹部和足底；⑤新生儿、血液病患者及乙醇过敏者禁忌使用乙醇拭浴。

（2）温水拭浴：水温32～34℃。

第2节 热 疗 法

一、热疗的作用

1. 促进炎症的消散和局限 适用于炎症早期和后期的患者。
   - （1）热可使局部血管扩张，血流速度加快，利于组织中毒素的排出。
   - ★（2）热可促进血液循环，增加血流量，加快新陈代谢，增强白细胞的吞噬功能。
   - （3）炎症早期用热，可促进炎性渗出物的吸收和消散。
   - （4）炎症后期用热，可促使白细胞释放蛋白溶解酶，溶解坏死组织，有助于坏死组织的清除与组织的修复，使炎症局限。

2. 缓解疼痛 常用于腰肌劳损、肾绞痛、胃肠痉挛等患者。
   - （1）热能降低痛觉神经的兴奋性，提高疼痛阈值；改善血液循环，加速组胺等致痛物质的排出；减轻炎性水肿，解除对局部神经末梢的压力。
   - （2）热能使肌肉、肌腱、韧带等组织松弛，可缓解由肌肉痉挛、关节强直而引起的疼痛。

3. 减轻深部组织充血 热可使局部血管扩张，体表血流增加，相对减轻深部组织的充血。

4. 保暖 常用于危重、年老体弱、小儿及末梢循环不良的患者。

> **锦囊妙"记"** 冷疗是控制炎症的扩散，热疗是促进炎症的消散和局限。
> 冷疗通过降低神经末梢敏感性而减轻疼痛，热疗通过降低痛觉神经兴奋性缓解疼痛。
> 冷疗是减轻局部充血或出血，热疗是减轻深部组织的充血。

二、热疗的影响因素

1. 用热方式 有湿热法和干热法。★湿热法由水导热，传导热的能力、渗透性比空气强，热疗效果优于干热法。因此，使用湿热法时，水温应比干热法低。

2. 热疗的部位
   - （1）一般皮肤较薄及不经常暴露的部位对热更为敏感。
   - （2）血液循环良好的部位热疗效果更好。

3. 热疗面积 热疗的效果与用热面积大小成正比，但热疗面积越大，机体耐受性越差，越易引起全身反应。

4. 热疗时间 热疗效果与用热时间不成正比关系，一般用热时间为15～30分钟，时间过长（如超过1小时）可引起继发反应。

5. 温度差 温度差越大，机体对热刺激的反应越强；环境温度也影响热疗效果，如用热时室温过低，散热就快，热效应也会降低。

6. 个体差异 对热疗的耐受力、反应会因患者的机体状况、年龄、性别等的不同而有差异。
   - （1）年老患者，因感觉功能减退，对热刺激反应比较迟钝。
   - （2）婴幼儿因体温调节中枢未发育完善，对热疗反应较为强烈。
   - （3）女性患者对热较男性敏感。
   - （4）身体虚弱、意识不清、昏迷、感觉迟钝、麻痹及血液循环障碍者对热刺激的敏感性降低。

★三、热疗的禁忌证

- ★1. 急腹症尚未明确诊断前 热疗虽能减轻疼痛，但易掩盖病情真相而贻误诊断和治疗。
- ★2. 面部危险三角区感染化脓时 因该处血管丰富又无静脉瓣，且与颅内海绵窦相通，热疗可使血管扩张，导致细菌和毒素进入血液循环，从而造成颅内感染或败血症。
- 3. 各种器官内出血时 热可使局部血管扩张，增加器官的血流量和血管的通透性，从而加重出血。
- 4. 软组织损伤或扭伤早期（48小时内） 热疗可使血管扩张，通透性增高，加重皮下出血和肿胀，从而加重疼痛（图13-1）。

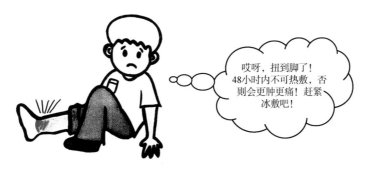

图 13-1　热疗的禁忌证（扭伤早期）

四、热疗的方法

1. 干热法

★（1）热水袋的使用

1) 目的：常用于保暖、解痉、镇痛、舒适。

2) 操作要点：①★水温一般调至 60～70℃；②灌至热水袋容积的 1/2～2/3 满，排尽空气，夹紧袋口、擦干并装入布袋内；③放置于所需热疗部位，如四肢、关节、腰背部、腹部等；④用热时间为 30 分钟；⑤用毕将热水袋倒挂晾干，保存时吹入少许空气，拧紧袋口放于干燥阴凉处，以免橡胶粘连。

★3) 注意事项：①对婴幼儿，老年人、昏迷、末梢循环不良、麻醉未清醒、感觉障碍患者等，水温应调至 50℃ 以内，热水袋装入布套后再用毛巾包裹；②注意观察局部皮肤，如发现皮肤潮红时，应立即停止使用，并在局部涂凡士林。

（2）红外线灯

1) 目的：消炎、消肿、解痉、镇痛。促进创面干燥、结痂和肉芽组织生长，以利伤口愈合。

2) 操作要点：①移动灯头到治疗部位斜上方或侧方，一般★灯距为 30～50cm；②每次★照射时间 20～30 分钟，照射完毕应★休息 15 分钟后再离开治疗室，以防感冒。

3) 注意事项：①手、足等小部位用 250W 的灯头为宜，胸、腹、腰背部等可用 500～1000W 的大灯头。②照射面颈部、胸部的患者，应注意保护眼睛，可戴有色的眼镜或用湿纱布遮盖眼睛。③应随时观察局部皮肤反应，★如皮肤出现桃红色的均匀红斑，为合适剂量；如皮肤为紫红色，应立即停止照射，并涂凡士林以保护皮肤。④照射过程中，嘱患者如出现过热、心慌、头晕等不适，应及时告知医护人员。

（3）鹅颈灯：利用红外线、可见光线的辐射热作用而产生热效应。

2. 湿热法

（1）湿热敷法

1) 目的：常用于消炎、消肿、解痉、镇痛。

2) 操作要点：①热敷部位涂凡士林，上面盖一层纱布，★用手腕掌侧试敷布温度；②每 3～5 分钟更换敷布 1 次，热敷时间为 15～20 分钟；③热湿敷部位如为开放性伤口，应按无菌技术操作，热敷后按外科换药法处理伤口。

★（2）热水坐浴

1) 目的：可减轻盆腔、直肠器官的充血，达到消炎、消肿、镇痛和局部清洁、舒适的作用。常用于会阴、肛门疾病及手术前后等患者。

2) 操作要点：①坐浴液倒入浴盆至 1/2 满，★水温调至 40～45℃；②坐浴时间为★15～20 分钟。

3) 注意事项：★女性患者在月经期、妊娠后期、产后 2 周内、阴道出血和盆腔器官有急性炎症时不宜坐浴，以免引起或加重感染。

（3）局部浸泡

1) 目的：用于消炎、镇痛、清洁及消毒伤口等。

2) 操作要点：①倒溶液至浸泡盆的 1/2 满，调节水温 40～45℃；②浸泡时间为 30 分钟。

要点回顾

1. 简述冷热疗的作用。
2. 简述影响冷热疗作用的因素。
3. 人体有哪些部位禁忌冷疗？为什么？
4. 简述冷热疗法的禁忌证。

●○ **模拟试题栏——识破命题思路，提升应试能力** ○●

一、专业实务

A₁型题

1. 对冷疗影响因素的描述，不正确的是
   A. 冷疗效果与用冷时间成正比
   B. 冷疗效果与用冷面积成正比
   C. 湿冷法的效果优于干冷法
   D. 老年人对冷刺激反应迟钝
   E. 婴幼儿对冷刺激反应较强烈

2. 持续用冷疗超过1小时，会引起局部组织损伤，称为
   A. 局部效应　　　B. 后续效应
   C. 远处效应　　　D. 继发效应
   E. 协同效应

3. 冷疗的目的不包括
   A. 减轻疼痛　　　B. 减轻局部出血
   C. 降温　　　　　D. 减轻深部组织充血
   E. 控制炎症扩散

4. 冷疗减轻疼痛的机制是
   A. 减少局部血流，降低细菌的活力
   B. 降低组织的新陈代谢
   C. 扩张血管，降低肌肉组织的紧张性
   D. 改善血循环，加速对致痛物质的运出
   E. 降低神经末梢的敏感性

5. 用冰槽时，为防止冻伤需保护的部位是
   A. 前额　　　　　B. 颞部
   C. 头顶　　　　　D. 耳部
   E. 面部

6. 足底禁用冷疗是防止
   A. 末梢循环障碍　　B. 局部组织坏死
   C. 体温骤降　　　　D. 一过性冠状动脉收缩
   E. 心律异常

7. 腹部禁用冷疗是防止
   A. 腹痛或腹泻
   B. 冻伤

   C. 体温骤降
   D. 一过性冠状动脉收缩
   E. 心律不齐

8. 乙醇拭浴时，在头部放置冰袋的目的是
   A. 控制炎症的扩散　　B. 减少脑细胞需氧量
   C. 防止头部充血　　　D. 减轻局部疼痛
   E. 控制毒素吸收

9. 热疗的目的不包括
   A. 促进炎症的消散和局限
   B. 减轻深部组织充血
   C. 缓解疼痛
   D. 减慢炎症扩散或化脓
   E. 保暖

10. 热疗缓解疼痛的机制是
    A. 抑制细胞的活动
    B. 降低血管通透性，减少渗出
    C. 降低神经末梢的敏感性
    D. 降低痛觉神经兴奋性
    E. 降低组织的新陈代谢

11. 对热能促进炎症消散或局限的解释中，不正确的是
    A. 使局部血管扩张，改善血液循环
    B. 增强新陈代谢和白细胞吞噬功能
    C. 降低细菌活力和细胞代谢
    D. 促进炎性渗出物吸收和消散
    E. 促使白细胞释放蛋白溶解酶

12. 冷疗法和热疗法具有相同的作用是
    A. 减轻疼痛　　　　B. 解除肌肉痉挛
    C. 控制出血　　　　D. 加速炎症进程
    E. 减轻浅表组织的充血

A₂型题

13. 患者，女性，53岁。大叶性肺炎入院，体温39.2℃，护士使用冰袋予以降温，其利用的散热方式是
    A. 辐射　　　B. 对流　　　C. 蒸发

D. 传导　　E. 辐射与对流

14. 患者，男性，68岁。下楼时不慎扭伤踝关节，1小时后来医院就诊。护士正确的处理方法是
    A. 局部冷敷　　　　B. 局部热敷
    C. 冷热交替使用　　D. 热水足浴
    E. 局部按摩

15. 患者，女性，72岁。全身微循环障碍。该患者禁忌使用冷疗的原因是
    A. 引起过敏
    B. 引起腹泻
    C. 发生冻伤
    D. 降低血液循环会影响创面愈合
    E. 导致组织缺血缺氧而变性坏死

16. 患者，女性，28岁。诊断：支气管炎。体温39.3℃，护士使用冰袋为其降温时，应将冰袋置于
    A. 腹部　　　　　　B. 足底、腹股沟
    C. 心前区、腋下　　D. 前额、颈部
    E. 枕后、耳郭

17. 患者，男性，38岁。目前在院内治疗，护士给予患者冰囊，如下图所示，该患者最有可能的病情是

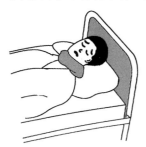

    A. 体温37.8℃　　　B. 鼻出血
    C. 扁桃体摘除术后　D. 脑水肿
    E. 牙痛

18. 患者，女性，34岁。鼻息肉摘除术后，体温37.5℃，脉搏96次/分，呼吸22次/分。护士应将冰囊置于患者
    A. 前额　　　　　　B. 腋下
    C. 鼻根部　　　　　D. 颈前颌下
    E. 头顶

19. 患者，男性，35岁。诊断：重型颅脑损伤。应用冰槽防治脑水肿，护士应严密监测患者肛温，使其维持在
    A. 正常体温范围内　B. 30℃以下
    C. 33℃左右　　　　D. 34℃左右
    E. 35℃左右

20. 患者，男性，38岁。发热，体温40.2℃，护士为其乙醇拭浴。拭浴后取下头部冰袋的时机是患者体温降至
    A. 37℃以下　　　　B. 37℃
    C. 37.5℃　　　　　D. 38℃以下
    E. 39℃以下

21. 患者，男性，14岁。高热，体温40.1℃。医嘱：乙醇拭浴。护士操作不正确的是
    A. 选用乙醇浓度为25%～35%
    B. 头部置热水袋，足底置冰袋
    C. 拭浴时禁忌拍拭胸、腹部及后颈
    D. 拭浴后半小时复测体温
    E. 拭浴过程中注意观察患者的反应

22. 患者，女性，28岁。突然出现腹痛、面色苍白、大汗淋漓，被送急诊就诊。护士不应采取的措施是
    A. 询问病史　　　　B. 通知医生
    C. 热水袋热敷腹部　D. 测量生命体征
    E. 安慰患者

23. 患者，男性，70岁。因腹痛、腹泻收入院，主诉手脚冰冷。护士为该患者使用热水袋保暖时严格控制水温的原因是
    A. 皮肤对热反应敏感
    B. 血管对热反应敏感
    C. 皮肤抵抗力差
    D. 可加重病情
    E. 老年人感觉较迟钝

24. 患者，女性，68岁。胃痉挛性疼痛，护士给予其热水袋以减轻疼痛。使用热水袋时下列哪项不妥
    A. 检查热水袋无破损
    B. 水温以60～70℃为宜，灌水约2/3满
    C. 排尽空气，旋紧塞子，擦干后倒提热水袋检查有无漏水
    D. 热水袋套入布套后再包裹毛巾
    E. 使用完毕，倒挂晾干

25. 患者，女性，21岁。不慎左踝关节软组织扭伤，3天后来就诊。护士处理方法正确的是
    A. 局部冷湿敷　　　B. 冰袋冷敷
    C. 冰囊冷敷　　　　D. 局部热湿敷
    E. 局部乙醇按摩

26. 患者，女性，68岁。右膝关节疼痛，护士使用红外线灯照射膝关节时，灯距应调节为
    A. 15～25cm　　　　B. 25～30cm
    C. 30～50cm　　　　D. 40～60cm
    E. 50～70cm

27. 患者，女性，47岁。腰椎间盘突出，疼痛难忍。护士使用红外线灯照射腰部时，红外线灯灯头的

功率应为

A. 100～200W   B. 200～300W

C. 300～400W   D. 400～500W

E. 500～1000W

28. 患者，男性，50岁。肛裂感染，遵医嘱行热水坐浴，护士调节水温合适的是

A. 30～35℃   B. 35～40℃

C. 40～45℃   D. 45～50℃

E. 55～60℃

29. 患者，女性，49岁。因大便干结、排便困难，导致肛门充血。护士正确的处理是

A. 湿冷敷   B. 湿热敷

C. 热水坐浴   D. 热水袋热敷

E. 红外线照射

30. 患者，女性，75岁。长期卧床，骶尾部出现水疱，水疱破后露出新鲜湿润创面，疼痛。护士对局部皮肤处理正确的是

A. 放置热水袋   B. 热湿敷

C. 热水坐浴   D. 冷湿敷

E. 红外线照射

31. 患者，女性，58岁。腰肌劳损，护士给予热疗法缓解症状的主要机制是

A. 加速致痛物质的吸收

B. 减轻组织充血

C. 促进肌肉、肌腱和韧带等软组织松弛

D. 降低痛觉神经的兴奋性

E. 解除局部神经末梢的压力

32. 患者，女性，28岁。分娩时行会阴侧切，分娩后用25%硫酸镁湿热敷。护士在操作过程中应特别注意的是

A. 热敷局部皮肤涂凡士林

B. 保持合适的水温

C. 敷料拧至不滴水为止

D. 严格执行无菌操作

E. 操作完毕后及时更换敷料

A_3/A_4型题

（33～35题共用题干）

患者，男性，28岁。从高处跌落导致颅骨骨折，颅内血肿入院，意识模糊。查体：体温39.2℃，脉搏108次/分，呼吸22次/分，血压98/60mmHg。遵医嘱给予物理降温。

33. 该患者最适宜的降温方式为

A. 额部置冰袋   B. 头部戴冰帽

C. 乙醇拭浴   D. 冷湿敷

E. 温水拭浴

34. 患者降温时，需每30分钟测量肛温1次，温度不能低于

A. 15℃   B. 20℃   C. 25℃

D. 30℃   E. 35℃

35. 采用此法降温的主要目的是

A. 提高呼吸中枢兴奋性

B. 防止头部充血

C. 降低脑血管通透性

D. 降低脑细胞代谢

E. 收缩血管，使血流减慢

（36～38题共用题干）

患者，女性，28岁。因分娩行会阴部侧切，现切口局部出现红、肿、热、痛等症状。护士应用红外线灯予局部照射。

36. 红外线灯局部照射时，照射时间宜控制在

A. 10分钟以内   B. 10～20分钟

C. 20～30分钟   D. 30～40分钟

E. 40～50分钟

37. 在照射过程中，护士发现患者局部皮肤出现紫红色，应采取的措施是

A. 换用低功率灯头

B. 抬高照射灯，增加距离

C. 改用热湿敷

D. 立即停用，局部涂凡士林

E. 局部纱布覆盖

38. 照射完毕，护士嘱患者休息15分钟后方可离开治疗室，其目的是

A. 观察疗效   B. 预防感冒

C. 防止晕倒   D. 减轻疼痛

E. 促进炎症局限

二、实践能力

A_1型题

39. 如图所示，适宜进行冷疗的部位为

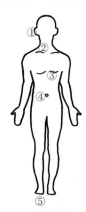

A. ①　　　　　　B. ②

C. ③　　　　　　D. ④

E. ⑤

40. 禁忌采用冷疗的疾病是

A. 急性关节扭伤　　B. 牙痛

C. 小腿慢性炎症　　D. 烫伤

E. 脑外伤

41. 下列可使用热疗的是

A. 急性中耳炎

B. 器官出血处

C. 恶性肿瘤部位

D. 软组织损伤后72小时

E. 腰椎间盘植入钢板处

42. 热水坐浴的禁忌证不包括

A. 会阴部充血　　　B. 阴道出血

C. 急性盆腔炎　　　D. 女性经期

E. 妊娠后期

A₂型题

43. 患者，女性，66岁。患牙痛多日。护士告知患者可含漱冰水，其目的是

A. 控制炎症扩散　　B. 减轻充血

C. 减轻疼痛　　　　D. 降低体温

E. 减轻出血

44. 患儿，女性，5岁。因支气管炎住院，体温38.2℃，脉搏112次/分，呼吸24次/分。可采用的最佳降温方式是

A. 冰袋额部冷敷　　B. 冰帽头部冷敷

C. 乙醇拭浴　　　　D. 温水拭浴

E. 冰水湿敷

45. 患者，男性，26岁。高热3天，护士为其使用乙醇拭浴时，如下图所示，禁忌拍拭的部位是

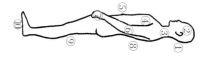

A. ②⑤⑧　　　　　B. ③⑥⑦

C. ⑤⑧⑨　　　　　D. ①④⑩

E. ②③④

46. 患者，男性，20岁。鼻唇沟处有一疖，表现为红、肿、热、痛。护士告知患者局部禁用热敷的原因是

A. 加重局部疼痛

B. 加重局部功能障碍

C. 掩盖病情

D. 防止出血

E. 防止颅内感染

47. 患者，男性，52岁。脑卒中导致右侧肢体偏瘫，护士在给患者的右侧肢体使用热水袋进行保暖时应严格控制水温，原因是

A. 右侧肢体血液循环不佳

B. 右侧肢体皮肤对热异常敏感

C. 右侧肢体皮肤感觉迟钝

D. 右侧肢体血管反应敏感

E. 高温会加速右侧肢体的血液循环

48. 患者，男性，30岁。打篮球时不慎扭伤左侧踝关节，淤肿3天，护士交代患者局部可用热毛巾湿敷，其目的是

A. 减轻局部充血或出血

B. 减轻疼痛

C. 控制炎症扩散

D. 促进炎症消散

E. 使患者舒适

49. 患者，女性，58岁。因肺炎入院治疗，昨日输液不慎出现药液外渗，局部肿胀疼痛，护士最好给予

A. 冷湿敷　　　　　B. 热湿敷

C. 局部按摩　　　　D. 红外线灯照射

E. 冰敷

50. 患者，女性，58岁。风湿性关节炎。每日用红外线照射局部20分钟。护士巡视时发现患者局部皮肤出现桃红色的均匀红斑，说明

A. 照射剂量过大　　B. 照射剂量过小

C. 照射剂量合适　　D. 应立即停止照射

E. 应延长照射时间

A₃/A₄型题

（51～54题共用题干）

患者，女性，24岁。急性肺炎入院，体温39.7℃，遵医嘱乙醇拭浴降温。

51. 乙醇拭浴降温的主要机制是

A. 蒸发散热　　　　B. 辐射散热

C. 传导散热　　　　D. 对流散热

E. 渗透散热

52. 应选用的乙醇浓度为

A. 10%～20%　　　B. 25%～35%

C. 40%～50%　　　D. 60%～70%

E. 70%～80%

53. 乙醇拭浴时，护士操作不当的是

A. 以拍拭方式进行，不用力摩擦

B. 禁忌拍拭后颈部、腹部、足底等部位

C.腋窝、腹股沟、心前区适当延长拍拭时间

D.患者发生寒战、面色苍白时应立即停止操作

E.体温降至39℃以下，取下头部冰袋

54.为了观察降温效果，应在拭浴后多长时间复测体温

A.10分钟　　　　B.20分钟

C.30分钟　　　　D.60分钟

E.2小时

（55～56题共用题干）

患者，女性，55岁。诊断：痔疮。经常便后出血，行痔疮手术后，遵医嘱给予热水坐浴。

55.给予热水坐浴的目的是

A.消炎、消肿、镇痛

B.降温

C.消炎、解痉、止痛

D.解除便秘

E.促进伤口干燥结痂

56.给予热水坐浴时，护士操作方法不正确的是

A.浴盆和溶液需无菌

B.操作前嘱患者排大小便

C.倒入坐浴液至浴盆2/3满

D.坐浴后更换敷料

E.坐浴时间15～20分钟

（何夏阳）

第14章 排泄护理

第1节 排尿的护理

一、尿液的评估

1. 正常尿液的观察 正常成人新鲜尿液呈淡黄色，清澈、透明，呈弱酸性，pH4.5～7.5，尿比重为1.015～1.025。24小时的尿量1000～2000ml。

2. 异常尿量的观察
   - （1）多尿：指24小时尿量超过2500ml，常见于糖尿病、尿崩症等患者。
   - （2）★少尿：指24小时尿量少于400ml或每小时尿量少于17ml，常见于心、肾疾病和发热、休克患者。
   - （3）★无尿或尿闭：指24小时尿量少于100ml或12小时内无尿，常见于严重心、肾疾病和休克患者。

3. 颜色异常
   - （1）血尿：尿液呈淡红色或洗肉水样。常见于输尿管结石、急性肾小球肾炎、泌尿系统肿瘤、结核及感染等患者。
   - （2）★血红蛋白尿：尿液呈浓茶色或酱油色。常见于溶血反应、恶性疟疾等患者。
   - （3）胆红素尿：尿液呈深黄色或黄褐色。常见于阻塞性黄疸和肝细胞性黄疸患者。
   - （4）乳糜尿：因尿液中含有大量淋巴液，呈乳白色。常见于丝虫病患者。
   - （5）脓尿：尿液呈白色絮状浑浊或脓汁样。常见于泌尿系统结核、非特异性感染等患者。

4. 气味异常 新鲜尿有★氨臭味提示有泌尿系感染；糖尿病酮症酸中毒患者尿液因含有丙酮而呈烂苹果味。

5. 比重异常 若尿比重固定在1.010左右，提示肾功能严重受损。

二、影响排尿的因素

1. 年龄和性别 男性老年人因前列腺增生压迫尿道，常引起滴尿和排尿困难。
2. 饮食与气候 食物中含水量多或大量饮水，可使尿量增多；气温较高时，呼吸增快、大量出汗，尿量减少。
3. 排尿习惯 排尿姿势、排尿环境不适宜会影响排尿活动。
4. 治疗因素 手术中用麻醉剂、术后疼痛会导致尿潴留。
5. 疾病因素 神经系统受损可致尿失禁；泌尿系统结石、肿瘤、狭窄等可出现尿潴留。
6. 心理因素 紧张、恐惧可引起尿频、尿急或排尿困难。

三、排尿异常的护理

1. 尿潴留
   - （1）尿潴留患者体检可见耻骨上膨隆，可触及囊性包块、★叩诊呈实音、有压痛。
   - （2）护理要点：机械性梗阻，应给予对症处理，如★前列腺增生患者发生急性尿潴留时首选处理措施是导尿术（图14-1）；而非机械性梗阻，可采用以下护理措施。

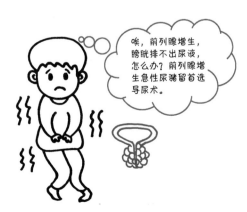

唉，前列腺增生，膀胱排不出尿液，怎么办？前列腺增生急性尿潴留首选导尿术。

图14-1 前列腺增生急性尿潴留首选导尿术

1. 尿潴留
（2）护理要点：机械性梗阻，应给予对症处理，如★前列腺增生患者发生急性尿潴留时首选处理措施是导尿术（图14-1）；而非机械性梗阻，可采用以下护理措施。
1）心理护理：消除焦虑和紧张情绪。
2）提供排尿的环境：关门窗、遮挡患者等。
3）调整体位和姿势：病情允许应尽量以习惯姿势排尿。
4）利用条件反射诱导排尿：如听流水声、用温水冲洗会阴等。
5）按摩、热敷。
6）药物或针灸：根据医嘱肌内注射卡巴胆碱。利用针灸治疗，如针刺中极、三阴交穴等刺激排尿。
★7）经上述措施处理无效时，可根据医嘱采用导尿术。
8）健康教育：指导患者养成及时、定时排尿的习惯。

2. 尿失禁
（1）尿失禁可分为：真性尿失禁（完全性尿失禁）、假性尿失禁（充溢性尿失禁）、压力性尿失禁（不完全性尿失禁）。

（2）护理要点
1）心理护理。
2）★皮肤护理（主要措施）：保持局部清洁干燥，预防压力性损伤。
3）设法接尿：对长期尿失禁患者给予留置导尿管，观察排尿反应，对慢性病或老年人每1～2小时给予便器1次，有意识地控制排尿。
4）室内环境：定期开窗通风，避免室内有异味。
5）健康教育：①尿失禁患者在病情允许的情况下，★每日白天应摄入2000～3000ml液体，以促进排尿反射、预防泌尿系统感染。②盆底肌肉的锻炼：指导患者进行收缩和放松盆底肌肉的锻炼，以增强控制排尿的能力。方法为10秒/次，连续10遍，5～10次/日，以不觉乏力为宜。

四、导尿术

1. 目的
（1）为尿潴留患者放出尿液以减轻痛苦；取无菌尿标本做细菌培养。
（2）测量膀胱容量、压力、残余尿；尿道或膀胱造影。
（3）治疗膀胱和尿道疾病，膀胱肿瘤患者进行化疗。

2. 操作要点
（1）女患者导尿术：①脱对侧裤腿，盖于近侧裤腿上，对侧大腿用盖被遮盖；②会阴部消毒的原则：★初步消毒由上至下、由外向内，★再次消毒由上至下、由内向外再到内；③导尿管插入尿道的长度为★4～6cm，见尿流出再插入1～2cm；④留取尿培养标本，用无菌标本瓶或试管★留取中段尿5ml。
（2）男患者导尿术：①男性尿道有两个弯曲，即活动的耻骨前弯和固定的耻骨下弯；三个狭窄，即尿道内口、膜部和尿道外口。②导尿时应★将阴茎提起与腹壁呈60°，以消除活动的耻骨前弯，利于插管。③导尿管插入的长度为20～22cm，见尿流出再插入2cm。

3. 注意事项
（1）严格执行无菌操作，预防泌尿系统感染。
（2）耐心解释，注意遮挡，保护患者自尊。
（3）选择粗细适宜的导尿管，插管动作轻柔。
（4）女患者导尿时，若导尿管误插入阴道，应立即拔出，重新更换无菌导尿管后再插入。
（5）★膀胱高度膨胀且极度衰弱的患者，第一次放尿不应超过1000ml，以免引起虚脱和血尿。

锦囊妙"记"
一次性放气、放液量汇总

心包积液时，一次放液不超过200ml。

尿潴留患者一次放尿不超过1000ml。

气胸、胸腔积液患者一次放气、放液不超过1000ml。

羊水过多的孕妇，一次放羊水不超过1500ml。

肝硬化伴腹水患者，一次放腹水为4000～6000ml，不超过10 000ml。

五、导尿管留置术

1. ★目的
- （1）抢救休克、危重患者时，正确记录尿量，以观察病情。
- （2）盆腔器官手术前引流尿液，★使膀胱空虚避免术中误伤。
- （3）某些泌尿系疾病手术后留置导尿管，便于引流和冲洗，并减轻手术切口的张力，有利于伤口的愈合。
- （4）昏迷、瘫痪或会阴部有伤口者，留置导尿管以保持会阴部清洁干燥。

2. 操作要点
- （1）使用双腔气囊导尿管时，插入导尿管后，★见尿流出后，再插入7～10 cm。
- （2）根据气囊容积说明，向气囊内注入0.9%无菌氯化钠注射液5～10ml，轻拉导尿管有阻力感，证实导尿管已固定。
- （3）将导尿管末端与集尿袋相连，将集尿袋固定于床旁，低于膀胱（耻骨联合）的位置。

★3. 注意事项
- （1）防止逆行感染：①保持尿道口清洁，每日用消毒液棉球擦拭1～2次；②每日定时更换集尿袋；③每周更换1次导尿管；④集尿袋不可高于耻骨联合，以防尿液逆流。
- （2）保持引流通畅，避免引流管受压、扭曲、阻塞，防止逆行感染。
- （3）如病情允许应鼓励患者多饮水，以达到自然冲洗尿道的目的；每周检查尿常规，如尿液出现浑浊、沉淀或结晶，应及时进行膀胱冲洗。
- （4）训练膀胱功能：采用间歇性夹管引流方式，使膀胱定时充盈和排空，以促进膀胱功能的恢复，每3～4小时开放引流1次。

锦囊妙"记"

各种管道或引流袋的更换时间

插入体腔的管道：每周更换1次，如一般导尿管、胃管等。

留在体腔外的管道或容器：每天更换1次，如集尿袋、一次性输液器、胸腔闭式引流瓶等。

第2节　排便的护理

一、粪便的评估

1. **正常粪便的观察**　正常粪便呈黄褐色，每日1～3次，平均每次量为150～200g。柔软成形，黄褐色或棕黄色，有粪便气味。

2. 异常粪便的观察
- （1）次数：成人排便超过每日3次，或每周少于3次，为排便异常。
- （2）形状：消化不良或急性肠炎时，排便次数增多，且呈糊状或水样；便秘时粪便坚硬呈栗子样；肛门、直肠狭窄或部分肠梗阻时粪便呈扁条状或带状。
- ★（3）颜色：柏油样便见于上消化道出血；暗红色便见于下消化道出血；陶土色便见于胆道完全阻塞；果酱样便见于阿米巴痢疾或肠套叠；粪便表面鲜红或排便后滴血见于肛裂或痔疮出血；白色"米泔水"样便见于霍乱、副霍乱。
- （4）气味：酸臭味便见于消化不良；腐臭味便见于直肠溃疡、肠癌；腥臭味便见于消化道出血。
- （5）混合物：粪便中有大量黏液见于肠炎；粪便中伴有脓血见于痢疾、直肠癌。

二、影响排便的因素

1. 长期应用抗生素可干扰肠道内正常菌群的功能，造成腹泻；大剂量应用镇静剂可导致便秘。

2. 麻醉药物可使患者胃肠蠕动暂停，一般腹部手术后24～48小时胃肠功能才趋于恢复。

3. 腹部和会阴部伤口疼痛可抑制便意；长期卧床的患者活动减少，可影响排便。

三、排便异常的护理

1. 腹泻
- （1）概念：指排便次数增多、粪便稀薄而不成形，甚至呈水样。腹泻常伴有腹痛、恶心、呕吐、肠鸣、里急后重等症状。

1. 腹泻
  （2）护理要点
- 1）祛除病因。
- 2）卧床休息：减少肠蠕动，减少体力消耗。
- 3）饮食指导：多饮水，进食流质或半流质饮食，★腹泻严重时应暂时禁食。
- 4）补充水、电解质：遵医嘱给予止泻剂、口服补液盐或静脉输液。
- 5）皮肤护理：便后用温水清洗，肛周涂油膏保护皮肤，防止发生压力性损伤。
- 6）观察记录排便次数和性质。

2. 大便失禁
- （1）概念：大便失禁是由于肛门括约肌不受意志控制而不由自主地排便。
- （2）护理要点
  - 1）大便失禁患者：做好皮肤护理，防止压力性损伤发生。
  - 2）重建排便能力：观察患者排便反应，适时给予便盆，训练患者定时排便，以建立排便反射。
  - 3）室内环境：定时开窗通风。
  - 4）指导患者进行盆底肌收缩运动锻炼。

3. 便秘
- （1）概念：指排便次数减少，无规律性，粪便干燥、坚硬，排便困难。常伴有头痛、腹痛、腹胀、消化不良、食欲缺乏、疲乏无力等症状。
- （2）护理要点
  - 1）心理护理：解释和指导。
  - 2）提供隐蔽排便环境。
  - 3）安置适当的体位，如坐位或蹲位，仰卧位患者可酌情抬高床头。
  - 4）腹部按摩：按升结肠→横结肠→降结肠的顺序做环形按摩，以刺激肠蠕动，促进排便。
  - 5）按医嘱给予口服缓泻剂，如番泻叶、果导片等。
  - 6）使用简易通便剂，如开塞露、甘油栓等。
  - 7）灌肠法：如上述方法无效，可遵医嘱给予灌肠。
  - 8）健康教育：指导患者养成定时排便的习惯；多食蔬菜、水果、粗粮等富含膳食纤维和维生素的食物，多饮水，适当活动，充足的休息与睡眠，正确使用简易通便剂，但★不能长期使用。

四、灌肠法

1. 大量不保留灌肠
- （1）目的：①软化粪便，解除便秘及肠胀气；②清洁肠道，为某些手术、检查或分娩做准备；③减轻中毒；④为高热患者降温。
- （2）常用灌肠溶液：0.9%氯化钠溶液或0.1%～0.2%肥皂水。
- ★（3）溶液量及温度：成人500～1000ml，小儿200～500ml；★温度39～41℃、降温时28～32℃；中暑患者用4℃ 0.9%氯化钠溶液。
- ★（4）操作要点：①患者取左侧卧位；②灌肠筒内液面距肛门40～60cm；③肛管插入直肠7～10cm；④观察：如液体流入受阻，可稍转动或挤捏肛管，如患者感觉★腹胀或有便意，可适当降低灌肠筒高度，以减慢液体流速，并嘱患者做深呼吸，以减轻腹压；⑤灌毕嘱患者★保留溶液5～10分钟后排便，若降温灌肠则应保留30分钟后排便；⑥灌肠后记录，如排便1次记为1/E。
- （5）注意事项：①★伤寒患者灌肠，液量不超过500ml，压力降低，液面距肛门小于30cm；肝性脑病患者禁用肥皂水灌肠，以减少氨的产生和吸收；充血性心力衰竭和水钠潴留患者禁用0.9%氯化钠溶液灌肠，以减少钠的吸收。★②若患者出现面色苍白、出冷汗、剧烈腹痛、脉搏细速、心慌气促等情况，应立即停止灌肠并及时联系医生，给予紧急处理。★③急腹症、消化道出血、妊娠、严重心血管疾病等患者禁忌灌肠。

2. 小量不保留灌肠
- （1）目的：为腹部或盆腔术后患者、危重患者、幼儿或老年体弱患者及保胎孕妇解除便秘，排除肠道积气，减轻腹胀。

2. 小量不保留灌肠

（2）常用溶液：★①1、2、3溶液（50%硫酸镁30ml、甘油60ml、水90ml）。②油剂（甘油50ml加等量温开水）。

（3）操作要点：①溶液量少于200ml，液面距肛门小于30cm；★②肛管插入直肠7～10cm；③灌毕嘱患者尽可能保留10～20分钟后排便。

3. 清洁灌肠 是反复多次进行大量不保留灌肠的方法，首次选用的灌肠溶液是0.1%～0.2%肥皂水，随后用0.9%氯化钠溶液，禁忌用清水反复灌洗，以防水、电解质紊乱。

4. 保留灌肠

（1）目的：用于镇静、催眠及治疗肠道感染。

（2）常用溶液：液量少于200ml，温度39～41℃。

（3）操作要点：★①体位：慢性细菌性痢疾，病变多在乙状结肠和直肠，患者应取左侧卧位；阿米巴痢疾，病变多在回盲部，患者应取右侧卧位，以提高治疗效果。②臀部抬高10cm。③★肛管插入直肠15～20cm。④灌肠后，嘱患者尽可能★保留1小时以上。

（4）注意事项：①确定病变部位以便确定适当的卧位和插管深度；②在睡眠前灌入为宜；③肛门、直肠、结肠手术后及排便失禁患者不宜做保留灌肠。

锦囊妙"记"

保留灌肠要点口诀

保留灌肠用途多，镇静催眠治感染。
灌肠前嘱先排便，抬高臀部十厘米。
减少刺激用细管，溶液量少挂得低。
插管较深慢慢灌，保留大于一小时。

第3节 排气的护理

一、肠胀气患者的护理要点

1. 勿食产气食物，如豆类、糖、油炸类食物及碳酸饮料。
2. 按摩：在腹部进行热敷和按摩以促进排气，必要时行肛管排气。

二、肛管排气法的操作要点

1. 肛管插入肛门15～18cm。
2. 保留肛管在20分钟以内，因长时间留置肛管，有可能导致肛门括约肌永久性松弛，如需重复插管排气，应间隔2～3小时。

锦囊妙"记" 列表对比记忆（表14-1）。

表14-1 三种灌肠法与肛管排气的操作要点比较

类型	肛管插入深度	保留时间
大量不保留灌肠	7～10cm	5～10分钟
小量不保留灌肠	7～10cm	10～20分钟
保留灌肠	15～20cm	>1小时
肛管排气	15～18cm	≤20分钟

要点回顾

1. 什么是多尿、少尿、无尿或尿闭？
2. 简述异常尿液和粪便的颜色。
3. 简述导尿管留置术的注意事项。
4. 简述大量不保留灌肠的注意事项。
5. 简述保留灌肠的用途和操作要点。

●○ **模拟试题栏——识破命题思路，提升应试能力** ○●

一、专业实务

A₁型题

1. 正常尿液的酸碱度为
　　A. 2.5～4.5　　　　B. 3.5～5.5
　　C. 4.0～9.0　　　　D. 4.5～7.5
　　E. 5.5～9.5

2. 少尿是指每小时排尿量少于
　　A. 17ml　　　　　B. 50ml
　　C. 100ml　　　　 D. 200ml
　　E. 400ml

3. 多尿是指24小时尿量超过
　　A. 1500ml　　　　B. 2000ml
　　C. 2500ml　　　　D. 3000ml
　　E. 3500ml

4. 在对正常尿液的描述中，不正确的是
　　A. 24小时尿量平均约1000～2000ml
　　B. 尿比重1.015～1.025
　　C. 新鲜尿液有氨臭味
　　D. 夜间排尿0～1次
　　E. 尿液淡黄色

5. 患者排尿如图所示（酱油样色），可能是由于

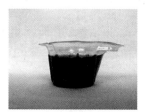

　　A. 输尿管结石　　　B. 急性肾小球肾炎
　　C. 阻塞性黄疸　　　D. 丝虫病
　　E. 溶血反应

6. 泌尿系统结核患者的尿液为
　　A. 血红蛋白尿　　　B. 血尿
　　C. 乳糜尿　　　　　D. 胆红素尿
　　E. 酱油尿

7. 有机磷农药中毒患者的尿液气味呈
　　A. 蒜臭味　　　　　B. 烂苹果味
　　C. 腥臭味　　　　　D. 氨臭味
　　E. 粪臭味

8. 属于机械性梗阻导致的尿潴留是
　　A. 神经系统疾病　　B. 麻醉后
　　C. 前列腺增生　　　D. 分娩后
　　E. 排尿环境的改变

9. 尿路感染女性发病率高于男性，是因为女生尿道较男性尿道
　　A. 长而窄　　　　　B. 短而宽
　　C. 扁而平　　　　　D. 宽而长
　　E. 短而窄

10. 为男性患者导尿时，如下图所示，应提起阴茎，使之与腹壁形成的角度为

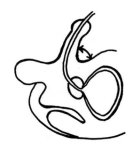

　　A. 15°　　　　　　B. 30°
　　C. 45°　　　　　　D. 60°
　　E. 90°

11. 阿米巴痢疾患者的粪便呈
　　A. 柏油样　　　　　B. 陶土样
　　C. 果酱样　　　　　D. 暗红色
　　E. 粪便表面有鲜血

12. 关于粪便颜色异常的描述，正确的是
　　A. 霍乱者粪便呈"米泔水"样
　　B. 下消化道出血者粪便呈柏油色
　　C. 肠套叠者粪便呈陶土色
　　D. 胆道梗阻者粪便呈黄褐色
　　E. 上消化道出血者粪便呈鲜红色

13. 肝性脑病患者禁用肥皂水灌肠的原因是
　　A. 易引起腹胀
　　B. 易造成肠穿孔
　　C. 减少氨的产生和吸收
　　D. 易引起腹泻
　　E. 易引起电解质平衡失调

14. 成人大量不保留灌肠时，每次灌注量为
　　A. 200～250ml　　　B. 250～400ml
　　C. 400～500ml　　　D. 500～1000ml
　　E. 1000ml以上

15. "1、2、3"灌肠溶液的配制方法是
　　A. 50%硫酸镁30ml、温开水60ml、甘油90ml
　　B. 50%硫酸镁30ml、甘油60ml、温开水90ml
　　C. 温开水30ml、50%硫酸镁60ml、甘油90ml

D. 甘油30ml、温开水60ml、50%硫酸镁90ml

E. 甘油30ml、50%硫酸镁60ml、温开水90ml

16. 肛管排气时，保留肛管一般不超过20分钟的原因是

A. 防止肠道感染

B. 防止肛管与黏膜粘连

C. 减轻患者的不适

D. 防止肛门括约肌反应性降低

E. 不影响患者活动

A₂型题

17. 患者，男性，32岁。因车祸外伤收入院行手术治疗。10日晚7点至11日晚7点护士记录患者尿袋中尿量如下：

10日	19:00	190ml
	21:00	230ml
11日	8:00	410ml，护士清空尿袋
	12:00	80ml
	19:00	160ml

经询问确认家属未自行清空尿袋后，护士应判断患者为

A. 无尿   B. 少尿

C. 尿量正常   D. 多尿

E. 尿崩

18. 患者，女性，42岁。近日出现尿频、尿急、尿痛，排出的新鲜尿液有氨臭味，提示患者可能患有

A. 急性肾小球肾炎   B. 肾盂肾炎

C. 肾结石   D. 尿毒症

E. 糖尿病酮症酸中毒

19. 患者，女性，29岁。剖宫产术后第2天，导尿管拔出后5小时，患者诉下腹部胀痛，有尿意但排不出。护士检查发现耻骨上膨隆，有压痛，叩诊呈实音，应首先进行的处理措施是

A. 肌内注射卡巴胆碱

B. 用力按压膀胱，帮助患者排尿

C. 让患者听流水声，诱导其排尿

D. 让患者尝试去厕所蹲着排尿

E. 重新插导尿管，将尿液排出

20. 患者，男性，76岁。前列腺增生导致排尿困难，膀胱高度膨胀。护士正确的做法是

A. 帮助患者坐起排尿

B. 让患者听流水声

C. 热敷，按摩下腹部

D. 立即进行导尿

E. 注射利尿药卡巴胆碱

21. 患者，女性，52岁。因子宫肌瘤需做切除手术，术前护士予置留导尿管的原因是

A. 及时放出尿液使患者舒适

B. 避免术中误伤膀胱

C. 便于采集尿标本

D. 测定膀胱压力

E. 保持会阴部清洁干燥

22. 患者，女性，29岁。车祸后休克，护士遵医嘱为其留置导尿管，目的是

A. 引流尿液，减轻痛苦

B. 保持会阴部清洁干燥

C. 训练膀胱功能

D. 协助诊断

E. 记录尿量，观察病情变化

23. 患者，男性，74岁。进行性呼吸困难3年，尿闭2小时，门诊以"急性尿潴留、前列腺增生"收入院。护士为其进行留置导尿，如图所示，导尿管终点应停留在

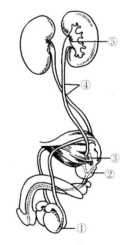

A. ①   B. ②

C. ③   D. ④

E. ⑤

24. 患者，女性，40岁。膀胱高度膨胀且又极度虚弱，一次放尿量超过1000ml导致血尿产生的原因是

A. 腹压急剧下降，大量血液滞留于腹腔血管内

B. 膀胱内压突然降低，导致膀胱黏膜急剧充血

C. 血压下降，虚脱

D. 尿道黏膜损伤

E. 放尿时操作不当，损伤尿道内口

25. 患者，女性，48岁。拟行卵巢囊肿摘除术，遵医嘱术前留置导尿管，操作过程中不正确的是

A. 严格执行无菌操作

B. 患者取屈膝仰卧位

C. 插管动作轻柔

D. 导尿管插入尿道4～6cm

E. 导尿管误插入阴道，应拔出，立即用乙醇擦拭后再重新插入

26. 患者，男性，35岁。脊髓外伤导致尿失禁，护士给予的护理措施中不正确的是

A. 保持床铺清洁、干燥

B. 经常更换卧位、按摩受压部位皮肤

C. 嘱患者尽量少喝水，以减少尿量

D. 保护患者臀部皮肤，防止皮肤破溃

E. 定时开窗通风，保持空气清新

27. 患者，男性，71岁。因间歇、无痛性肉眼血尿诊断为膀胱癌入院行手术治疗，术后留置导尿管。在留置导尿管的护理中，不正确的是

A. 保持导尿管通畅

B. 定时观察尿量、颜色及性质

C. 定期行膀胱冲洗

D. 导尿管每天更换1次

E. 用带气囊导尿管以免脱落

28. 患者，男性，53岁。因胃癌收入院，在全身麻醉下行胃大部切除术。患者术后留置导尿管3天，为防止发生尿路感染，最重要的护理措施是

A. 严密观察尿量

B. 严格限制饮食

C. 每天行膀胱冲洗3次

D. 每天更换集尿袋2次

E. 每天用消毒液棉球擦拭外阴及尿道口2次

29. 患者，女性，32岁。因手术后留置导尿管1周。护士在拔导尿管前开始夹闭导尿管，定期开放，以训练膀胱功能，开放导尿管的频率为

A. 每小时1次　　　B. 每2小时1次

C. 每3小时1次　　　D. 每5小时1次

E. 每6小时1次

30. 患儿，男性，6岁。诊断为肺炎。体温39.5℃，剧烈哭闹，遵医嘱给予10%水合氯醛进行保留灌肠。护士指导患儿家长应保留的时间是

A. 5～10分钟　　　B. 15～20分钟

C. 20～30分钟　　　D. 30～60分钟

E. 1小时以上

31. 患者，男性，50岁。患慢性细菌性肠炎，按医嘱进行保留灌肠。护士下列操作正确的是

A. 为保证疗效，在晨起时灌入

B. 选择较粗的肛管

C. 插入7～10cm

D. 药量为200ml

E. 提高压力，确保灌肠液进入肠道

32. 患者，男性，17岁。阑尾切除术后出现肠胀气，遵医嘱给予肛管排气后缓解不明显，再次进行排气需间隔

A. 5～10分钟　　　B. 15～20分钟

C. 20～30分钟　　　D. 30～60分钟

E. 120～180分钟

33. 患者，女性，36岁。阑尾切除术后腹胀严重，护士遵医嘱为其进行肛管排气，下列操作哪项不妥

A. 协助患者取仰卧或侧卧位

B. 肛管轻轻插入直肠18cm

C. 肛管所连接的橡胶管末端插入水瓶中

D. 为提高排气效果按结肠解剖位置进行按摩

E. 为提高排气效果肛管保留时间可延长至1小时

34. 患者，男性，46岁。原发性胆囊癌合并阻塞性黄疸，该患者大便颜色呈

A. 黑色　　　　　　B. 黄褐色

C. 陶土色　　　　　D. 暗红色

E. 鲜红色

35. 患者，女性，72岁。主诉经常发生便秘，社区护士对其进行的健康指导中，不恰当的是

A. 您应该给自己定一个有规律的活动计划，增加活动量

B. 每天应当多吃一点粗纤维食物，像麦片、芹菜等

C. 每天排便要有规律，在一段固定时间内排便

D. 经常做腹部环形按摩，促进肠蠕动

E. 您应当常备开塞露，排便不畅时随时使用

36. 患者，女性，18岁。车祸致腰椎压缩性骨折，长期卧床，为避免患者出现便秘，护士指导其做腹部环形按摩，顺序为

A. 升结肠、横结肠、降结肠

B. 横结肠、升结肠、降结肠

C. 升结肠、降结肠、横结肠

D. 降结肠、升结肠、横结肠

E. 降结肠、横结肠、升结肠

37. 患者，女性，56岁。大便失禁多日，护理的重点是

A. 给予高蛋白饮食，补充营养

B. 安慰患者

C. 鼓励患者多饮水

D. 记录排便情况

E. 保护肛周皮肤，防止皮肤破溃

38. 患者，女性，27岁。户外工作6小时后中暑，现体温41.2℃，护士遵医嘱为患者进行降温灌肠，正确的做法是
    A. 选用4℃的0.9%氯化钠溶液
    B. 选用38℃的0.1%肥皂水
    C. 溶液量每次少于500ml
    D. 灌肠时帮助患者取右侧卧位
    E. 嘱咐患者灌肠后保留1小时后再排便

39. 患者，男性，45岁。术前医嘱：清洁灌肠。在灌肠过程中患者出现面色苍白、出冷汗、心慌气促，此时护士应采取的措施是
    A. 转移患者的注意力
    B. 边灌肠边通知医生
    C. 立即停止灌肠并通知医生
    D. 边灌肠边指导患者深呼吸
    E. 降低灌肠筒高度以减轻压力

40. 患者，男性，34岁。诊断为伤寒，现体温正常。护士遵医嘱为其进行大量不保留灌肠，操作正确的是
    A. 准备0.1%肥皂水800ml
    B. 灌肠溶液的温度为38℃
    C. 协助患者取右侧卧位
    D. 液面距肛门不超过30cm
    E. 灌肠后保留10～20分钟

41. 患者，女性，35岁。将行结肠镜检查，灌肠前自行排便1次，灌肠后又排便3次，护士在体温单上正确的记录是
    A. 1³/E　　B. 1ᴱ/3
    C. 3¹/E　　D. 1/E
    E. 4³/E

42. 患者，女性，26岁。次日拟进行结肠X线摄片检查。正确的肠道准备方法是
    A. 大量不保留灌肠　B. 小量不保留灌肠
    C. 保留灌肠　　　D. 清洁灌肠
    E. 肛管排气

43. 患者，女性，43岁。子宫全切除术后3天，出现腹胀、便秘，最佳的灌肠方法是
    A. 0.1%肥皂水清洁灌肠
    B. 甘油加温开水小量不保留灌肠
    C. 2%小檗碱保留灌肠
    D. 0.2%肥皂水大量不保留灌肠
    E. 0.9%氯化钠溶液大量不保留灌肠

44. 患者，男性，42岁。黏液脓血便伴有里急后重2

年，诊断为溃疡性结肠癌，近1周腹痛加重伴发热入院治疗。护士遵医嘱为患者做保留灌肠治疗，正确的做法是
    A. 在晚间睡眠前灌入
    B. 灌肠时取右侧卧位
    C. 肛管插入直肠7～10cm
    D. 液面距肛门40cm
    E. 灌肠后宜保留10～20分钟

45. 患者，女性，49岁。诊断为阿米巴痢疾，护士为其进行保留灌肠时，采取右侧卧位，其理由是
    A. 使患者安全舒适
    B. 提高治疗效果
    C. 减少液体对肠道的刺激
    D. 减轻药物的毒副作用
    E. 方便护士操作

A₃/A₄型题

（46～49题共用题干）

患者，女性，62岁。卵巢癌术后，拔出导尿管后6小时未能自行排尿。查体：耻骨上部膨隆，叩诊呈实音，有压痛，考虑尿潴留。

46. 为患者提供的护理措施中，维护其自尊的做法是
    A. 教育其养成良好的排尿习惯
    B. 耐心解释并提供隐蔽的排尿环境
    C. 调整体位以协助排尿
    D. 按摩其下腹部，以促使尿液排出
    E. 温水冲洗会阴部以诱导排尿

47. 为患者实施导尿时，第2次消毒顺序是
    A. 自上而下，由外向内
    B. 自下而上，由外向内
    C. 自下而上，由内向外
    D. 自上而下，由内向外
    E. 自上而下，由内向外再向内

48. 首次导出尿液不应超过
    A. 1000ml　　B. 1200ml
    C. 1500ml　　D. 1700ml
    E. 2000ml

49. 如果首次导出尿液量过多，将会发生
    A. 膀胱挛缩　　B. 加重不舒适感
    C. 血尿和虚脱　D. 诱发膀胱感染
    E. 膀胱反射功能恢复减慢

（50～53题共用题干）

患者，男性，58岁。因进行性吞咽困难1个月入院，入院后被诊断为"食管癌"。术前医生要求护士为患者灌肠以清洁肠道。

50. 灌肠袋内液面距离肛门
    A. 10～20cm
    B. 20～30cm
    C. 30～40cm
    D. 40～60cm
    E. 60～80cm

51. 肛管插入直肠的深度为
    A. 7～10cm
    B. 10～15cm
    C. 15～18cm
    D. 18～20cm
    E. 20～25cm

52. 当液体灌入200ml时，患者感觉有便意，护士应
    A. 停止灌肠
    B. 移动肛管
    C. 挤压肛管
    D. 降低灌肠袋的高度
    E. 协助患者平卧

53. 灌肠过程中，患者出现脉速、出冷汗、剧烈腹痛，护士应
    A. 停止灌肠
    B. 移动肛管
    C. 嘱患者张口深呼吸
    D. 降低灌肠袋的高度
    E. 协助患者平卧

（54～56题共用题干）
    患者，男性，52岁。次日需行乙状结肠镜检查，现遵医嘱行清洁灌肠。

54. 清洁灌肠时禁忌使用清水反复灌洗，原因是
    A. 清水可能含有细菌
    B. 灌肠效果不佳
    C. 导致水电解质紊乱
    D. 不利于肠道蠕动
    E. 对肠黏膜有损伤

55. 灌肠时，患者应采取的体位是
    A. 仰卧位
    B. 俯卧位
    C. 头高脚低位
    D. 左侧卧位
    E. 右侧卧位

56. 灌肠结束后，护士嘱患者保留灌肠溶液的时间是
    A. 灌肠后可立即排便
    B. 5～10分钟
    C. 10～15分钟
    D. 15～20分钟
    E. 20～30分钟

（57～58题共用题干）
    患者，男性，69岁。肺癌晚期，骨转移。化疗后食欲极差，腹胀痛，近3天常有少量粪水从肛门排出，有排便冲动，却不能排出大便。

57. 患者最有可能出现的护理问题是
    A. 腹泻
    B. 便秘
    C. 粪便嵌塞
    D. 肠胀气
    E. 排便失禁

58. 最恰当的护理措施是
    A. 指导患者进行排便控制训练
    B. 可给予口服导泻剂通便
    C. 可适当减少饮食量，避免腹胀
    D. 增加静脉输液量
    E. 可给予小量不保留灌肠，必要时人工取便

二、实践能力

A₁型题

59. 尿潴留患者叩诊耻骨上部呈
    A. 鼓音
    B. 实音
    C. 浊音
    D. 清音
    E. 啰音

60. 如图所示，成年男性尿道狭窄处为

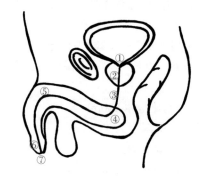

    A. ①⑤⑦
    B. ①③⑦
    C. ②④⑥
    D. ②③⑦
    E. ③④⑤

61. 关于尿潴留的临床表现，描述不正确的是
    A. 尿频、尿急、尿痛
    B. 耻骨上膨隆
    C. 可扪及囊样包块
    D. 下腹部胀痛
    E. 叩诊为实音

62. 大量不保留灌肠不适用于
    A. 急腹症
    B. 便秘
    C. 结肠镜检查前
    D. 分娩前
    E. 高热

63. 不宜进行保留灌肠的患者是
    A. 忧郁失眠
    B. 慢性痢疾
    C. 高热惊厥
    D. 慢性阿米巴痢疾
    E. 痔疮术后第1天

64. 大量不保留灌肠溶液流入受阻时，正确的处理方法是
    A. 提高灌肠筒
    B. 降低灌肠筒

C. 移动肛管　　　D. 嘱患者深呼吸

E. 嘱患者快速呼吸

A₂型题

65. 护士巡视病房发现某患者排出的尿液有烂苹果味，提示该患者很可能是

A. 膀胱炎　　　　B. 尿道炎

C. 前列腺炎　　　D. 急性肾炎

E. 糖尿病酮症酸中毒

66. 患者，男性，65岁。因尿失禁留置导尿管，护士为其膀胱冲洗时，需立即停止操作并报告医生的情况是

A. 冲洗液澄清　　B. 冲洗液浑浊

C. 剧烈腹痛　　　D. 冲洗速度过慢

E. 冲洗速度过快

67. 患者，男性，68岁。因尿路感染后形成瘢痕，导致尿道狭窄，排尿困难，常不自主溢出少量尿液，此为

A. 真性尿失禁　　B. 假性尿失禁

C. 压力性尿失禁　D. 神经源性尿失禁

E. 急迫性尿失禁

68. 患者，女性，62岁。近来发现与朋友聊天大笑时会溢出少量尿液，此为

A. 真性尿失禁　　B. 假性尿失禁

C. 压力性尿失禁　D. 神经源性尿失禁

E. 急迫性尿失禁

69. 患者，女性，54岁。因需做子宫切除术，术前行留置导尿管，如视频所示，护士下一步应

A. 快速手消毒

B. 嘱患者放松，插导尿管

C. 润滑导尿管

D. 连接导尿管和集尿袋

E. 不松左手，右手将装污棉球和镊子的弯盘撤至床尾

70. 患者，男性，57岁。因急性细菌性痢疾入院，每日排脓血便6～7次，下列护理措施中**不正确**的是

A. 排便后用软纸擦拭肛门

B. 指导高纤维素饮食

C. 鼓励多饮水

D. 温水坐浴后肛周皮肤涂凡士林

E. 执行严密隔离

71. 患者，女性，67岁。肝硬化晚期，躁动、行为异常，有时谵妄，呼气有肝臭味。护士为其灌肠时，禁忌选用的溶液是

A. 0.1%肥皂水　　　B. 0.9%氯化钠溶液

C. "1、2、3"溶液　D. 油剂

E. 液状石蜡

72. 患者，女性，75岁。诊断：充血性心力衰竭。患者主诉多日未解大便，护士遵医嘱为其灌肠，应禁忌选用的溶液是

A. 清水

B. 0.9%氯化钠溶液

C. 0.1%～0.2%肥皂水

D. 0.5%～1%新霉素

E. 10%水合氯醛

73. 患者，女性，34岁。入院诊断为"伤寒"。因几日未排大便，护士遵医嘱为其行大量不保留灌肠。如下图所示，灌肠袋正确的高度应为

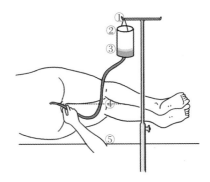

A. ①至④60cm　　B. ②至④50cm

C. ②至⑤70cm　　D. ③至④25cm

E. ③至⑤60cm

A₃/A₄型题

（74～76题共用题干）

患者，男性，36岁。因急腹症需立即送手术室手术，术前护士为患者留置导尿管。

74. 插管时提起阴茎与腹壁呈一定角度，目的是

A. 顺利插管

B. 使耻骨前弯消失，有利于插管

C. 使耻骨下弯消失，有利于插管

D. 扩大耻骨前弯，有利于插管

E. 使三个狭窄消失

75. 导尿管插入的深度为

A. 4～6cm　　　　B. 8～12cm

C. 12～16cm　　　D. 16～20cm

E. 20～22cm

76. 护士操作过程中，正确的是

A. 第二次消毒时，将包皮向后推，暴露尿道口后，由外向内进行消毒

B. 帮助患者取右侧卧位，铺一次性尿布于臀下

C. 消毒尿道口时，一个棉球可用2次

D. 戴一次性手套进行插管

E. 如需留尿培养标本，用无菌试管接取中段尿5ml

（77～80题共用题干）

患儿，男性，7岁。咳嗽、气促、精神不振。入院诊断：支气管炎。体温39.8℃，医嘱予灌肠降温。

77. 灌肠液的量为

    A. 50ml   B. 100ml

    C. 150ml   D. 300ml

    E. 600ml

78. 灌肠液的温度为

    A. 4℃   B. 30℃

    C. 35℃   D. 38℃

    E. 40℃

79. 灌肠时肛管插入的深度为

    A. 2～4cm   B. 4～7cm

    C. 7～10cm   D. 10～15cm

    E. 15～18cm

80. 拔出灌肠管后，患儿应保留灌肠液的时间是

    A. 5分钟   B. 10分钟

    C. 15分钟   D. 20分钟

    E. 30分钟

（81～82题共用题干）

患者，男性，78岁。高血压3级入院。医嘱予绝对卧床休息。患者平日喜肉食，不喜素食，每日饮水约800ml，目前3日未排便。

81. 影响该患者排便的因素，不正确的是

    A. 活动量减少

    B. 摄入水分不足

    C. 食物中缺少膳食纤维

    D. 排便姿势改变

    E. 高血压

82. 护士为该患者健康教育，不正确的是

    A. 摇高床头后在床上排便

    B. 排便时从左向右逆时针环形按摩下腹部

    C. 进食高纤维食物如芹菜、红薯等

    D. 每日饮水量2000ml以上

    E. 养成每天定时排便习惯

（何夏阳）

第15章　药物疗法和过敏试验法

考点提纲栏——提炼教材精华，突显高频考点

第1节　给药的基本知识

一、药物的领取和保管

1. 药物的领取
（1）病区应设药柜，备有一定基数的常用药物，专人负责保管，根据消耗定期领取补充。
★（2）剧毒药和麻醉药应备有固定数量，用后凭医生处方和空安瓿领取补充。
（3）日常口服药，一般根据医嘱由中心药房负责核对、配药，病区护士负责领取，经再次核对无误后发药。

2. 药物的保管
（1）药柜应放在干燥、通风、光线充足但避免阳光直射处，药柜专人负责管理，保持整洁。
（2）各种药品按内服、外用、注射、剧毒等分类放置，并按有效期先后顺序排列，先领先用，以免失效。★剧毒药和麻醉药应加锁保管，专人负责，专本登记，班班交接。
（3）药瓶应有明显标签，标签颜色应根据药物种类进行选择，★一般内服药用蓝色边、外用药用红色边、剧毒药用黑色边的标签。标签应注明中英文药名、剂量或浓度，要求字迹清晰，标签完好。
（4）药品质量应定期检查，如发现药品有浑浊、沉淀、变色、潮解、变性、异味等现象，或超过有效期，均不能使用。
（5）根据药物的不同性质，妥善保存（表15-1）。

★表15-1　常用药物保存方法

药物性质	保存方法	常用药物
易挥发、潮解、风化	密封瓶、盖紧	糖衣片、酵母片、乙醇等
易氧化、遇光变质	深色密盖瓶、黑纸遮盖、置阴凉处	★盐酸肾上腺素、维生素C、氨茶碱、硝普钠、硝酸甘油等
易燃、易爆	单独存放、密闭置阴凉处、远离明火	乙醚、乙醇、环氧乙烷等
易被热破坏	2～10℃冰箱冷藏	★疫苗、抗毒血清、免疫球蛋白、青霉素皮试液等
个人专用	注明床号、姓名，单独存放	—

★二、药物治疗原则

★1. 应根据医嘱给药　如对医嘱有疑问，应立即提出，确认无误方可执行。

2. 严格执行查对制度
★（1）严格执行查对制度，做到"三查七对"。
　　1）三查：操作前、操作中、操作后查（查"七对"的内容）。
　　2）七对：对床号、姓名、药名、浓度、剂量、方法、时间（有的药物要求做到八对，即对"批号"）。
（2）严格检查药物质量，保证药物无变质，并在有效期内。

3. 正确实施
给药
- （1）做到及时、准确用药，药名、给药浓度、给药剂量、给药方法、给药时间及给药患者准确。
- （2）药物备好后及时分发使用，避免放置过久造成药效降低或污染。
- （3）★对易引起过敏的药物，给药前应询问有无过敏史，按需做药物过敏试验，并加强观察。

4. 密切观察药物的疗效和不良反应，并做好记录。

5. 做好用药指导。

锦囊妙"记" 可将"七对"的内容缩略成一句话帮助记忆：十床姓名方嫉炉。解释如下：
十（时间）床（床号）姓（姓名）名（药名）方（方法）嫉（剂量）炉（浓度）。

三、给药的途径 给药的途径是根据药物的性质、剂型、组织对药物的吸收情况、治疗需要而决定的。给药途径包括：口服、吸入、舌下含服、外敷、直肠给药、注射（皮内注射、皮下注射、肌内注射、静脉注射）等。不同给药途径可影响药物吸收速度和生物利用度，吸收速度由快到慢依次为：静脉＞吸入＞肌内＞皮下＞直肠＞口服＞皮肤。

四、给药的次数和时间 给药的次数和时间取决于药物的半衰期和人体的生理节奏，以维持血液中有效的血药浓度，发挥最大药效。临床给药的次数、时间和部位常用外文缩写来描述（表15-2）。

★表15-2 医院常用外文缩写及中文译意

外文缩写	中文译意	外文缩写	中文译意
qm	每晨1次	st	立即
qn	每晚1次	prn	需要时（长期）
qd	每日1次	sos	必要时（12小时内，用1次）
bid	每日2次	DC	停止
tid	每日3次	am	上午
qid	每日4次	pm	下午
qod	隔日1次	12n	中午12点
biw	每周2次	12mn	午夜12点
qh	每小时1次	hs	临睡前
q2h	每2小时1次	po	口服
q3h	每3小时1次	ID	皮内注射
q4h	每4小时1次	H	皮下注射
q6h	每6小时1次	IM/im	肌内注射
ac	饭前	IV/iv	静脉注射
pc	饭后	iv drip/iv gtt	静脉滴注

第2节 口服给药法

一、方法

1. 备药
- （1）根据服药本上的床号、姓名、药名、浓度、剂量、时间，按床号顺序进行配药。
- （2）一般先配固体药，再配液体药。
- （3）固体药用药匙取，药粉或含化药用纸包好。
- （4）液体药用量杯取，倒液时先摇匀，左手持量杯，拇指置于所需刻度，举量杯使所需刻度与视线平行，右手持药瓶，将瓶签朝掌心，缓缓倒入所需药量。同时服用几种药液时，应分别倒入不同药杯，更换药液品种时，应洗净量杯。
- （5）★药液不足1ml、油剂或按滴计算的药液用滴管吸取，应先在杯中加入少量的温开水，以免药液附着在杯壁，影响药液剂量。滴药时应稍倾斜滴管，1ml按15滴计算。

2. 发药
- （1）发药前两人核对无误。
- （2）确认患者服药后方可离开。
- （3）对危重患者及不能自行服药者应喂服；★鼻饲患者应将药物研碎、溶解后，由胃管注入。
- （4）发药时，★若患者外出或因手术、特殊检查而禁食，应暂不发药，将药物带回保管，做好交接班。

3. 发药后的护理
- （1）服药后回收药杯，先用含氯消毒剂浸泡消毒，再冲洗清洁，消毒后备用。盛油剂的药杯，应先用纸擦净再浸泡消毒。一次性药杯回收后集中处理。
- （2）注意观察疗效和不良反应，发现异常及时处理。

二、注意事项

1. 发药前了解患者有关资料。

2. 发药时，如患者提出疑问，应虚心听取，重新核对，确认无误后给予解释，再给患者服下。

★3. 按药物性能，掌握服药的注意事项。
- （1）对牙齿有腐蚀作用或使牙齿染色的药物，如酸类、铁剂，服用时可用饮水管吸入，服药后漱口；服用铁剂禁忌饮茶，以免铁盐形成，妨碍药物的吸收。
- （2）刺激食欲的健胃药应饭前服，以增进食欲。
- （3）助消化药及对胃黏膜有刺激性的药物应饭后服，有利于食物消化、减少对胃黏膜的刺激。
- （4）止咳糖浆对呼吸道黏膜有安抚作用，服后不宜立即饮水，以免降低疗效。若同时服用多种药物，应最后服用止咳糖浆。
- （5）磺胺类药服后应多饮水，防止尿少时析出结晶引起肾小管阻塞，必要时遵医嘱给予碳酸氢钠以碱化尿液。
- （6）发汗退热药服后应多饮水，以增强药物疗效。
- （7）强心苷类药物，服用前应先测脉率、心率，并注意节律变化，如脉率低于60次/分或节律不齐，应停止服用，并报告医生。

锦囊妙"记"　强心苷类药物通过增加心肌收缩力、减慢心率、减少心肌耗氧量来治疗慢性心力衰竭和快速心律失常，故心动过缓的患者不宜使用。

第3节　雾化吸入疗法

一、超声雾化吸入法

1. 特点　雾量大小可以调节；雾滴小而均匀，直径5μm以下；药液随深而慢的吸气可到达终末细支气管及肺泡。

2. 目的
- （1）湿化呼吸道，稀释痰液，帮助祛痰，改善通气功能。
- （2）预防和控制呼吸道感染，以消除炎症，减轻呼吸道黏膜水肿，保持呼吸道通畅。
- （3）解除支气管痉挛，改善通气状况。
- （4）治疗肺癌，间歇吸入抗癌药物以达到治疗效果。

3. 超声波雾化吸入器的结构
- （1）超声波发生器。
- （2）水槽和晶体换能器：水槽盛冷蒸馏水；水槽底部有晶体换能器，可将发生器输出的高频电能转化为超声波声能。
- （3）雾化罐和透声膜：雾化罐盛药液，底部为透声膜，声能可通过透声膜作用于罐内药液，破坏其表面张力和惯性，使其产生雾滴喷出。
- （4）螺纹管和口含嘴（或面罩）。

4. 原理　应用超声波声能，通过透声膜作用于雾化罐内药液，破坏其表面张力和惯性，使药液变成细微的气雾，由呼吸道吸入。

5. 常用药物及其药理作用
{
（1）预防和控制呼吸道感染，如庆大霉素、卡那霉素等抗生素。
（2）解除支气管痉挛，如沙丁胺醇、氨茶碱等。
（3）稀释痰液，帮助祛痰，如α-糜蛋白酶、★盐酸氨溴索、乙酰半胱氨酸等。
（4）减轻呼吸道黏膜水肿，如地塞米松等。
}

★6. 操作要点
{
（1）水槽内加冷蒸馏水至浸没雾化罐底部的透声膜，将药液稀释至30～50ml，注入雾化罐内。
（2）先开电源开关，调节定时器，再开雾量调节开关。
（3）嘱患者将口含嘴放入口中，或将面罩置于口鼻部，指导患者闭口深呼吸，吸入气雾，时间15～20分钟。
（4）治疗毕，先关雾化开关，再关电源开关。
（5）雾化罐、口含嘴和螺纹管浸泡消毒1小时，再清洗擦干备用。
}

7. 注意事项
{
（1）水槽和雾化罐忌用热水，在使用过程中，★水槽内水温超过50℃或水量不足，应关机换冷蒸馏水。若雾化罐内药液过少，影响雾化，可从雾化罐盖上的小孔加药液，不必关机。
（2）清洗时动作应轻柔，以防损坏晶体换能器和透声膜。
（3）需连续使用时，中间应间歇30分钟。
}

二、氧气雾化吸入法

1. 原理　利用氧气的高速气流将药液吹成气雾状，随患者的呼吸进入呼吸道而达到治疗目的。

2. 操作要点
{
（1）将药液稀释至5ml，注入氧气雾化器内。★氧气湿化瓶内不装水，调节氧流量至6～8L/min。
（2）患者手持雾化器，把口含嘴放入口中，紧闭口唇用力吸气，用鼻呼气。
}

3. 注意事项
{
★（1）氧气湿化瓶内不放水，以免稀释药液。
（2）注意用氧安全，远离火源、热源和易燃易爆物品。
}

第4节　注射给药法

一、注射原则

1. 严格遵守无菌操作原则
{
（1）环境整洁，符合无菌技术要求。
（2）操作者衣帽整洁，注射前后洗手、戴口罩。
（3）注射器的空筒内面、活塞、乳头及针头的针梗、针尖均应保持无菌。
（4）规范消毒注射部位皮肤：用棉签蘸消毒液，从注射点中心由内向外呈螺旋形涂擦，直径在5cm以上。
}

2. 严格执行查对制度
{
（1）严格执行"三查、七对"（或"三查、八对"）。
（2）检查药物质量及药瓶是否完整。
（3）注意药物配伍禁忌。
}

3. 严格执行消毒隔离制度
{
（1）一人一套用物，包括注射器、针头、小垫巾、止血带。
（2）一次性物品严格分类处理，不随意丢弃。
}

4. 选择合适的注射器和针头
{
（1）根据药物剂量、黏稠度、刺激性和注射部位选择。
（2）注射器完整无裂痕、不漏气，针头锐利、无钩、无弯，注射器与针头衔接紧密。
（3）一次性注射器在有效期内，包装完好。
}

5. 选择合适的注射部位
{
（1）防止损伤血管、神经。
（2）局部皮肤无损伤、炎症、硬结、瘢痕和皮肤病，长期注射者应经常更换注射部位。
}

6. 注射药液现配现用，以防久置后药液效价降低或被污染。

7. 注射前排尽空气，防止空气进入血管，形成栓塞。

8. 掌握合适的进针角度和深度，不可将针梗全部刺入注射部位。

9. 注药前检查回血 ┤
（1）皮下、肌内注射无回血，若有回血，应拔出针头，更换针头重新注射。
（2）静脉注射必须见回血后方可推注药液。
（3）皮内注射无须抽回血。

★10. 应用减轻患者疼痛的注射技术 ┤
（1）解除患者思想顾虑，分散其注意力。
（2）取合适体位，使局部肌肉放松，易进针。
（3）进针、拔针快，推药速度缓慢且均匀（两快一慢）。
（4）刺激性较强的药物选用较长针头，进针要深。同时注射多种药物，先注射刺激性较弱的药物，再注射刺激性强的药物，以减轻疼痛感。

二、注射前准备

1. 护士洗手、戴口罩，备齐用物，查对药物。

2. 药液抽吸法 ┤
（1）自安瓿内抽吸药液法：①将安瓿尖端药液弹至体部，消毒后折断安瓿。②将针头斜面向下放入安瓿的液面以下，抽吸药液。吸药时不得用手握住活塞，只能持活塞柄。③排尽空气。
（2）自密封瓶内抽吸药液法：常规消毒瓶塞，往瓶内注入所需药液等量的空气，增加瓶内压力，倒转药瓶和注射器，抽吸药液。
（3）吸取结晶、粉剂、油剂、混悬液等注射剂法：①吸取结晶、粉剂先用无菌0.9%氯化钠溶液（或注射用水，或专用溶媒）将药物充分溶解后吸取；②吸取黏稠油剂先稍加温或用双手对搓药瓶（易被热破坏药物除外），然后用较粗的针头吸药；③吸取混悬液应先摇匀，然后用较粗的针头立即吸取。

三、常用注射法

★1. 皮内注射（ID）将少量无菌药液或生物制剂注射于表皮与真皮之间的方法。 ┤
（1）目的：①药物过敏试验；②预防接种；③局部麻醉起始步骤。
（2）部位：★①药物过敏试验选前臂掌侧下段，易于进针，且该处肤色淡，利于观察局部皮肤反应；★②预防接种常选上臂三角肌下缘，如卡介苗接种；③局部麻醉，在所需部位。
（3）操作要点 ┤
　1）进针角度：★针头斜面向上，与皮肤呈5°。
　2）进针深度：针头斜面完全进入皮肤即可。
　3）药量准确：过敏试验注入0.1ml，局部皮丘隆起呈半球状，皮肤变白，毛孔显露。
（4）注意事项：①药物过敏试验前，详细询问"三史"：用药史、过敏史、家族史，备好急救用物（0.1%盐酸肾上腺素等），如有过敏史，禁做皮试。②拔针后勿按揉、摩擦局部，以免影响结果观察；药物过敏试验20分钟后由两名护士观察、判断结果。③消毒皮肤时用75%乙醇，忌用碘剂，以免影响结果判断。④如需做对照试验，在对侧手臂相同部位注入0.9%氯化钠液0.1ml，20分钟后观察反应，进行对照。

★2. 皮下注射（H）将少量药液或生物制剂注入皮下组织的方法。 ┤
（1）目的：①不宜口服给药，且需在一定时间内发挥药效者；②预防接种；③局部麻醉用药。
（2）部位：上臂三角肌下缘、腹部、后背、大腿前侧及外侧。
（3）操作要点 ┤
　1）进针角度：针头斜面向上，与皮肤呈30°～40°。
　2）进针深度：刺入针梗的1/2～2/3。
（4）注意事项：①少于1ml药液要用1ml注射器，保证注入剂量准确。②刺激性强的药物一般不宜皮下注射。③进针角度不宜超过45°，以免刺入肌层；过于消瘦者可捏起局部皮肤，适当减小进针角度。④需长期皮下注射者应有计划更换注射部位。⑤注射后抽吸无回血方可推注药液。

★3. 肌内注射（IM/im）将无菌药液注入肌肉组织的方法。

（1）目的：不宜或不能口服、皮下注射、静脉注射，且要求迅速产生药效者。

（2）部位：应选择肌肉丰厚，且离大神经、大血管较远的部位，最常用的是臀大肌，其次是臀中肌、臀小肌、股外侧肌及上臂三角肌。

  1）臀大肌注射定位法：①十字法：从臀裂顶点向左或右划一水平线，再从髂嵴最高点作一条垂直平分线，将一侧臀部分为四个象限，其外上象限避开内角为注射部位；②连线法：取髂前上棘和尾骨连线的外上1/3处为注射部位。

  2）臀中肌、臀小肌注射定位法：①以示指尖与中指尖分别置于髂前上棘和髂嵴下缘处，使示指、中指与髂嵴下缘构成一个三角区域，该区域为注射部位；②髂前上棘外侧三横指处为注射部位（以患者本人手指宽度为标准）。

  3）股外侧肌注射定位法：大腿外侧中段，取膝关节上10cm，髋关节下10cm处，约7.5cm宽的范围为注射部位。适用于多次注射者。

  4）上臂三角肌注射定位法：上臂外侧，肩峰下2～3横指处，宜小剂量注射。

（3）体位：使注射部位肌肉放松。

  1）侧卧位：上腿伸直并放松，下腿稍弯曲。

  2）俯卧位：足尖相对，足跟分开，头偏向一侧。

  3）仰卧位：臀中肌、臀小肌注射时采用，常用于危重和不能翻身患者。

  4）坐位：常用于门诊、急诊患者。

（4）操作要点

  1）进针角度：与皮肤呈90°角。

  2）进针深度：刺入针梗的2/3（2.5～3cm）。

（5）注意事项：①两种药物同时注射时，注意配伍禁忌；②2岁以下婴幼儿宜选择臀中肌、臀小肌注射，不宜选用臀大肌注射，以防损伤坐骨神经；③长期注射者应经常更换注射部位，以避免硬结的发生，必要时可行热敷或理疗。

★4. 静脉注射（IV/iv）自静脉注入无菌药液的方法。

（1）目的：①药物不宜口服、皮下注射、肌内注射，且需迅速发挥药效者；②静脉注入药物进行某些诊断性检查；③静脉输液或输血，静脉营养治疗。

（2）常选用的静脉：四肢浅静脉（如贵要静脉、肘正中静脉、头静脉、手背静脉、大隐静脉、小隐静脉、足背静脉等）、头皮静脉、股静脉等。

（3）操作要点：①选择静脉后在穿刺部位上方约6cm处扎止血带；②进针角度：针头斜面向上，与皮肤呈15°～30°。

（4）注意事项：①应选择粗、直、弹性好、易于固定的静脉，避开关节和静脉瓣，需长期静脉给药者，应有计划地从远心端到近心端选择静脉。②药液推注速度应根据患者年龄、病情、药物性质、治疗需求**严格掌握**。③对组织有强烈刺激性的药物，应先抽吸0.9%氯化钠溶液，穿刺成功后，注入少量0.9%氯化钠溶液，证实针头确实在静脉内，再缓慢推注药液；在推药过程中应确保针头在静脉内，以防药液外溢，引起组织坏死。④小儿头皮静脉穿刺时，注意与头皮动脉相鉴别（表15-3）。

表15-3 头皮静脉、动脉的鉴别

鉴别	头皮静脉	头皮动脉
外观	微蓝色	淡红色或与肤色同
搏动	无	有
管壁	薄、易压瘪	厚、不易压瘪
血液流向	向心方向	离心方向
血液颜色	暗红色	鲜红色
推药阻力	小	大，局部血管树枝状突起，颜色苍白

★（5）静脉注射常见失败原因及表现（表15-4）。

表15-4 静脉注射常见失败原因及表现

失败原因	表现		
	回血	痛感	皮肤隆起
针头刺入过浅，针尖未刺入静脉	无	有	有
针尖斜面未完全刺入静脉，一半在静脉外	有	有	有
针头刺入较深，针尖斜面一半穿透对侧静脉壁	有	有	不一定
针头刺入过深，针尖穿破对侧静脉壁	无	有	不一定

★4. 静脉注射（IV/iv）
自静脉注入无菌药
液的方法。

5. 股静脉注射

（1）目的：抢救危重患者，注入药物、加压输血、输液、采集血标本等。

（2）部位：股三角区，髂前上棘和耻骨联合结节连线的中点与股动脉相交，★股动脉内侧0.5cm处，即为股静脉。

（3）操作要点

1）体位：取仰卧位，下肢伸直略外展外旋。

2）消毒局部皮肤，操作者消毒左手示指和中指或戴无菌手套，在股三角区按定位法扪及股动脉搏动最明显处，并加以固定。

3）操作者右手持注射器，针头与皮肤呈90°或45°，在股动脉内侧0.5cm处刺入；抽动活塞，见暗红色血液，提示针头已达股静脉；固定针头，根据需要推注药液。

4）注射完毕，快速拔针后局部用无菌纱布加压止血3～5分钟，以防出血或形成血肿。

（4）注意事项：股静脉穿刺时，★如抽出鲜红色血液，则提示针头刺入股动脉，应立即拔出针头，用无菌纱布紧压穿刺处5～10分钟，直至无出血。

锦囊妙"记" 列表对比记忆（表15-5）。

表15-5 各种注射法比较

注射法	常用注射部位	进针角度与深度	操作要点
皮内注射	前臂掌侧下段	5°，针头斜面完全进入皮肤	用75%乙醇消毒，忌用碘酊；拔针后勿按揉
皮下注射	上臂三角肌下缘、腹部、后背、大腿前侧、外侧	30°～40°，刺入针梗的1/2～2/3	药液少于1ml用1ml注射器；进针角度不超过45°
肌内注射	臀大肌、臀中肌、臀小肌、股外侧肌、上臂三角肌	90°，刺入针梗的2/3（2.5～3cm）	2岁以下婴幼儿不宜选用臀大肌注射，可选用臀中、小肌
静脉注射	四肢浅静脉、头皮静脉	15°～30°，见回血，再进针少许	注射强刺激性药物前先用0.9%氯化钠溶液试穿刺
股静脉注射	股动脉内侧0.5cm处	90°或45°，见暗红色回血	拔针后按压3～5分钟；如见鲜红色回血提示刺入股动脉，立即拔针按压5～10分钟

第5节 药物过敏试验法

一、青霉素过敏试验法 青霉素在任何年龄、任何给药途径、任何剂型和剂量、任何给药时间均可发生过敏反应，因此，使用前必须先做过敏试验，结果阴性者方可给药。

1. **青霉素过敏反应的原因** 青霉素是一种半抗原物质，进入机体后其降解产物（青霉噻唑酸和青霉烯酸）与组织蛋白结合形成全抗原（青霉噻唑蛋白），刺激机体产生特异性抗体IgE。IgE黏附在某些组织，如皮肤、鼻、咽喉、声带、支气管黏膜下微血管周围的肥大细胞上和血液中的白细胞表面，使机体处于致敏状态。当机体再次接受该抗原刺激后，抗原即与特异性抗体（IgE）结合，发生抗原抗体反应，导致细胞破裂，释放组胺、缓激肽、5-羟色胺等血管活性物质。这些物质分别作用于效应器官，引起平滑肌痉挛、微血管扩张、毛细血管通透性增高、腺体分泌增多，从而产生一系列过敏反应。

★2. 青霉素过敏反应的预防

（1）过敏试验前问"三史"：用药史、过敏史、家族史，有过敏史者禁做过敏试验（图15-1）。

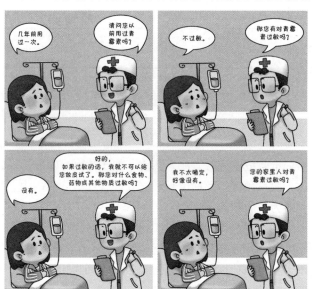

图15-1　青霉素皮试"三史"评估

（2）未用过青霉素、使用过青霉素但停药超过3天及用药过程中更换药物批号者均需做过敏试验，试验结果阴性者方可用药。

（3）青霉素过敏试验和注射前均要做好急救准备，备好盐酸肾上腺素等各种急救物品。

★（4）皮试结果阳性者禁用青霉素，应告知患者与家属，并报告医生，同时在体温单、医嘱单、病历、床头卡、门诊病历上醒目注明。

（5）现用现配，防止久置后产生降解产物导致过敏反应发生。

（6）首次注射青霉素后观察30分钟，以防发生迟发性过敏反应。

★3. 试验方法

（1）皮试液浓度：含青霉素200～500 U/ml。

（2）试验方法：皮内注射0.1ml皮试液（含青霉素20～50 U），20分钟后观察、判断，记录。

（3）结果判断

1）阴性：皮丘大小无改变，周围无红肿，无红晕，无自觉症状，无不适表现。

2）阳性：皮丘隆起增大，出现红晕硬块，直径大于1cm，周围有伪足、局部有痒感。可有头晕、心慌、恶心，严重时发生过敏性休克。

★4. 临床表现

（1）过敏性休克：是最严重的过敏反应。可发生在过敏试验过程中或注射后，一般数秒或数分钟内呈闪电式发生，也有的发生在半小时后，极少数患者发生在连续用药过程中。

1）呼吸道阻塞症状：由喉头水肿、肺水肿引起，表现为胸闷、气促、发绀、呼吸困难、喉头堵塞伴濒死感。

2）循环衰竭症状：由于周围血管扩张和通透性增加，循环血容量不足，表现为面色苍白、出冷汗、脉细弱、血压急剧下降等。

3）中枢神经系统症状：由脑组织缺血缺氧所致，表现为头晕眼花、面部及四肢麻木、躁动不安、抽搐、意识丧失、大小便失禁等。

4）皮肤过敏症状：由毛细血管通透性增高引起，有皮肤瘙痒、荨麻疹及其他皮疹。

以上症状常以呼吸道症状或皮肤瘙痒最早出现，故必须注意倾听患者的主诉。

（2）血清病型反应：一般用药后7～12天发生，患者有发热、皮肤瘙痒、荨麻疹、腹痛、关节肿痛、全身淋巴结肿大等。

（3）各器官或组织的过敏反应

1）皮肤过敏反应：皮肤瘙痒、皮疹、荨麻疹、皮炎，严重者可发生剥脱性皮炎。

2）呼吸道过敏反应：可引起哮喘或诱发原有哮喘。

3）消化系统过敏反应：可引起过敏性紫癜，出现腹痛、便血。

（1）立即停药，平卧，保暖，报告医生，就地抢救。

（2）遵医嘱皮下注射 0.1% 盐酸肾上腺素 0.5～1ml，小儿酌减。若症状不缓解，可每隔 30 分钟皮下或静脉注射该药 0.5ml，直至脱离危险期。此药可收缩血管、增加外周阻力、兴奋心肌、增加心输出量、松弛支气管平滑肌，是抢救过敏性休克的首选药。

★5. 过敏性休克的处理

（3）纠正缺氧，给予氧气吸入。如呼吸受抑制，立即进行人工呼吸，遵医嘱给予尼可刹米、洛贝林等呼吸兴奋剂。喉头水肿影响呼吸时，应配合医生气管插管或施行气管切开。

（4）根据病情，遵医嘱用药：①静脉注射地塞米松 5～10mg 或氢化可的松 200～400mg 加入 5%～10% 葡萄糖溶液 500ml 内静脉滴注；②使用多巴胺、间羟胺等升压药；③应用抗组胺类药及纠正酸中毒药物。

（5）若发生呼吸心搏骤停，立即进行复苏抢救。

（6）密切观察病情，记录生命体征、神志和尿量等变化。患者未脱离危险期不宜搬动。

二、链霉素过敏试验法

1. 皮试液浓度　★含链霉素 2500U/ml。

2. 试验方法　★皮内注射 0.1ml 皮试液（含链霉素 250U），20 分钟后观察、判断、记录。结果判断同青霉素。

3. 过敏反应的临床表现　同青霉素。常伴有毒性反应，表现为全身麻木、抽搐、肌肉无力、眩晕、耳鸣、耳聋等症状。

4. 过敏反应处理　同青霉素。同时可用★10% 葡萄糖酸钙或 5% 氯化钙溶液缓慢静脉注射，使钙离子与链霉素络合而减轻毒性症状。

三、破伤风抗毒素过敏试验及脱敏注射法　破伤风抗毒素（TAT）用药前应做过敏试验，曾使用过该药但超过 1 周者，需重做过敏试验。

1. 皮试液浓度　★含 TAT 150IU/ml。

2. 试验方法　★皮内注射 0.1ml 皮试液（含 TAT 15IU），20 分钟后观察、判断、记录。

3. 结果判断

（1）阴性：局部无红肿、全身无异常反应。

（2）阳性：★局部皮丘红肿，硬结直径大于 1.5cm，红晕范围直径超过 4cm，有时出现伪足、有痒感。全身过敏反应、血清病型反应同青霉素过敏反应。

★4. 脱敏注射法　TAT 过敏试验阳性时，通常采用脱敏注射法。即将所需要的 TAT 剂量分多次小剂量注入体内。

（1）原理：小剂量注射 TAT 时，变应原所致生物活性介质的释放量少，不至于引起临床症状。短时间内连续多次药物注射可以逐渐消耗体内已经产生的抗体 IgE，最终可以全部注入所需药量而不致产生过敏反应。

★（2）方法：分 4 次肌内注射，剂量逐渐增加，每隔 20 分钟注射一次（表 15-6）。

表 15-6　TAT 脱敏注射法

次数	TAT（ml）	加 0.9% 氯化钠溶液（ml）	注射途径
1	0.1	0.9	肌内注射
2	0.2	0.8	肌内注射
3	0.3	0.7	肌内注射
4	余量	稀释至 1ml	肌内注射

（3）注意事项：脱敏注射过程中，如患者出现面色苍白、气促、发绀、荨麻疹等全身反应或过敏性休克，应立即停止注射，并通知医生迅速处理。如反应轻微，可待反应消退后酌情减少剂量、增加次数，以全部注入所需药液。

四、普鲁卡因过敏试验法

1. 试验方法　皮内注射 0.25% 普鲁卡因溶液 0.1ml（含 0.25mg），20 分钟后观察、判断、记录。

2. 试验结果判断及过敏反应表现与处理　均同青霉素。

五、细胞色素C过敏试验法

1. 皮内试验法
   - （1）皮试液浓度：★含细胞色素C 0.75mg/ml。
   - （2）试验方法：皮内注射0.1ml皮试液（含细胞色素C 0.075mg）。20分钟后观察、判断，记录。

2. 划痕试验法
   - （1）试验液浓度：细胞色素C原液（每1ml含细胞色素C 7.5mg）。
   - （2）试验方法：在前臂掌侧下段皮肤滴细胞色素C原液1滴，在该处用无菌针头在表皮上划痕两道，长度约0.5cm，深度以微量渗血为宜。20分钟后观察结果。

3. 结果判断　局部发红、直径大于1cm、出现丘疹者为阳性。

六、碘过敏试验法

1. 试验方法及观察　见表15-7。

表15-7　碘过敏试验方法及观察

试验名称	剂量用法	阳性结果
口服法	5%～10%碘化钾5ml，tid，口服，共3天	口麻、头晕、心慌、恶心、呕吐、流泪、流涕、荨麻疹等
皮内注射法	碘造影剂0.1ml，皮内注射，20分钟后观察	局部有红肿、硬块，直径超过1cm
静脉注射法	碘造影剂（30%泛影葡胺）1ml，静脉注射，5～10分钟后观察	有血压、脉搏、呼吸及面色等改变

2. 注意事项
   - （1）静脉注射造影剂前，★先做皮内试验，结果阴性再行静脉注射试验，两者均阴性，方可静脉注射造影剂。
   - （2）少数过敏试验阴性者造影时仍可发生过敏反应，造影时必须备急救药物。过敏反应处理同青霉素。

七、头孢菌素（先锋霉素）过敏试验法

1. 皮试液浓度　含头孢菌素500μg/ml。

2. 试验方法　皮内注射0.1ml皮试液（含头孢菌素50μg），20分钟后观察、判断，记录。

3. 试验结果判断及过敏反应表现与处理　均同青霉素。

锦囊妙"记"　列表对比记忆（表15-8）。

表15-8　各种药物过敏试验法比较

药物	试验方法	皮试剂量	操作要点
青霉素	ID	20～50U	阳性者禁用此药，并在体温单、医嘱单、病历、床头卡、门诊病历醒目注明
链霉素	ID	250U	过敏休克时，用钙剂减轻毒性反应
破伤风抗毒素	ID	15 IU	阳性者行脱敏注射法
普鲁卡因	ID	0.25mg	—
细胞色素C	ID或划痕试验	0.075mg或原液1滴	—
碘造影剂	po	5%～10%碘化钾5ml	皮内试验阴性再行静脉注射试验，两者均阴性，方可静脉注射造影剂
	ID	碘造影剂0.1ml	
	IV	碘造影剂1ml	
头孢菌素	ID	50μg	—

要点回顾

1. 护士在给药过程中应遵循哪些原则？"三查七对"指的是什么？

2. 护士应如何根据药物性能，正确指导患者服用磺胺嘧啶、复方阿司匹林片、止咳糖浆、铁剂、强心苷类等药物？

3. 简述雾化吸入疗法的常用药物及其作用。

4. 试比较皮内注射、皮下注射、肌内注射、静脉注射的注射部位、进针角度及深度。

5. 青霉素过敏性休克应如何配合抢救？

●○ 模拟试题栏——识破命题思路，提升应试能力 ○●

一、专业实务

A₁型题

1. 需要专人负责、加锁保存并列入交班内容的药物是
 A. 可待因
 B. 柴胡注射液
 C. 阿司匹林
 D. 硝酸甘油
 E. 胎盘球蛋白

2. 以下需要冷藏在2～10℃冰箱的药物是
 A. 维生素C
 B. 糖衣片
 C. 抗生素
 D. 白蛋白
 E. 甘油

3. 外用药的药瓶标签边的颜色是
 A. 绿色
 B. 棕色
 C. 黑色
 D. 红色
 E. 蓝色

4. 关于口服给药取药、配药的方法，做法错误的是
 A. 取固体药用药匙
 B. 更换药液品种，应洗净量杯
 C. 取液体药时，标签朝手心
 D. 药液不足1ml用量杯量取
 E. 油剂药液应倒入少量温开水于药杯内

5. 口服液体铁剂的正确方法是
 A. 餐前服
 B. 餐前测心率无异常后服
 C. 用吸水管吸入
 D. 用茶水送服
 E. 最后服，服后不宜立即饮水

6. 服用强心苷类药物时，若患者每分钟心率少于多少次则应停药
 A. 40
 B. 50
 C. 60
 D. 70
 E. 80

7. 下列中文译意与外文缩写正确的是
 A. 每日1次，qod
 B. 每周2次，biw
 C. 每晚1次，qd
 D. 每晨1次，qn
 E. 每日3次，bid

8. 发口服药时，若患者对所发药物提出疑问，护士做法正确的是
 A. 先发给患者再说
 B. 报告护士长
 C. 告知科室主任
 D. 重新核对，确认无误后再发药

 E. 自行调整剂量

9. 关于氧气雾化吸入，护士做法正确的是
 A. 调节氧流量至8～10L/min
 B. 氧气湿化瓶内装入蒸馏水，1/2至2/3满
 C. 嘱患者用口吸气，用鼻呼气
 D. 雾化结束后，先关氧气开关，再取下雾化器
 E. 氧气雾化吸入器不可重复使用

10. 关于自安瓿瓶内吸取药液的方法，下列说法不正确的是
 A. 应仔细查对
 B. 将安瓿尖端药液弹至体部
 C. 排尽空气时将针头垂直向上
 D. 将针头垂直向下放入安瓿内的液面下吸药
 E. 吸药时手不能握住活塞

11. 臀大肌注射部位定位正确的是
 A. 髂前上棘与尾骨连线内上1/2处
 B. 髂前上棘与尾骨连线内上1/3处
 C. 髂前上棘与尾骨连线外上1/3处
 D. 髂前上棘与尾骨连线内下1/3处
 E. 髂前上棘与尾骨连线外上1/2处

12. 关于碘过敏试验的叙述，不正确的是
 A. 碘过敏试验的方法有口服法、皮内注射法、静脉注射法
 B. 静脉注射造影剂前，必须做静脉注射试验，不必做皮内注射试验
 C. 皮内注射试验时皮丘直径超过1cm即可判断为阳性
 D. 静脉注射后出现眩晕、心慌等表现即可判断为阳性
 E. 过敏试验阴性者，造影时仍可能会发生过敏反应

13. 下列皮试液1ml含药量正确的是
 A. 青霉素：500U
 B. 链霉素：250U
 C. 破伤风抗毒素：15U
 D. 细胞色素C：7.5mg
 E. 普鲁卡因：0.25mg

14. 发生青霉素过敏性休克时，最早出现的临床症状是
 A. 烦躁不安、血压下降
 B. 四肢麻木、头晕眼花
 C. 腹痛、腹泻

D. 意识丧失、尿便失禁

E. 皮肤瘙痒、胸闷、气促

15. 青霉素皮试结果：皮丘红肿、直径1.2cm，有伪足，全身无不适，正确的措施是

A. 皮下注射盐酸肾上腺素

B. 将皮试结果告知患者，不可告诉家属

C. 立即准备抢救

D. 重做过敏试验

E. 体温单、医嘱单上注明青霉素皮试阳性

A₂型题

16. 患者，女性，16岁。恶性贫血，医嘱予肌内注射药物缓解贫血，护士为减轻其疼痛，采取的措施正确的是

A. 患者取侧卧位时下腿伸直，上腿弯曲

B. 患者俯卧位时足跟相对，足尖分开

C. 进针、拔针快，推药速度慢而均匀

D. 先注射刺激性强的药液

E. 将针梗全部刺入，做深部注射

17. 患者，男性，73岁。高血压，冠心病。其将每日服用的普萘洛尔、阿司匹林、辛伐他汀、硝酸甘油和氨氯地平放置于透明的塑料分药盒中，责任护士发现后立即告知其有一种药物不宜放入此药盒中，这种药物是

A. 普萘洛尔　　　B. 阿司匹林

C. 辛伐他汀　　　D. 硝酸甘油

E. 氨氯地平

18. 患者，女性，42岁。胆囊切除手术后2小时，医嘱：哌替啶50mg im sos。该医嘱属于

A. 长期备用医嘱　　B. 临时备用医嘱

C. 长期医嘱　　　　D. 临时医嘱

E. 紧急医嘱

19. 患儿，男性，8个月。诊断：佝偻病。医嘱：鱼肝油6滴 po qd。取药前护士在杯中放少量温开水的目的是

A. 有利于吞服　　　B. 减少药物毒性

C. 避免药物挥发　　D. 稀释药物

E. 避免影响药物剂量

20. 患者，男性，35岁。因高热、畏寒、咳嗽、流涕入院治疗，医嘱开出下列口服药，护士在指导用药时，应嘱咐患者最后服用的是

A. 复方甘草合剂　　B. 维生素C片

C. 对乙酰氨基酚　　D. 利巴韦林

E. 阿莫西林胶囊

21. 患者，女性，42岁。医嘱予口服磺胺药抗感染。护士告知患者服药后需多饮水的原因是

A. 减轻消化道反应

B. 促进药物吸收

C. 避免结晶析出，堵塞肾小管

D. 增强药物疗效

E. 促进胃液分泌

22. 患者，女性，72岁。诊断：慢性风湿性心脏病，心力衰竭。医嘱：地高辛0.25mg po qd。护士发药时应

A. 嘱服药后多饮水

B. 先测脉率、心率，注意节律

C. 看其服下后再离开

D. 将药研碎后喂服

E. 嘱患者服药后不宜饮水

23. 患者，女性，40岁。护士为其静脉注射维生素C时，推注时有阻力，注射部位无隆起，回抽有回血，患者无疼痛感，此情况应考虑是

A. 针头斜面部分穿透血管壁

B. 针头部分堵塞

C. 针头滑出血管外

D. 针头斜面紧贴血管壁

E. 静脉痉挛

24. 患者，女性，65岁。服用抗心律失常药，服药前护士测量患者脉搏为52次/分，正确的处理是

A. 服药后加强观察

B. 服药后数脉搏进行对比

C. 暂停发药，并报告医生

D. 准备抢救用物

E. 仔细询问病情，患者主诉无不适即可给药

25. 患儿，女性，18个月。护士为其喂药时，下列操作不正确的是

A. 哭闹时不可喂药

B. 不可将药物与乳汁混合喂食

C. 捏住患儿双侧鼻孔喂药

D. 喂药应抬高患儿头部及肩部

E. 患儿不合作时，可轻轻捏动其双颊，使之吞咽

26. 患者，男性，76岁。肺部感染，护士在派发口服药过程中，患者询问"为什么今天比昨天少了一粒药？"。护士正确的处理是

A. 找医生来为其解释

B. 告诉其先服药再说

C. 让患者去问医生

D. 重新核对，确认无误后给予解释

E. 认真听取主诉，耐心劝说患者服药

27. 患儿，男性，3岁。急性上呼吸道感染，目前出现高热、声音嘶哑、犬吠样咳嗽、吸气性喉鸣。为迅速缓解症状，首选的处理方法是
   A. 地塞米松雾化吸入
   B. 静脉滴注抗生素
   C. 静脉滴注泼尼松
   D. 口服化痰止咳药
   E. 使用呼吸机行机械通气

28. 患者，男性，70岁。患慢性支气管炎二十余年，近日咳嗽加剧，痰液黏稠，不易咳出，给予超声波雾化吸入治疗，首选的药物是
   A. 青霉素　　　　B. 氨茶碱
   C. 地塞米松　　　D. 沙丁胺醇
   E. α-糜蛋白酶

29. 患者，男性，35岁。支气管哮喘发作，咳喘严重不能平卧，医嘱予雾化吸入治疗。为解痉平喘，应选用的药物是
   A. 地塞米松　　　　B. 氨茶碱
   C. 庆大霉素　　　　D. 盐酸氨溴索
   E. α-糜蛋白酶

30. 患者，女性，56岁。诊断：慢性阻塞性肺疾病。遵医嘱使用盐酸氨溴索雾化吸入，该药物的作用是
   A. 消炎镇咳
   B. 减轻黏膜水肿
   C. 解除支气管痉挛
   D. 保持呼吸道湿润
   E. 稀释痰液使其易于咳出

31. 患者，男性，72岁。有慢性支气管炎病史20年，最近咳嗽加重，痰液黏稠，呼吸困难，医嘱给予超声雾化吸入治疗。其目的不包括
   A. 消除炎症　　　　B. 减轻咳嗽
   C. 促进食欲　　　　D. 帮助祛痰
   E. 稀释痰液

32. 患者，女性，31岁。有习惯性流产史。现妊娠8周，医嘱给予黄体酮肌内注射。护士正确的操作是
   A. 乙醇消毒皮肤
   B. 消毒范围直径3cm
   C. 选择粗长针头注射
   D. 进针角度45°
   E. 见回血后方可注射药物

33. 患者，男性，17岁。体温39.2℃，主诉咽痛，诊断为化脓性扁桃体炎。医生为其开具医嘱头孢噻肟皮试。护士进行皮试时，不正确的操作是

   A. 选择前臂掌侧下段为注射部位
   B. 用75%乙醇消毒皮肤
   C. 进针时，针尖斜面向上
   D. 针尖与皮肤呈5°刺入皮内
   E. 拔出针头后，用棉签按压针眼，以免药液漏出

34. 患者，女性，19岁。诊断：肺结核病。医嘱予注射链霉素。护士协助患者取侧卧位时，正确的体位及摆放该体位的主要目的是

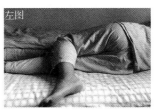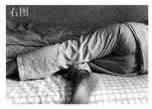

左图　　　　　　　右图

   A. 左图；放松肌肉，减轻疼痛
   B. 右图；放松肌肉，减轻疼痛
   C. 左图；维持体位稳固
   D. 右图；维持体位稳固
   E. 左图；减少局部组织受压

35. 患儿，男性，2岁。诊断：巨幼红细胞性贫血。护士遵医嘱为其肌内注射药物，正确的定位方法是
   A. 髂嵴外侧3横指
   B. 髂后上棘外侧3横指
   C. 髂前上棘下3横指
   D. 髂前上棘外侧3横指
   E. 髂前上棘与尾骨连线外上1/3处

36. 患者，男性，58岁。慢性肾衰竭，需长期静脉注射给药。为了保护静脉，护士以下处理正确的是
   A. 从远端小静脉开始
   B. 先选用较大静脉
   C. 从左侧肢体开始选用静脉
   D. 先选择下肢静脉注射
   E. 先选颈外静脉注射

37. 患者，女性，68岁。护士遵医嘱为患者缓慢注射10%葡萄糖酸钙10ml，穿刺情况如视频所示，推注少许药液后患者诉疼痛，局部肿胀明显。发生上述情况的原因可能是
   A. 静脉痉挛
   B. 针头刺入过浅，针尖斜面未完全刺入血管
   C. 针头刺入过深，针尖斜面一半刺破对侧血管壁
   D. 针头刺入过深，针尖斜面穿透对侧血管壁
   E. 针头斜面紧贴血管壁

38. 患儿，女性，9个月。因患支气管肺炎输液治疗。

护士为患儿选择头皮静脉穿刺，关于头皮静脉与头皮动脉的区别**不正确**的说法是

A. 头皮静脉外观微蓝色；头皮动脉淡红色

B. 头皮静脉管壁弹性好，不易压瘪；头皮动脉易滑动、易压瘪

C. 头皮静脉触摸无搏动；头皮动脉有搏动

D. 头皮静脉血液向心流动；头皮动脉血液离心方向流动

E. 头皮静脉回血呈暗红色；头皮动脉回血呈鲜红色

39. 患者，男性，52岁。因哮喘发作前来急诊，医嘱予氨茶碱0.25g加入5%葡萄糖20ml静脉注射。在注射过程中护士发现患者局部肿胀，回抽有回血，患者诉疼痛明显，此时，护士正确的处理是

A. 嘱其忍耐片刻

B. 继续注射，加强观察局部肿胀情况

C. 拔出并更换针头，另选部位重新注射

D. 调整针头角度后再注射

E. 注射部位上方热敷

40. 患者，男性，76岁。因病情危重入住ICU治疗，需采集静脉血标本以协助诊断和治疗。护士选择股静脉穿刺，正确的穿刺部位是

A. 股动脉内侧0.5cm处

B. 股动脉外侧0.5cm处

C. 股神经内侧0.5cm处

D. 股神经外侧0.5cm处

E. 股动脉与股神经之间

41. 患者，男性，22岁。患大叶性肺炎，痰液黏稠不易咳出，医嘱行超声雾化吸入化痰止咳，使用超声雾化器过程中水槽内水温不应超过

A. 30℃　　　　　B. 40℃

C. 50℃　　　　　D. 60℃

E. 70℃

42. 患者，女性，26岁。诊断：急性肺炎。医嘱予头孢菌素输液治疗，护士为其进行皮肤过敏试验，局部呈阳性反应。护士处理**不正确**的是

A. 及时报告医生

B. 告知患者及家属禁用该药

C. 严格交班，并写入交班报告

D. 在另一侧前臂掌侧用0.9%氯化钠溶液做对照试验

E. 在治疗单、门诊病历、床头卡等处注明阳性标记

43. 患者，女性，30岁。拟使用普鲁卡因硬膜外麻醉后行子宫下段剖宫产术，需行普鲁卡因过敏试验，皮试液的浓度应为

A. 0.25%　　　　B. 0.5%

C. 1%　　　　　D. 2%

E. 2.5%

44. 患者，女性，30岁。在注射青霉素时发生过敏性休克，医嘱予0.1%盐酸肾上腺素皮下注射，其目的**不包括**

A. 扩张血管　　　　B. 增加外周阻力

C. 兴奋心肌　　　　D. 增加心输出量

E. 松弛支气管平滑肌

45. 患者，女性，23岁。使用青霉素7天后出现发热、关节肿痛、荨麻疹、全身淋巴结肿大、腹痛等症状。该患者可能出现

A. 过敏性休克　　　　B. 血清病型反应

C. 皮肤过敏反应　　　　D. 呼吸道过敏反应

E. 消化系统过敏反应

46. 患者，男性，35岁。因伤口感染，需每日肌内注射青霉素2次，在用药过程中，下列哪种情况应重做皮试

A. 漏注射1次

B. 停药1天后再用

C. 中途更换药品批号

D. 患者主诉胸闷

E. 注射部位有红肿硬结

47. 医生为某外伤患者开具医嘱青霉素肌内注射。护士在核对医嘱时，发现该患者无青霉素用药史记录，医生也未开具青霉素皮试医嘱，此时，护士首先应

A. 拒绝转抄医嘱

B. 向护士长报告

C. 认真执行医嘱

D. 先为患者做青霉素皮试，结果阴性再肌内注射

E. 向医师提出

48. 患者，男性，34岁。因腿部外伤需使用青霉素，青霉素皮试结果为局部皮肤红肿，直径1.5cm，主诉无不适，下列处理正确的是

A. 可以注射青霉素

B. 禁用青霉素，报告医生

C. 可以注射青霉素，但需减少剂量

D. 暂停使用，下次使用前重新做过敏试验

E. 在对侧肢体做对照试验后再决定是否使用青霉素

49. 患者，女性，26岁。发热4天，咽喉部疼痛，经

医生检查后诊断为急性扁桃体炎。青霉素皮试结果为阴性，护士给予患者静脉滴注青霉素后出现皮肤痒感、荨麻疹。不正确的处理是

A. 立即停药

B. 皮下注射0.1%盐酸肾上腺素

C. 给予吸氧

D. 减慢输液速度，继续观察

E. 静脉注射10mg地塞米松

50. 患者，女性，67岁。急性肺部感染，医嘱给予青霉素静脉注射治疗，配制青霉素皮试液时宜选择的溶媒是

A. 0.9%氯化钠溶液 B. 苯甲醇

C. 注射用水 D. 5%葡萄糖氯化钠溶液

E. 5%葡萄糖溶液

51. 患者，女性，22岁。上呼吸道感染需用青霉素治疗，在做青霉素皮试时，发生下列何种情况为最严重的反应

A. 过敏性休克 B. 剥脱性皮炎

C. 荨麻疹 D. 关节肿痛

E. 腹痛、便血

52. 某护士给外伤患者做头孢菌素皮试，其结果为阳性，但医生仍坚持用药。此时该护士最应该坚持的是

A. 重新做一次皮试

B. 在另一侧做对照实验

C. 拒绝使用

D. 与其他护士进行商量

E. 继续执行医嘱

53. 患者，女性，23岁。在门诊注射青霉素后出现呼吸急促、面色苍白、出冷汗等，继而神志不清。护士应首先采取的紧急措施是

A. 立即平卧，皮下注射0.1%盐酸肾上腺素

B. 报告医生

C. 立即皮下注射异丙肾上腺素

D. 通知家属

E. 立即静脉注射地塞米松

54. 患儿，女性，3个月。母亲带其去儿童保健门诊接种百白破疫苗。接种后，该婴儿出现烦躁不安、面色苍白、四肢发冷、脉搏细速等症状。该患儿最可能发生了

A. 低血钙 B. 过敏性休克

C. 全身反应 D. 全身感染

E. 低血糖

55. 患者，男性，45岁。诊断：骨结核。因长期应用

链霉素治疗，患者出现了毒性反应。为减轻毒性症状，可应用

A. 氯化钾 B. 氯化镁

C. 氯化钙 D. 地塞米松

E. 硫酸镁

56. 患者，男性，32岁。诊断：阿米巴痢疾。医嘱：硫酸巴龙霉素40～60万U po bid，护士执行给药时间正确的是

A. 每日4次 B. 每日3次

C. 每日2次 D. 每日1次

E. 每4小时1次

57. 患者，男性，48岁。因急性扁桃体炎入院，护士为其进行青霉素注射，做法错误的是

A. 注射前洗手戴口罩

B. 消毒注射部位皮肤，直径在5cm以上

C. 注射时做到"进针、拔针慢，推药速度快"

D. 严格执行消毒隔离制度

E. 选择臀大肌注射

58. 患者，女性，38岁。为协助疾病诊断，需做肾盂造影。患者碘过敏试验为阴性，护士在注射造影剂时，下列做法正确的是

A. 备好急救药物

B. 过敏试验阴性，可放心快速推注造影剂

C. 先行静脉注射10%葡萄糖酸钙

D. 先行肌内注射地塞米松

E. 先行静脉注射肾上腺素

59. 患者，男性，56岁。需下肢静脉造影检查，护士为其做碘过敏试验的时间应在检查前

A. 1～2天 B. 2～3天

C. 3～5天 D. 1周

E. 2周

60. 患者，男性，57岁。冠心病3年。在晨练时突感心前区疼痛，呈压迫性、紧缩性，护士指导其使用硝酸甘油的方法是

A. 口服 B. 嚼碎后温开水送服

C. 雾化吸入 D. 直肠给药

E. 舌下含化

A_3/A_4型题

（61～65题共用题干）

患者，女性，38岁。在上班时突然出现面色苍白、出冷汗、全身乏力来院就诊。诊断：低血糖。医嘱：50%葡萄糖静脉注射。

61. 护士执行医嘱时，选择最佳的注射部位为

A. 手背静脉 B. 大隐静脉

C. 小隐静脉   D. 贵要静脉

E. 足背静脉

62. 护士正确的操作是

 A. 从远心端至近心端选择静脉进行穿刺

 B. 75% 乙醇消毒注射部位1次

 C. 见回血后，再进针少许，固定

 D. 注射时推注速度尽量快

 E. 拔针后无须按压局部

63. 静脉穿刺时，进针角度正确的是

 A. 5º～10º   B. 15º～30º

 C. 30º～40º   D. 45º

 E. 90º

64. 推注药液过程中，患者主诉注射部位疼痛，护士观察局部肿胀、回抽无回血，应考虑为

 A. 针头阻塞

 B. 针头滑出血管外

 C. 针头斜面一半在血管内

 D. 静脉痉挛

 E. 药液黏稠度大

65. 此时，护士正确的处理是

 A. 拔出针头，更换针头，另选部位重新穿刺

 B. 加强观察

 C. 缓慢推注，减轻疼痛

 D. 快速推注完毕

 E. 在穿刺点上方热敷

（66～67题共用题干）

 患者，男性，67岁。因结肠癌拟行手术治疗，医嘱青霉素皮试，护士配制好青霉素皮试液后给患者皮试

66. 皮试的青霉素剂量应是

 A. 1500U/0.1ml B. 200U/0.1ml

 C. 150U/0.1ml D. 50U/0.1ml

 E. 15U/0.1ml

67. 皮试前应询问患者的情况不包括

 A. 既往是否使用过青霉素

 B. 家属是否使用过青霉素

 C. 有无其他药物或食物过敏

 D. 是否对海鲜、花粉过敏

 E. 家属有无青霉素过敏

（68～69题共用题干）

 患者，女性，15岁。诊断为结核性脑膜炎，医嘱给予链霉素抗结核治疗。

68. 护士实施链霉素皮试时，下列方法错误的是

 A. 用0.9%氯化钠溶液4ml溶解1g（100万U）链

霉素得到25万U/ml皮试液

 B. 皮试液1ml含2500U

 C. 配制皮试液时注意将链霉素充分溶解

 D. 注射时5° 进针，刺入表皮与真皮之间

 E. 注射后20分钟观察结果

69. 用药过程中，为减轻患者链霉素毒性反应，正确的处理是

 A. 异丙肾上腺素，皮下注射

 B. 地塞米松，静脉注射

 C. 氯苯那敏，口服

 D. 葡萄糖酸钙，静脉注射

 E. 盐酸肾上腺素，皮下注射

（70～72题共用题干）

 患者，男性，43岁。在田间割稻时不慎割伤左手，伤口较深，医嘱予注射TAT。护士为其进行皮试，观察结果为注射部位红肿，硬结1.8cm，红晕超过4cm，并有伪足，痒感。护士为其采取脱敏注射法。

70. 破伤风抗毒素皮试液的浓度是

 A. 150IU/0.1ml B. 50IU/0.1ml

 C. 15IU/0.1ml D. 1500IU/0.1ml

 E. 5IU/0.1ml

71. 脱敏注射法的机制是

 A. 逐步消耗体内IgE

 B. 使抗原所致活性介质释放量增多

 C. 封闭体内IgE，阻断与抗体结合

 D. 与体内IgE竞争变应原

 E. 阻断组胺的释放

72. 正确的注射方法为

 A. 将TAT分4次逐渐减少剂量注射

 B. 将TAT分成4等分，分次注射

 C. 将TAT分4次逐渐增加剂量注射

 D. 待患者痒感消失后再注射

 E. 分3次平均稀释，肌内注射

（73～75题共用题干）

 患儿，女性，16个月。诊断：支气管炎。体温39.4℃，脉搏128次/分，呼吸30次/分。医嘱：青霉素40万U im q8h；维生素C 0.2g po tid；止咳糖浆5ml po tid。

73. 该患者青霉素皮试结果为阴性，护士为其进行肌内注射，合适的注射部位是

 A. 髂前上棘和尾骨连线的外上1/3处

 B. 以示指尖和中指尖分别置于髂前上棘和髂嵴下缘处，在示指、中指、髂嵴之间构成一个三角区域，在示指和中指构成的内角

C. 从臀裂顶点向左或右划一水平线，然后从髂嵴最高点作一垂直平分线，将臀部分为 4 个象限，其外上象限

D. 髂前上棘外侧三横指处（以护士的手指宽度为标准）

E. 上臂外侧，肩峰下 2～3 横指处（以护士的手指宽度为标准）

74. 护士为该患儿注射青霉素，进针后见回血明显，处理方法正确的是

A. 继续注入药液

B. 另外选择注射部位

C. 协助患者变换体位

D. 继续进针少许后继续推药

E. 退出针梗少许后继续推药

75. 护士帮助患儿服药时，正确的方法是

A. 先喂止咳糖浆，后喂维生素

B. 最后喂止咳糖浆，服后多喂水

C. 最后喂止咳糖浆，服后不喂水

D. 在患儿咳嗽时喂止咳糖浆以保证疗效

E. 喂奶后再喂药，喂药后多喂水

二、实践能力

A₁ 型题

76. 下列药物保管原则不合适的是

A. 药柜应放在干燥、阳光能照射到的地方

B. 各种药品按有效期放置，先领先用

C. 药瓶上标签明显，字迹清晰，标签完好

D. 定期检查药物质量，如有异常，不得使用

E. 个人专用药应单独存放

77. 麻醉药、剧毒药的最主要保管原则是

A. 保存于密封瓶中

B. 药名有中、英文对照

C. 加锁、登记、认真交班

D. 存放于阴凉处

E. 与内服药分开放置

78. 不属于"三查七对"的内容是

A. 床号、姓名

B. 药名、浓度

C. 剂量、方法、时间

D. 用药后反应

E. 操作前、中、后查对

79. 下列准备口服药的操作不正确的是

A. 固体药用药匙取药

B. 液体药用量杯量取

C. 油剂可滴在杯内冷开水中

D. 药液不足 1ml 时用滴管吸取

E. 滴药时滴管直立

80. 图示肌内注射定位法最适合的人群是

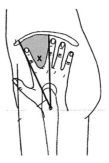

A. 孕妇　　　　　　B. 老年人

C. 偏瘫患者　　　　D. 2 岁以内婴幼儿

E. 成年人

81. 在接种活疫苗时，消毒皮肤应选用的是

A. 0.5% 碘伏　　　B. 75% 乙醇

C. 0.9% 氯化钠　　D. 2% 碘酊

E. 95% 乙醇

A₂ 型题

82. 患者，男性，68 岁。因急性心肌梗死入院，护士为患者给药时，若希望尽可能快发挥药效，应选择的给药途径是

A. 皮下注射　　　B. 静脉注射

C. 口服　　　　　D. 外敷

E. 吸入

83. 患者，男性，21 岁。不慎被宠物狗咬伤，医嘱予注射破伤风抗毒素及狂犬疫苗，护士判断下列不符合破伤风抗毒素皮试结果阳性的表现是

A. 局部皮丘红肿扩大

B. 硬结直径为 1.2cm

C. 红晕大于 4cm

D. 皮丘周围有伪足、痒感

E. 患者出现气促、发绀、荨麻疹

84. 患儿，男性，8 个月。需注射麻疹疫苗，护士为其皮下注射给药。下述步骤哪项不正确

A. 药液不足 1ml 可选择 1ml 注射器

B. 注射部位可选择三角肌下缘

C. 针头与皮肤呈 10°～20° 进针

D. 抽吸无回血后推注药液

E. 注射毕用干棉签轻压进针处，快速拔针

85. 患儿，女性，3.5 岁。半年来反复发热，家长多次自行给予阿司匹林、头孢拉定、阿莫西林、罗红霉素等药物治疗。3 天前，患儿因金黄色葡萄球菌肠炎入院治疗，护士对家长进行健康指导

时，应特别强调

A. 合理营养　　　　B. 加强饮食卫生

C. 多进行户外活动　D. 加强儿童个人卫生

E. 滥用抗生素的严重后果

86. 患者，男性，62岁。慢性支气管炎，痰黏稠不易咳出，为帮助患者祛痰，给予氧气雾化吸入。下列操作不正确的是

A. 吸入前漱口以清洁口腔

B. 药物稀释在5ml

C. 氧气流量调至4～5L/min

D. 湿化瓶内不加水

E. 口含嘴放入口中，紧闭口唇，吸气时用手堵住出气管口

87. 患者，男性，73岁。糖尿病，需注射胰岛素，护士在使用一次性注射器抽吸药物时，可以用手接触的部位是

A. 活塞　　　　　　B. 乳头

C. 针尖　　　　　　D. 针梗

E. 针栓

88. 患者，女性，67岁。上午九时行磁共振检查，护士分发口服药时患者未回，此时正确的做法是

A. 交给病友　　　　B. 置于床头柜

C. 交给患者家属　　D. 暂缓发药

E. 将药品退回药房

89. 患者，男性，40岁。破伤风抗毒素皮试结果阳性，护士为其脱敏注射过程中出现了轻微反应，此时正确处理是

A. 立即停止脱敏注射

B. 立即皮下注射盐酸肾上腺素

C. 待反应消退后减量增次注射

D. 待反应消退后按原量注射

E. 待反应消退后一次注射

90. 患者，男性，30岁。需上臂三角肌肌内注射药物，定位方法正确的是

A. 上臂外侧、三角肌上均可

B. 上臂外侧、自肩峰下2～3横指

C. 上臂三角肌上2～3横指

D. 肩关节以下、肘关节以上均可

E. 上臂肩峰下均可

91. 患者，男性，56岁。吸烟史30年，诊断肺癌，需静脉注射化疗药物，护士正确的操作方法是

A. 先注射少量止痛药物，后注入化疗药物

B. 将化疗药物充分稀释后直接注入

C. 注入少量0.9%氯化钠溶液，确认针头在血管

内，再注入化疗药物

D. 推注化疗药物时应快速，以缩短药物刺激的时间

E. 选择短而粗的针头，以便于推药，减少刺激

92. 患者，女性，38岁。月经过多，近1个月来自觉疲乏，无力，头晕，医嘱予硫酸亚铁溶液口服，为减少不良反应，护士正确的给药指导是

A. 饭前服用　　　　B. 直接喝取

C. 茶水送服　　　　D. 牛奶送服

E. 服药后及时漱口

93. 患者，女性，32岁。因再生障碍性贫血接受丙酸睾酮注射治疗1个月余。护士每次在为患者进行肌内注射前应首先检查

A. 注射部位是否存在硬块

B. 面部有无痤疮

C. 有无毛发增多

D. 有无皮肤黏膜出血

E. 口唇、甲床的苍白程度

A_3/A_4型题

（94～97题共用题干）

患者，男性，55岁。患2型糖尿病10年，医嘱：胰岛素10U H ac 30分钟 tid。

94. 该患者每日注射胰岛素的次数是

A. 1次　　　　　　B. 2次

C. 3次　　　　　　D. 4次

E. 5次

95. 医嘱中"H"指的用药途径是

A. 皮下注射　　　　B. 口服

C. 静脉注射　　　　D. 皮内注射

E. 肌内注射

96. 合适的注射部位是

A. 腹部　　　　　　B. 臀小肌

C. 臀大肌　　　　　C. 前臂外肌

E. 臀中肌

97. 患者出院时，护士对其进行胰岛素注射方法指导，错误的是

A. 不可在发炎、有瘢痕、硬结处注射

B. 注射部位要经常更换

C. 注射时进针的角度30°～40°

D. 注射区的皮肤要消毒

E. 进针后回抽要有回血

（98～100题共用题干）

某新生儿，出生后8小时，护士为其进行预防接种。

98. 接种卡介苗的正确方法是
    A. 前臂掌侧下段，ID
    B. 三角肌下缘，ID
    C. 三角肌下缘，H
    D. 股外侧，H
    E. 上臂三角肌，IM

99. 接种卡介苗时，将药液注入
    A. 肌肉组织　　　　　B. 真皮
    C. 皮下组织　　　　　D. 表皮与真皮之间
    E. 真皮与皮下组织之间

100. 接种乙肝疫苗的正确方法是
    A. 前臂掌侧下段，ID
    B. 三角肌下缘，ID
    C. 三角肌下缘，H
    D. 上臂三角肌，IM
    E. 臀大肌，IM

（101～102题共用题干）

患者，男性，39岁。因肺部感染入院。医嘱行青霉素皮试。皮试3分钟后患者突然出现呼吸困难，脉搏细弱，面色苍白，血压80/55mmHg，意识丧失。

101. 该患者最可能发生了

A. 全身炎性反应　　　B. 晕针
C. 呼吸道过敏反应　　D. 过敏性休克
E. 皮肤组织过敏反应

102. 护士应立即采取的措施是
    A. 通知家属　　　　　B. 报告医生
    C. 行心肺复苏术　　　D. 将患者送入抢救室
    E. 皮下注射盐酸肾上腺素

（103～104题共用题干）

患者，女性，28岁。诊断：咽炎。医嘱：复方新诺明1.0g po bid。

103. 护士指导患者正确的服药时间是
    A. 8am
    B. 8pm
    C. 8am，12n，4pm
    D. 8am，12n，4pm，8pm
    E. 8am，4pm

104. 服用时，医嘱予加服碳酸氢钠，其作用是
    A. 抗炎　　　　　　　B. 增加尿量
    C. 碱化尿液　　　　　D. 保护尿路黏膜
    E. 增加肾血流量

（周艳华）

第16章　静脉输液和输血法

第1节　静脉输液法

一、定义　静脉输液是利用大气压和液体静压的原理，将大量无菌溶液或药液输入静脉的方法。

二、静脉输液的目的

1. 补充水分和电解质，维持酸碱平衡。适用于各种脱水、酸碱平衡失调等患者。
2. 补充营养，供给热能。适用于慢性消耗性疾病、不能经口进食等患者。
3. 输入药物，控制感染，治疗疾病。常用于各种中毒、严重感染等患者。
4. 补充血容量，改善微循环，维持血压。适用于严重烧伤、大出血、休克等患者。
5. 输入脱水剂，降低颅内压，利尿消肿。适用于颅脑损伤、水肿等患者。

三、常用溶液和作用

1. 晶体溶液
   - （1）葡萄糖溶液：5%～10%葡萄糖溶液，可供给水分和热能。
   - （2）等渗电解质溶液：0.9%氯化钠、5%葡萄糖氯化钠、复方氯化钠溶液，可供给水分和电解质。
   - （3）碱性溶液：5%和1.4%碳酸氢钠、11.2%和1.84%乳酸钠溶液，可纠正酸中毒，调节酸碱平衡。
   - （4）高渗溶液：20%甘露醇、25%山梨醇、25%～50%葡萄糖溶液，可利尿脱水。

2. 胶体溶液
   - ★（1）右旋糖酐
     - 1）中分子右旋糖酐：可提高血浆胶体渗透压，扩充血容量。
     - 2）低分子右旋糖酐：可降低血液黏稠度，改善微循环。

     > **锦囊妙"记"**　右旋糖酐的作用为中高，两低。即中分子右旋糖酐可提高血浆胶体渗透压，低分子右旋糖酐可降低血液黏稠度。

   - （2）代血浆：羟乙基淀粉（706）、明胶多肽注射液和乙烯吡咯酮，可增加血浆渗透压及循环血量。
   - （3）浓缩白蛋白注射液：可提高胶体渗透压，补充蛋白质，减轻组织水肿。
   - （4）水解蛋白注射液：可补充蛋白质，纠正低蛋白血症，促进组织修复。

3. 静脉营养液　复方氨基酸、脂肪乳剂溶液，可供给热能，维持正氮平衡，补充维生素和矿物质。

四、常用静脉输液法

1. 周围静脉输液
   - （1）一次性静脉输液钢针（头皮针）的操作要点：①两人核对；②排气，使茂菲滴管内液面达1/2～2/3满；③确定穿刺点，注意避开关节及静脉瓣；④在穿刺点上方6cm处扎止血带；⑤穿刺，见回血后"三松"，即松开止血带和调节器、嘱患者松拳；★⑥调节滴速：一般成人40～60滴/分，儿童20～40滴/分；⑦交代患者如发现溶液不滴、输液部位肿胀、疼痛及全身不适等，应及时呼叫。

1. 周围静脉输液

（2）外周静脉留置针输液法

1）适用对象：需长期静脉输液及静脉穿刺困难的患者。

2）操作要点：①消毒：在穿刺点上方10cm处扎止血带，皮肤消毒范围应大于8cm；②进针：绷紧皮肤，手持针翼，以15°～30°进针，见回血后压低角度再进针少许，撤针芯约0.5cm，将针芯与外套管一起送入静脉内，撤针芯；③固定：用透明膜固定留置针，并记录留置日期、时间；④封管：用肝素稀释液（10～100U/ml）2～5ml或生理盐水5～10ml正压封管，即边推注封管液边退针。

（3）注意事项：★①对长期输液者应注意保护静脉，先从四肢远端小静脉开始（图16-1）；②根据病情、用药原则、药物性质，有计划地安排药物输液顺序（图16-2）；③输入对血管刺激性大的药物时，输入药物前后均要输入一定量的0.9%氯化钠溶液，以保护静脉；④加强巡视，耐心听取患者主诉，密切观察注射部位有无肿胀、疼痛、输液滴注是否通畅等（图16-3）；⑤输液前排净空气，及时换瓶或拔针，加压输液时在旁看守；★⑥连续输液超过24小时应每日更换输液器（图16-4）；⑦防止交叉感染，应做到"一人一巾一带"，即每人一块治疗巾和一条止血带；★⑧留置针一般可保留3～5天，最多不超过7天。

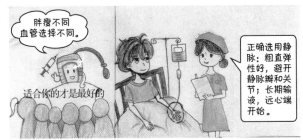

图16-1　输液血管的选择

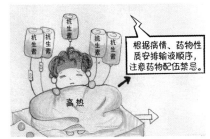

图16-2　输液顺序

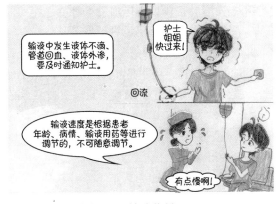

图16-3　输液指导

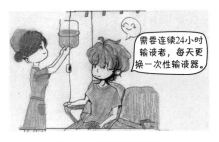

图16-4　输液器更换

2. 颈外静脉插管输液法

（1）目的：①需要长期输液，而周围静脉不易穿刺的患者；②周围循环衰竭的危重患者，用以测量中心静脉压；③长期静脉内滴注高浓度、刺激性强的药物，或采用静脉营养疗法的患者。

（2）操作要点：①穿刺部位：在下颌角与锁骨上缘中点连线的上1/3处，颈外静脉外侧缘进针；②体位：去枕平卧位，将头部转向对侧，肩下垫小枕；③进针角度：与皮肤呈45°进针，进入皮肤后改为25°。

（3）注意事项：①置管后，如发现硅胶管内有回血，应立即用肝素液冲洗，以免堵塞管腔；②每天更换敷料，并用碘伏消毒穿刺点及周围皮肤；③拔管时，动作应轻柔，以免硅胶管折断。

★五、输液速度的调节

（1）输液速度应根据年龄、病情、药物性质进行调节。

1. 调节输液速度的原则

> **锦囊妙"记"**　**滴速汇总**
>
> 　　静脉输液：成人40～60滴/分；儿童20～40滴/分；急性心力衰竭、肺癌患者术后20～30滴/分；20%甘露醇125滴/分；失血性休克至少60滴/分。
> 　　要素饮食：40～60滴/分。
> 　　化脓性骨髓炎开窗引流：50～60滴/分。
> 　　膀胱冲洗：60～80滴/分。

- ★（2）对年老、体弱、婴幼儿、有心肺疾病的患者输液速度宜慢；对严重脱水、心肺功能良好的患者输液速度可适当加快。
- （3）一般溶液输入速度可稍快，★高渗盐水、含钾药物、升压药物等输入速度宜慢。

★2. 输液速度的计算
- （1）已知输入液体的总量和预计输完所用的时间，求每分钟滴速。

$$每分钟滴速＝液体的总量（ml）×滴系数（gtt/ml）/输液所用时间（分钟）$$

- （2）已知输入液体的总量和每分钟滴速，求输完液体所用的时间。

$$输液所用时间（小时）＝液体的总量（ml）×滴系数（gtt/ml）/每分钟滴速（gtt/min）$$
$$×60（分钟）$$

3. 输液泵的使用　可将药液均匀、精确、持续地输入体内。常用于输入升压药物、抗心律失常药物等。

★六、常见输液故障和处理

1. 溶液不滴
- （1）针头滑出静脉外：表现为局部肿胀、疼痛，应更换针头，另选静脉重新穿刺。
- （2）针头斜面紧贴静脉壁：表现为液体滴入不畅或不滴，应调整针头或变换体位。
- （3）针头阻塞：表现为液体不滴且无回血，挤压输液管下段有阻力感，应更换针头，重新穿刺。
- （4）压力过低：可适当抬高输液架高度，升高输液瓶，或放低患者肢体。
- （5）静脉痉挛：可局部热敷、按摩，使静脉扩张，促进血液循环。
- （6）输液管扭曲受压：排除扭曲、受压因素，保持输液管通畅。

2. 茂菲滴管内液面异常
- （1）液面过高：将输液瓶取下并倾斜，使瓶内针头露出液面，待液面降至所需高度。
- （2）液面过低：夹住茂菲滴管下端的输液管，用手挤压滴管，待滴管液面升至所需高度。
- （3）液面自行下降：检查滴管上端输液管与茂菲滴管有无漏气或裂隙，必要时更换输液器。

七、常见输液反应及护理

1. 发热反应　是输液反应中最常见的反应。
- （1）临床表现：★多发生于输液后数分钟至1小时，主要表现为发冷、寒战及发热，可伴有恶心、呕吐、头痛、脉速、全身不适等症状。
- （2）原因：★是最常见的输液反应。常见原因为输入致热物质；输入的液体或药物不纯、灭菌不彻底或过期、变质；输液过程中未严格遵守无菌操作原则等。
- （3）护理要点
  - 1）预防：严格执行查对制度和无菌操作原则。
  - 2）护理：★①反应轻者可减慢输液速度，重者须立即停止输液；②除对症处理外，遵医嘱给予抗过敏药物或激素治疗；③保留剩余药液及输液器，进行检测，查找原因。

2. 循环负荷过重（急性肺水肿）
- （1）临床表现：患者突然出现呼吸困难，感到胸闷、气促、咳嗽、★咳粉红色泡沫痰，严重时痰液可由口鼻涌出，肺部可闻及湿啰音，心率快、心律不齐。
- （2）原因：输液速度过快，在短时间内输入液体量过多。

2. 循环负荷过重（急性肺水肿）

（3）护理要点

　　1）预防：严格控制输液速度和量，对心肺功能不良者、年老体弱者、婴幼儿等更应慎重。

　　2）护理：①★立即停止输液，协助患者取端坐位，两腿下垂，以减少静脉回流，减轻心脏负担；②给予高流量吸氧，使肺泡内压力增高，从而减少肺泡内毛细血管渗出液的产生；③★湿化瓶内放入20%～30%乙醇，以降低肺泡内泡沫的表面张力，使泡沫破裂消散，从而改善肺部气体交换，减轻缺氧症状；④遵医嘱给予镇静、平喘、强心、利尿和扩血管药等；⑤必要时进行四肢轮扎止血带，须每隔5～10分钟轮流放松一侧肢体，有效地减少回心血量。

3. 静脉炎

（1）临床表现：★沿静脉走向出现条索状红线，局部组织发红、肿胀、灼热、疼痛，可伴畏寒、发热等全身症状。

（2）原因：①长期输入高浓度、刺激性较强的药液；②静脉内放置刺激性强的留置管，或导管放置时间过长，引起局部静脉壁的化学性炎症反应；③输液过程中无菌操作不严，引起局部静脉感染。

（3）护理要点

　　1）预防：严格执行无菌操作原则，以防感染；对血管壁有刺激的药物应充分稀释，并减慢输液速度，防止药物溢出静脉外；应有计划地使用静脉，经常更换输液部位。

　　2）护理：①立即停止局部输液，★抬高患肢并制动，局部用95%乙醇或50%硫酸镁进行热湿敷；②用中药如意金黄散外敷、超短波理疗等，合并感染应遵医嘱给予抗生素治疗。

4. 空气栓塞

（1）临床表现：输液过程中，患者感觉胸部异常不适或胸骨后疼痛，随即出现呼吸困难，严重发绀，伴濒死感，★心前区听诊可闻及响亮、持续的"水泡声"，心电图可出现心肌缺血和急性肺心病的改变。

（2）原因：①输液管内空气未排尽，导管连接不紧密或有裂隙；②连续输液时，未及时添加药液或添加后未及时排尽空气；③加压输液、输血时，无专人在旁看守；④致死原因：空气阻塞肺动脉入口。

（3）护理要点

　　1）预防：①输液前必须排尽输液管内空气，并检查输液通路是否衔接紧密；②及时更换或添加药液，液体将要输完时应及时拔针；③如需加压输液时，应专人守护在床旁，不得离开患者。

　　2）护理：★①发生空气栓塞，应立即停止输液，立即使患者取左侧头低足高位。左侧卧位可使肺动脉的位置低于右心室，使气泡向上飘移至右心室尖部，避开肺动脉入口，由于心脏跳动，空气可被混成泡沫，分次小量进入肺动脉内。头低足高位在吸气时可增加胸内压力，以减少空气进入静脉。②给予高流量氧气吸入，可进行高压氧舱治疗（图16-5）。

锦囊妙"记"

发热反应：发冷寒战体温高，轻者38℃减滴速，重者40℃停输液。

急性肺水肿：粉红色泡沫痰，听肺湿啰音；停液端坐位，高氧乙醇湿化。

静脉炎：红肿热痛条索状，停液抬高患肢制动，乙醇硫酸镁热湿敷。

空气栓塞：呼吸困难水泡声，停液即置左侧位，头低足高避开肺动脉。

第2节 静脉输血法

一、目的

1. 补充血容量 常用于急性大出血、休克患者。
2. 补充血红蛋白,纠正贫血 常用于严重贫血患者。
3. 补充抗体,增加机体免疫力 常用于严重感染患者。
4. 补充白蛋白,维持胶体渗透压 常用于低蛋白血症的患者。
5. 补充各种凝血因子和血小板 常用于凝血机制障碍的患者。

二、血液制品的种类

1. 全血
   - ★(1)新鲜血:保留了血液中原有的所有成分。主要适用于血液病患者。
   - ★(2)库存血:指保存在4℃冰箱内,有效期2~3周的血液。大量输库存血时,要防止酸中毒与高钾血症。主要用于各种原因引起的大出血。
   - (3)自体输血
     - 1)术中失血回输:多见于手术中出血量较多者,如脾切除、异位妊娠等。
     - 2)术前预存自体血:术前2~3周内抽血存于血库,以备本人手术时急需。如进行体外循环的患者。

2. 成分血 纯度高、体积小、可节约血源、一血多用;治疗效果好、不良反应少;便于保存和运输。
   - (1)红细胞
     - 1)浓缩红细胞:用于携氧功能缺陷和血容量正常的贫血患者。
     - 2)洗涤红细胞:用于免疫性溶血性贫血、器官移植后、需反复输血的患者。
     - 3)红细胞悬液:经离心提取后加入等量红细胞保养液制成,适用于战地急救和中、小手术患者。
   - (2)白细胞浓缩悬液:于4℃冰箱保存,48小时内有效,用于粒细胞减少合并严重感染的患者。
   - (3)血小板浓缩悬液:全血离心所得,22℃保存,24小时内有效,用于血小板减少和功能障碍所致的出血患者。使用前需先轻摇,滴注速度为80~100滴/分。
   - (4)血浆:主要为血浆蛋白,不含血细胞。
     - 1)新鲜血浆:含正常量的全部凝血因子,适用于凝血因子缺乏的患者。如肝功能不全、弥散性血管内凝血及大量输库存血后引起出血倾向的患者。
     - 2)保存血浆:适用于低血容量和低血浆蛋白的患者。
     - 3)★冰冻血浆:–30℃保存,有效期1年,应用时在37℃温水中融化。适用于维持血容量、补充血浆蛋白的患者。
     - 4)干燥血浆:用0.9%氯化钠溶液或0.1%枸橼酸钠溶液溶解后使用。
   - (5)其他血液制品
     - 1)白蛋白液:适用于低蛋白血症患者。
     - 2)纤维蛋白原:适用于纤维蛋白缺乏症、弥散性血管内凝血患者。
     - 3)抗血友病球蛋白浓缩剂:适用于血友病患者。

三、静脉输血技术

1. 输血前准备
   - (1)备血:填写输血申请单,抽取2ml血标本送血库做血型鉴定及交叉配血试验。
   - (2)取血:凭取血单与血库人员共同做好"三查八对"。"三查"即查血液的有效期、血液质量和输血装置。"八对"即对患者姓名、床号、住院号、血袋号、血型、交叉配血试验结果、血液种类和剂量。
   - (3)取血后:★勿振荡,勿加温,勿加药,在室温中放置15~20分钟,在4小时内输完。
   - (4)输血前:再次两人核对,确定无误方可输入。

2. 直接输血法
(1) 适用于无血库又急需输血时，以及婴幼儿少量输血。
(2) ★每 50ml 血液中加 3.8% 枸橼酸钠 5ml。
(3) 操作时需三人合作：一人抽血，一人传递，另一人输血。在连续抽血时，不必拔出针头，只需更换注射器。

3. 间接输血法
(1) 操作要点：①输入少量生理盐水；②双人核对，将血液轻轻摇匀，勿剧烈振荡；③开始输入速度宜慢，应少于 20 滴/分，观察 10～15 分钟无不良反应，根据病情调节滴速，成人 40～60 滴/分，老人及儿童酌减；④输入两袋血之间及输血后要输入少量生理盐水；⑤输血后做好记录，输血后将血袋送回输血科保留 24 小时，以备出现意外情况时核查。

(2) 注意事项
1) 根据医嘱和输血申请单采集血标本，每次只能为 1 位患者采集，禁止同时采集 2 位患者血标本，避免发生差错。
2) 输血前须两人核对无误后方可输入。
3) 库存血输入前必须认真检查血液质量。①正常库存血分为二层：上层血浆呈淡黄色，半透明；下层血细胞均匀，呈暗红色，两者界线清楚，无凝块。②如血细胞呈暗紫色，血浆颜色变红，血细胞与血浆界限不清，提示血液变质，不能使用。
★4) 输血前、后及输两袋血液之间，应输入少量 0.9% 氯化钠溶液。
★5) 输入血液内不得随意加入其他药物，如钙剂、酸性或碱性药物、高渗或低渗溶液等，防止血液变质。
6) 输血中加强巡视，听取患者的主诉，密切观察有无输血反应、输血是否通畅，如有不良反应立即报告、处理和记录，将原袋血液密封妥善保管，查因。
7) ★冷藏血制品不能加温，以免血浆蛋白凝固变性引起不良反应。
8) 加压输血时，必须有专人在旁监护，以免发生空气栓塞。
9) 同时输入多种血液制品时，输注的顺序：成分血→新鲜血→库存血。

四、常见输血反应及护理

1. 输血传播性感染
(1) 输血传播病毒感染：包括病毒性肝炎、获得性免疫缺陷综合征、巨细胞病毒感染、EB 病毒感染、人类细小病毒 B19 感染、成人 T 细胞白血病/淋巴瘤、西尼罗河病毒感染等。
(2) 输血传播细菌感染：包括革兰氏阳性球菌感染、革兰氏阴性杆菌感染、厌氧菌感染等。
(3) 输血传播寄生虫感染：包括疟疾、巴贝西虫病、克氏锥虫病等。
(4) 输血传播其他病原体感染：包括梅毒、新变异型克-雅病、真菌感染等。

2. 输血非感染性反应
(1) 过敏反应
1) 临床表现：多数患者发生在输血后期或即将结束时。①轻者出现★皮肤瘙痒、荨麻疹、轻度血管神经性水肿（眼睑、口唇水肿）；②重者出现喉头水肿、支气管痉挛而导致呼吸困难，两肺可闻及哮鸣音，甚至发生过敏性休克。
2) 原因：①患者为过敏体质；②输入的血液中含有致敏物质，如供血者在献血前服用过可致敏的药物或食物等；③患者多次接受输血，体内产生过敏性抗体，再次输血时抗原、抗体互相作用产生过敏反应。
3) 护理要点
预防：①勿选用有过敏史的供血者；②供血者在采血前 4 小时内不宜进食高蛋白和高脂肪食物，可饮糖水或进食少量清淡饮食，不宜服用易致敏药物；③有过敏史患者，输血前给予抗过敏药物。
护理：★①轻者减慢输血速度，重者立即停止输血，通知医生；②出现呼吸困难者，给予氧气吸入，喉头水肿严重时可配合气管插管或气管切开；③遵医嘱给予皮下注射 0.1% 盐酸肾上腺素 0.5～1ml，或给予抗过敏药物治疗；④保留余血及输血器等，送检查明原因。

2. 输血非感染性反应

★（2）溶血性输血反应：是最严重的输血反应。

1）临床表现：通常输入10～15ml血后出现症状。

开始阶段：因红细胞凝集成团，阻塞部分小血管，从而造成组织缺血、缺氧，表现为头胀痛、四肢麻木、胸闷、腰背剧烈疼痛等。

中间阶段：凝集红细胞发生溶解，大量血红蛋白散布到血浆中，患者出现黄疸和血红蛋白尿（酱油色），伴有寒战、高热、呼吸急促和血压下降等。

最后阶段：大量血红蛋白进入肾小管，遇酸性物质而变成结晶，阻塞肾小管。患者出现少尿、无尿等急性肾衰竭症状。

2）原因：①输入异型血：指供血者和受血者血型不符，而造成溶血，且反应迅速。②输入变质血：输血前红细胞已被破坏，发生溶解变质，如血液储存过久、血液保存时温度过高或过低或受到剧烈振荡等。③Rh血型不合所致溶血：一般发生在Rh阴性者再次输入Rh阳性血液时。

★3）护理要点：①预防：加强责任心，认真做好血型鉴定和交叉配血试验，严格执行"三查八对"和血液保存规则。②护理：a.★立即停止输血，并通知医生，进行紧急处理。保留余血，采集患者血标本，重新做血型鉴定和交叉配血试验。b.维持静脉输液以备抢救时静脉给药。c.保护肾脏：防止血红蛋白结晶阻塞肾小管。双侧腰部封闭，或用热水袋热敷双侧肾区，防止肾小管痉挛。d.碱化尿液：口服或静脉滴注碳酸氢钠溶液，以碱化尿液，增加血红蛋白的溶解度，减少结晶。

（3）非溶血性发热反应：是输血反应中最常见的反应。

1）临床表现：寒战、发热，体温38～41℃，可伴有皮肤潮红、头痛、恶心、呕吐等全身症状。

2）原因：①输入致热原，如血制品、保养液或输血器被污染；②违反无菌操作原则；③与多次输血后受血者血液中产生白细胞抗体和血小板抗体有关。

3）护理要点：①预防：严格管理血液制品及输血器，严格执行无菌操作原则，防止污染。②护理：a.出现发热反应时，症状轻者可减慢输血速度或暂停输血，重者应立即停止输血，维持静脉通道；b.对症处理，寒战时给予保暖，高热时给予物理降温；c.遵医嘱给予解热镇痛药、抗过敏药物或肾上腺皮质激素等；d.保留余血及输血器，以便查明原因。

（4）输血相关循环超负荷（肺水肿）：其临床表现、原因及护理要点与静脉输液反应相同。

（5）大量输血相关并发症：24小时内紧急输血量大于或相当于患者的血液总量。

1）凝血功能障碍：①临床表现：皮肤、黏膜出现瘀点或瘀斑，穿刺部位可见大块瘀斑或手术伤口渗血、牙龈出血等。②原因：输入大量库存血，库存血的血小板基本已被破坏，凝血因子不足。③护理要点：a.预防，如大量输库存血，应间隔输入新鲜血液或血小板浓缩悬液或凝血因子；b.护理，密切观察患者出血倾向，注意皮肤、黏膜及伤口有无出血，同时观察患者生命体征、意识等变化。

★2）枸橼酸盐中毒：①临床表现：患者表现为手足抽搐、出血倾向、心率缓慢、血压下降甚至心搏骤停。②原因：大量输入库存血时，也输入了过量的枸橼酸钠，枸橼酸钠尚未氧化即可与血中钙离子结合，使★血钙下降。③护理要点：a.★每输入库存血1000ml以上时，须按医嘱静脉注射10%葡萄糖酸钙或5%氯化钙10ml，以补充钙离子；b.严密观察患者反应。

3）酸中毒和高钾血症：★大量输入库存血，可导致高钾血症和酸中毒。

4）其他：高氨血症、低体温、低钙血症。

（6）其他反应：空气栓塞、肺血管微栓塞、铁超负荷、输血相关低血压、输血相关呼吸困难、输血相关急性肺损伤、输血相关移植物抗宿主病、输血后紫癜等。

锦囊妙"记"

1. 大量输入库存血可导致酸中毒、高钾血症、低钙血症。

2. 乙醇浓度及临床应用：20%～30%，急性肺气肿湿化吸氧；30%，头发打结时，用30%乙醇湿润后再梳顺；25%～35%，乙醇拭浴；50%，按摩背部及受压部位皮肤；75%，消毒皮肤；95%，燃烧法灭菌。

要点回顾

1. 简述输液时溶液不滴的原因。

2. 输液导致急性肺水肿的特征性表现是什么？如何护理？

3. 输液导致空气栓塞的特征性表现是什么？首要护理措施是什么？

4. 输血前应做哪些准备工作？

5. 简述溶血反应的临床表现和护理要点。

●○ 模拟试题栏——识破命题思路，提升应试能力 ○●

一、专业实务

A₁型题

1. 关于小儿头皮静脉输液法，以下说法错误的是
   A. 多选用4.5～5.5号头皮针
   B. 因小儿血管较细小，可准备用于热敷穿刺处的小毛巾
   C. 对于长期头皮静脉穿刺，血管不易选择的患儿，可选择在患儿轻微啼哭的状态下进行
   D. 穿刺时头皮血管外观为浅蓝色，管壁较薄，易被压瘪，易固定，不易滑动的是静脉
   E. 穿刺时头皮血管外观为紫红色，较充盈，管壁较厚，不易压瘪，易滑动，甚至出现局部搏动的是静脉

2. 静脉输液的目的不包括
   A. 补充营养，供给热能
   B. 纠正水和电解质失调，维持酸碱平衡
   C. 输入药物，治疗疾病
   D. 利尿、脱水
   E. 增加血浆蛋白，纠正贫血

3. 中分子右旋糖酐的主要作用是
   A. 维持酸碱平衡
   B. 补充营养和水分
   C. 提高血浆胶体渗透压，扩充血容量
   D. 补充蛋白质
   E. 降低血液黏稠度，改善微循环

4. 静脉输液时输入5%碳酸氢钠的目的是
   A. 扩充血容量　　　　B. 供给电解质

C. 维持胶体渗透压　　　D. 调节酸碱平衡
E. 改善微循环

5. 可供给患者水分和热量的溶液是
   A. 5%～10%葡萄糖溶液
   B. 复方氯化钠溶液
   C. 10%葡萄糖注射液
   D. 0.9%氯化钠溶液
   E. 各种代血浆

6. 进行静脉留置针输液时，止血带应扎在穿刺点上方
   A. 12cm　　　B. 10cm　　　　C. 8cm
   D. 6cm　　　　E. 4cm

7. 如下图所示，锁骨下静脉穿刺置管术中，中心静脉导管远端的位置正确的是

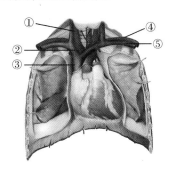

   A. ①　　　　　　　　　　B. ②
   C. ③　　　　　　　　　　D. ④
   E. ⑤

8. 预防空气栓塞的措施不包括
   A. 排尽输液导管内空气
   B. 溶液滴尽前应及时拔针

  C. 输液中要及时更换输液瓶

  D. 加压输液时应有护士在旁守候

  E. 控制输液总量

9. 静脉输液引起发热反应的常见原因是输入液体

  A. 量过多   B. 速度过快

  C. 温度过低   D. 时间过长

  E. 制剂不纯

10. 输液时，预防发生静脉炎的措施中不包括

  A. 严格执行无菌操作

  B. 有计划地更换输液部位

  C. 防止药液溢出血管外

  D. 刺激性强的药物应充分稀释后应用

  E. 输液前给予激素治疗

11. 关于静脉输血的叙述，正确的是

  A. 输血前需两人核对无误方可输入

  B. 可在血中加药物防止过敏反应的发生

  C. 如血浆变红，界限清晰能使用

  D. 每次只能为2位患者采血标本配血

  E. 两袋血之间需输入大量0.9%氯化钠溶液

12. 凝血因子缺乏患者最适合输入的血液制品是

  A. 新鲜血浆   B. 冰冻血浆

  C. 干燥血浆   D. 红细胞悬液

  E. 血小板浓缩悬液

13. 静脉输液引起急性肺水肿的最典型的症状是

  A. 发绀，烦躁不安

  B. 呼吸困难，两肺可闻及干啰音

  C. 哮喘发作

  D. 咳嗽，咳粉红色泡沫痰

  E. 心前区可闻及响亮的、持续的水泡音

14. 如图所示，为双下肢瘫痪的患者进行输液治疗，最适宜该患者的注射部位是

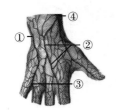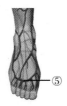

  A. ①   B. ②

  C. ③   D. ④

  E. ⑤

15. 关于库存血的描述，说法不对的是

  A. 库存血成分以红细胞和血浆蛋白为主

  B. 在4℃冰箱内冷藏

  C. 大量输入库存血时要防止高钙血症

  D. 大量输入库存血时要防止酸中毒和高钾血症

  E. 库存血保存时间2～3周，保存时间越长其成分变化越大

16. 输血时发生过敏反应的临床表现是

  A. 寒战、发热

  B. 手足抽搐

  C. 皮肤瘙痒、荨麻疹，眼睑、口唇水肿

  D. 四肢麻木、腰背痛

  E. 咳粉红色泡沫痰

17. 保存白细胞悬液的适宜温度和有效期为

  A. 0℃，24小时 B. 0℃，48小时

  C. 4℃，24小时 D. 4℃，48小时

  E. 20℃，24小时

18. 普通冰冻血浆保存于-30℃的低温下，其有效期为

  A. 3个月   B. 半年

  C. 1年   D. 一年半

  E. 2年

A$_2$型题

19. 患者，男性，25岁。诊断：再生障碍性贫血。医嘱：输注浓缩红细胞。护士巡视时发现输血速度变慢，穿刺点局部无肿胀、无压痛，挤捏输血器无阻力，局部皮温正常。护士首先应

  A. 更换输血器后继续输血

  B. 热敷患者穿刺局部

  C. 用生理盐水冲管

  D. 使用恒温器加热血液

  E. 拔针后另行穿刺

20. 患者，男性，25岁。静脉输液时，如下图所示，此时护士应

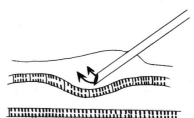

  A. 改变针头位置 B. 更换针头重新穿刺

  C. 提高输液瓶   D. 局部热敷

  E. 加压输液

21. 患者，男性，68岁。因急性胃肠炎入院，护士遵医嘱为张某输注0.9%氯化钠溶液500ml iv gtt。从上午9点10分开始输液，输液器滴系数为20。护士根据情况将输液速度调整至40滴/分，预计输液完成的时间为

  A. 上午9时56分 B. 上午11点40分

  C. 中午12时10分 D. 下午1时20分

E. 下午2点15分

22. 患儿，男性，5岁。因支气管肺炎入院，护士为其进行留置针静脉输液，输液第3天留置针所在静脉出现静脉炎症状，护士采用的护理措施错误的是
   A. 患肢制动
   B. 患肢用50%硫酸镁湿敷
   C. 超短波理疗
   D. 如意金黄散加醋外敷
   E. 将患肢下垂并用硫酸镁热敷

23. 患者，男性，65岁。长期卧床，入院诊断：心力衰竭。护士遵医嘱为患者连续输液，护士为其更换输液器的时间是
   A. 2天更换1次　　　B. 3天更换1次
   C. 每天更换1次　　　D. 每周更换1次
   E. 4天更换1次

24. 患者，女性，45岁。输液过程中突然呼吸困难，感到胸闷、气促、咳嗽、咳粉红色泡沫痰，肺部闻及湿啰音。护士给患者进行四肢轮流结扎，其主要目的是
   A. 减少肺泡内毛细血管漏出液的产生
   B. 减少静脉回心血量
   C. 改善缺氧症状
   D. 使患者舒适
   E. 改善末梢血液循环

25. 患者，男性，60岁。急性肺炎。林某为了缩短输液时间，输液时自行把输液速度调到最快，导致急性肺水肿，护士给患者四肢轮流结扎时，正确的方法是
   A. 每隔1～5分钟轮流放松一侧肢体的止血带
   B. 每隔5～10分钟轮流放松一侧肢体的止血带
   C. 每隔1～5分钟放松四肢止血带
   D. 每隔5～10分钟放松四肢止血带
   E. 每隔6～8分钟轮流放松一侧肢体的止血带

26. 患者，男性，60岁。在加压输液时无人观看，导致空气栓塞，护士立即为其安置左侧头低足高位，目的是避免气栓阻塞在
   A. 主动脉入口　　　B. 肺静脉入口
   C. 肺动脉入口　　　D. 上腔静脉入口
   E. 下腔静脉入口

27. 患者，男性，76岁。输液过程中发生了急性肺水肿，护士给予患者高流量吸氧，并在湿化瓶内放入20%～30%乙醇，其目的是
   A. 预防肺部感染

B. 增加肺泡的表面张力
C. 降低肺泡的表面张力
D. 增加肺泡内泡沫的表面张力
E. 降低肺泡内泡沫的表面张力

28. 患者，女性，42岁。因肺炎给予红霉素静脉滴注，用药2天后注射部位出现沿静脉走行方向条索状红线，伴红、肿、热、痛等症状。护理措施错误的一项是
   A. 患肢适当抬高　　　B. 患肢适当活动
   C. 50%硫酸镁热敷　　　D. 局部超短波理疗
   E. 遵医嘱给予抗生素治疗

29. 患儿，男性，3个月。支气管肺炎，需输液治疗，护士选用头皮静脉输液，其操作不正确的是
   A. 需两人核对
   B. 用2%碘酊消毒皮肤
   C. 操作者站于患儿头侧
   D. 患儿可仰卧或侧卧
   E. 护士右手持针沿静脉向心方向平行刺入

30. 患者，女性，50岁。鼻腔肿物切除术后，需输液2000ml。为了不影响患者睡眠，要求10小时输完，输液器滴系数为15。其输液速度应为
   A. 50滴/分　　　B. 60滴/分
   C. 70滴/分　　　D. 80滴/分
   E. 90滴/分

31. 患者，男性，36岁。急性胃肠炎急诊输液，为了尽快输完药液，回家接送小孩放学，患者趁护士不注意，调节输液速度，导致急性肺水肿发生。下列护理措施中不正确的是
   A. 立即通知医生
   B. 立即停止输液
   C. 采用端坐位、两腿下垂、减少回心血量
   D. 低流量吸氧
   E. 选用血管扩张剂和强心剂

32. 患者，女性，62岁。护士采用静脉留置针为其输液。关于静脉留置针的使用，以下不正确的是
   A. 在穿刺点上方10cm处扎止血带
   B. 15°～30°进针
   C. 封管使用1000U/ml的稀释肝素溶液
   D. 在透明膜上记录留置日期和时间
   E. 注意正压封管

33. 患者，女性，70岁。慢性支气管炎、肺心病入院。输液治疗过程中，患者突然出现呼吸困难、气促、咳嗽、咳泡沫血性痰，肺部闻及湿啰音。下列急救措施中不妥的是

A. 立即停止输液

B. 高流量吸氧

C. 置左侧卧位和头低足高位

D. 四肢轮流结扎

E. 遵医嘱给予强心剂和利尿

34. 患者，女性，25岁。因"淋雨后发热3天，咳嗽，咳大量铁锈色痰"入院，入院时测量生命体征：体温38.7℃、脉搏90次/分、呼吸26次/分、血压120/70mmHg，听诊左下肺部布满湿啰音，诊断为急性大叶性肺炎。咳嗽、发热3天入院，入院后予以抗生素消炎治疗。如视频所示，护士为其调节输液滴速应为

A. 10～20滴/分 B. 20～30滴/分

C. 30～40滴/分 D. 50～60滴/分

E. 70～80滴/分

35. 患者，男性，55岁。车祸致失血性休克，采用静脉输液治疗的目的是

A. 补充水分及电解质

B. 补充营养，供给热量

C. 输入药物，治疗疾病

D. 增加循环血量，改善微循环

E. 改善心脏功能

36. 颈外静脉输液的最佳穿刺点在

A. 下颌角与锁骨上缘中点连线下1/3处

B. 下颌角与锁骨下缘中点连线下1/3处

C. 下颌角与锁骨下缘中点连线上1/3处

D. 下颌角与锁骨上缘中点连线上1/3处

E. 下颌角与锁骨上缘中点连线中1/3处

37. 患者，男性，65岁。因长期输液，采用静脉留置针法，留置针保留的时间不得超过

A. 3天 B. 5天

C. 7天 D. 10天

E. 15天

38. 患者，女性，25岁。因盆腔炎行静脉输液治疗，在输液过程中，护士巡视发现茂菲滴管内液面过低，正确的处理是

A. 立即更换输液瓶

B. 拔出针头，重新穿刺

C. 分离输液器和针头，排出多余液体

D. 立即更换输液器

E. 夹紧茂菲滴管下端，挤压茂菲滴管使药液流至所需高度

39. 患者，男性，50岁。因重型再生障碍性贫血入院，拟行输血治疗。护士在输血准备时，不正确

的操作是

A. 检查库存血质量，血浆呈红色，不能使用

B. 血液从血库取出后，在室温内放置15分钟再输入

C. 先给患者静脉滴注0.9%氯化钠溶液

D. 两人核对供、受血者的姓名、血型和交叉试验结果

E. 在血中加入异丙嗪25mg，以防过敏反应

40. 患者，男性，56岁。需静脉输入冰冻血浆，以补充血浆蛋白、维持血容量，护士操作方法正确的是

A. 置热源上加温融化后使用

B. 加入100ml蒸馏水溶解后使用

C. 加入生理盐水稀释后使用

D. 放在37℃温水中融化后使用

E. 加入等量3.8%枸橼酸钠后使用

41. 患儿，男性，5岁。诊断：白血病。护士为其直接输血200ml，血液中需加入3.8%枸橼酸钠

A. 5ml B. 10ml

C. 15ml D. 20ml

E. 25ml

42. 患者，女性，46岁。输血时出现皮肤瘙痒、眼睑水肿、呼吸困难等症状，护士采取的护理措施中，错误的是

A. 轻者减慢输血速度，重者立即停止输血

B. 碱化尿液

C. 保留余血送检

D. 给予吸氧

E. 皮下注射0.1%盐酸肾上腺素0.5～1ml

43. 患者，男性，38岁。车祸致脾脏破裂大出血行手术治疗。手术中给予输血治疗，输血即将结束时，患者感到全身皮肤瘙痒并出现荨麻疹，出现上述反应的原因可能是

A. 血液中含有对患者致敏的物质

B. 血液中含有致热物质

C. 输血速度过快

D. 血液温度过低

E. 输入异型血

44. 某病区护士，遵医嘱准备为一手术后患者进行输血治疗，为防止患者出现溶血反应，该护士采取了下列措施，其中不正确的是

A. 做好交叉配血试验

B. 输血前认真查对

C. 做好血型鉴定

D. 严格执行血液保存原则

E. 输血前给予抗过敏药物

45. 患者，女性，30岁。分娩时因羊水栓塞引发弥散性血管内凝血。该患者最适宜输注
   A. 新鲜血浆　　　　B. 红细胞悬液
   C. 浓缩红细胞　　　D. 血小板浓缩悬液
   E. 纤维蛋白原

46. 患者，男性，20岁。重度抑郁，在家烧炭自杀，被家人发现后，紧急送入急诊科治疗，医生开出医嘱输血治疗，最佳的血液种类是
   A. 全血　　　　　　B. 血浆
   C. 浓缩红细胞　　　D. 血小板混悬液
   E. 白细胞混悬液

47. 患者，女性，26岁。发热、咳嗽3天就诊。胸部X线片示：左下肺炎。遵医嘱予以抗生素消炎治疗。如视频所示，护士处理错误的是
   A. 停止输液，抬高患肢
   B. 超短波理疗，每日15～20分钟，每日1次
   C. 局部可用50%硫酸镁热湿敷
   D. 局部可用75%乙醇进行热湿敷
   E. 将如意黄金散加醋调制成糊状后局部外敷

48. 患者，女性，45岁。在与家人财产纠纷时发生冲突，腹部受到重创，导致脾破裂出现失血性休克，急需大量输血。下列护理措施正确的是
   A. 为防止大量输血引起的不良反应，应在200ml血袋内加入10%葡萄糖酸钙10ml
   B. 库存血如有明显的血凝块，应将血凝块取出后再用
   C. 如两袋血是同一供血者的血液，中间不必输入0.9%氯化钠溶液
   D. 输血前应输入少量0.9%氯化钠溶液，输血后则不必
   E. 加压输血时应安排专人在旁看护

49. 患者，男性，56岁。因消化性溃疡入院。今突然呕血约700ml。医嘱：全血200ml ivgtt。输血过程中护士注意到其眼睑、口唇出现水肿，患者自诉面部皮肤发痒。该患者最可能发生了
   A. 过敏反应　　　　B. 空气栓塞
   C. 血管内溶血　　　D. 血管外溶血
   E. 枸橼酸钠中毒

A₃/A₄型题
（50～51题共用题干）
   患者，男性，70岁。急性阑尾炎术后，遵医嘱给予补液抗感染治疗。护士在巡视时发现溶液不滴，

注射部位肿胀、疼痛，挤压无回血。

50. 该患者可能发生了何种情况
   A. 针头斜面紧贴血管壁
   B. 针头堵塞
   C. 压力过低
   D. 针头滑出血管外
   E. 静脉痉挛

51. 护士正确的处理方法是
   A. 抬高输液瓶
   B. 另选静脉更换针头重新穿刺
   C. 变换肢体位置
   D. 输液局部湿热敷
   E. 用力挤压输液管直至输液通畅

（52～53题共用题干）
   患者，男性，53岁。因发热、咳嗽入院。遵医嘱用0.9%氯化钠溶液500ml加青霉素640万U静脉滴注。

52. 该患者输液的主要目的是
   A. 补充血容量　　　B. 控制感染
   C. 供给热量　　　　D. 利尿消肿
   E. 补充水分和电解质

53. 该患者输液过程中，护理措施错误的是
   A. 加强巡视
   B. 注意输液管有无扭曲
   C. 观察滴速是否合适
   D. 溶液不滴应立即拔针，更换针头重新穿刺
   E. 耐心听取患者主诉

（54～57题共用题干）
   患者，男性，73岁。因慢性阻塞性肺气肿住院治疗。今晨9时开始静脉输入5%葡萄糖溶液500ml及0.9%氯化钠溶液500ml，滴速70滴/分。10时护士巡视病房，发现患者咳嗽、呼吸急促、大汗淋漓、咳粉红色泡沫痰。

54. 根据上述临床表现，患者可能发生了
   A. 发热反应　　　　B. 过敏反应
   C. 空气栓塞　　　　D. 细菌污染反应
   E. 心脏负荷过重反应

55. 护士首先应采取的措施是
   A. 安慰患者　　　　B. 给患者吸氧
   C. 立即通知医生　　D. 立即停止输液
   E. 协助患者坐起两腿下垂

56. 为减轻患者呼吸困难的症状，护士可采用乙醇湿化加压给氧，选用乙醇浓度为
   A. 10%～20%　　　B. 20%～30%
   C. 30%～40%　　　D. 40%～50%

E. 50%～70%

57. 为缓解症状，护士可协助患者采取的体位是
    A. 仰卧，头偏向一侧
    B. 左侧卧位，头高足低
    C. 端坐位，两腿下垂
    D. 抬高床头15～30cm
    E. 抬高床头20°～30°

（58～59题共用题干）

    患者，女性，28岁。因异位妊娠破裂大出血入院。体检：面色苍白，脉搏140次/分，血压60/40mmHg。医嘱：输全血400ml。

58. 为该患者输血的目的是
    A. 补充血容量   B. 增加血红蛋白
    C. 补充凝血因子   D. 增加血清蛋白
    E. 增加营养

59. 为防止发生过敏反应，输血前应皮下注射抗过敏药物。下列操作方法中错误的是
    A. 注射部位常规消毒
    B. 注射部位选择三角肌
    C. 针头与皮肤呈30°～40°进针
    D. 抽吸无回血后推药液
    E. 注射完毕用干棉签轻压注射处

（60～61题共用题干）

    患者，女性，25岁。因急性再生障碍性贫血入院治疗。实验室检查：红细胞$2.0×10^{12}$/L，血红蛋白60g/L，白细胞$2.9×10^9$/L，血小板$50×10^9$/L。

60. 该患者最适宜静脉输注的是
    A. 新鲜血   B. 新鲜冰冻血浆
    C. 5%血清蛋白液   D. 浓缩白细胞悬液
    E. 库存血

61. 输血前准备工作中，错误的一项是
    A. 需做血型鉴定和交叉配血试验
    B. 血液从血库取出后，勿剧烈振荡
    C. 需由两人进行三查七对
    D. 血液从冰箱取出后不能加温
    E. 输血前先静脉滴入0.9%氯化钠溶液

（62～64题共用题干）

    患者，男性，59岁。血小板减少性紫癜入院，入院后予以输血治疗，在输血10分钟后主诉头胀痛、胸闷、腰背剧烈疼痛，随后出现酱油色尿。

62. 根据上述的临床表现，该患者可能出现了
    A. 过敏反应   B. 急性肺水肿
    C. 发热反应   D. 溶血反应
    E. 空气栓塞

63. 患者出现酱油色尿，是因为尿中含有
    A. 红细胞   B. 白细胞
    C. 血红蛋白   D. 胆红素
    E. 血小板

64. 分析出现上述反应的原因，下列哪项除外
    A. 输入异型血
    B. 血液保存温度不当
    C. 血液储存过久
    D. Rh阴性者首次输入Rh阳性血液
    E. 血液振荡过剧

（65～66题共用题干）

    患者，男性，57岁。胃溃疡史多年，因饮食不当发生上消化道出血入院。入院时，查体：血压80/50mmHg，脉搏110次/分、脉搏细弱，表情淡漠，尿少。护士遵医嘱给予输血400ml。

65. 为该患者输血，应选用哪种血液制品
    A. 全血   B. 血浆
    C. 洗涤红细胞   D. 血清蛋白
    E. 浓缩血小板悬液

66. 患者输血过程中，血液滴入速度较慢，护士检查患者输血侧肢体冰冷，此时护士应
    A. 更换针头重新穿刺
    B. 另选血管重新穿刺
    C. 提高输液瓶位置
    D. 热敷注射部位
    E. 调整针头位置或适当变换肢体位置

二、实践能力

A_1型题

67. 输液速度可适当加快的情况是
    A. 严重脱水、血容量不足、心肺功能良好者
    B. 输入升压药物
    C. 静脉补钾
    D. 风湿性心脏病
    E. 1岁幼儿

68. 水解蛋白注射液的主要作用是
    A. 保持酸碱平衡
    B. 补充营养和水分
    C. 提高血浆胶体渗透压
    D. 降低血液黏稠度，改善微循环
    E. 补充蛋白质

69. 关于直接输血的描述，错误的是
    A. 常用于婴幼儿少量输血
    B. 此过程由三位护士协作完成
    C. 直接输血150ml需加4%枸橼酸钠5ml

D. 需同时消毒供血者和受血者皮肤

E. 更换注射器时不需拔出针头

70. 不属于颈外静脉输液适应证的是

A. 长期输液周围静脉不易穿刺

B. 周围循环衰竭需测中心静脉压

C. 长期静脉内滴注高浓度刺激性强的药物

D. 不能进食，需行静脉内高营养治疗者

E. 临时放入心内起搏器

71. 输液时发生发热反应的原因不包括

A. 输液瓶清洁、灭菌不彻底

B. 药物刺激性强

C. 无菌操作不严格

D. 输液器被污染

E. 输入药物制品不纯

72. 发生溶血反应后，为增加血红蛋白在尿中的溶解度，可用

A. 枸橼酸钠　　　　B. 氯化钠

C. 氯化钙　　　　　D. 葡萄糖酸钙

E. 碳酸氢钠

73. 输血前可以不做血型鉴定的成分血制品是

A. 白蛋白　　　　　B. 红细胞

C. 血浆　　　　　　D. 白细胞浓缩悬液

E. 血小板浓缩悬液

74. 以下哪一项不是导致输血发热反应的原因

A. 血液被污染

B. 多次输血

C. 输血前红细胞已变质溶解

D. 输液器被污染

E. 违反无菌操作原则

75. 以下哪一项不是通过输血传播的疾病

A. 乙型肝炎　　　B. 梅毒　　　C. 疟疾

D. 艾滋病　　　　E. 肺结核

A₂型题

76. 患者，女性，26岁。静脉输液治疗时，茂菲滴管内液面自行下降，原因可能是

A. 室温低　　　　　B. 患者肢体位置不当

C. 输液速度过快　　D. 压力过大

E. 滴管漏气或有裂缝

77. 护士巡视病房，发现某患者静脉输液的溶液不滴，挤压输液管有回血，移动针头位置后溶液继续下滴。此种情况可能是

A. 输液压力过低

B. 针头滑出血管外

C. 静脉痉挛

D. 针头斜面紧贴血管壁

E. 针头阻塞

78. 患者，女性，45岁。因急性肠梗阻频繁呕吐，出现口渴、尿少、脱水症、血压偏低。进行液体疗法时，应首先静脉滴注的是

A. 5%葡萄糖溶液　　B. 右旋糖酐

C. 5%葡萄糖盐水　　D. 复方氯化钠

E. 0.3%氯化钾

79. 患儿，女性，10个月。诊断为"急性肺炎"收住入院，医嘱给予抗生素静脉滴注，最适宜的输液部位是

A. 手背静脉　　　　B. 贵要静脉

C. 颈外静脉　　　　D. 头皮静脉

E. 足背静脉

80. 患者，男性，25岁。腹部开放性损伤入院，血压80/60mmHg，呼吸20次/分，脉搏110次/分。输液时应调节滴数为

A. 20～30滴/分　　B. 30～40滴/分

C. 40～60滴/分　　D. 60～80滴/分

E. 80～100滴/分

81. 护士在巡回过程中发现某患者输液器茂菲滴管内液面过高，应如何处理

A. 将输液瓶取下倒转，直至茂菲滴管液面剩下1/2～2/3

B. 将茂菲滴管内的液体挤回输液瓶内

C. 重新更换输液管

D. 拔针重新穿刺

E. 无须处理，不影响输液效果

82. 患者，女性，36岁。突然出现头晕、头疼，伴恶心、呕吐，以高血压、脑出血收住入院，血压190/110mmHg，立即给脱水剂治疗，首选液体为

A. 20%甘露醇　　　B. 0.9%氯化钠溶液

C. 10%葡萄糖　　　D. 复方氯化钠

E. 5%碳酸氢钠

83. 患者，女性，34岁。车祸致右股骨干骨折急诊入院。因患者失血较多，遵医嘱输血治疗。在输血过程中，患者出现手足抽搐、血压下降、皮下淤血等。该患者可能发生了

A. 过敏反应　　　　B. 溶血反应

C. 发热反应　　　　D. 休克

E. 枸橼酸钠中毒反应

84. 患者，男性，18岁。急性白血病，需输血治疗。患者输血时出现腰背剧痛、四肢麻木、头部胀痛等症状。其原因可能是

A. 红细胞凝集成团，阻塞肾血管

B. 红细胞凝集成团，阻塞肾小管

C. 红细胞凝集成团，阻塞部分小血管

D. 红细胞溶解后，大量血红蛋白进入血浆，阻塞肾小管

E. 红细胞大量溶解后变成结晶，阻塞肾小管

85. 患者，男性，25岁。因多发性外伤急诊入院。入院时患者神志不清、出血较多。行急诊手术并输液输血，当输血进行到如图所示情况时，护士观察到患者突然出现寒战、发热、腰酸背痛、呼吸困难、酱油色尿。该患者最可能发生的输血不良反应是

A. 枸橼酸钠中毒反应

B. 溶血反应

C. 空气栓塞

D. 过敏反应

E. 肺水肿

86. 患者，女性，24岁。因手术大量输血后，出现手足抽搐、血压下降。可遵医嘱静脉缓慢注射

A. 10%氯化钙10ml　　B. 4%碳酸氢钠10ml

C. 0.9%氯化钠10ml　　D. 盐酸肾上腺素2ml

E. 地塞米松5mg

87. 患者，女性，30岁。因重度贫血进行输血治疗，以下做法错误的是

A. 输血前需准备好输血器

B. 输血前需2名护士共同查对

C. 输血前将血液加温至37℃

D. 取血后勿剧烈振荡血液

E. 血液一般应在取血后4小时内输完

A₃/A₄型题

（88～90题共用题干）

患者，女性，60岁。遵医嘱静脉滴注5%葡萄糖氯化钠100ml＋头孢拉定3.0g。

88. 护士选择静脉输液的穿刺部位，错误的是

A. 选择粗、直、弹性好的静脉

B. 避开关节部位

C. 避开有静脉瓣的部位

D. 由近心端向远心端选择静脉

E. 避开有皮肤炎症的部位

89. 静脉穿刺时，患者自诉穿刺部位疼痛，推注稍有阻力，局部无明显肿胀，无回血，应考虑为

A. 静脉痉挛

B. 针刺入过深，穿破对侧血管壁

C. 针头斜面一半在血管外

D. 针头斜面紧贴血管内壁

E. 针头堵塞

90. 若上述液体要求40分钟内滴完，护士选用输液管滴系数为20，应调节输液滴速为

A. 30滴/分　　　　B. 40滴/分

C. 50滴/分　　　　D. 60滴/分

E. 70滴/分

（91～93题共用题干）

患者，女性，26岁。急性阑尾炎术后第3天，予以青霉素消炎治疗。

91. 如视频所示，该患者可能发生了

A. 发热反应

B. 过敏反应

C. 心脏负荷过重的反应

D. 空气栓塞

E. 静脉炎

92. 护士给予下列处理措施，其中哪一项是错误的

A. 减慢输液速度

B. 立即停止输液

C. 物理降温

D. 给予抗过敏药物或激素治疗

E. 保留输液器具和溶液进行检测以查找原因

93. 针对该患者高热的表现，以下护理措施，不妥的是

A. 嘱患者卧床休息

B. 监测患者体温

C. 鼓励患者多喝水

D. 将冰袋置于患者头顶、足底、腋窝等处

E. 按医嘱给予退热药

（94～97题共用题干）

患者，男性，65岁。因病情需要进行加压静脉输液。输液过程中患者出现呼吸困难、有严重发绀，自述胸闷、胸骨后疼痛、眩晕等。

94. 根据上述情况，护士判断该患者可能发生了

A. 心脏负荷过重　　B. 心肌梗死

C. 空气栓塞　　　　D. 过敏反应

E. 心绞痛

95. 护士应立即协助患者取

A. 取右侧卧位

B. 取左侧卧位，头低足高

C. 取仰卧位，头偏向一侧

D. 取半卧位

E. 取端坐卧位

96. 取上述卧位的目的是

A. 减轻心脏负担

B. 增加回心血量

C. 使吸气时，增加胸内压力

D. 减少静脉回流

E. 使膈肌下降，增加肺活量

97. 预防上述反应的发生，最有效的措施是

　　A. 正确调节滴速

　　B. 预防性服用舒张血管的药物

　　C. 预防性服用抗过敏药物

　　D. 加压输液时护士应在患者床旁守候

　　E. 严格控制输液量

（98～100 题共用题干）

　　患者，男性，20 岁。急性淋巴细胞白血病。医嘱浓缩红细胞 1U 和血小板 1U 输注。在输注浓缩红细胞过程中，患者出现全身皮肤瘙痒伴颈部、前胸出现荨麻疹。

98. 首先考虑该患者发生了

　　A. 发热反应　　　　　B. 溶血反应

C. 过敏反应　　　　　D. 超敏反应

E. 急性肺水肿

99. 针对上述患者发生的情况，护士应首先采取的处理是

　　A. 密切观察体温，局部涂抹止痒药膏

　　B. 减慢输血速度并按医嘱给予抗过敏药等

　　C. 停止输注浓缩红细胞并保留血袋，余血及输血器送检

　　D. 停止输注浓缩红细胞并重新采集血标本进行交叉配血

　　E. 停止输注浓缩红细胞并待患者情况好转后重新输血

100. 护士在执行输注血小板的过程中，错误的是

　　A. 双人核对

　　B. 血液中应加入抗过敏药物

　　C. 缓慢输注血小板

　　D. 输注前轻摇血袋

　　E. 记录输注时间及血型、血量

（侯纯妹）

第17章 标本采集

考点提纲栏——提炼教材精华，突显高频考点

第1节 标本采集的原则

一、按医嘱采集标本

二、做好采集前准备

1. 采集标本前，应明确检验项目、目的，以及采集的方法和量，并了解注意事项。
2. 根据检验目的，选择适当的标本容器，并在容器外贴上标签，★标明科别、病室、床号、姓名、住院号、检验目的、送检日期等。
3. 采集标本前应仔细查对医嘱，核对检验申请单，核对患者，以防发生差错。
4. 做好解释，向患者说明检验目的及注意事项，以消除顾虑，取得患者配合。

三、保证标本的质量

1. 采集方法、采集量和采集时间要正确。如★进行妊娠试验要留晨尿。
2. 要及时采集，按时送检，不应放置时间过久，以免影响检验结果。

四、培养标本的采集

1. ★应在患者使用抗生素前采集，如已使用，应在血药浓度最低时采集，并在检验单上注明。
2. 采集时严格执行无菌操作，标本须放入无菌容器内，且容器无裂缝，瓶塞干燥，不可混入防腐剂、消毒剂及其他药物。培养基应足量，无浑浊、变质，以确保检查结果的准确性。

第2节 各种标本采集法

★一、静脉血标本采集方法

★1. 静脉血标本的种类
（1）全血标本：用于测定血液中某些物质的含量，如血糖、血氨、尿素氮等。
（2）血清标本：用于测定血清酶、脂类、电解质、肝功能等。
（3）血培养标本：用于查找血液中的病原菌。

★2. 操作要点
（1）注射器采血法
1）血培养标本：一般血培养采血量5ml。亚急性细菌性心内膜炎患者，采血量应为10～15ml，以提高细菌培养阳性率。
2）全血标本：立即取下针头，将血液沿管壁缓慢注入盛有抗凝剂的试管内，轻轻摇动防止血液凝固。
3）血清标本：立即取下针头，将血液沿管壁缓慢注入干燥试管内，勿将泡沫注入，并避免振荡，以防红细胞破裂溶血而直接影响检验结果的准确性。

（2）真空采血器采血法：①先穿刺，见回血后，再将真空采血针的另一端针头刺入真空采血管；②采血毕（血流变慢时），松止血带，嘱患者松拳，拔出针头，使采血针内的血液由采血管剩余负压吸入管内。

★3. 注意事项

（1）血标本做生化检验，应在患者空腹时采集，并事先通知患者。

（2）同时抽取几项检验血标本，应注意注入容器的顺序，且动作应迅速准确。一般先将血液注入血培养瓶，再注入抗凝管，最后注入干燥管。

- 1）注射器采血法：血培养瓶→抗凝管→干燥试管。
- 2）真空采血器采血法：血培养瓶→干燥试管→抗凝管。

（3）严禁在输液、输血的针头处或同侧肢体抽取血标本，以免影响检验结果。

锦囊妙"记"

血标本容器选择：血培养标本→培养瓶；全血标本→抗凝管；血清标本→干燥试管。

注入容器顺序：先无菌，少暴露，不污染；再抗凝，轻摇匀，防凝固；后干燥，忌泡沫，勿振荡。

★二、尿标本采集方法

1. 尿常规标本

（1）目的：检查尿液的颜色、透明度、细胞及管型，测定比重，并做尿蛋白及尿糖定性。

（2）操作要点：①取患者晨起第一次尿约100ml留于清洁玻璃瓶内。因晨尿浓度较高，未受饮食影响，故检验结果较准确。②尿潴留或昏迷的患者可通过导尿术留取标本，女患者在月经期不宜留取尿标本；③不可将粪便混入尿标本，以免粪便中的微生物使尿液变质。

2. 尿培养标本

（1）目的：采集未被污染的尿液进行细菌培养。采集方法包括导尿术和留取中段尿法。

（2）操作要点：采集时间宜在★抗生素使用前采集。留取中段尿法：按导尿术清洁、消毒外阴，嘱患者自行排尿，弃去前段，用试管夹夹住无菌试管，接取中段尿，约5ml。

★3. 12小时或24小时尿标本

（1）目的：用于尿的各种定量检查，如钠、钾、氯、17-羟类固醇、17-酮类固醇、肌酐、肌酸、尿糖、尿蛋白定量及尿浓缩查结核杆菌等。

★（2）操作要点：①将标本容器贴标签并注明起止时间。②24小时尿标本：嘱患者于★晨7时排空膀胱（弃去尿液）后开始留尿，至次日晨7时留取最后一次尿，将24小时全部尿液送检。③12小时尿标本：嘱患者★自晚7时排空膀胱（弃去尿液）后至次晨7时止留尿送检。④留尿过程中将盛尿容器置阴凉处。⑤根据检验要求加入防腐剂（表17-1）。

★表17-1 常用防腐剂的作用及用法

名称	作用	用法	举例
甲醛	固定尿中有机成分，防腐	24小时尿液中加40%甲醛1～2ml	艾迪计数
浓盐酸	防止尿中激素被氧化，防腐	24小时尿液中加5～10ml	17-酮类固醇 17-羟类固醇
甲苯	保持尿液的化学成分不变，防腐	每100ml尿中加0.5%～1%甲苯2ml，应在第一次尿液倒入后再加	尿蛋白定量；尿糖定量；尿钠、钾、氯、肌酐、肌酸定量

4. 注意事项

（1）昏迷或尿潴留患者可通过导尿术留取尿标本。

（2）如会阴部分泌物过多，应先清洁，再留取标本。

（3）留置导尿的患者留取常规尿标本，可打开集尿袋下方引流口的橡胶塞进行采集。

锦囊妙"记"

定性检查采集尿常规。定量检查采集12小时或24小时尿，注意防腐保质量。

三、粪便标本采集方法

1. 常规标本

（1）目的：检查粪便的性状、颜色及寄生虫等。

★（2）操作要点：①留取粪便中央部分或留取黏液、脓血等异常部分；②量约5g（相当于蚕豆大小）；③避免混入尿液，以免影响检验结果；④腹泻患者，应将水样便盛于容器中送检。

2. 培养标本
- （1）目的：检查粪便中的致病菌。
- ★（2）操作要点：①用无菌棉签留取粪便中央部分或留取黏液、脓血等异常部分，量2～5g，放入无菌培养瓶内，盖紧瓶塞，立即送检；②如患者无便意时，用长棉签蘸无菌生理盐水，由肛门插入6～7cm，顺着一个方向轻轻旋转并退出棉签，置于无菌培养管中送检。

3. 寄生虫及虫卵标本
- （1）目的：检查寄生虫成虫、幼虫及虫卵。
- ★（2）操作要点：①检查寄生虫：在不同部位留取带血或黏液的粪便5～10g于检便盒内送检。②服驱虫剂后或做血吸虫孵化检查：应留取全部粪便。③检查阿米巴原虫：应在采集前将便盆加温，便后连同容器立即送检（因阿米巴原虫在低温环境可失去活力，不易查到）。④检查蛲虫：嘱患者在晚上睡觉前或早晨未起床前，将透明胶带贴在肛门周围；取下透明胶带，将粘有虫卵的一面贴在载玻片上，或相互对合。

4. 潜血标本
- （1）目的：检查粪便内的微量血液。
- （2）操作要点：①嘱患者在★检查前3天禁食肉类、动物血、肝脏、含铁剂药物及绿色蔬菜，以避免出现假阳性；②第4天按常规标本法留取粪便，及时送检。

四、痰标本采集方法

1. 常规标本
- （1）目的：用于检查痰液的一般性状，检查细菌、虫卵或癌细胞等。
- ★（2）操作要点：①自行咳痰者：嘱患者晨起在未进食前，先用清水漱口。深呼吸后用力咳出气管深处的第一口痰液，留于清洁容器内送检。②无法咳痰者或不合作者：取适当卧位，由下向上叩击背部，将集痰器分别与吸引器、吸痰管连接，抽吸痰液于集痰器内，盖好送检。③痰量少或无痰者：可采用10%盐水加温雾化吸入后，将痰咳出。★④如查找癌细胞，应立即送检，也可用95%乙醇或10%甲醛固定后送检。⑤采集标本过程中，应嘱患者不可将漱口液、唾液、鼻涕等混入标本。

2. 痰培养标本
- （1）目的：检查痰液中的致病菌。
- ★（2）操作要点：①应于清晨采集，因此时痰量较多、痰内细菌也较多。②嘱患者早晨起来，在未进食前，先用复方硼砂溶液漱口，再用清水漱口。③深吸气后用力咳嗽，将痰吐入无菌培养盒内，加盖立即送检。④昏迷患者按无菌吸痰法吸取痰液。

3. 24小时痰标本
- （1）目的：检查24小时的痰量，观察痰液的性状，协助诊断。
- （2）操作要点：①患者早晨起来，在未进食前，漱口后，从早晨7时开始，至次日晨7时止，将全部痰液留于集痰器中；②集痰器内应加少量清水。

五、咽拭子标本采集方法

1. 目的 从咽部或扁桃体采集分泌物做细菌培养或检验病毒，以协助临床诊断。

★2. 操作要点
- （1）嘱患者张口发"啊"音，以暴露咽喉部。
- （2）用无菌长棉签蘸无菌生理盐水，快速擦拭两侧腭弓、咽及扁桃体上的分泌物。
- （3）用酒精灯消毒培养管口及塞子，将长棉签放入培养管，盖紧塞子，送检。

★3. 注意事项
- （1）应避免在进食后2小时内采集，采集时动作轻稳，以防止呕吐。
- （2）采集真菌培养标本，应在口腔溃疡面上采集分泌物。

> **锦囊妙"记"**
>
> 粪便标本采集：寄生虫不同部位，阿米巴要加温，蛲虫备胶带，其他均取中央或黏液、脓血便。

1. 应如何采集培养标本?
2. 简述静脉血标本的种类及其适用范围。
3. 简述采集静脉血标本的注意事项。
4. 采集尿标本的方法有哪些?
5. 如何正确采集寄生虫及虫卵的粪便标本?

●○ 模拟试题栏——识破命题思路，提升应试能力 ○●

一、专业实务

A₁型题

1. 潜血试验检查前3天应禁食
   - A. 豆制品
   - B. 芋头
   - C. 牛奶
   - D. 面包
   - E. 动物血

2. 口腔溃烂，需采集咽拭子培养，应选择以下哪个部位
   - A. 两侧腭弓
   - B. 扁桃体
   - C. 腭垂
   - D. 口腔溃疡面
   - E. 咽部

3. 采集细菌培养标本时，正确的做法是
   - A. 容器中加防腐剂
   - B. 餐前取标本
   - C. 采用干燥试管
   - D. 在使用抗生素前采集标本
   - E. 已用抗生素的患者，不可采集标本

4. 尿标本采集方法不正确的是
   - A. 尿培养标本留取中段尿
   - B. 昏迷患者可通过导尿术留取标本
   - C. 检查尿中细胞留取12小时或24小时尿
   - D. 常规标本收集晨尿100ml
   - E. 月经期不可以留取尿标本

5. 痰标本的采集，正确的是
   - A. 晨起进食后，用清水漱口后采集
   - B. 留24小时痰标本时，应加入防腐剂
   - C. 痰培养标本应留于盛有消毒液的无菌培养瓶内
   - D. 留24小时痰标本应将唾液及痰液一起送检
   - E. 查找癌细胞的标本应立即送检

6. 符合标本采集原则的是
   - A. 所有标本注明采集时间
   - B. 细菌培养标本应加防腐剂
   - C. 及时采集，按时送检
   - D. 所有容器必须无菌
   - E. 护士填写检查申请单

7. 下列哪项检验须采集血清标本
   - A. 血氨
   - B. 红细胞沉降率
   - C. 非蛋白氮
   - D. 胆固醇
   - E. 血糖

8. 采集血标本时，防止溶血的方法中，不正确的是
   - A. 选用干燥注射器和针头
   - B. 避免过度振荡
   - C. 立即送检
   - D. 需采集全血标本时，可采用抗凝管
   - E. 采血后取下针头，沿试管壁将血液和泡沫缓慢注入试管

9. 检测红细胞沉降率应使用的容器是
   - A. 干燥试管
   - B. 乳酸钠试管
   - C. 血培养瓶
   - D. 抗凝试管
   - E. 液状石蜡试管

10. 24小时尿标本检查需要加入甲醛防腐剂的检查项目是
    - A. 艾迪计数
    - B. 17-酮类固醇
    - C. 尿糖定量
    - D. 尿蛋白定量
    - E. 肌酐定量

A₂型题

11. 患者，女性，65岁。初步诊断：糖尿病。护士为其采集血标本测血糖含量时正确的是
    - A. 采集量一般为10ml
    - B. 血液注入后轻轻摇动
    - C. 用干燥试管
    - D. 采血后将针头靠近管壁缓慢注入
    - E. 从输液针头处采血

12. 患者，女性，45岁。持续高热，医嘱：立即抽血做血培养。该检查的目的是
    - A. 测定电解质
    - B. 查血液中的致病菌

C. 测定肝功能　　　D. 测定血清酶

E. 测定非蛋白氮含量

13. 患者，男性，60岁。近一周乏力、食欲缺乏、巩膜黄染。医嘱：查碱性磷酸酶。采血时间正确的是

A. 饭前　　　　　　B. 饭后两小时

C. 即刻　　　　　　D. 睡前

E. 晨起空腹时

14. 患者，男性，36岁。下肢急性疏松结缔组织炎伴全身感染症状，需采血做血培养和抗生素敏感试验。最佳的采血时间是

A. 发热初期、寒战时

B. 空腹时

C. 发热间歇期

D. 静脉滴注抗生素时

E. 抗生素使用后

15. 患者，女性，35岁。持续高热，疑为败血症，护士为其采集血培养标本时，不正确的是

A. 选择干燥试管

B. 检查容器有无裂缝

C. 检查瓶塞是否干燥

D. 检查培养基是否干燥

E. 采集时严格执行无菌操作

16. 患者，男性，75岁。原发性高血压12年。长期服用排钾利尿剂控制血压，现因低血钾收入院。护士在患者右手背进行静脉穿刺滴入含钾溶液，4小时后遵医嘱抽血复查血钾。不宜选择的采血部位是

A. 右肘正中静脉　　B. 右股静脉

C. 左手背静脉　　　D. 左肘正中静脉

E. 左股静脉

17. 患者，女性，13岁。晨起眼睑水肿，排尿不适，疑为急性肾小球肾炎，需进行尿蛋白定量检验。留取标本时，应加入的防腐剂为

A. 甲醛　　　　　　B. 冰醋酸

C. 甲苯　　　　　　D. 浓硫酸

E. 浓盐酸

18. 患者，女性，54岁。外伤后昏迷伴尿路感染，医嘱：尿培养。留取尿标本正确的方法是

A. 导尿术留取　　　B. 留取前段尿

C. 留取晨尿　　　　D. 采集24小时尿

E. 留取12小时尿

19. 患儿，男性，4岁。因高热、腹泻、进行性呼吸困难入院，疑为中毒性细菌性痢疾。护士为其留

取粪便标本时应注意

A. 在抗菌治疗后留取标本

B. 选择有黏液、脓血部分的粪便送检

C. 留取部分成形粪便送检

D. 多次采集标本，集中送检

E. 患者无大便时，用导泻剂后留取标本

20. 患者，男性，33岁。因"急性胃肠炎"入院，医嘱：粪便常规检查。采集该患者标本时应

A. 留取少许粪便

B. 将粪便置于加温便盆内，连同便盆一起送检

C. 留取脓血或黏液部分

D. 留取全部粪便，及时送检

E. 留取不同部位的粪便

21. 患者，女性，33岁。初步诊断为"阿米巴痢疾"收入院，医嘱：留取粪便做阿米巴原虫检查。护士应为患者准备的标本容器是

A. 无菌容器　　　　B. 清洁容器

C. 干燥容器　　　　D. 装有培养基的容器

E. 加温的清洁容器

22. 患者，男性，37岁。间断发作下腹部疼痛伴腹泻2年，每天排便3～4次，为脓血便，常有里急后重，排便后疼痛缓解。该患者的粪便检查不可见

A. 红细胞　　　　　B. 黏液

C. 血小板　　　　　D. 白细胞

E. 脓血

23. 患者，女性，65岁。因"咳嗽、咳痰伴气促2个月"入院，入院后医嘱：痰常规检查。采集痰标本时间宜为

A. 随时采集　　　　B. 清晨

C. 睡前　　　　　　D. 饭前

E. 饭后

24. 患者，男性，66岁。咳嗽咳痰，为查找癌细胞需留痰标本，固定标本的溶液宜选用

A. 70%乙醇　　　　B. 5%苯酚

C. 95%乙醇　　　　D. 40%甲醛

E. 稀盐酸

25. 患儿，女性，4岁。扁桃体发炎，医嘱要求采集咽拭子标本，正确的做法是

A. 先用清水漱口

B. 用力擦拭，留取足量分泌物

C. 用无菌长棉签蘸无菌生理盐水后采集分泌物

D. 将棉签前端剪下置入试管中

E. 送检试管不需加盖

26. 患者，女性，36岁。疑为败血症，医嘱采血做血

培养。这项检查的目的是

A. 查血中白细胞数量

B. 查血中红细胞数量

C. 测转氨酶活性

D. 查找致病菌

E. 查心肌酶活性

27. 患者，男性，39岁。慢性咽炎，医嘱予采集咽拭子标本。护士采集标本的时间不宜安排在

A. 清晨　　　　　　B. 上午9时

C. 餐后2小时内　　D. 午后4时

E. 睡前

28. 患者，男性，50岁。因高热、牙龈出血及多处皮肤斑点多天入院。医嘱开具下列检验单，护士采血时应优先采取的标本是

A. 血培养　　　　　B. ABO血型

C. 血生化组合　　　D. 凝血四项

E. 血常规

29. 患者，男性，22岁，学生。10天前出现发热、腰痛就诊，诊断为亚急性细菌性心内膜炎收入院。体温39.1℃、脉搏140次/分、血压110/70mmHg、急性病容、全身皮肤有多处出血斑及出血点。护士为患者采集血培养标本时，采血量正确的是

A. 1～3ml　　　　　B. 4～6ml

C. 7～9ml　　　　　D. 10～15ml

E. 16～18ml

A₃/A₄型题

（30～32题共用题干）

患者，女性，31岁。以慢性肾小球肾炎收治入院。护士根据医嘱为其留取尿标本。

30. 该患者需进行尿常规检查，留取标本的正确时间是

A. 饭前半小时　　　B. 全天尿液

C. 早晨第一次尿　　D. 随时收集尿液

E. 饭后半小时

31. 护士告知患者，留取上述标本的尿量为

A. 50ml　　　　　　B. 100ml

C. 150ml　　　　　　D. 200ml

E. 250ml

32. 该患者需做尿肌酐定量检查，采集标本的正确方法是

A. 留清晨第一次尿100ml

B. 随时留尿100ml

C. 留24小时尿

D. 睡前留尿100ml

E. 留中段尿100ml

（33～34题共用题干）

患者，男性，55岁。因肾脏疾病，需做尿蛋白定量检查。

33. 该患者留取尿标本的时间为

A. 饭前半小时　　　B. 晨起第一次尿

C. 空腹尿　　　　　D. 24小时尿

E. 随时收集尿液

34. 患者做尿蛋白定量检查，须在标本内加入

A. 甲醛　　　　　　B. 乙醛

C. 稀盐酸　　　　　D. 甲苯

E. 浓盐酸

二、实践能力

A₁型题

35. 采集血标本时需用抗凝管的是

A. 血钠测定　　　　B. 肝功能检查

C. 血清酶测定　　　D. 血氨测定

E. 三酰甘油测定

36. 留取痰培养标本前，应嘱患者首先

A. 用复方硼酸溶液漱口

B. 用清水漱口

C. 刷牙

D. 进食

E. 用力咳出气管深处的第一口痰

37. 采集咽拭子的时间安排在餐后2小时后的原因是

A. 防止污染　　　　B. 防止呕吐

C. 减轻疼痛　　　　D. 减少口腔细菌

E. 保持细菌活力

38. 采集粪便标本检查阿米巴原虫前，告知患者先将便盆加热的目的是

A. 减少污染　　　　B. 保持阿米巴原虫活力

C. 降低假阳性率　　D. 防止粪便干硬

E. 使患者舒适

A₂型题

39. 患者，男性，39岁。乏力、心悸、头晕2个月就诊。患者面色苍白、皮肤干燥。医嘱：血常规检查。护士向患者解释该项检查的目的时，正确的是

A. 检查是否有感染

B. 检查是否有凝血功能障碍

C. 检查是否有贫血及其程度

D. 检查肝脏功能是否有损害

E. 检查肾脏功能是否有损害

40. 患者，女性，40岁。因呕血、黑便6天入院。入院后需进行潜血试验，护士应告知患者在检查前3天禁食

A. 牛奶　　　　　　B. 西红柿

C. 肉类　　　　　　D. 豆制品

E. 土豆

41. 患者，女性，48岁。因最近肝区不适住院，疑为肝炎，医嘱：查肝功能。护士采集血标本时应注意

A. 用抗凝试管

B. 用干燥试管

C. 注入血液速度宜快

D. 餐后采血

E. 采血后轻轻摇动试管防止血液凝固

42. 患者，女性，28岁。近日晨起呕吐，月经停止，疑为妊娠前期。为确诊需采集尿标本，护士指导患者留取尿标本的正确时间是

A. 饭前　　　　　　B. 饭后2小时

C. 即刻　　　　　　D. 睡前

E. 晨起

43. 患者，男性，38岁。疑为急性肾小球肾炎，需采集24小时尿标本。护士应告知患者正确的采集时间是

A. 早7:00至次晨7:00

B. 早9:00至次晨9:00

C. 早11:00至次晨9:00

D. 晚7:00至次日晚7:00

E. 晚11:00至次日晚11:00

44. 患者，男性，16岁。需留取粪便标本查蛲虫，护士应告知患者标本采集的正确时间是

A. 晚上睡觉前　　　B. 餐后2小时内

C. 上午9时　　　　D. 午休后2小时

E. 早餐后立即采集

45. 患儿，女性，3岁。需留取粪便标本查寄生虫虫卵。护士指导患儿父母为其留取标本，指导正确的是

A. 留取新鲜粪便，立即送检，注意保暖

B. 留取新鲜粪便最上部少许

C. 留取中央部分

D. 留取全部粪便

E. 不同部位留取带血或黏液部分粪便

46. 患者，男性，33岁。血吸虫感染，现需留取粪便标本做血吸虫孵化检查。护士告知患者留取标本的正确方法是

A. 于进试验饮食3～5天后留便

B. 留全部粪便并及时送检

C. 将便盆加热后留取全部粪便

D. 用竹签取脓血、黏液粪便置培养管内

E. 取少量异常粪便置蜡纸盒内送检

47. 患者，男性，40岁。晨起眼睑、下肢水肿三天入院，医嘱：尿常规检查。护士告知患者需采集晨尿的原因是

A. 未受活动影响　　B. 尿液浓度较高

C. 未受药物影响　　D. 尿液澄清、不浑浊

E. 尿液未变质

48. 患者，女性，48岁。需收集24小时尿标本进行肌酐定量测定。护士采集标本时防止尿液变质的措施是

A. 选择广口无盖的容器

B. 容器的容量为1000ml

C. 应置于光线充足的地方

D. 根据检查项目加入防腐剂

E. 如混入粪便，可将尿滤过后留取

49. 患者，女性，55岁。需留取24小时尿标本进行17-羟类固醇检验。护士向患者解释需在尿中加入浓盐酸的目的是

A. 防止尿中激素被氧化

B. 保持尿液的碱性环境

C. 保持尿液的化学成分不变

D. 防止尿液变色

E. 固定尿中有机成分

A_3/A_4 型题

（50～52题共用题干）

患者，女性，70岁。3年前诊断为心绞痛，今日午后无明显诱因出现心前区疼痛，自行服用硝酸甘油仍不能缓解，被家人急诊送入院，医嘱：查心肌酶。

50. 该项目最适宜的采血时间是

A. 睡前　　　　　　B. 即刻

C. 晚饭前　　　　　D. 服药后3小时

E. 入院后的第二天晨起空腹

51. 护士为其采集血标本时，正确的措施是

A. 采血后避免振荡，防止溶血

B. 取血1ml

C. 采血后更换针头再注入试管内

D. 为方便可在静脉留置针处采血

E. 采血后一定要快速将血液注入试管内

52. 采血用的试管要写标签，下列哪项内容不包括

A. 科室　　　　　　B. 床号

C. 姓名　　　　　　D. 采血量

E. 送检目的

（53～55题共用题干）

患者，男性，30岁。3天前晨起发现眼睑水肿，排尿不适，尿色发红，测血压偏高，疑为急性肾小球肾炎，现在入院治疗，医嘱需留取12小时尿进行艾迪计数。

53. 留取尿液标本时，应告知患者正确的方法是

A. 晚7时排空膀胱，弃去尿液，开始留尿，至晨7时留取最后一次尿

B. 晨7时排空膀胱，弃去尿液，开始留尿，至晚7时留取最后一次尿

C. 晚7时开始留尿，至晨7时弃去最后一次尿

D. 晨7时开始留尿，至晚7时弃去最后一次尿

E. 任意留取连续的12小时尿液即可

54. 加入下列哪项防腐剂可以防止尿液久放变质

A. 10%甲醛　　　　B. 40%甲醛

C. 浓盐酸　　　　　D. 0.5%～1%甲苯

E. 1%～2%甲苯

55. 医嘱需采血查尿素氮，护士正确的做法是

A. 用抗凝试管

B. 采集量一般为10ml

C. 从输液针头处取血

D. 采集后将针头靠近管壁缓慢注入

E. 血液注入试管后不能摇动，以免溶血

（杨翠红）

第18章 病情观察和危重患者的抢救

第1节 病情观察和危重患者的支持护理

危重患者是指病情严重，随时可能发生生命危险的患者。

一、病情观察 病情观察的方法：视诊、听诊、触诊、叩诊、嗅诊、其他。

1. 一般情况的观察
   - （1）面容与表情：急性病容往往面色潮红、呼吸急促、表情痛苦等，见于高热、急性感染性疾病；慢性病容往往面色苍白或灰暗、憔悴等，见于恶性肿瘤、肝硬化、严重结核等慢性消耗性疾病。二尖瓣面容双颊紫红，口唇发绀，见于风湿性心脏病。
   - （2）饮食与营养状态。
   - （3）姿势与体位。
   - （4）皮肤与黏膜。
   - （5）休息与睡眠。
   - （6）呕吐。
   - （7）排泄物。

2. 生命体征的观察 包括对体温、脉搏、呼吸、血压的监测。

3. 意识状态的观察 意识障碍是指个体对外界环境的刺激缺乏正常反应的精神状态。根据其轻重程度可分为：嗜睡、意识模糊、昏睡、★昏迷（可分为浅昏迷、深昏迷，表18-1），★其中嗜睡是最轻的意识障碍，也可出现谵妄。谵妄是一种以兴奋性增高为主的高级神经中枢的急性失调状态。

表18-1 浅昏迷和深昏迷区别

浅昏迷	意识大部分丧失，无自主运动。对光、声刺激无反应，对疼痛刺激可有痛苦表情及躲避反应。瞳孔对光反射、角膜反射、吞咽反射、咳嗽反射等可存在。呼吸、心跳、血压无明显改变，可有大小便失禁或潴留
深昏迷	意识完全丧失，对各种刺激无反应。全身肌肉松弛，四肢瘫软，深浅反射均消失，偶有深反射亢进及病理反射出现。生命体征不稳定，大小便失禁或潴留

4. 瞳孔的观察 瞳孔的变化是许多疾病，尤其是颅脑疾病、药物中毒、昏迷等病情变化的一个重要指征。观察瞳孔时，应注意两侧瞳孔的形状、大小、对称性、对光反应等情况。

 （1）瞳孔形状和大小
   - 1）正常瞳孔：在自然光线下，★瞳孔直径为2～5mm，圆形，两侧等大等圆，边缘整齐。
   - 2）瞳孔缩小：★瞳孔直径小于2mm称为瞳孔缩小，小于1mm称为针尖样瞳孔。★双侧瞳孔缩小，常见于有机磷农药、吗啡、氯丙嗪等药物中毒。单侧瞳孔缩小常提示同侧小脑幕裂孔疝早期。
   - 3）瞳孔散大：★瞳孔直径大于5mm称为瞳孔散大。双侧瞳孔散大，常见于颅内压增高、颅脑损伤、颠茄类药物中毒及濒死状态；一侧瞳孔扩大、固定，常提示同侧颅内血肿或脑肿瘤等颅内病变所致的小脑幕裂孔疝的发生。

 （2）对光反应：正常情况下，瞳孔对光反应灵敏。瞳孔对光反应消失，常见于危重或深昏迷患者。

5. 自理能力　是指患者进行自我照顾的能力。

6. 心理状态　危重患者常见的心理反应包括紧张、焦虑、悲伤、抑郁、恐惧、猜疑、绝望等。

7. 特殊检查或药物治疗的观察

（1）特殊检查后的观察。
（2）药物治疗后反应的观察。
（3）特殊治疗后反应的观察。

二、危重患者的支持性护理

1. 密切观察生命体征。

★2. 保持呼吸道通畅

（1）清醒患者：指导并协助定时做深呼吸、变换体位或轻叩背部，以促进痰液的排出。
（2）昏迷患者：头偏向一侧，并及时吸出呼吸道分泌物，保持呼吸道通畅，以防误吸而导致呼吸困难，甚至窒息。

★3. 确保安全　对谵妄、躁动不安、意识丧失的患者，应合理使用保护具，以确保其安全；牙关紧闭或抽搐的患者，可用压舌板裹上数层纱布，放于上下臼齿之间，以免舌咬伤；室内光线宜暗，工作人员动作要轻，避免由外界刺激而引起抽搐。

4. 加强临床护理

（1）眼的保护：★眼睑不能自行闭合的患者，可涂金霉素眼膏或覆盖凡士林纱布，以免角膜干燥，预防角膜溃疡和结膜炎。
（2）口腔护理：保持口腔清洁，每天口腔护理2～3次。
（3）皮肤护理：对长期卧床患者，定时协助患者翻身、擦洗、按摩，保持皮肤清洁干燥、预防发生压力性损伤。
（4）肢体活动：长期卧床患者，如病情允许，应指导并协助患者做肢体被动运动或主动运动，每天2～3次，同时进行按摩，促进血液循环，增加肌张力，防止出现肌肉萎缩、关节强直、静脉血栓等并发症。

5. 补充营养及水分　帮助自理缺陷的患者进食；不能经口进食者，可给予鼻饲或静脉营养；对体液不足的患者，应补充足够的水分。

6. 维持排泄功能　保持大小便通畅，对除前列腺增生引起的急性尿潴留患者，应先采取诱导方法，必要时应用导尿术，以减轻患者痛苦；尿失禁患者应用接尿器或留置导尿管。对于留置导尿管的患者，应保持导尿管通畅，预防泌尿系统感染。便秘者酌情导泻，大便失禁者，做好皮肤护理。

7. 保持引流管通畅　应妥善放置各引流管，防止扭曲、受压、脱落，确保引流通畅。

8. 心理护理。

第2节　抢救室的管理和抢救设备

一、抢救室的管理

1. 抢救工作的组织管理

（1）立即指定抢救负责人，组成抢救小组。
（2）制订抢救方案。
（3）制订抢救护理计划。
（4）做好查对工作和抢救记录。
（5）安排护士参加医生组织的查房、会诊、病例讨论。
（6）抢救室内应备有完善的抢救器械和药品。
（7）抢救用物的日常管理。
（8）做好交接班工作。

2. 抢救室的管理　要求有专人负责，环境宽敞、整洁、安静、光线充足。一切急救药品、器械等应保持齐全，严格执行"五定"（定数量品种、定点安置、定人保管、定期消毒灭菌、定期检查维修）制度，完好率达100%。

二、抢救设备

1. 抢救床。

2. 抢救车 $\begin{cases}（1）急救药品。\\（2）一般用物。\\（3）各种无菌物品。\end{cases}$

3. 急救器械。

第3节　氧气疗法

一、缺氧程度的判断和吸氧适应证

★1. 缺氧程度的判断　根据病史、临床表现、血气分析结果等判断缺氧程度（表18-2）。

表18-2　缺氧程度的判断

程度	呼吸困难	发绀	神志	氧分压 PaO$_2$（kPa）	二氧化碳分压 PaCO$_2$（kPa）
轻度	不明显	轻度	清楚	>6.67	>6.6
中度	明显	明显	正常/烦躁不安	4.0～6.67	>9.3
重度	严重，三凹征明显	显著	昏迷/半昏迷	<4.0	>12.0

2. 吸氧适应证　动脉血氧分压（PaO$_2$）的正常值为10.6～13.3kPa，当患者的★动脉血氧分压低于6.67kPa时，则应当给予吸氧。

二、氧气筒和氧气表装置

1. 氧气筒　无缝钢筒，可耐受高压达14.7MPa（150kg/cm^2）容纳氧气6000L。 $\begin{cases}（1）总开关：使用时，将总开关沿逆时针方向旋转1/4周即可放出足够的\\　　　氧气，不用时将其沿顺时针方向旋紧即可。\\（2）气门：是氧气自筒中输出的途径。\end{cases}$

2. 氧气表　由压力表、减压器、流量表、湿化瓶及安全阀组成。 $\begin{cases}（1）压力表：表上指针所指的刻度表示筒内氧气的压力，以MPa（kg/cm^2）表示。\\（2）减压器：能将来自氧气筒内的压力★减低至0.2～0.3MPa（2～3kg/cm^2），使流量平\\　　　稳，保证安全。\\（3）流量表：测量每分钟氧气的流出量，浮标上端平面所指刻度即为每分钟氧气的流出\\　　　量，以L/min表示。\\（4）湿化瓶：瓶内装入★1/3～1/2冷开水或蒸馏水。\\（5）安全阀：当氧流量过大、压力过高时，安全阀内的活塞自行上推，使过多的氧气由\\　　　四周小孔流出来，以确保安全。\end{cases}$

3. 装表法 $\begin{cases}（1）吹尘：★防止灰尘吹入氧气表内。\\（2）装氧气表。\\（3）连接湿化瓶。\\（4）检查：先开总开关，再开流量开关，检\\　　　查氧气流出是否通畅、有无漏气，关上流\\　　　量开关备用。\end{cases}$

> **锦囊妙"记"**
>
> **湿化瓶内盛溶液汇总**
>
> 氧气雾化吸入：不装水。
>
> 急性肺水肿：20%～30%乙醇。
>
> 普通吸氧：冷开水或蒸馏水。

三、吸氧法　常用方法有鼻导管给氧法（单侧鼻导管法、双侧鼻导管法）、鼻塞法、面罩法、漏斗法、头罩法、氧气枕法等。

1. 鼻导管法 $\begin{cases}（1）单侧鼻导管法：节省\\　　　氧气，但因刺激鼻腔\\　　　黏膜，长时间应用，\\　　　患者会感觉不适。\\（2）双侧鼻导管法：适用于长期吸氧的患者。双侧鼻导管插入双鼻孔内约1cm，将导管固定\\　　　稳妥。\end{cases}$ $\begin{cases}1）环境：确保安全。\\2）长度：约为★鼻尖到耳垂的2/3，核对解释。\\★3）方法：先调氧流量，后插鼻导管。\\★4）停用氧气：先拔出鼻导管，再关总开关，放余氧，关流量开关。\end{cases}$

2. **鼻塞法** 适用于长期吸氧的患者。将鼻塞塞入一侧鼻孔给氧，鼻塞大小以塞住鼻孔为宜，两侧鼻孔可交替使用。

3. **面罩法** 影响患者的饮水、进食、服药、谈话等。用于张口呼吸及病情较重、氧分压明显下降者。面罩置于患者的口鼻部供氧，★氧流量一般为 6～8L/min。

4. **漏斗法** 使用简单，无刺激，但耗氧量大，★适用于婴幼儿或气管切开的患者。漏斗置于距患者口鼻 1～3cm 处。

5. **头罩法** 简便、无刺激，长时间吸氧不会发生氧中毒，透明头罩便于观察，★主要用于小儿吸氧。患者头部置于头罩里，头罩顶部有多个孔，可以保持罩内一定的氧浓度、温度和湿度。

6. **氧气枕法** ★适用于家庭氧疗、危重患者的抢救或转运途中。

7. **氧气管道装置（中心供氧装置）** 医院氧气集中由供应站供给，设管道至病房、门诊、急诊。供应站有总控制开关，各用氧单位配氧气表，打开流量表即可使用。

锦囊妙"记"   **根据病情、遵医嘱调节氧流量**

轻度缺氧：1～2L/min。

中度缺氧：2～4L/min。

重度缺氧：4～6L/min。

氧气雾化吸入、急性肺水肿、空气栓塞、面罩吸氧：6～8L/min。

慢性呼吸衰竭，缺氧并二氧化碳潴留者：持续低流量低浓度吸氧（1～2L/min）。

小儿：1～2L/min。

★8. 注意事项

（1）严格遵守操作规程，注意用氧安全，切实做好"四防"，即防震、防火、防热、防油。①搬运氧气筒时避免倾倒、勿撞击，以防爆炸；②氧气筒应放在阴凉处（图 18-1），距明火 5m 以上，距暖气 1m 以上。

（2）使用氧气时，应先调节流量后应用；停用氧气时，应先拔出导管，再关闭氧气开关；中途改变氧流量时，先分离鼻导管，调好流量再接上。

（3）在用氧过程中注意观察氧疗效果。

（4）氧气筒内氧勿用尽，压力表至少要保留 0.5MPa（5kg/cm²）。

（5）持续鼻导管给氧的患者，每日更换鼻导管 2 次以上，双侧鼻孔交替插管；鼻塞给氧应每日更换；面罩给氧每 4～8 小时更换 1 次。

（6）对未用或已用空的氧气筒，应分别悬挂"满"或"空"的标志。

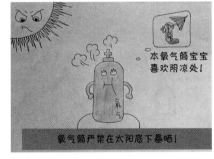

图 18-1 氧气筒的放置

四、氧气吸入的浓度及公式的换算方法

★1. 氧气吸入的浓度

（1）氧浓度低于 25% 时，则和空气中的氧含量（占 20.93%）相似，无治疗价值。

（2）氧浓度高于 60% 时，持续时间超过 24 小时，则会发生氧中毒（图 18-2）。表现为胸骨下不适、疼痛、灼热感；继而出现恶心、呕吐、烦躁、断续的干咳、进行性呼吸困难。

（3）对于缺氧和二氧化碳潴留同时存在的患者，应给予低流量、低浓度持续吸氧。原因：慢性缺氧的患者，由于 $PaCO_2$ 长期处于高水平，呼吸中枢失去了对二氧化碳的敏感性，呼吸的调节主要依靠缺氧对周围化学感受器的刺激来维持，如果吸入高浓度氧，解除了缺氧对呼吸的刺激作用，则会造成对呼吸中枢的抑制加重，甚至出现呼吸停止。

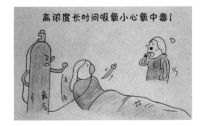

图 18-2 氧中毒

2. 氧浓度和氧流量的换算法　吸氧浓度（%）=21+4×氧流量（L/min）

锦囊妙"记"

氧疗方法："先开后插""先拔后关"。

即使用氧气时：应"先开后插"，先调节流量后插鼻导管；停用氧气时，应"先拔后关"，先拔出导管，再关闭氧气表开关。

调节氧流量时：应先分离后调节。

第4节　吸　痰　法

一、目的　将呼吸道分泌物或误吸的呕吐物吸出，以保持呼吸道通畅，预防吸入性肺炎、呼吸困难、发绀，甚至窒息。适用于危重、年老、昏迷及麻醉后等患者。

二、方法

1. 电动吸引器吸痰法
　（1）原理：负压原理。
　（2）操作要点
　　1）负压调节：★一般成人吸痰负压为40.0～53.3kPa，小儿小于40kPa。
　　2）方法：连接吸痰管，用0.9%氯化钠溶液试吸，一手反折吸痰管末端，另一手用无菌镊或止血钳夹住吸痰管前端，插入口咽部，放松吸痰管末端，将口咽部分泌物吸尽。气管内有痰时，先吸口咽部或鼻咽部分泌物，另换无菌吸痰管再吸气管内分泌物。手法：吸痰时动作轻柔，左右旋转，向上提拉，吸净痰液。
　　3）时间：★每次吸痰时间不超过15秒。

2. 注射器吸痰法。

3. 中心吸引装置吸痰法。

★三、注意事项

1. 密切观察病情，按需吸痰。

2. 昏迷患者：先将口腔打开再行吸痰；气管插管或气管切开患者，严格无菌操作。

3. 吸痰管粗细应适宜。

4. 吸痰负压适宜，先试吸少量0.9%氯化钠溶液润滑导管，检查负压及导管通畅。

5. 吸痰前后增加氧气的吸入，每次吸痰时间小于15秒。

6. 严格执行无菌操作，治疗盘内吸痰用物应每天更换1～2次（气管切开患者，吸痰用物每4小时更换1次），吸痰导管每次更换。

7. 痰液黏稠时，可协助变换体位，配合雾化吸入、叩背等方法，使痰液松动易于吸出，退出吸痰管后须吸少量0.9%氯化钠溶液，冲洗吸痰管内腔以防止阻塞。

8. 储液瓶须及时倾倒，吸出液一般不超过瓶的2/3满。

第5节　洗　胃　法

一、目的

1. 解毒　清除胃内毒物或刺激物，以避免毒物吸收。★6小时内洗胃效果最好。

2. 减轻胃黏膜水肿。

3. 某些手术或检查前的准备。

二、方法

1. 操作前评估　有无洗胃禁忌证等。

2. 用物准备 ★洗胃溶液量 10 000～20 000ml，温度 25～38℃。

3. 操作要点

（1）口服催吐法：适用于清醒能配合的患者。患者自饮大量洗胃液，再刺激咽喉吐出，反复进行直至吐出液体澄清无味。

（2）漏斗胃管洗胃法：将漏斗胃管经鼻腔或口腔插入胃内，利用虹吸原理，将洗胃溶液灌入胃内，再吸引出来的方法。

★1）体位：中毒较轻者取坐位或半坐卧位，中毒较重者取左侧卧位，昏迷患者取平卧位，头偏向一侧。

2）标记长度：鼻尖至耳垂再至剑突（或前额发际至剑突）的距离，成人 45～55cm。

3）证实胃管在胃内后，用胶布固定，先将漏斗放置于低于胃部的位置，挤压橡胶球，抽尽胃内容物。如中毒物质不明，应留取标本送检。

4）洗胃：将漏斗举高，超过头部 30～50cm，★每次灌入液体 300～500ml，当漏斗内尚余少量溶液时，迅速将漏斗降至低于胃部的位置，并倒置于污水桶内。利用虹吸原理，引出胃内灌洗液，流入污水桶；如引流不畅，可挤压胃管中段的橡胶球，加压吸引。胃液流完后，再举起漏斗注入溶液，如此反复灌洗，直至洗出液澄清无味。

5）观察：洗胃过程中应随时观察洗出液的性质、量、颜色、气味，以及患者的面色、脉搏、呼吸、血压的变化。如发现患者出现腹痛、洗出血性液体或出现休克现象，应立即停止洗胃，及时与医生联系，采取急救措施。

（3）电动吸引器洗胃法：利用★负压吸引的原理，用电动吸引器连接胃管吸出胃内容物的洗胃方法。适用于抢救急性中毒患者。★调节负压在 13.3kPa 左右。

（4）自动洗胃机洗胃法：是利用正压冲洗和负压吸引，迅速、有效地清除胃内毒物的方法。适用于食物或药物中毒的患者。洗胃时，先按"手吸"键，吸出胃内容物，必要时送检，再按"自动"键进行洗胃。

（5）注洗器洗胃法：适用于幽门梗阻和胃手术前准备的患者。洗胃时每次注入约 200ml 液体，再抽出弃去，反复冲洗至清洁为止。

★三、注意事项

1. 急性中毒患者应迅速采取口服催吐法，必要时进行胃管洗胃。
2. 中毒物质不明时，洗胃前先抽出胃内容物送检，以明确毒物性质；洗胃溶液可先选用温开水或 0.9% 氯化钠溶液。
3. 根据毒物性质选用洗胃液（表 18-3）。

表 18-3 ★各种药物中毒的洗胃液（解毒剂）及禁忌药物

中毒药物	灌洗溶液	禁忌药物
酸性物	牛奶、蛋清水、氢氧化镁混悬剂	强碱药物
碱性物	5% 乙酸、白醋、牛奶、蛋清水	强酸药物
氰化物	口服 3% 过氧化氢后引吐；1∶15 000～1∶20 000 高锰酸钾洗胃	—
敌敌畏	2%～4% 碳酸氢钠、1% 盐水、1∶15 000～1∶20 000 高锰酸钾	—
1605、1059、1049（乐果）	2%～4% 碳酸氢钠	高锰酸钾（1605、1059、乐果遇高锰酸钾可氧化成毒性更强的物质）
敌百虫	1% 盐水或清水、1∶15 000～1∶20 000 高锰酸钾	碱性药物（敌百虫遇碱性药物可分解出毒性更强的敌敌畏）
DDT、666	温开水或 0.9% 氯化钠溶液洗胃，50% 硫酸钠导泻	油性泻药
巴比妥类（催眠药）	1∶15 000～1∶20 000 高锰酸钾洗胃，50% 硫酸钠导泻	硫酸镁
异烟肼（雷米封）	1∶15 000～1∶20 000 高锰酸钾洗胃，50% 硫酸钠导泻	—
灭鼠药（磷化锌）	1∶15 000～1∶20 000 高锰酸钾、0.1% 硫酸铜洗胃；0.5%～1% 硫酸铜 10ml 饮用后催吐，每 5～10 分钟重复 1 次	鸡蛋、牛奶、脂肪及其他油类食物（以免加速磷的溶解，促进其吸收，加重中毒症状）

4. 误服强碱或强酸等腐蚀性药物时，禁忌洗胃，以免造成胃穿孔。可遵医嘱给予药物解毒或物理性对抗剂，如牛奶、豆浆、蛋清水、米汤等以保护胃黏膜。

5. 肝硬化伴食管-胃底静脉曲张、近期有上消化道出血、胃穿孔的患者，禁忌洗胃；食管阻塞、消化性溃疡、胃癌等患者一般不洗胃。昏迷患者洗胃时应谨慎，可采用去枕平卧位，头偏向一侧，以防窒息。

6. 电动吸引器洗胃时，调节负压在 13.3kPa 左右。

7. 洗胃液每次灌入量 300～500ml 为宜，不宜超过 500ml，灌入量与引出量应平衡。如灌入量过多，液体可从口鼻腔涌出，易引起窒息；还可导致急性胃扩张，使胃内压升高，促进毒物快速进入肠道，反而增加毒物吸收量；突然的胃扩张还可兴奋迷走神经，反射性地引起心搏骤停。

8. 幽门梗阻患者洗胃宜在饭后 4～6 小时或空腹时进行，记录胃内潴留量，以了解梗阻情况。

9. 洗胃中密切观察患者的病情、洗出液性质及有无腹痛的情况，如洗出液呈血性，应立即停止洗胃，并通知医生及时处理。

第6节 人工呼吸器使用法

一、简易呼吸器 常用于各种原因导致的呼吸停止或呼吸衰竭的抢救。

1. 目的
- （1）维持和增加机体通气量。
- （2）纠正威胁生命的低氧血症。

2. 结构 呼吸囊、呼吸活瓣、面罩、衔接管。

3. 操作要点
- （1）患者取去枕平卧位，取下活动义齿。
- （2）解开衣领、领带、腰带，清除上呼吸道分泌物或呕吐物，使患者头后仰，托起下颌，打开气道，保持呼吸道通畅。
- （3）将面罩紧扣患者的口鼻部，有规律挤压气囊。★一般速率为 10～16 次/分，送气量为 500～600ml/次。
- （4）操作中应注意观察患者。

二、人工呼吸机 常用于抢救各种原因所致的呼吸停止或呼吸衰竭及手术麻醉中的呼吸管理。

1. 呼吸机的工作原理 利用机械动力建立肺泡与气道通口的压力差。

2. 呼吸机类型 分定压型、定容型、混合型。

3. 操作要点
- （1）检查机器性能，连接管道。
- （2）选择通气参数。
- （3）连机后注意观察呼吸机运行情况及患者两侧胸壁运动是否对称、呼吸音是否一致等。机器与患者呼吸一致，提示呼吸机工作正常。
- （4）调整使用参数（表18-4）。

★表18-4 呼吸机主要参数的调节

项目	数值
呼吸频率（R）	10～16次/分
每分钟通气量（VE）	8～10L/min
潮气量（Vr）	600～800ml（10～15ml/kg）
吸、呼气时间比（I/E）	1∶1.5～1∶3.0
呼气压力（EPAP）	0.147～1.96kPa（一般＜2.94kPa）
呼气末正压（PEEP）	0.49～0.98kPa（渐增）
供氧浓度（FiQ₂）	30%～40%（一般＜60%）

★ 4. 注意事项

(1) 密切观察病情变化，了解通气量是否恰当。
- 1) 通气量合适：吸气时胸廓隆起，呼吸音清晰，生命体征平稳。
- 2) 通气量不足：皮肤潮红、多汗、烦躁、血压升高、脉搏加快、表浅静脉充盈消失。
- 3) 通气过度：患者可出现昏迷、抽搐等碱中毒症状。

(2) 观察呼吸机工作状态，防止漏气和管道脱落。

(3) 保持呼吸道通畅，充分湿化吸入气体，促进痰液排出。

(4) 定期监测血气分析及电解质变化。

(5) 预防和控制感染。呼吸机管道等用含氯消毒剂浸泡消毒1次/日；病室空气用紫外线照射消毒1～2次/日；病室设备用含氯消毒剂擦拭消毒2次/日。

(6) 做好生活护理，特别是口腔、皮肤、眼睛的护理。

要点回顾

1. 应如何判断缺氧的程度？

2. 对于慢性呼吸衰竭，缺氧和二氧化碳滞留同时存在者，应如何给氧？

3. 吸痰法适用于哪些患者？吸痰过程中应注意什么（负压的调节、吸痰的手法、每次吸痰时间等）？

4. 洗胃时如何安置体位？当中毒物质不明确时，可采用什么方法处理？

5. 使用呼吸机时呼吸频率，每分钟通气量和吸、呼气时间比应调节为多少？如何判断人工呼吸机的通气量是否合适？

●○ 模拟试题栏——识破命题思路，提升应试能力 ○●

一、专业实务

A₁型题

1. 有机磷农药中毒患者的瞳孔表现为
   - A. 双侧瞳孔扩大
   - B. 双侧瞳孔缩小
   - C. 双侧瞳孔突然扩大
   - D. 双侧瞳孔忽大忽小
   - E. 单侧瞳孔扩大，固定

2. 护士小李，在检查抢救车急救药物时，发现升压药中混有其他药物，为防止发生差错，请从下列药物中取出不属于升压药的药物
   - A. 去甲肾上腺素
   - B. 尼可刹米
   - C. 间羟胺
   - D. 盐酸肾上腺素
   - E. 多巴胺

3. 洗胃目的不包括
   - A. 清除胃内刺激物
   - B. 减轻胃黏膜水肿
   - C. 用灌洗液中和毒物
   - D. 手术或检查前准备
   - E. 排出肠道积气

4. 以兴奋性增高为主的高级神经中枢的急性失调状态为
   - A. 嗜睡
   - B. 谵妄
   - C. 意识模糊
   - D. 昏迷
   - E. 昏睡

5. 氧分压的正常值范围是
   - A. 3.5～4.6Pa
   - B. 4.6～6.6kPa
   - C. 6.6～9.3kPa
   - D. 9.3～10.6Pa
   - E. 10.6～13.3kPa

6. 氧气减压器可使氧气筒内的压力减低至
   - A. 0.1～0.2MPa
   - B. 0.2～0.3MPa
   - C. 0.3～0.4MPa
   - D. 0.4～0.5MPa
   - E. 0.5～0.6MPa

7. 乐果中毒时，禁忌洗胃的溶液是
   - A. 清水
   - B. 生理盐水
   - C. 2%～5%碳酸氢钠溶液
   - D. 1：5000高锰酸钾溶液
   - E. 0.45%氯化钠溶液

A₂型题

8. 患者，男性，69岁。诊断：慢性阻塞性肺疾病。护士指导患者应该采取何种方式给氧
   - A. 间歇给氧
   - B. 乙醇湿化给氧
   - C. 高压给氧
   - D. 低浓度持续给氧

E.高浓度持续给氧

9. 患儿，男性，8岁。来院时表情痛苦，呼吸急促，面颊潮红，鼻翼扇动。护士判断该面容属于
   A.甲状腺功能亢进面容
   B.急性病容
   C.慢性病容
   D.脱水面容
   E.贫血面容

10. 患者，男性，49岁。近日来咳嗽，食欲减退，四肢乏力，诊断：肺结核。入院时患者面色晦暗，消瘦。护士判断该面容属于
    A.急性病容   B.病危面容
    C.二尖瓣面容   D.贫血面容
    E.慢性病容

11. 患者，男性，56岁。因慢性肺心病需要吸氧，错误的操作是
    A.插管前用湿棉签清洗鼻孔
    B.插管前检查导管是否通畅
    C.先调节好流量再插管
    D.给氧期间不可直接调节氧气流量
    E.停用氧气时先关流量开关

12. 患儿，女性，13岁。约半小时前误服农药，被急送入院，现意识清醒，能回答问题。护士首选的措施是
    A.口服催吐   B.注洗器洗胃
    C.漏斗胃管洗胃   D.电动吸引器洗胃
    E.自动洗胃机洗胃

13. 患者，女性，52岁。诊断：急性呼吸窘迫综合征，予面罩给氧。为了使吸入氧浓度达到53%，护士需将氧流量调至
    A.10L/min   B.6L/min
    C.4L/min   D.8L/min
    E.2L/min

14. 患者，女性，25岁。因失恋服毒自杀，被家人发现送医院抢救，给予电动洗胃机洗胃。洗胃过程中流出血性液体。护士应采取的措施是
    A.停止操作，通知医生
    B.减低洗胃机吸引压力
    C.更换洗胃液，重新灌洗
    D.灌入止血剂以止血
    E.灌入蛋清水，保护胃黏膜

15. 患者，男性，62岁。自服大量苯巴比妥，急诊入院，护士立即给予洗胃，此时宜选择的洗胃液是
    A.蛋清水   B.牛奶

C.高锰酸钾溶液   D.硫酸铜
E.硫酸镁

16. 患者，男性，25岁。因车祸入院。查体：呼之不应，无自主动作，压迫眼眶有躲避反应。该患者的意识障碍属于
    A.深昏迷   B.浅昏迷
    C.嗜睡   D.昏睡
    E.谵妄

17. 患者，男性，56岁。护士在为患者体检时，发现患者意识完全丧失，对各种刺激均无反应，全身肌肉松弛，深浅反射均消失。提示该患者处于
    A.深昏迷   B.浅昏迷
    C.昏睡   D.意识模糊
    E.嗜睡

18. 患者，男性，63岁。患慢性呼吸衰竭，遵医嘱应用呼吸机辅助通气。护士在为危重患者使用人工呼吸机时，若患者通气过度，可出现下列哪种表现
    A.皮肤潮红，多汗   B.烦躁不安
    C.血压升高   D.抽搐，昏迷
    E.胸部起伏规律

19. 护士为1605农药中毒患者洗胃时，禁用高锰酸钾洗胃的原因是
    A.加速毒物的吸收
    B.可氧化成毒性更强的物质
    C.损伤胃黏膜
    D.加速毒物分解
    E.反射性引起心搏骤停

20. 患者，女性，62岁。因误服毒物被送医院就诊，医生开出医嘱用2%～4%碳酸氢钠溶液为其洗胃。该患者可能误服的毒物是
    A.敌百虫   B.DDT
    C.磷化锌   D.氰化物
    E.敌敌畏

21. 患者，男性，38岁。因脑外伤住院，现处于熟睡状态，压迫眶上神经、摇动身体能被唤醒，但醒后答非所问，停止刺激后又马上进入熟睡状态。提示该患者处于
    A.嗜睡   B.昏睡
    C.浅昏迷   D.深昏迷
    E.意识模糊

22. 患者，男性，65岁。因幽门梗阻需行洗胃。护士为其洗胃的最佳方法为
    A.注洗器洗胃法   B.口服催吐法

C.电动吸引器洗胃法 D.漏斗胃管洗胃法

E.自动洗胃机洗胃法

23. 患者，女性，60岁。现呼吸困难明显，发绀明显，烦躁不安，血气分析显示氧分压5.6kPa，二氧化碳分压10.3kPa。该患者处于

A. 正常 　　　　　　B. 轻度缺氧

C. 中度缺氧 　　　　D. 重度缺氧

E. 氧中毒

24. 患者，女性，55岁。因心力衰竭住院，面色苍白、表情淡漠、双目无神、眼眶凹陷。护士判断该患者的面容为

A. 病危面容 　　　　B. 慢性病容

C. 贫血面容 　　　　D. 二尖瓣面容

E. 急性病容

25. 患者，女性，54岁。护士为患者实施氧气吸入疗法。在安装氧气表时，护士先放出少量氧气后才安装氧气表，其目的是

A. 观察氧气筒内是否还有氧气

B. 防止灰尘吹入氧气表内

C. 确保用氧安全

D. 检查氧气流出是否通畅

E. 检查有无漏气

26. 患者，男性，50岁。因心肌梗死入院。护士按医嘱为其吸氧，下列哪种情况容易引起氧中毒

A. 氧浓度高于60%，持续时间超过24小时

B. 氧浓度高于60%，持续时间超过12小时

C. 氧浓度高于50%，持续时间超过24小时

D. 氧浓度高于30%，持续时间超过48小时

E. 氧浓度高于40%，持续时间超过48小时

27. 患者，女性，40岁。心悸、胸闷、头晕1周，加重3小时入院。查体：双颊紫红，口唇发绀，心尖部可触及震颤，心尖部可闻及舒张期隆隆样杂音。如图所示，该患者的面容属于

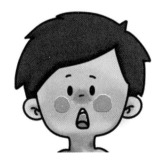

A. 急性病容 　　　　B. 慢性病容

C. 病危面容 　　　　D. 二尖瓣面容

E. 贫血面容

A_3/A_4型题

（28～30题共用题干）

患者，女性，73岁。因慢性阻塞性肺气肿入院治疗。今晨护理查房时发现患者躁动不安，有幻觉，对自己所处的位置、目前的时间无法做出正确判断。

28. 医嘱给予吸氧。最适合该患者的吸氧流量为

A. 2L/min 　　　　　B. 4L/min

C. 6L/min 　　　　　D. 8L/min

E. 12L/min

29. 该患者吸入氧气的氧浓度为

A. 29% 　　　　　　B. 33%

C. 38% 　　　　　　D. 41%

E. 45%

30. 该患者目前的意识状态属于

A. 嗜睡 　　　　　　B. 意识模糊

C. 昏睡 　　　　　　D. 浅昏迷

E. 深昏迷

（31～32题共用题干）

患者，女性，56岁。住院期间突然呼吸停止，紧急行气管插管，并辅以定容型呼吸机辅助通气。

31. 护士调节I/E，适宜的是

A. 1∶1.0～1∶1.5 　B. 1∶1.5～1∶3.0

C. 1∶2.0～1∶3.5 　D. 2∶1.0～1∶1.5

E. 2∶1.5～1∶2.0

32. 下列哪项提示患者通气量不足

A. 生命体征正常

B. 烦躁、血压升高、脉搏加快

C. 出现抽搐、昏迷

D. 肺部听诊呼吸音清晰

E. 吸气时胸廓隆起

（33～35题共用题干）

患者，女性，67岁。诊断：呼吸衰竭，予气管切开，连接呼吸机辅助呼吸。

33. 呼吸机的湿化器、管道等应定期消毒。常用的消毒方法是

A. 消毒液浸泡 　　　B. 高压蒸气灭菌

C. 煮沸消毒 　　　　D. 环氧乙烷灭菌

E. 甲醛熏蒸

34. 该患者适宜的吸氧浓度为

A. 20%～30% 　　　B. 30%～40%

C. 40%～50% 　　　D. 50%～60%

E. 60%～70%

35. 护士为该患者吸痰时，下列哪项不妥

A. 严格无菌操作，吸痰管每日更换1～2次

B. 吸痰前后增加氧气吸入

C. 负压为 40.0～53.3kPa

D. 吸痰时吸痰管左右旋转，边抽吸边向上提拉

E. 每次吸痰时间不超过 15 秒

二、实践能力

A₁ 题型

36. 当患者的动脉血氧分压低于多少 kPa 时需给予吸氧

    A. 4.0kPa　　　　　　B. 5.6kPa

    C. 6.67kPa　　　　　 D. 7.6kPa

    E. 8.6kPa

37. 护士给予患者吸氧时，湿化瓶内应装入的是

    A. 1/3～1/2 冷开水或蒸馏水

    B. 1/3～2/3 生理盐水

    C. 1/3～1/4 乙醇

    D. 1/4～1/2 注射用水

    E. 1/2～3/4 自来水

38. 为保证用氧安全，应做好"四防"，其中不包括

    A. 防水　　　　　　 B. 防火

    C. 防热　　　　　　 D. 防震

    E. 防油

39. 下列哪种药物中毒忌用碳酸氢钠溶液洗胃

    A. 敌百虫　　　　　 B. 敌敌畏

    C. 乐果　　　　　　 D. 1605 农药

    E. 1059 农药

40. 护士在管理抢救物品时严格要求执行"五定"制度，下列哪项不正确

    A. 定数量品种　　　 B. 定点安置

    C. 定期消毒灭菌　　 D. 定期使用

    E. 定人保管

41. 护士在护理某危重患者时，下列哪项措施是错误的

    A. 眼睑不能自行闭合，覆盖凡士林纱布

    B. 定时帮助患者更换体位

    C. 为患者定时进行肢体被动运动

    D. 牙关紧闭、抽搐患者的病室光线应较暗

    E. 发现患者心搏骤停，首先通知医生

42. 护士为中毒物质不明的患者用电动吸引器洗胃时，下述哪项不妥

    A. 洗胃液用等渗盐水

    B. 电动吸引器压力为 13.3kPa

    C. 插管动作轻快

    D. 每次灌入量以 200ml 为限

    E. 洗胃过程患者诉腹痛或流出血性灌洗液，应

停止

43. 护士为一成年患者吸痰时，应调节负压为

    A. 20.0～33.3kPa　　 B. 33.3～40.0kPa

    C. 40.0～53.3kPa　　 D. 53.3～60.0kPa

    E. 60.0～73.3kPa

44. 护士在为中毒较重的患者洗胃时，可为其采取

    A. 半坐卧位　　　　 B. 右侧卧位

    C. 左侧卧位　　　　 D. 平卧位，头偏向一侧

    E. 头低足高位

A₂ 型题

45. 患者，女性，65 岁。昏迷 2 天，眼睑不能闭合，护理眼部应采取的措施是

    A. 按摩双眼睑　　　 B. 热敷眼部

    C. 干纱布遮盖　　　 D. 凡士林纱布覆盖

    E. 滴眼药水

46. 患儿，女性，11 个月。细菌性肺炎入院，目前患儿烦躁不安、呼吸困难。医嘱：吸氧。护士应选择适宜该患儿的吸氧方式为

    A. 单侧鼻导管法　　 B. 面罩法

    C. 鼻塞法　　　　　 D. 漏斗法

    E. 头罩法

47. 患者，男性，85 岁。慢性阻塞性肺疾病，长期家庭氧疗。某天在吸氧过程中，家属将氧流量调至 9L/min，事后患者出现烦躁不安、面色苍白、进行性呼吸困难等表现。该患者最可能发生了

    A. 肺水肿　　　　　 B. 肺不张

    C. 肺气肿　　　　　 D. 氧中毒

    E. 心力衰竭

48. 患者，男性，27 岁。因情感困扰自服敌敌畏，被家人送急诊室抢救。能反映患者病情变化的最主要观察指征是

    A. 表情　　　　　　 B. 面容

    C. 瞳孔　　　　　　 D. 呕吐物

    E. 皮肤与黏膜

49. 患者，女性，45 岁。血气分析结果提示中度缺氧。现患者需前往放射科行 CT 扫描，在运送患者过程中，护士宜采用的吸氧方式为

    A. 头罩法　　　　　 B. 漏斗法

    C. 面罩法　　　　　 D. 鼻塞法

    E. 氧气枕法

50. 患者，男性，58 岁。处于昏迷状态。护士观察其昏迷程度时，最可靠的指标是

    A. 肌张力　　　　　 B. 皮肤颜色

    C. 皮肤温度　　　　 D. 瞳孔对光反应

E. 对疼痛刺激的反应

51. 患者，男性，52岁。因广泛前壁心肌梗死入院。护士为其吸氧6L/min，其吸氧浓度为
    A. 29%　　　　　　　B. 33%
    C. 37%　　　　　　　D. 41%
    E. 45%

52. 患者，女性，48岁，因误服盐酸来院就诊。正确的处理措施是
    A. 用口服催吐法洗胃
    B. 尽快洗胃
    C. 用生理盐水洗胃
    D. 喂服牛奶、蛋清水
    E. 采用拮抗剂洗胃

53. 患者，女性，32岁。服毒自杀被家人发现后送医院急救，神志清醒，中毒物质不明。护士用电动吸引器为其洗胃，不妥的是
    A. 洗胃时可取坐位或半坐卧位
    B. 先用生理盐水洗胃
    C. 调节负压在13.3kPa左右
    D. 洗胃液温度控制在38～40℃
    E. 洗胃过程中流出灌洗液为血性，立即停止洗胃

54. 患者，男性，76岁。诊断：多器官功能障碍综合征。呼吸机辅助呼吸，护士为其吸痰时，发现痰液黏稠不易吸出。采取的措施不正确的是
    A. 叩拍胸背部
    B. 加大负压进行吸引
    C. 滴入化痰药物
    D. 滴入生理盐水
    E. 雾化吸入

55. 患儿，女性，6岁。肺部感染入院，现咳嗽、咳痰困难，面色发绀，肺部湿啰音明显。护士为该患儿吸痰，负压调节不宜超过
    A. 20.0kPa　　　　　B. 30.0kPa
    C. 40.0kPa　　　　　D. 53.3kPa
    E. 60.0kPa

56. 患者，男性，55岁。呼吸困难，张口呼吸，按医嘱给予面罩吸氧，护士为其调节氧流量，合适的是
    A. 1～2L/min　　　　B. 2～4L/min
    C. 4～6L/min　　　　D. 6～8L/min
    E. 8～10L/min

57. 患者，女性，49岁。行气管切开术，使用电动吸引器吸痰时正确的是
    A. 使用前先调节负压为20～33.3kPa

B. 插管过程中，注意边插边吸引
C. 严格无菌操作，每次更换吸痰管
D. 吸痰时一定要上下移动吸痰管抽吸
E. 先吸口咽部分泌物，再吸气管切开处分泌物

58. 患者，男性，47岁。诊断：慢性消化性溃疡，幽门梗阻。护士为其洗胃的适宜时间是
    A. 饭前半小时　　　　B. 饭后半小时
    C. 饭前2小时　　　　D. 饭后2小时
    E. 饭后4～6小时

59. 患者，男性，75岁。患有肺心病10余年入院治疗。现无自主呼吸，护士用简易呼吸器对其进行抢救。正确的操作是
    A. 协助患者取去枕仰卧，固定活动义齿
    B. 护士站在患者头侧，使患者尽量前倾，开放气道
    C. 有规律地挤压气囊，8～12次/分
    D. 每次挤压不少于400ml气体
    E. 注意观察患者，如出现自主呼吸，应在吸气时挤压气囊

60. 患者，男性，42岁。HIV阳性。护士巡视病房时发现该患者出现呼吸骤停，此时护士采取最适宜的辅助呼吸方法是
    A. 鼻导管给氧
    B. 配合医生气管插管
    C. 简易呼吸器辅助呼吸
    D. 配合医生气管切开
    E. 口对口人工呼吸

61. 患者，女性，76岁。呼吸衰竭。入院后使用无创呼吸机辅助通气。护士对患者进行病情监测的内容不包括
    A. 两侧胸廓呼吸运动对称情况
    B. 血气分析结果
    C. 缺氧症状有无改善
    D. 呼吸机管路连接是否漏气
    E. 生命体征是否平稳

62. 患者，男性，56岁。呼吸衰竭。使用人工呼吸机辅助呼吸。护士巡视时应观察其自主呼吸与呼吸机是否同步，通气量合适时患者表现为
    A. 胸部起伏，皮肤潮红
    B. 血压升高，脉搏加快
    C. 多汗，浅表静脉充盈消失
    D. 烦躁，生命体征平稳
    E. 胸廓起伏规律，肺部呼吸音清晰

63. 患者，男性，75岁。咳痰无力，护士使用电动吸

引器为其吸痰时，正确的做法是

A. 护士站在患者头侧，协助患者抬颈，使头后仰

B. 一手捏导管末端，一手持吸痰导管头端插入患者口腔

C. 尽早为其行气管切开，以利保持呼吸道通畅

D. 吸痰动作尽量轻快，不必给氧

E. 吸痰过程中随时观察呼吸改变

64. 患者，女性，46岁。与家人争吵后自服敌百虫，护士用1∶15 000～1∶20 000高锰酸钾为其洗胃，用量和温度应为

A. 1000～2000ml，25～38℃

B. 3000～4000ml，28～32℃

C. 5000～6000ml，25～38℃

D. 10 000～20 000ml，25～38℃

E. 10 000～20 000ml，28～32℃

65. 患者，男性，65岁。因反复咳嗽、喘息20年，加重1周入院。入院后诊断为慢性肺源性心脏病。动脉血气分析：动脉血氧分压4.3kPa，二氧化碳分压12.5kPa。此时护士应给予患者

A. 高浓度、高流量持续吸氧

B. 高浓度、高流量间歇吸氧

C. 低浓度、低流量持续吸氧

D. 低浓度、低流量间歇吸氧

E. 高压氧舱治疗

66. 患者，男性，65岁。因"脑血管意外"入住ICU。该患者的护理措施，下列哪项不妥

A. 用凡士林纱布覆盖不能自行闭合的眼睛

B. 每天口腔护理2～3次

C. 定时协助患者更换体位

D. 为患者进行肢体被动运动，每天2～3次

E. 定期为患者吸痰，以促进痰液的排出

67. 患者，男性，40岁。车祸致脑外伤入院。现患者自主呼吸微弱，呼吸机辅助呼吸。护士实施的护理措施，不妥的是

A. 注意观察患者两侧胸壁运动是否对称、呼吸音是否一致

B. 定期抽血检查血气分析及电解质变化

C. 呼吸机各管道每周消毒1次

D. 潮气量为600～800ml

E. 充分湿化吸入气体，促进痰液排出

68. 患者，女性，75岁。高浓度吸氧2天，患者可能出现氧中毒的表现是

A. 干咳、胸痛　　　B. 轻度发绀

C. 显著发绀　　　　D. 三凹征明显

E. 动脉血二氧化碳分压大于12.0kPa

A₃/A₄型题

（69～72题共用题干）

患者，女性，49岁。不知服用何种物质中毒，昏迷，急诊入院。

69. 护士为其洗胃时，做法正确的是

A. 洗胃时应谨慎，取左侧卧位

B. 洗胃时应谨慎，取去枕仰卧位，头偏向一侧

C. 先用硫酸镁导泻

D. 洗胃时每次灌入液体700ml

E. 自动洗胃机洗胃后，管道不必消毒处理

70. 护士洗胃时可选择的洗胃液是

A. 3%过氧化氢

B. 温开水或生理盐水

C. 1∶15 000高锰酸钾

D. 2%～4%碳酸氢钠

E. 牛奶或蛋清水

71. 护士为其洗胃前先抽取胃内容物，再行灌洗的主要目的是

A. 送检毒物测其性质

B. 减少毒物吸收

C. 防止胃管阻塞

D. 预防急性胃扩张

E. 防止灌入气管

72. 护士在操作过程中发现有血性液体流出，应立即采取的护理措施是

A. 立即停止操作并通知医生

B. 灌入止血剂止血

C. 更换洗胃液重新灌洗

D. 灌入蛋清水保护胃黏膜

E. 减小负压吸引

（73～74题共用题干）

患者，男性，60岁。因脑血管意外昏迷入院。查体：呼吸道有较多分泌物，肺部听诊呈湿啰音。

73. 护士为该患者吸痰时，错误的操作是

A. 调节负压至40.0～53.3kPa

B. 患者头部转向操作者

C. 先插管再启动吸引器

D. 吸管从深部向上提出，左右旋转吸痰

E. 吸痰前采用超声雾化吸入

74. 为该患者吸氧时氧流量为2L/min，其氧浓度是

A. 21%　　　　　　B. 25%

C. 29%　　　　　　D. 33%

E. 37%

（75～78题共用题干）

患者，女性，78岁。慢性阻塞性肺疾病，呼吸困难严重、发绀显著。血气分析结果显示：动脉血氧分压4.3kPa，二氧化碳分压12.4kPa。

75. 该患者的缺氧程度为
    A. 无缺氧　　　　　B. 轻度缺氧
    C. 中度缺氧　　　　D. 重度缺氧
    E. 极重度缺氧

76. 为该患者氧疗时，适宜的方法是
    A. 高浓度、高流量、持续给氧
    B. 高浓度、高流量、间断给氧
    C. 低浓度、低流量、持续给氧
    D. 低浓度、低流量、间断给氧
    E. 低浓度与高流量交替持续给氧

77. 护士为该患者单侧鼻塞给氧，操作正确的是
    A. 检查氧气筒压力表显示＜0.5MPa
    B. 氧气筒放置在光线充足处
    C. 插管前先用液状石蜡清洁鼻腔
    D. 调节氧流量后插入鼻导管
    E. 湿化瓶里放25%乙醇

78. 吸氧途中需要调节氧流量时，护士操作正确的是
    A. 先关总开关，再调氧流量
    B. 先关流量表，再调氧流量
    C. 先拔出吸氧管，再调氧流量
    D. 先分离吸氧管与氧气连接管，再调氧流量
    E. 先拔出氧气连接管，再调氧流量

（郭　云）

第19章 临终患者的护理

考点提纲栏——提炼教材精华，突显高频考点

第1节 概 述

一、死亡的概念

1. 死亡是指个体生命活动和新陈代谢的★永久停止。临床上，★当患者呼吸、心搏停止，瞳孔散大而固定，所有反射均消失，心电波平直时，即可宣布死亡。

2. 脑死亡 当前医学界提出以"脑死亡"作为判断死亡标准。

★3. 脑死亡的判断标准
- （1）不可逆的深度昏迷。
- （2）自主呼吸停止。
- （3）脑干反射消失。
- （4）脑电波平直。

二、死亡过程的分期

1. 濒死期 又称临终期，是生命活动的最后阶段。脑干以上功能处于抑制状态，意识模糊或丧失、皮肤湿冷、呼吸急促困难，出现潮式呼吸，脉搏不规则且快而弱，血压降低或测不到。

2. 临床死亡期 又称躯体死亡期或个体死亡期。延髓处于深度抑制，临床表现为心搏、呼吸停止，各种反射消失、瞳孔散大。

3. 生物学死亡期 又称细胞死亡期，是死亡过程的最后阶段，整个神经系统以及各器官的新陈代谢相继停止，出现不可逆的变化。相继出现尸体现象。
- （1）尸冷：是最先发生的尸体现象，死亡后，机体产热停止，散热继续，24小时后，尸温与环境温度接近。
- （2）尸斑：死亡后血液循环停止，加之地心引力作用，血液向身体最低处坠积，在死亡2～4小时后出现。如果患者死亡时为侧卧，应将其转为仰卧，以防脸部颜色改变。
- （3）尸僵：死后1～3小时开始出现，12～16小时达到高峰，24小时后肌肉逐渐变软。多从小块肌肉开始，先下颌至躯干的发展顺序最为多见。
- （4）尸体腐败：一般死亡24小时最先在右下腹出现，然后波及全身（气温高时发生较早），常见的表现有尸臭、尸绿等。

第2节 临终患者的护理

一、临终患者的躯体状况和心理反应

1. 临终患者的躯体状况
- （1）循环衰竭：脉搏细速且不规则，血压逐渐下降或测不到，口唇或指甲呈灰白色或青紫色。
- （2）呼吸衰竭：呼吸深度变浅，张口呼吸或有潮式呼吸（陈-施呼吸），出现痰鸣音或鼾声呼吸。
- （3）胃肠道功能减弱：常表现为恶心、呕吐、呃逆、腹胀、食欲缺乏、口干、脱水、便秘或腹泻。
- （4）肌张力丧失：表现为大小便失禁或尿潴留、吞咽困难，肢体软弱无力，不能进行自主躯体活动，面肌瘦削、面部呈铅灰色、嘴微张、下颌下垂、眼眶凹陷、双眼半睁呆滞、瞳孔固定，即希氏面容。

1. 临终患者的躯体状况

（5）感知觉改变：视力逐渐减退，甚至丧失，语言逐渐混乱、发音困难，听觉是临终患者最后消失的感觉。

（6）意识改变：睡眠障碍或淡漠、嗜睡、昏迷，也可产生幻觉等。

（7）疼痛：表现为烦躁不安、心率和呼吸变快，大声呻吟，甚至五官扭曲、眉头紧锁、咬牙等痛苦面容。

2. 临终患者的心理反应　美国的心理学家罗斯博士（Ross）提出临终患者通常经历五个心理反应阶段。

（1）否认期：当患者得知自己病重即将面临死亡时，常会产生★"不，可能搞错了，不是我"的心理。抱着侥幸的心理，希望是误诊，有些人甚至会持续否认至死亡。这是一种防卫机制。

（2）愤怒期：当否认难以维持，患者常表现为★生气与激怒，充满怨恨与嫉妒的心理，产生"为什么是我，这不公平"的心理，变得难以接近或不合作，常迁怒于周围的人，向医护人员、家属、朋友等发泄愤怒。

（3）协议期：愤怒的心理消失后，患者开始接受自己患了不治之症的事实，★变得非常和善、宽容，对自己的病情抱有希望，能积极配合治疗。出现"请让我快点好起来，我一定……"的心理反应。

（4）忧郁期：随着病情的进展，患者清楚地看到自己正接近死亡，任何努力都无济于事，表现为★情绪低落、消沉、退缩、悲伤、沉默、哭泣等，产生很强的失落感，甚至有轻生的念头。

（5）接受期：患者对死亡已有所准备，恐惧、焦虑、悲哀也许都已消失，显得很平静安详，身心均已极度衰弱，对周围事物丧失兴趣，有的患者进入嗜睡状态。

二、临终患者的护理措施

1. 躯体支持性护理

（1）控制疼痛：帮助患者选择最有效的止痛方法，必要时使用药物止痛。

（2）改善循环与呼吸功能：密切观察体温、脉搏、呼吸及血压的变化。必要时给氧和吸痰。

（3）促食欲，增营养、促舒适：提供易消化的饮食，保证患者营养的供给，同时做好口腔护理，每天做口腔护理2～3次。

（4）保持皮肤完整：被服整洁、干燥，特别是大小便失禁者；应妥善使用保护器具；保持会阴部皮肤清洁、干燥；预防压力性损伤的发生。保持头发清洁、发型美观。保持眼部清洁。

（5）保障安全：提供单独病室，环境安静，光照适宜，必要时使用保护具，以增加安全感。

锦囊妙"记"

一控二改三促进，四保五安全。"一控是指控制疼痛，二改是指改善循环与呼吸功能，三促是指促进食欲、促进舒适、促进口腔卫生，四保是指保持皮肤、头发、眼部的清洁，五安全是指保障全身的安全"。

2. 心理护理

（1）否认期的护理：★护士应以真诚的态度，保持与患者坦诚沟通。不要轻易揭露患者的防卫机制，维持患者适当的希望。

（2）愤怒期的护理：★允许患者发怒、抱怨，给患者机会宣泄心中的忧虑和恐惧；认真倾听患者的心理感受；必要时辅以药物，稳定情绪；给予家属心理支持。

（3）协议期的护理：鼓励患者说出内心的感受，★尽可能满足其提出的各种合理要求，指导患者配合治疗；创造条件，实现患者的愿望。

（4）忧郁期的护理：★护士应经常陪伴患者，给予更多的同情和照顾，允许患者表达其失落、悲哀的情绪；尽可能满足患者的合理要求，让家属陪伴；加强安全保护。

（5）接受期的护理：应提供安静、舒适的环境，保持与患者的沟通，并给予适当的支持。

第3节 尸体护理

一、目的

1. 使尸体整洁，姿势良好，易于辨认。
2. 尊重死者，给家属以安慰。

二、操作要点

1. 确认患者死亡后，★由医生开具死亡诊断书，护士应尽快进行尸体护理。
2. 安排单独的房间或用屏风遮挡。请家属暂离病室。
3. 撤去一切治疗用物。
4. 将床放平，★使尸体仰卧，头下垫一枕，以防面部淤血变色。
5. 装上义齿，眼睑不能闭合者，用湿毛巾敷或按摩眼睑使其闭合。口不能闭合者，轻揉下颌或用绷带托住。
6. ★用棉花填塞口、鼻、耳、阴道、肛门等身体孔道，以免液体外溢，注意棉花勿外露。擦净全身，胶布痕迹用松节油擦净，有伤口者更换敷料，有引流管应拔除，缝合伤口。
7. 第一张尸体识别卡系在死者右手腕部，第二张尸体识别卡系在包裹尸体的尸单上，第三张尸体卡交太平间工作人员。
8. 死者患传染病，应按传染病患者终末消毒处理。
9. 清点遗物交给家属，若家属不在，应由两人共同清点，将贵重物品列出清单，交护士长保存。

三、注意事项

1. 尸体护理应在死亡后尽快进行，以防尸体僵硬。
2. 尸体识别卡应正确放置。
3. 如为传染病患者，尸体护理应按隔离技术进行。★用消毒液清洁尸体，各孔道用浸有1%氯胺溶液的棉球进行填塞，包裹尸体用一次性尸单或尸袍，并装入不透水的袋子中，外面标识传染标志。
4. 态度严肃认真，表示对死者的尊重，满足家属的合理要求。

要点回顾

1. 死亡的定义是什么？
2. "脑死亡"的判断标准有哪些？
3. 临终患者的心理反应分期有哪些？

●○ 模拟试题栏——识破命题思路，提升应试能力 ○●

一、专业实务

A₁型题

1. 下列哪项不属于尸体护理的目的
   - A. 保持尸体姿势良好
   - B. 给家属以安慰
   - C. 使尸体易于辨认
   - D. 使尸体五官端详
   - E. 保持尸体整洁

2. 脑死亡的判断标准不包括
   - A. 不可逆的深昏迷
   - B. 深反射消失
   - C. 自发呼吸停止
   - D. 脑干反射消失
   - E. 脑电波消失

3. 生物学死亡期出现的特征是
   - A. 循环停止
   - B. 呼吸停止
   - C. 各种反射消失
   - D. 神志不清
   - E. 尸斑出现

4. 关于濒死期的描述，不正确的是
   - A. 是生命活动的最后阶段
   - B. 血压降低或测不到
   - C. 潮式呼吸
   - D. 脉搏不规则、快而弱
   - E. 延髓处于深度抑制

5. 最先发生的尸体现象是
   - A. 尸斑
   - B. 尸僵
   - C. 尸冷
   - D. 尸体腐败
   - E. 尸臭

6. 患者在临终的时候，最后丧失的感觉是
   A. 嗅觉　　　　　　　B. 味觉
   C. 视觉　　　　　　　D. 听觉
   E. 触觉

A_2 型题

7. 患者，男性，68 岁。因肺癌晚期住院，住院期间情绪激动，经常无故指责或挑剔家属和医护人员。护士正确的护理措施是
   A. 对患者进行正确的死亡观和人生观教育
   B. 创造环境让患者尽可能一个人独处
   C. 认真倾听患者的心理感受
   D. 诚恳地指出患者的不恰当做法
   E. 减少和患者的语言交流

8. 患者，女性，75 岁。因车祸而急诊入院。经检查，该患者各种反应消失，瞳孔散大，心搏和呼吸全部停止，脑电波平直，目前患者处于
   A. 濒死期　　　　　　B. 临终状态
   C. 生物学死亡期　　　D. 临床死亡期
   E. 深度昏迷

9. 患者，男性，59 岁。肝癌晚期而入院治疗，最近病情发展迅速，患者的情绪很低落、悲伤，常常哭泣。此时患者的心理反应处于
   A. 接受期　　　　　　B. 愤怒期
   C. 否认期　　　　　　D. 忧郁期
   E. 协议期

10. 患者，女性，47 岁。乳腺癌，当护士将此结果告诉患者时，患者的哪项表现提示该患者处于震惊否认期
   A. "你们去忙吧，不要管我了。"
   B. "你看我能吃能睡的，癌症患者有这样子的吗？再查一查吧！"
   C. "我的孩子还没有毕业，我这一病，家里怎么办啊？"
   D. "能帮我打听一下，有哪些方法治疗癌症的效果特别好吗？"
   E. "我身体那么好，只是应酬多一点，是因为酒喝得太多吗？"

11. 患者，男性，48 岁。小学文化。当听说自己被诊断为胰腺癌。立即询问护士："我是不是活不了多久了？"针对患者的心理护理，错误的是
    A. 对患者讲解有关该病的知识及治疗措施
    B. 耐心地倾听患者的诉说
    C. 提供社会支持

D. 指导患者立遗嘱，安排后事
E. 安慰患者，保持积极情绪

12. 患者，女性，72 岁。因心力衰竭住院，经医生检查，确定其进入临床死亡期。下列哪项不符合该期的表现
    A. 心搏停止
    B. 呼吸停止
    C. 各种反射消失
    D. 脑干以上功能处于抑制状态
    E. 瞳孔散大

13. 患者，女性，74 岁。当前处于临终状态。关于该患者躯体状态的描述，下列哪项不正确
    A. 循环和呼吸功能减退
    B. 皮肤苍白、湿冷、四肢冰凉
    C. 恶心、呕吐、食欲缺乏
    D. 听觉消失
    E. 眼眶凹陷、双眼半睁呆滞

14. 患者，男性，29 岁。因车祸死亡。死亡后出现尸僵。下列描述正确的是
    A. 由气温高引起
    B. 通常在死亡后 6～8 小时发生
    C. 先下颌，再至躯干的发展顺序最为多见
    D. 是最先发生的尸体现象
    E. 从大块肌肉开始

15. 患者，男性，70 岁。因外伤住院，现在患者处于深度昏迷状态、脑干反射消失、脑电波消失、无自主呼吸。该患者处于
    A. 疾病晚期　　　　　B. 临床死亡期
    C. 生物学期　　　　　D. 濒死期
    E. 脑死亡期

16. 患者，男性，80 岁。肺癌晚期，处于濒死期。下列哪项符合该期表现
    A. 瞳孔散大
    B. 潮式呼吸
    C. 延髓处于深度抑制
    D. 各种反射消失
    E. 心搏停止

17. 患者，男性，65 岁。得知自己患有晚期肺癌，不相信自己的病情，处于否认期，该期的特点是
    A. 对周围事物丧失兴趣
    B. 产生轻生念头
    C. 到处求医，希望是误诊
    D. 积极配合治疗
    E. 常常对家人发脾气

18. 患者，女性，55岁。卵巢癌晚期。患者对自己所患疾病很清楚，当前情绪低落、消沉，常常独自哭泣，并试图轻生。该患者处于哪一个心理反应阶段
  A. 否认期　　　　B. 愤怒期
  C. 忧郁期　　　　D. 协议期
  E. 接受期

19. 患者，女性，80岁。胰腺癌晚期。病情一天比一天严重，她意识到死亡要来临，变得很安静、安详。下列哪项描述是患者此时的表现
  A. 有侥幸心理
  B. 不和善、不合作
  C. 愤怒逐渐消失
  D. 祈祷医务人员能妙手回春
  E. 开始接受自己患不治之症的事实

20. 患者，女性，42岁。宫颈癌晚期，常自言自语道："这不公平，为什么是我？"这种心理反应的出现，提示该患者处于
  A. 接受期　　　　B. 愤怒期
  C. 协议期　　　　D. 忧郁期
  E. 否认期

21. 患者，男性，72岁。多器官功能衰竭。患者表现为意识模糊、肌张力消失、心音低钝、血压65/38mmHg、潮式呼吸。提示该患者处于
  A. 濒死期　　　　B. 临床死亡期
  C. 机体死亡期　　D. 生物学死亡期
  E. 脑死亡期

A_3/A_4 型题

（22～23题共用题干）

患者，男性，72岁。大肠癌晚期。患者知道自己病情，能积极配合医生治疗，与医生共同商讨治疗方案。

22. 该患者现处于心理反应的
  A. 愤怒期　　　　B. 否认期
  C. 协议期　　　　D. 忧郁期
  E. 接受期

23. 在护理该患者时，护士应特别注意
  A. 尽可能满足其提出的各种合理要求，指导患者配合治疗
  B. 辅以药物，稳定患者情绪
  C. 护士和家属要经常陪伴患者，给予更多同情和照顾
  D. 安排多一些亲朋好友与患者会面
  E. 创造机会让患者宣泄心中的忧虑和恐惧

（24～26题共用题干）

患者，女性，66岁。体检时B超发现肝脏有9cm×6cm包块，初步诊断：原发性肝癌。患者自我感觉身体状况良好，对检查结果不相信，并到其他医院反复检查。

24. 该患者此时的心理反应为
  A. 否认期　　　　B. 愤怒期
  C. 协议期　　　　D. 忧郁期
  E. 接受期

25. 在该患者进行护理时，恰当的做法是
  A. 告诉患者已经确诊了，没有必要再进行检查
  B. 附和患者认为检查结果不可信
  C. 用药物稳定患者的情绪
  D. 与医生、家属统一口径，并协助患者进行进一步检查
  E. 安慰患者所患疾病为良性肿瘤，不必担心

26. 患者经过进一步的检查，确诊为肝癌。其开始接受自己的病情，在与医生沟通时，得知自己所患疾病可进行手术治疗，开始对自己的病情抱有较大希望，并积极配合治疗。此时患者的心理反应为
  A. 否认期　　　　B. 愤怒期
  C. 协议期　　　　D. 忧郁期
  E. 接受期

二、实践能力

A_1 型题

27. 当前医学界提出以下哪一项标准作为判断死亡的依据
  A. 心电波平直
  B. 各种反射消失
  C. 瞳孔散大而固定、呼吸停止
  D. 脑死亡
  E. 瞳孔散大而固定

28. 濒死患者常出现
  A. 二尖瓣面容　　B. 希氏面容
  C. 痛苦面容　　　D. 慢性病容
  E. 贫血面容

29. 下列哪项不属于临终患者的临床表现
  A. 四肢发绀
  B. 大小便失禁或尿潴留
  C. 腹胀
  D. 双眼半睁呆滞、瞳孔固定
  E. 洪脉

30. 美国心理学家罗斯博士提出，临终患者通常经历

五个心理反应阶段，其排列顺序为

A. 忧郁期、否认期、愤怒期、协议期、接受期

B. 否认期、协议期、愤怒期、接受期、忧郁期

C. 否认期、愤怒期、协议期、忧郁期、接受期

D. 忧郁期、愤怒期、否认期、协议期、接受期

E. 否认期、忧郁期、协议期、愤怒期、接受期

A_2 型题

31. 患者，男性，82岁。因胰腺癌晚期住院。目前患者处于临终阶段，给予该患者的护理措施，下列哪项不正确

A. 给予保暖、按摩，以改善患者血液循环

B. 避免使用止痛剂，以防成瘾

C. 护理患者时说话要清楚、缓慢，以免增加其焦虑

D. 多陪伴、触摸患者，满足其心理需要

E. 加强皮肤护理

32. 患者，女性，52岁。患乳腺癌后，四处求医，不接受事实。对于该患者，下列哪项措施较为合适

A. 不要轻易揭穿患者的防卫机制，使其逐步适应

B. 辅以药物，稳定患者情绪

C. 经常陪伴患者，给予更多的同情和照顾

D. 注意安全，观察其有无自杀倾向

E. 加强生活护理

33. 患者，男性，75岁。肝癌晚期。关于患者的心理变化及其护理的描述，下列哪一项不正确

A. 初期为否认期，是一种暂时的自我防卫，可缓冲情绪上的冲击

B. 处于愤怒期时，护理人员应积极与患者探讨治疗方案，指导其配合治疗

C. 处于协议期时，应鼓励其说出内心感受，尽可能满足其提出的各种要求

D. 处于忧郁期时，应多加陪伴

E. 进入接受期，表示患者已经接受即将死亡的事实

34. 患者，女性，55岁。因卵巢癌住院，常常哭泣，并且焦虑不安。对该患者首选的护理措施是

A. 倾听其叙述并给予安慰

B. 通知主管医生

C. 让家属探视

D. 同意家属陪伴

E. 给予镇静药

35. 患者，女性，62岁。确诊为肺癌后，沉默、食欲下降、夜间入睡困难、易怒。对该患者的护理，最应重视的是

A. 可利用治疗效果好的患者现身说法，正面宣教

B. 鼓励患者自我表达，宣泄情绪

C. 继续加强与患者的沟通交流

D. 防自杀，防意外，防出走

E. 鼓励家属给予患者支持与安慰

36. 患者，男性，80岁。得知自己患上淋巴瘤后，情绪易怒、拒绝治疗。此时，护士与其沟通应避免的行为是

A. 为其提供发泄的机会

B. 听其倾诉，了解其感受

C. 当其拒绝治疗时，对其进行评价

D. 及时满足其合理需求

E. 对其不合理行为表示理解

37. 患者，女性，75岁。当前处于临终期，常对护士说："我得这病不怪任何人，请你们尽力帮我治疗，有什么新的治疗方法，都可以在我身上做试验。我相信奇迹会出现的。"该患者处在心理反应的

A. 愤怒期   B. 否认期

C. 协议期   D. 忧郁期

E. 接受期

38. 患者，男性，68岁。因严重的车祸，抢救无效死亡。护士为其进行尸体护理，正确的时间是

A. 呼吸、心搏停止后

B. 各种反射消失后

C. 心电波平直后

D. 脑死亡后

E. 医生做出死亡诊断之后

39. 护士为患者进行尸体护理时，发现死者有活动义齿。正确的处理是

A. 取下义齿浸泡在冷水中

B. 将义齿装入死者口中

C. 取下义齿丢弃

D. 取下交回死者家属

E. 取下义齿，在死者口中填塞棉花

40. 患者，男性，59岁。患传染性疾病在医院病故。护士为其进行尸体护理时，错误的是

A. 用消毒液清洁尸体

B. 用一次性尸单包裹尸体

C. 尸体装入不透水袋子中

D. 各孔道用不脱脂干棉球填塞

E. 袋子外面标识传染标志

A₃/A₄型题

（41～42题共用题干）

患者，女性，61岁。因多器官衰竭，抢救无效死亡。护士准备为其做尸体护理。

41. 尸体护理时，护士将尸体放平，头下垫一软枕的目的是
    A. 保持良好姿势
    B. 防止下颌骨脱位
    C. 便于护士进行尸体护理操作
    D. 避免头面部淤血变色
    E. 让患者接近自然状态

42. 护士对死者家属的护理，不包括
    A. 对患者遗物进行整理与移交
    B. 说明患者的病情及抢救过程
    C. 态度真诚，表达同情、理解
    D. 有条件时，做好对死者家属的随访
    E. 尸体护理时，请家属在旁站立，以示安慰

（43～45题共用题干）

患者，女性，66岁。因大肠癌住院，当前患者的情绪非常低落，非常悲伤，常常暗自哭泣、流泪，焦虑不安。

43. 患者此时心理反应为
    A. 否认期
    B. 愤怒期
    C. 协议期
    D. 忧郁期
    E. 接受期

44. 目前对该患者的护理，正确的是
    A. 说服患者理智面对病情，热情鼓励，帮助其树立信心
    B. 指导用药，减轻患者痛苦
    C. 通过做思想工作，说服患者理智面对病情
    D. 安排患者与亲朋好友会面，让家属陪伴在身旁
    E. 对患者的任何反应不作明确的表态

45. 患者因肿瘤全身扩散离世。护士为其进行尸体护理时，不正确的是
    A. 尸体放平，头下垫一软枕
    B. 更换伤口敷料
    C. 用1%氯胺棉球填塞各孔道
    D. 对患者遗物进行清点并移交家属
    E. 将第一张尸体识别卡系在死者右手腕部

（杨翠红）

第20章 医疗和护理文件的书写与处理

第1节 概　述

一、医疗和护理文件的重要性

1. 提供患者的治疗信息。
2. 提供教学和科研的重要资料。
3. 提供评价依据。
4. 提供法律的证明文件。

★二、医疗和护理文件的书写要求

1. 及时　应实时记录，若因抢救危重患者，未能及时记录时，应★在抢救后6小时内补记。
2. 准确　记录内容应准确、真实，不可主观臆断。
3. 完整　眉栏、页码及各项记录填写完整，记录者应签全名。
4. 简明扼要　记录内容应简明扼要、语句通顺、重点突出，使用医学术语应确切。
5. 清晰　字体清楚、端正，不出格、不跨行，不可任意涂改或剪贴。若书写有错误时，应在相应文字上画双横线，就近书写正确文字，并签全名。

三、医疗和护理文件保管要求

1. 按规定放置。
2. 保持清洁、完整，防止污染、破损、拆散和丢失。
3. 患者及家属有权复印或复制体温单、医嘱单、护理记录单，以及卫生行政部门规定的其他病历资料。
4. 妥善保管。★住院期间病历由病房保管，出院病历应送病案室，按卫生行政部门规定的保存期限保管。

第2节 护理文件的书写

一、体温单

1. 住院期间排在病历首页位置。

★2. 体温单上各项目的记录方法

（1）眉栏用蓝墨水或碳素墨水笔填写。

（2）在40～42℃横线之间：★用红色水笔在40～42℃横线之间相应时间栏内，纵行填写入院、手术、分娩、转入、转科、出院、死亡等，除手术不写具体时间外，其余均按24小时制用中文填写时间，如"×时×分"。

（3）体温曲线的绘制

1）口温符号为蓝"●"，腋温符号为蓝"×"，肛温符号为蓝"○"，相邻两次符号用蓝线相连。

2）降温半小时后所测得的温度，绘在降温前温度符号的同一纵格内，用红"○"表示，以红虚线与降温前的温度符号相连。

★2. 体温单上各项目的记录方法

（3）体温曲线的绘制

　3）体温不升者（≤35℃），于35℃线处画蓝"●"，于蓝点处向下画"↓"表示，长度不超过两小格。亦可在35℃以下相应时间栏内用黑（蓝）水笔纵向写上"体温不升"。

　4）有疑义的体温经核实后用蓝笔在其上方标上"v"字。

　5）如因拒测、外出进行诊疗活动或请假等，未测量体温，应在34～35℃横线之间用黑（蓝）水笔纵向写上"拒测""外出""请假"等，前后两次体温断开不连接。

★（4）脉搏曲线的绘制：①脉搏符号用红"●"表示，相邻脉搏用红线连接；②当体温与脉搏重叠时，先绘制体温符号，再将脉搏用红圈画于其外；③脉搏短绌时，需同时绘制心率和脉率。心率用红"○"表示，相邻心率之间用红直线相连，在心率与脉搏曲线之间用红直线填满。

（5）呼吸曲线的绘制：呼吸次数用蓝水笔以阿拉伯数字记录，相邻两次呼吸次数应上下错开；也可绘制呼吸曲线，符号为蓝"●"；患者使用辅助呼吸时，用黑（蓝）水笔在35℃以下，相应的时间栏内纵向写上"辅助呼吸"或"停辅助呼吸"，亦可用黑色"R"表示。

（6）体温单底栏填写要点：①除皮试阳性结果用红水笔填写外，其余各项用黑（蓝）水笔填写，数据用阿拉伯数字记录，免写计量单位。★②大便次数的记录：每24小时填写前1日大便的次数。未解大便记"0"；大便失禁或假肛用"※"表示；灌肠用"E"表示，灌肠后大便1次用"1/E"表示，灌肠后无大便用"0/E"表示，灌肠前有1次大便，灌肠后又大便2次用"1²/E"表示。③出入液量：在相应栏内填写前1日24小时的总入量或总出量。④尿量：填写前1日24小时的总尿量。⑤体重：新入院患者当日应测体重并记录，住院期间每周至少记录1次。若因病情不能测量，可填写"卧床"。

★二、医嘱单的处理

★1. 医嘱的种类

（1）长期医嘱：有效时间在24小时以上，医生注明停止后失效。

（2）临时医嘱：有效时间在24小时以内，应在短时间内执行，一般仅执行1次。即刻执行医嘱（即"st"医嘱），需在15分钟内执行。

（3）备用医嘱

　1）长期备用医嘱（prn）：有效时间在24小时以上，必要时执行，由医生注明停止时间后失效。

　2）临时备用医嘱（sos）：仅在医生开写时起12小时内有效，必要时执行1次，过期尚未执行则失效。

★2. 医嘱处理的原则　先急后缓，先临时后长期，立即执行的医嘱先执行后抄写。即一般先执行临时医嘱，再执行长期医嘱，需立即执行的医嘱应先执行再转抄到治疗单上（图20-1）。执行医嘱后，执行者签全名。

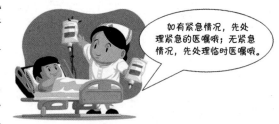

如有紧急情况，先处理紧急的医嘱哦；无紧急情况，先处理临时医嘱哦。

图20-1　医嘱的处理原则

3. 医嘱的处理方法

（1）临时医嘱：医生直接写在临时医嘱单上。护士先将其转抄到各种临时治疗单或治疗卡上，需立即执行的临时医嘱应安排护士马上执行，注明执行时间并签全名。

（2）长期医嘱：医生直接写在长期医嘱单上。护士先将其分别转抄到各种长期治疗单或治疗卡上，核对后签全名。

（3）长期备用医嘱：医生直接写在长期医嘱单上。需要时，护士每次执行后在临时医嘱单上记录，注明执行时间并签全名。

（4）临时备用医嘱：医生直接写在临时医嘱单上，12小时内有效。执行后注明执行时间并签全名。过期未执行自动失效，★由护士在该医嘱后用红笔注明"未用"。

3. 医嘱的处理方法
- （5）停止医嘱：医生在医嘱单某项医嘱停止栏内注明停止日期、时间，并签名后，该项医嘱即失效。护士应在各种医嘱执行单或治疗卡上注销该项医嘱，注明停止日期、时间，并签全名。
- （6）重整医嘱：长期医嘱调整项目较多或医嘱单超过3页，或患者转科、手术、分娩时，需重整医嘱。在医嘱的最后一行下面用红笔画一横线，并在红线下面用红笔写上"重整医嘱"。医生重整医嘱后，护士应两人核对该患者所有医嘱执行单和各种治疗卡，核对无误后，签名。

4. 医嘱处理的注意事项
- （1）医嘱必须经医生签名后方为有效，★一般情况下不执行口头医嘱，在抢救或手术过程中医生提出口头医嘱时，护士必须向医生复诵一遍，双方确认无误后方可执行，抢救或手术后医生需及时补写医嘱（6小时内），医护双方补签名，并注明执行时间。
- （2）严格医嘱查对制度，做到执行核对，每班查对，每日总核对。
- （3）凡需要下一班执行的临时医嘱要交班，并在护士交班记录本上注明。

三、特别护理记录单的记录要点

1. 常用于危重、抢救、大手术后、特殊治疗后需要严密观察病情变化的患者。
2. 记录内容包括：生命体征、意识、瞳孔、出入液量、用药情况、病情变化、各种治疗、护理措施及其效果等。
3. 详细记录患者的病情动态、治疗和护理措施，并签全名。★上午7时至下午7时用黑（蓝）水笔记录，下午7时至次晨7时用红色水笔记录。亦可按要求24小时均采用黑（蓝）水笔记录，12小时或24小时出入液量统计时，用红色水笔在相应栏画上、下双线标识。
4. 24小时出入液量应于次晨总结，并填写在体温单相应栏内。

四、病室护理交班报告

1. 填写眉栏各项　用黑（蓝）水笔填写。
2. 书写顺序　★按出院、转出、死亡、新入院、转入、手术、分娩、病危、病重等顺序逐项填写，每项依床号顺序排列。

五、护理病历

1. 入院护理评估单　是患者入院后首次进行初步的护理评估的记录。
2. 护理计划单　根据患者入院护理评估的资料，将患者的护理诊断列于计划单上，并设定各自的预期目标、制订护理措施以及评价。
3. PIO护理记录单　是护理人员解决患者健康问题的记录。P，健康问题；I，措施；O，结果。

锦囊妙"记"

书写交班报告顺序

先出、后入、再手术。随后跟着分娩、病危和病重。

要点回顾

1. 体温单40～42℃横线之间填写的内容有哪些？
2. 医嘱分为几类？如何区别？
3. 如何执行口头医嘱？

●○ 模拟试题栏——识破命题思路，提升应试能力 ○●

一、专业实务

A₁型题

1. 医疗文件记录的意义不包括

A. 提供患者的信息资料

B. 提供法律依据

C. 提供流行病统计资料

D. 提供教学与科研资料

E. 提供评价依据

2. 护士处理医嘱时，应先执行的医嘱是

A. 长期医嘱　　　　B. 临时医嘱

C. 临时备用医嘱　　D. 长期备用医嘱

E. 停止医嘱

3. 医嘱的内容不包括

A. 护理级别　　　　B. 药物批号

C. 饮食类型　　　　D. 给药途径

E. 隔离种类

4. 应记录在临时医嘱栏内的医嘱是

A. 流质饮食

B. 一级护理

C. 地西泮5mg，临睡时

D. 测血压，每日1次，测量3天

E. 半坐卧位

5. 护士可以执行医生口头医嘱的情况是医生在

A. 抢救患者时　　　B. 随时都可以

C. 电话告知时　　　D. 外出会诊时

E. 换药期间

A₂型题

6. 护士小李于16:00时巡视病室后，书写交班报告，其首先应写的是

A. 4床，患者甲，上午1时转呼吸科

B. 18床，患者乙，上午9时入院

C. 21床，患者丙，上午8时手术

D. 25床，患者丁，下午行胸腔穿刺术

E. 41床，患者戊，医嘱特级护理

7. 患者，男性，43岁。因消化性溃疡住院治疗，经治疗后病情好转出院，出院后的医疗文件应交于何处保管

A. 护理部　　　　　B. 病案室

C. 医务处　　　　　D. 病区

E. 住院处

8. 患者，女性，80岁。大便失禁，护士需将此内容用符号形式记录在体温单上。表示大便失禁的符号为

A. "〇"　　　　　　B. "●"

C. "×"　　　　　　D. "E"

E. "※"

9. 患者，男性，50岁。因急性甲型肝炎入院，需行消化道隔离，此内容属于

A. 不列入医嘱　　　B. 长期医嘱

C. 临时医嘱　　　　D. 上期备用医嘱

E. 临时备用医嘱

10. 某护士，在书写体温单时，填写方法不正确的是

A. 有疑义的体温经核实后用蓝笔在其上方标上"v"字

B. 底栏除皮试阳性用红笔填写"（＋）"外，其余均用黑（蓝）水笔填写

C. 用黑（蓝）水笔在40～42℃横线之间相应时间栏内，纵行填写入院时间

D. 脉搏与体温重叠时，则先画体温，再将脉搏用红圈画于其外

E. 呼吸次数用蓝笔以阿拉伯数字记录，相邻两次呼吸次数应上下错开

11. 患者，男性，56岁。今日行胃大部切除术。为减轻患者伤口疼痛，医嘱：哌替啶50mg im q6h prn。在执行这项医嘱时，护士做法不正确的是

A. 将医嘱转抄在长期医嘱栏内

B. 执行前需了解上次的执行时间

C. 在临时医嘱栏内记录执行时间

D. 两次执行的间隔时间在6小时以上

E. 过时未执行则用红笔写"未用"

12. 患者，男性，53岁。胆囊手术后，明日出院。此项医嘱属于

A. 临时医嘱　　　　B. 长期医嘱

C. 临时备用医嘱　　D. 长期备用

E. 即刻执行的医嘱

13. 患者，男性，37岁。诊断：急性胰腺炎。意识模糊，入住ICU治疗。其特别护理记录单需记录的内容不包括

A. 护理措施　　　　B. 生命体征

C. 出入液量　　　　D. 神志、瞳孔

E. 患者社会关系

14. 患者，女性，50岁。1小时后行子宫肌瘤切除术，术前医嘱：阿托品0.5mg im st。此医嘱属于

A. 临时医嘱　　　　B. 长期医嘱

C. 长期备用医嘱　　D. 即刻执行的医嘱

E. 临时备用医嘱

15. 患者，女性，50岁。行背部手术后，主诉：感到疼痛。为减轻患者疼痛，15:00医生开出医嘱，阿法罗定10mg im sos。此医嘱的失效时间为

A. 20:00　　　　　　B. 次日15:00

C. 24:00　　　　　　D. 次日3:00

E. 医生注明的停止时间

16. 患者，男性，36岁。今晨主诉"昨晚夜间多梦易醒"，下午医生开出医嘱：地西泮5mg po sos。

当晚患者睡眠良好，该项医嘱未执行。值班护士应于次日上午，在该项医嘱栏内

A. 用红笔写上"失效"

B. 用蓝笔写上"失效"

C. 用红笔写上"未用"

D. 用蓝笔写上"未用"

E. 用红笔写上"作废"

17. 患者，男性，58岁。灌肠前自行排便1次，灌肠后排便2次，正确的记录方法是

A. 1/E　　　　　　　B. 2/E

C. 3/E　　　　　　　D. 1/2E

E. 1²/E

18. 患者，女性，68岁。疑为"十二指肠溃疡并发出血"收入院。医生开出下列医嘱，其中属于长期医嘱的是

A. 奥美拉唑（洛赛克）20mg po bid

B. 血常规

C. 5%葡萄糖500ml 西咪替丁0.4mg iv drip st

D. 大便潜血试验

E. 胃镜检查

19. 患者，男性，68岁。因术后伤口疼痛，需药物止痛，护士对医嘱："哌替啶5mg im st"有疑问，护士应

A. 凭经验执行

B. 与另一组护士核对执行

C. 与同组护士商量后执行

D. 询问医生，核实医嘱内容

E. 自行执行，及时询问患者药效

20. 患者，女性，35岁。大叶性肺炎已痊愈，准备出院。护士为其整理出院病案时，应放在病案最后的是

A. 体温单　　　　　B. 入院记录

C. 医嘱单　　　　　D. 各种化验单

E. 住院病历首页

A₃/A₄型题

（21～23题共用题干）

　　患者，男性，86岁。因急性有机磷农药中毒送至急诊科抢救。经洗胃、输液等紧急处理后，现患者病情稳定。

21. 护士在抢救结束后要及时据实补记抢救记录和护理病历，时限为

A. 2小时内　　　　B. 3小时内

C. 6小时内　　　　D. 8小时内

E. 9小时内

22. 患者需要复印病历，如视频所示，其中不可以复印的病历资料是

A. 体温单　　　　　B. 化验单

C. 门诊病历　　　　D. 会诊记录

E. 医学影像资料

23. 患者，女性，38岁。腕部腱鞘囊肿切除术后感到疼痛，为减轻患者疼痛，医生于13:00开出医嘱：阿法罗定10mg im sos。此项医嘱的失效时间是

A. 21:00　　　　　B. 23:00

C. 次日1:00　　　　D. 次日13:00

E. 医生在该医嘱停止栏注明停止的时间

（24～27题共用题干）

　　患者，男性，68岁。左肾结石，今日上午手术取石，术后为减轻患者伤口疼痛，10:00医生开出医嘱：哌替啶50mg im q6h prn。

24. 该医嘱属于

A. 临时医嘱　　　　B. 长期医嘱

C. 长期备用医嘱　　D. 临时备用医嘱

E. 立即执行医嘱

25. 此项医嘱的失效时间是

A. 当日18:00　　　B. 当日20:00

C. 当日22:00　　　D. 次日10:00

E. 医生在该医嘱停止栏注明停止的时间

26. 关于此类医嘱，描述错误的是

A. 有效时间在24小时以上

B. 需要时使用

C. 每次执行后，应在临时医嘱单上记录并签名

D. 需注明间隔时间

E. 过期尚未执行即失效

27. 停止该医嘱时，正确的做法是

A. 医生口头停止，由护士转抄在长期医嘱单上

B. 医生直接在临时医嘱单相应位置注明停止时间

C. 护士将停止医嘱转抄至长期医嘱单上

D. 护士在有关治疗单上注销该医嘱

E. 护士分别在医嘱单和治疗单上停止和注销该医嘱并签全名

（28～29题共用题干）

　　患者，男性，55岁。诊断：胃癌，入院择期手术。手术当日8:00时送患者至手术室在全身麻醉下行"胃癌根治术"，14:00术后送返病室。

28. 患者返回病室后，医生开出下列术后医嘱，护士应首先执行

A. 吸氧st

B. 0.9%氯化钠100ml 头孢拉定3g iv drip bid

C. 测血压bid

D. 一级护理

E. 外科护理常规

29. 当日，护士书写交班报告时，应将患者作为下述哪类患者进行交班

   A. 危重患者　　　　B. 转入患者

   C. 新入院患者　　　D. 转出患者

   E. 手术患者

（30～33题共用题干）

   患者，男性，69岁。高血压病史10年。在家看足球时，突然出现剧烈头痛、呕吐，随即昏迷，被送入医院。查体：两侧瞳孔对光反射消失，不等大。

30. 医生立即开出下列医嘱，其中属于临时医嘱的是

   A. 吸氧

   B. 测血压qh

   C. 安置头高足低位

   D. 5%葡萄糖氯化钠500ml iv drip qd

   E. 20%甘露醇250ml iv drip st

31. 医生决定立即送患者至手术室进行手术，术前医嘱：阿托品0.5mg im st。护士接到该医嘱首先应做的是

   A. 即刻给患者皮下注射阿托品0.5mg

   B. 将医嘱转抄至长期治疗单上

   C. 将医嘱转抄至临时治疗单上

   D. 在该项医嘱前用红笔打"√"

   E. 将医嘱转抄至交班报告上，以便下一班次护士查阅

32. 手术后，医生给患者开出长期医嘱：测量血压qh。护士接到医嘱后正确的处理方法是

   A. 将医嘱转抄至注射单上

   B. 将医嘱转抄至口服药单上

   C. 将医嘱转抄至长期治疗单上，并建立"危重患者护理记录单"

   D. 将医嘱转抄至临时治疗单上，并建立"危重患者护理记录单"

   E. 将医嘱转抄至输液卡上，交执行护士执行

33. 护士给患者处理医嘱时，下列哪项不妥

   A. 一般先执行临时医嘱，后执行长期医嘱

   B. 一般不执行口头医嘱

   C. 转抄医嘱后须两人核对无误后执行

   D. 为确保执行医嘱准确，所有医嘱必须先转抄医嘱后执行

   E. 严格查对制度，做到执行核对，每班查对，

每日总核对

二、实践能力

A₁型题

34. 在体温单40～42℃横线之间相应时间栏内纵向填写的是

   A. 入院日期　　　　B. 入院时间

   C. 手术后日期　　　D. 特殊用药时间

   E. 检查、治疗时间

35. 护士执行口头医嘱错误的是

   A. 口头医嘱一般情况下都可执行

   B. 执行时，护士应向医生复诵一遍

   C. 双方确认无误后执行

   D. 执行后需补写医嘱

   E. 抢救患者时可以执行

A₂型题

36. 患者，男性，53岁。住院5天痊愈出院，护士整理病案时，应排在最前面的是

   A. 住院病历首页　　B. 病程记录

   C. 护理病历　　　　D. 体温单

   E. 医嘱单

37. 某实习护士，在普外科实习，其书写护理记录时，符合要求的是

   A. 白班用黑色墨水笔书写，夜班用红色墨水笔书写

   B. 日期和时间一律使用中文记录

   C. 时间记录为上午使用AM，下午使用PM

   D. 书写后交带教老师审阅、修改并签全名

   E. 书写时尽量少用医学术语

38. 患者，男性，58岁。因"肺部感染"入院，入院后测体温39.6℃。护士为患者行物理降温，30分钟后复测体温38.3℃。降温后体温的绘制符号是

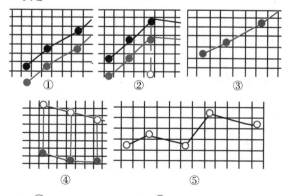

①　　　　②　　　　③

④　　　　⑤

   A. ①　　　　　　　B. ②

   C. ③　　　　　　　D. ④

   E. ⑤

39. 患者，男性，58岁。因"直肠癌"入院，拟行直肠癌根治术。术前进行大量不保留灌肠，灌肠后护士在患者体温单上的记录为"$1\,^2/E$"，表示患者
    A. 灌肠后排便1次，自行排便2次
    B. 灌肠后排便一天2次
    C. 灌肠后排便两天1次
    D. 两次灌肠后排便1次
    E. 自行排便1次，灌肠后排便2次

40. 患者，男性，45岁。某日测量体温时发现此次测量体温与上次测量结果差异较大，发现这种情况护士应首先
    A. 予以核实　　　　　B. 向医生报告
    C. 无须处理　　　　　D. 绘制体温单
    E. 密切观察患者体温变化

41. 患者，男性，72岁。护士观察病情时发现其"脉搏短绌"，在体温单上绘制所测得心率与脉搏的方法是
    A. 心率红点，脉搏红圈，两者之间蓝直线相连
    B. 心率红点，脉搏红圈，两者之间红直线相连
    C. 脉搏红点，心率红圈，两者之间红直线相连
    D. 脉搏红点，心率红圈，两者之间蓝直线相连
    E. 心率红点，脉搏红圈，两者之间红虚线相连

42. 患者，女性，74岁。入院后择期行肝叶切除术，护士在处理其医嘱时，下列哪项不正确
    A. 医嘱必须经医生签名后方有效
    B. 医嘱须每日核对
    C. 凡需下一班执行的医嘱要交班
    D. 需交班的医嘱要写在病区交班记录本上
    E. 饮食单、透视单、会诊单、检验单等要立刻送至有关科室

A_3/A_4型题

（43～45题共用题干）

患者，女性，65岁。近日因天气变化，急性哮喘发作急诊入院治疗。

43. 患者入院后，医生开出医嘱：吸氧 st。该医嘱属于
    A. 长期医嘱　　　　　B. 立即执行的医嘱
    C. 长期备用医嘱　　　D. 临时备用医嘱
    E. 定期执行医嘱

44. 护士在执行该医嘱时，必须在多长时间内完成
    A. 15分钟　　　　　　B. 30分钟
    C. 4小时　　　　　　D. 12小时
    E. 24小时

45. 评估患者的病情后，护士交班时，交接内容最重要的是
    A. 患者食欲下降　　　B. 患者尿量增多
    C. 患者烦躁不安　　　D. 患者睡眠不佳
    E. 患者呼气时有哮鸣音

（46～48题共用题干）

患者，女性，56岁。2小时前因上腹部剧烈疼痛，伴恶心、呕吐1次，30分钟后突然晕厥、出冷汗伴濒死感，于14:30急诊入院。入院时查体：体温38.5℃，脉搏102次/分，呼吸22次/分，血压70/50mmHg。

46. 护士把所测得的生命体征填写在体温单上，正确的绘制方法是
    A. 呼吸的记录符号为红"○"
    B. 体温的记录符号为蓝"×"
    C. 脉搏的记录符号为红"○"
    D. 物理降温后的体温以蓝"×"表示
    E. 血压用红笔填写在体温单的底栏

47. 护士在给患者实施抢救后，补写护理记录，书写过程中发现有错别字，其正确的处理方法是
    A. 用双划线在错别字上，就近书写正确的文字，签全名
    B. 把原记录涂黑，在旁边写上正确的字
    C. 采用刮、粘、涂等方法掩盖或去除原来的字迹
    D. 用红笔注明"取消"字样并签全名
    E. 为了保持病例美观，重抄整页护理记录单

48. 患者实验室检查结果为：白细胞11.9×10^9/L，红细胞沉降率26mm/h，心电图$V_1\sim V_5$导联ST段抬高。诊断：急性广泛性前壁心肌梗死。护士需为患者立即执行的医嘱是
    A. 禁食　　　　　　　B. 记录24小时出入液量
    C. 一级护理　　　　　D. 哌替啶50mg im st
    E. 10%葡萄糖500ml 10%氯化钾15m1胰岛素8U iv drip qd

（范　英）

第2篇 法律法规与护理管理

第21章 与护士执业注册相关的法律法规

考点提纲栏——提炼教材精华，突显高频考点

第1节 护士执业注册

《护士条例》于2008年1月31日公布，2008年5月12日开始实施，根据2020年3月27日《国务院关于修改和废止部分行政法规的决定》修订。本条例所称护士，是指经执业注册取得护士执业证书，依照本条例规定从事护理活动，履行保护生命、减轻痛苦、增进健康职责的卫生技术人员。

《护士条例》对护士执业注册、权利和义务、医疗卫生机构的职责、法律责任等进行了详细的规定。护士必须在取得护士执业证书、进行执业注册后，才能从事护理工作。

★**一、护士执业注册的基本条件** 按照《护士条例》的要求，申请护士执业注册应当具备以下四个条件。

★**1. 具有完全民事行为能力** 根据《中华人民共和国民法典》，十八周岁以上的自然人为成年人。不满十八周岁的自然人为未成年人。成年人为完全民事行为能力人，可以独立实施民事法律行为。十六周岁以上的未成年人，以自己的劳动收入为主要生活来源的，视为完全民事行为能力人。

2. 在中等职业学校、高等学校完成国务院教育主管部门和国务院卫生主管部门规定的普通全日制3年以上的护理、助产专业课程学习，包括在教学、综合医院完成8个月以上护理临床实习，并取得相应学历证书。普通全日制是完全脱产在校学习，不包括半脱产或是在职的学历，因此专业教育方式上排除了函授、电大、自考、成教等形式。

3. 通过国务院卫生主管部门组织的护士执业资格考试。

4. 符合国务院卫生主管部门规定的健康标准。
   按照《护士执业注册管理办法》的要求，申请护士执业注册，应当符合下列健康标准。
   - （1）无精神病史。
   - （2）无色盲、色弱、双耳听力障碍。
   - （3）无影响履行护理职责的疾病、残疾或者功能障碍。

> **锦囊妙"记"**　　　　　　　**护士执业注册基本条件**
>
> 具有完全民事行为能力，全日制3年以上护理、助产专业毕业，执业资格考试合格，身体健康。

二、护士执业注册的申请与管理

1. **护士首次执业注册** 申请护士执业注册，应当向批准设立拟执业医疗机构或者为该医疗机构备案的卫生健康主管部门提出申请。提交★护士执业注册申请审核表、申请人身份证明、申请人学历证书及专业学习中的临床实习证明、医疗卫生机构拟聘用的相关材料接受审核。护士执业注册申请，应当自通过护士执业资格考试之日起★3年内提出；逾期提出申请的，除上述材料外，还应当提交★在省、自治区、直辖市卫生健康主管部门规定的教学、综合医院接受3个月临床护理培训并考核合格的证明。

2. **护士延续执业注册** ★护士执业注册有效期为5年。护士执业注册有效期届满需要继续执业的，应当在有效期届满前30日，向批准设立执业医疗机构或者为该医疗机构备案的卫生健康主管部门申请延续注册。

3. **护士变更执业注册** 护士在其执业注册有效期内变更执业地点等注册项目的，应当向批准设立执业医疗机构或者为该医疗机构备案的卫生健康主管部门报告，并提交护士执业注册申请审核表和申请人的《护

士执业证书》。注册部门应当自受理之日起7个工作日内为其办理变更手续。护士跨省、自治区、直辖市变更执业地点的，收到报告的注册部门还应当向其原执业地注册部门通报。县级以上地方卫生健康主管部门应当通过护士管理信息系统，为护士变更注册提供便利。

4. **护士重新申请注册**　对★注册有效期届满未延续注册的；受吊销《护士执业证书》处罚，自吊销之日起满2年的护理人员拟在医疗卫生机构执业时，应当重新申请注册。

　　重新申请注册的，按规定提交材料；中断护理执业活动超过3年的，还应当提交在省、自治区、直辖市卫生健康主管部门规定的教学、综合医院接受3个月临床护理培训并考核合格的证明。

5. **注销执业注册**　护士执业注册后有下列情形之一的，原注册部门办理注销执业注册。

$\left\{\begin{array}{l}（1）注册有效期届满未延续注册。\\（2）受吊销《护士执业证书》处罚。\\（3）护士死亡或者丧失民事行为能力。\end{array}\right.$

> **锦囊妙"记"**　　　　　　　　**护士执业注册与管理**
>
> 通过护士执业资格考试3年内首次注册；延续注册提前30天申请；变更执业地点需办理手续；吊销《护士执业证书》满2年可重新注册；超过3年申请注册或中断护理执业活动超过3年，需有3个月临床护理培训并考核合格证明。

三、护士的权利与义务　见护理伦理部分。

第2节　医疗卫生机构的职责

1. 配备护士的数量不得低于国务院卫生主管部门规定的护士配备标准。

2. 保障护士合法权益

$\left\{\begin{array}{l}（1）应当为护士提供卫生防护用品，并采取有效的卫生防护措施和医疗保健措施。\\（2）应当执行国家有关工资、福利待遇等规定，按照国家有关规定为在本机构从事护理工作的护士足额缴纳社会保险费用，保障护士的合法权益。\\（3）对在艰苦边远地区工作，或者从事直接接触有毒有害物质、有感染传染病危险工作的护士，所在医疗卫生机构应当按照国家有关规定给予津贴。\\（4）应当制定、实施本机构护士在职培训计划，并保证护士接受培训。护士培训应当注重新知识、新技术的应用；根据临床专科护理发展和专科护理岗位的需要，开展对护士的专科护理培训。\end{array}\right.$

3. 加强护士管理

$\left\{\begin{array}{l}（1）应当按照国务院卫生主管部门的规定，设置专门机构或者配备专（兼）职人员负责护理管理工作。\\（2）建立护士岗位责任制并进行监督检查。\end{array}\right.$

第3节　护士执业中的相关法律责任

★1. **医疗卫生机构的法律责任**　医疗卫生机构有下列情形之一的，由县级以上地方人民政府卫生主管部门依据职责分工责令限期改正，给予警告；逾期不改正的，根据国务院卫生主管部门规定的护士配备标准和在医疗卫生机构合法执业的护士数量核减其诊疗科目，或者暂停其6个月以上1年以下执业活动。

（1）护士的配备数量低于国务院卫生主管部门规定的护士配备标准的。

（2）★允许未取得护士执业证书的人员或者未依照《护士条例》规定办理执业地点变更手续、延续执业注册有效期的护士在本机构从事诊疗技术规范规定的护理活动的（图21-1）。

★2. 护士的法律责任　护士在执业过程中违反法定义务应当承担相应的法律责任。《护士条例》规定，护士在执业活动中有下列情形之一的，由县级以上地方人民政府卫生主管部门依据职责分工责令改正，给予警告；情节严重的，暂停其6个月以上1年以下执业活动，直至由原发证部门吊销其护士执业证书。

（1）发现患者病情危急未立即通知医师的。

（2）发现医嘱违反法律、法规、规章或者诊疗技术规范的规定，未依照本条例第十七条的规定提出或者报告的。

（3）泄露患者隐私的。

（4）发生自然灾害、公共卫生事件等严重威胁公众生命健康的突发事件，不服从安排参加医疗救护的。

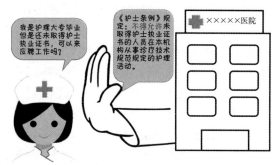

图21-1　医疗卫生机构的法律责任——加强护士管理

护士在执业活动中造成医疗事故的，依照医疗事故处理的有关规定承担法律责任。

护士被吊销执业证书的，自执业证书被吊销之日起2年内不得申请执业注册。

要点回顾

1. 护士执业注册应具备哪些基本条件？
2. 医疗卫生机构在护士执业中应尽哪些职责？
3. 护士在执业活动中，哪些情形需依照《护士条例》承担相应法律责任？
4. 申请护士执业注册时应当提交哪些材料？

●○ 模拟试题栏——识破命题思路，提升应试能力 ○●

一、专业实务

A₁型题

1.《护士条例》开始实施的时间是
　　A. 2002年5月12日　　B. 2005年5月12日
　　C. 2008年5月12日　　D. 2010年5月12日
　　E. 2012年5月12日

2. 从事护理活动唯一合法的凭证是
　　A. 护理专业毕业证书
　　B. 助产专业毕业证书
　　C. 教学医院实习证明
　　D. 护士执业资格考试成绩合格证明
　　E. 护士执业证书

3. 申请护士执业注册应具有完全民事行为能力，申请者年龄至少应在
　　A. 16周岁以上　　　　B. 17周岁以上
　　C. 18周岁以上　　　　D. 19周岁以上
　　E. 20周岁以上

4. 申请注册的护理专业毕业生，应在教学或综合医院完成临床实习至少达

　　A. 6个月　　　　　　B. 7个月
　　C. 8个月　　　　　　D. 9个月
　　E. 10个月

5. 根据国务院卫生主管部门规定的健康标准，以下哪项不影响护士执业注册申请
　　A. 精神病史　　　　　B. 色盲
　　C. 色弱　　　　　　　D. 双耳听力障碍
　　E. 近视

6. 在申请护士执业注册的基本条件中，不妥的是
　　A. 具有完全民事行为能力
　　B. 在中等职业学校、高等学校完成国务院教育主管部门和卫生主管部门规定的普通全日制3年以上的护理、助产专业课程学习，并取得相应学历证书
　　C. 通过国务院卫生主管部门组织的护士执业资格考试
　　D. 获得经省级以上卫生行政部门确认免考资格的普通中等卫生学校护理专业毕业文凭者，可以免于护士执业考试
　　E. 符合国务院卫生主管部门规定的健康标准

7. 下列人员中，允许在医疗机构从事诊疗技术规范规定的护理活动的是
   A. 护理本科毕业未取得护士执业证书的护士
   B. 护士执业注册有效期满未延续注册的护士
   C. 工作调动，执业证书未变更执业地点的护士
   D. 工作十年，因故吊销执业证书的护士
   E. 取得执业证书1年，后出国留学2年再次返回原医院的护士

8. 护士执业注册的有效期为
   A. 2年　　　　　　　　B. 3年
   C. 5年　　　　　　　　D. 8年
   E. 10年

A₂型题

9. 小何是护理专业毕业生，拟申请护士执业注册。在其提交的资料中，不符合护士执业注册条件的是
   A. 17周岁
   B. 成人大专护理毕业
   C. 在教学医院实习10个月
   D. 1年前参加护士执业资格考试合格
   E. 4个月前体检健康

10. 护理专业毕业生小李拟申请护士执业注册。在申请注册时不需要提交的材料是
   A. 执业注册申请审核表
   B. 临床实习证明
   C. 学历证书
   D. 医疗卫生机构拟聘用的相关材料
   E. 户籍资料证明

11. 护士小赵护士执业注册有效期于2022年7月20日届满，申请延期注册的时间应在
   A. 2022年2月20日前
   B. 2022年3月20日前
   C. 2022年4月20日前
   D. 2022年5月20日前
   E. 2022年6月20日前

12. 护生小刘在一所二级甲等医院完成毕业实习后，但未通过护士执业资格考试。护理部考虑其平时无护理差错，且普外科护士严重短缺，因此聘用其任普外科护士，护理部的做法违反的是
   A.《护士条例》
   B.《侵权责任法》
   C.《护士执业注册管理办法》
   D.《医疗机构管理办法》
   E.《医疗事故处理条例》

13. 护士小李因严重医疗事故被吊销护士执业证书。

小李希望继续在医疗机构从事护理工作，其重新执业注册时间为
   A. 自吊销之日起满3个月
   B. 自吊销之日起满半年
   C. 自吊销之日起满1年
   D. 自吊销之日起满1年半
   E. 自吊销之日起满2年

14. 患者，女性，35岁。甲状腺大部切除术后10小时，护士巡视时发现患者明显呼吸困难，发绀，伤口左侧明显肿胀、皮肤张力大。护士采取的下列措施中，哪项违反《护士条例》规定
   A. 安慰患者　　　　B. 未立即报告医生
   C. 给患者吸氧　　　D. 拆除缝线，去除血肿
   E. 安置半卧位

15. 某护士原在A省B县的某县级医院工作，因个人原因调到C省D市的某市级医院任护士，当其需要办理护士执业资格变更手续时，应递交申请的部门是
   A. A省B县卫生健康主管部门
   B. 国家卫生健康主管部门
   C. C省卫生健康主管部门
   D. 县级医院的行政部门
   E. C省D市卫生健康主管部门

16. 护士小赵因变更执业地点，向卫生健康主管部门报告并提交材料后，注册部门为其办理变更手续应当自受理之日起
   A. 5个工作日内　　　B. 7个工作日内
   C. 10个工作日内　　　D. 14个工作日内
   E. 30个工作日内

17. 护士小何，因出国进修学习中断护理执业活动超过了3年，现重新执业注册。除了常规的执业注册申请材料外，小何还需提交
   A. 国外进修学习证明
   B. 国外进修学习成绩证明
   C. 在国外医疗卫生机构实习证明
   D. 继续教育学分证明
   E. 在教学医院接受3个月临床护理培训并考核合格的证明

18. 某医院在整理护士人力资源资料过程中，拟向卫生健康主管部门申请办理注销部分护士的执业注册。不属于注销执业注册情形的是
   A. 注册有效期届满未延续注册
   B. 受吊销《护士执业证书》处罚
   C. 护士死亡

D. 护士丧失民事行为能力

E. 未办理变更执业地点

19. 护士小郑在执行医嘱时，发现医嘱违反诊疗技术规范规定。小郑应及时提出疑问的对象是

A. 责任护士　　　　B. 病区护士长

C. 开具医嘱的医生　D. 科室负责人

E. 医务科负责人

A_3/A_4 型题

（20～22题共用题干）

护理专业毕业生小江已经完成了国务院教育主管部门和卫生主管部门规定的全日制3年护理专业课程学习，申请护士执业注册。

20. 不属于申请护士执业注册基本条件的是

A. 年龄18周岁以上

B. 获得护理专业学历证书

C. 符合健康要求

D. 护士执业资格考试合格

E. 本地户籍证明

21. 根据《护士执业注册管理办法》规定的健康标准，影响小江执业注册的情况是

A. 甲型肝炎　　　　B. 色盲

C. 浅表性胃炎　　　D. 家族有高血压病史

E. 近视

22. 小江从事护理活动、独立当班的前提是需要获取

A. 在校成绩单

B. 实习证明

C. 护理专业学历证书

D. 护士执业资格考试成绩合格证明

E. 护士执业证书

二、实践能力

A_1 型题

23.《护士执业注册管理办法》规定

A. 护士执业注册申请，应当自通过护士执业资格考试之日起2年内提出

B. 护士注册的有效期为3年

C. 中断注册超过1年者如需重新注册必须按有关规定参加临床实践半年

D. 中断注册3年以上者将予以注销执业资格证书

E. 护士在其执业注册有效期内变更执业地点的，应办理变更手续

24.《护士条例》的立法根本宗旨不包括

A. 维护护士的合法权益

B. 规范护理行为

C. 促进护理事业的发展

D. 保障医疗安全和人体健康

E. 促进社会经济发展

A_2 型题

25. 某医院护士小张，被依法追究刑事责任。小张可能发生了以下哪种情况

A. 未经护士执业注册从事护理工作

B. 发现医嘱违反规定未提出或报告

C. 发现患者病情危急未立即通知医师

D. 泄露患者隐私

E. 严重不负责任，造成患者死亡

26. 某医疗机构应按国家有关规定给相关护理人员发放津贴，以下哪项不属于给予津贴的情况

A. 在艰苦边远地区工作的护士

B. 从事直接接触有害有毒物质的护士

C. 在传染病院护理艾滋病患者的护士

D. 在传染病暴发期间疫区进行采集样本的护士

E. 在劳动强度大，经常需要加班的科室工作的护士

27. 护士小谢在申请执业注册时，除了要求提交一般材料外，还要求其提交在省、自治区、直辖市卫生健康主管部门规定的教学、综合医院接受3个月临床护理培训并考核合格的证明。小谢的情况可能是

A. 取得执业资格考试合格证书1年内提出首次注册者

B. 护士执业注册有效期届满者

C. 在护士执业注册有效期内变更执业地点者

D. 中断护理执业活动超过3年者

E. 被吊销《护士执业证书》满2年者

（许　莹）

第22章　与临床护理工作相关的法律法规

▶▶▶ 考点提纲栏——提炼教材精华，突显高频考点 ◀◀◀

第1节 《中华人民共和国传染病防治法》

1989年2月21日第七届全国人民代表大会常务委员会第六次会议通过《中华人民共和国传染病防治法》，1989年9月1日起施行，2004年8月28日第十届全国人民代表大会常务委员会第十一次会议修订通过，2004年12月1日起施行。2013年6月29日全国人民代表大会常务委员会对该法再次进行了修正。

一、立法目的和方针　制定本法是为了预防、控制和消除传染病的发生与流行，保障人体健康和公共卫生。国家对传染病防治实行预防为主的方针，防治结合、分类管理、依靠科学、依靠群众。

二、传染病分类　根据传染病传播方式、速度以及对人类危害程度不同，分为甲、乙、丙三类，实行分类管理。目前，《中华人民共和国传染病防治法》列入的法定传染病共40种，其中甲类传染病2种，乙类传染病27种，丙类传染病11种。

1. 甲类传染病　也称强制管理传染病，共有2种，分别是鼠疫、霍乱。
2. 乙类传染病　也称严格管理传染病，包括新型冠状病毒感染、严重急性呼吸综合征（传染性非典型肺炎）、人感染高致病性禽流感（H5N1）、病毒性肝炎、细菌性和阿米巴性痢疾、伤寒和副伤寒、艾滋病、淋病、梅毒、脊髓灰质炎、麻疹、百日咳、白喉、新生儿破伤风、流行性脑脊髓膜炎、猩红热、流行性出血热、狂犬病、钩端螺旋体病、布鲁氏菌病、炭疽、流行性乙型脑炎、肺结核、血吸虫病、疟疾、登革热、人感染H7N9禽流感共27种。
   对乙类传染病中严重急性呼吸综合征、炭疽中的肺炭疽，采取甲类传染病的预防、控制措施。
3. 丙类传染病　也称监测管理传染病，包括流行性和地方性斑疹伤寒、黑热病、丝虫病、包虫病、麻风病、流行性感冒（包括甲型H1N1流感）、流行性腮腺炎、风疹、急性出血性结膜炎、手足口病，以及除霍乱、细菌性和阿米巴性痢疾、伤寒和副伤寒以外的感染性腹泻病共11种。

> **锦囊妙"记"**　执行甲类传染病预防、控制措施的传染病：甲类两种（霍乱、鼠疫），
> 乙类两种（严重急性呼吸综合征、炭疽中的肺炭疽）。

三、医疗机构的职责　医疗机构必须严格执行国务院卫生行政部门规定的管理制度、操作规范，防止传染病的医源性感染和医院感染。确定专门的部门或者人员，承担传染病疫情报告、本单位的传染病预防、控制以及责任区域内的传染病预防工作；承担医疗活动中与医院感染有关的危险因素监测、安全防护、消毒、隔离和医疗废物处置工作。

医疗机构应当对传染病病人或者疑似传染病病人提供医疗救护、现场救援和接诊治疗，书写病历记录以及其他有关资料，并妥善保管。

医疗机构应当实行传染病预检、分诊制度；对传染病病人、疑似传染病病人，应当引导至相对隔离的分诊点进行初诊。

四、传染病疫情报告、通报和公布　设立传染病疫情信息通报制度。任何单位和个人发现传染病病人或者疑似传染病病人时，应当及时向附近的疾病预防控制机构或者医疗机构报告。发现甲类传染病和按照

甲类管理的乙类传染病、病原携带者或疑似传染病病人时，应于2小时内报告发病地的卫生防疫机构；发现其他乙类、丙类传染病的病人、病原携带者或疑似传染病病人时，应于24小时内报告发病地的卫生防疫机构。依照本法的规定负有传染病疫情报告职责的人民政府有关部门、疾病预防控制机构、医疗机构、采供血机构及其工作人员，不得隐瞒、谎报、缓报传染病疫情。

国务院卫生行政部门定期公布全国传染病疫情信息。省、自治区、直辖市人民政府卫生行政部门定期公布本行政区域的传染病疫情信息。

传染病暴发、流行时，国务院卫生行政部门负责向社会公布传染病疫情信息，并可以授权省、自治区、直辖市人民政府卫生行政部门向社会公布本行政区域的传染病疫情信息。公布传染病疫情信息应当及时、准确。

五、疫情控制　医疗机构发现甲类传染病时，应当及时采取下列措施。

1. 对病人、病原携带者，予以隔离治疗，隔离期限根据医学检查结果确定。
2. 对疑似病人，确诊前在指定场所单独隔离治疗。
3. 对医疗机构内的病人、病原携带者、疑似病人的密切接触者，在指定场所进行医学观察和采取其他必要的预防措施。

拒绝隔离治疗或者隔离期未满擅自脱离隔离治疗的，可以由公安机关协助医疗机构采取强制隔离治疗措施。

传染病暴发、流行时，县级以上地方人民政府应当立即组织力量，按照预防、控制预案进行防治，切断传染病的传播途径，必要时，报经上一级人民政府决定，可以采取下列紧急措施并予以公告。

1. 限制或者停止集市、影剧院演出或者其他人群聚集的活动。
2. 停工、停业、停课。
3. 封闭或者封存被传染病病原体污染的公共饮用水源、食品以及相关物品。
4. 控制或者扑杀染疫野生动物、家畜家禽。
5. 封闭可能造成传染病扩散的场所。

发生传染病疫情时，疾病预防控制机构和省级以上人民政府卫生行政部门指派的其他与传染病有关的专业技术机构，可以进入传染病疫点、疫区进行调查、采集样本、技术分析和检验。

患甲类传染病、炭疽死亡的，应当将尸体立即进行卫生处理，就近火化。患其他传染病死亡的，必要时，应当将尸体进行卫生处理后火化或者按照规定深埋。

为了查找传染病病因，医疗机构在必要时可以按照国务院卫生行政部门的规定，对传染病病人尸体或者疑似传染病病人尸体进行解剖查验，并应当告知死者家属。

第2节　《医疗事故处理条例》

国务院发布的《医疗事故处理条例》于2002年9月1日起施行。条例就医疗事故的范围、鉴定、赔偿和处理作了详细的规定。

★一、医疗事故的构成要素　医疗事故是指医疗机构及其医务人员在医疗活动中，违反医疗卫生管理法律、行政法规、部门规章和诊疗护理规范、常规，过失造成患者人身损害的事故。

医疗事故的构成要素包括以下几方面。

1. 主体是医疗机构及其医务人员。
2. 行为的违法性：医疗机构及其医务人员因违反医疗卫生管理法律、行政法规、部门规章和诊疗护理规范、常规而发生的事故。
3. 必须是发生在诊疗护理工作中的行为，包括为此服务的后勤和管理工作。
4. 过失造成患者人身损害：两个含义，一是"过失"造成的，即是医务人员的过失行为，而不是有伤害患者的主观故意；二是对患者要有"人身损害"后果。这是判断是否为医疗事故至关重要的一点。

医疗事故的
构成要素
包括以下
几方面。

{ 5.过失行为和后果之间存在因果关系：虽然存在过失行为，但是并没有给患者造成损害后果，这种情况不应该被视为医疗事故；虽然存在损害后果，但是医疗机构和医务人员并没有过失行为，也不能判定为医疗事故。

锦囊妙"记"

医疗事故的构成要素

医疗机构及其医务人员在诊疗护理行为中违法，过失造成患者人身损害。

★二、医疗事故的分级 医疗事故分为四级（图22-1）。

一级医疗事故：造成患者死亡、重度残疾的。

二级医疗事故：造成患者中度残疾、器官组织损伤导致严重功能障碍的。

三级医疗事故：造成患者轻度残疾、器官组织损伤导致一般功能障碍的。

四级医疗事故：造成患者明显人身损害的其他后果的。

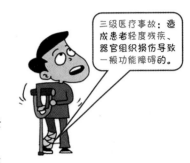

三级医疗事故：造成患者轻度残疾、器官组织损伤导致一般功能障碍的。

图22-1 医疗事故的分级

三、医疗事故的预防与处置

医疗机构及其医务人员在医疗活动中，必须严格遵守医疗卫生管理法律、行政法规、部门规章和诊疗护理规范、常规，恪守医疗服务职业道德。强调病历在诊疗中的重要性与病历书写的时效性。根据《病历书写基本规范》要求，病历书写应当客观、真实、准确、及时、完整、规范。因抢救急危患者，未能及时书写病历的，有关医务人员应当在★抢救结束后6小时内据实补记，并加以注明。要保持病历完整，★患者有权复印或者复制其门诊病历、住院志、体温单、医嘱单、化验单（检验报告）、医学影像检查资料、特殊检查同意书、手术同意书、手术及麻醉记录单、病理资料、护理记录以及国务院卫生行政部门规定的其他病历资料。严禁涂改、伪造、隐匿、销毁或者抢夺病历资料。

发生医疗事故争议时，死亡病例讨论记录、疑难病例讨论记录、上级医师查房记录、会诊意见、病程记录应当在医患双方在场的情况下封存和启封。封存的病历资料可以是复印件，由医疗机构保管。

疑似输液、输血、注射、药物等引起不良后果的，医患双方应当共同对现场实物进行封存和启封，封存的现场实物由医疗机构保管；需要检验的，应当由双方共同指定的、依法具有检验资格的检验机构进行检验；双方无法共同指定时，由卫生行政部门指定。疑似输血引起不良后果，需要对血液进行封存保留的，医疗机构应当通知提供该血液的采供血机构派员到场。

患者死亡，医患双方当事人不能确定死因或者对死因有异议的，应当在患者死亡后48小时内进行尸检；具备尸体冻存条件的，可以延长至7日。尸检应当经死者近亲属同意并签字。

患者在医疗机构内死亡的，尸体应当立即移放太平间。死者尸体存放时间一般不得超过2周。

医务人员在医疗活动中发生或者发现医疗事故、可能引起医疗事故的医疗过失行为或者发生医疗事故争议的，应当立即向所在科室负责人报告，科室负责人应当及时向本医疗机构负责医疗服务质量监控的部门或者专（兼）职人员报告；负责医疗服务质量监控的部门或者专（兼）职人员接到报告后，应当立即进行调查、核实，将有关情况如实向本医疗机构的负责人报告，并向患者通报、解释。

发生下列重大医疗过失行为的，医疗机构应当在12小时内向所在地卫生行政部门报告：①导致患者死亡或者可能为二级以上的医疗事故；②导致3人以上人身损害后果；③国务院卫生行政部门和省、自治区、直辖市人民政府卫生行政部门规定的其他情形。

四、医疗事故的技术鉴定 医疗事故技术鉴定的法定机构是各级医学会。鉴定结论主要是分析医疗事故等级、医疗过失行为在医疗事故损害后果中的责任程度、对医疗事故患者的医疗护理医学建议。其中医疗事故中医疗过失行为责任程度如下。

{ ★1.完全责任 指医疗事故损害后果完全由医疗过失行为造成。

2.主要责任 指医疗事故损害后果主要由医疗过失行为造成，其他因素起次要作用。

3.次要责任 指医疗事故损害后果主要由其他因素造成，医疗过失行为起次要作用。

4.轻微责任 指医疗事故损害后果绝大部分由其他因素造成，医疗过失行为起轻微作用。

★不属于医疗事故的几种情形。

1. 在紧急情况下为抢救垂危患者生命而采取紧急医学措施造成不良后果的。
2. 在医疗活动中由于患者病情异常或者患者体质特殊而发生医疗意外的。
3. 在现有医学科学技术条件下，发生无法预料或者不能防范的不良后果的。
4. 无过错输血感染造成不良后果的。
5. 因患方原因延误诊疗导致不良后果的。
6. 因不可抗力造成不良后果的。

五、罚则　医疗机构违反本条例的规定，有下列情形之一的，由卫生行政部门责令改正；情节严重的，对负有责任的主管人员和其他直接责任人员依法给予行政处分或者纪律处分。

1. 未如实告知患者病情、医疗措施和医疗风险的。
2. 没有正当理由，拒绝为患者提供复印或者复制病历资料服务的。
3. 未按照国务院卫生行政部门规定的要求书写和妥善保管病历资料的。
4. 未在规定时间内补记抢救工作病历内容的。
5. 未按照本条例的规定封存、保管和启封病历资料和实物的。
6. 未设置医疗服务质量监控部门或者配备专（兼）职人员的。
7. 未制定有关医疗事故防范和处理预案的。
8. 未在规定时间内向卫生行政部门报告重大医疗过失行为的。
9. 未按照本条例的规定向卫生行政部门报告医疗事故的。
10. 未按照规定进行尸检和保存、处理尸体的。

第3节　《中华人民共和国民法典》

《中华人民共和国民法典》自2021年1月1日起施行。其中第七编第六章（第一千二百一十八条至第一千二百二十八条）为医疗损害责任。

第一千二百一十八条　患者在诊疗活动中受到损害，医疗机构或者其医务人员有过错的，由医疗机构承担赔偿责任。

★第一千二百一十九条　医务人员在诊疗活动中应当向患者说明病情和医疗措施。需要实施手术、特殊检查、特殊治疗的，医务人员应当及时向患者具体说明医疗风险、替代医疗方案等情况，并取得其明确同意；不能或者不宜向患者说明的，应当向患者的近亲属说明，并取得其明确同意。

医务人员未尽到前款义务，造成患者损害的，医疗机构应当承担赔偿责任。

第一千二百二十条　因抢救生命垂危的患者等紧急情况，不能取得患者或者其近亲属意见的，经医疗机构负责人或者授权的负责人批准，可以立即实施相应的医疗措施。

第一千二百二十一条　医务人员在诊疗活动中未尽到与当时的医疗水平相应的诊疗义务，造成患者损害的，医疗机构应当承担赔偿责任。

★第一千二百二十二条　患者在诊疗活动中受到损害，有下列情形之一的，推定医疗机构有过错：

（一）违反法律、行政法规、规章以及其他有关诊疗规范的规定；

（二）隐匿或者拒绝提供与纠纷有关的病历资料；

（三）遗失、伪造、篡改或者违法销毁病历资料。

第一千二百二十三条　因药品、消毒产品、医疗器械的缺陷，或者输入不合格的血液造成患者损害的，患者可以向药品上市许可持有人、生产者、血液提供机构请求赔偿，也可以向医疗机构请求赔偿。患者向医疗机构请求赔偿的，医疗机构赔偿后，有权向负有责任的药品上市许可持有人、生产者、血液提供机构追偿。

第一千二百二十四条　患者在诊疗活动中受到损害，有下列情形之一的，医疗机构不承担赔偿责任：

（一）患者或者其近亲属不配合医疗机构进行符合诊疗规范的诊疗；

（二）医务人员在抢救生命垂危的患者等紧急情况下已经尽到合理诊疗义务；

（三）限于当时的医疗水平难以诊疗。

前款第一项情形中，医疗机构或者其医务人员也有过错的，应当承担相应的赔偿责任。

第一千二百二十五条　医疗机构及其医务人员应当按照规定填写并妥善保管住院志、医嘱单、检验报告、手术及麻醉记录、病理资料、护理记录等病历资料。

患者要求查阅、复制前款规定的病历资料的，医疗机构应当及时提供。

第一千二百二十六条　医疗机构及其医务人员应当对患者的隐私和个人信息保密。泄露患者的隐私和个人信息，或者未经患者同意公开其病历资料的，应当承担侵权责任。

第一千二百二十七条　医疗机构及其医务人员不得违反诊疗规范实施不必要的检查。

第一千二百二十八条　医疗机构及其医务人员的合法权益受法律保护。干扰医疗秩序，妨碍医务人员工作、生活，侵害医务人员合法权益的，应当依法承担法律责任。

> **锦囊妙"记"**　患者有损害，医疗机构及医务人员有过失，
> 赔偿责任由医疗机构承担。

第4节　《中华人民共和国献血法》

《中华人民共和国献血法》自1998年10月1日起施行。

我国★实行无偿献血制度，提倡十八周岁至五十五周岁的健康公民自愿献血。

一、献血的组织管理工作　地方各级人民政府领导本行政区域内的献血工作，统一规划并负责组织、协调有关部门共同做好献血工作。县级以上各级人民政府卫生行政部门监督管理献血工作。各级红十字会依法参与、推动献血工作。

国家机关、军队、社会团体、企业事业组织、居民委员会、村民委员会，应当动员和组织本单位或者本居住区的适龄公民参加献血。国家鼓励国家工作人员、现役军人和高等学校在校学生率先献血，为树立社会新风尚作表率。

血站是采集、提供临床用血的机构，是不以营利为目的的★公益性组织。设立血站向公民采集血液，必须经国务院卫生行政部门或者省、自治区、直辖市人民政府卫生行政部门批准。血站应当为献血者提供各种安全、卫生、便利的条件。血站的设立条件和管理办法由国务院卫生行政部门制定。

二、采血与用血　血站对献血者必须免费进行必要的健康检查；身体状况不符合献血条件的，血站应当向其说明情况，不得采集血液。献血者的身体健康条件由国务院卫生行政部门规定。

血站对献血者每次采集血液量一般为200ml，最多不得超过400ml，两次采集间隔期不少于6个月。严格禁止血站违反前款规定对献血者超量、频繁采集血液。

血站采集血液必须严格遵守有关操作规程和制度，采血必须由具有采血资格的医务人员进行，一次性采血器材用后必须销毁，确保献血者的身体健康。血站应当根据国务院卫生行政部门制定的标准，保证血液质量。血站对采集的血液必须进行检测；未经检测或者检测不合格的血液，不得向医疗机构提供。

公民临床用血时只交付用于血液的采集、储存、分离、检验等费用。

为保障公民临床急救用血的需要，国家提倡并指导择期手术的患者自身储血，动员家庭、亲友、所在单位以及社会互助献血。

为保证应急用血，医疗机构可以临时采集血液，但应当依照本法规定，确保采血用血安全。

医疗机构临床用血应当制定用血计划，遵循合理、科学的原则，不得浪费和滥用血液。

血站违反有关操作规程和制度采集血液，由县级以上地方人民政府卫生行政部门责令改正。

第5节　其他相关条例

一、《艾滋病防治条例》　《艾滋病防治条例》于2006年3月1日起施行，根据2019年3月2日《国务院关于

修改部分行政法规的决定》修订。《艾滋病防治条例》突出以下要点。

1. 艾滋病防治工作的组织管理　艾滋病防治工作坚持预防为主、防治结合的方针，建立政府组织领导、部门各负其责、全社会共同参与的机制，加强宣传教育，采取行为干预和关怀救助等措施，实行综合防治。

县级以上人民政府统一领导艾滋病防治工作，建立健全艾滋病防治工作协调机制和工作责任制，对有关部门承担的艾滋病防治工作进行考核、监督。

疾病预防控制机构负责对艾滋病发生、流行以及影响其发生、流行的因素开展监测活动。

国家实行艾滋病自愿咨询和自愿检测制度。县级以上地方人民政府卫生主管部门指定的医疗卫生机构，应当按照国务院卫生主管部门会同国务院其他有关部门制定的艾滋病自愿咨询和检测办法，为自愿接受艾滋病咨询、检测的人员免费提供咨询和初筛检测。

2. 艾滋病病毒感染者、艾滋病病人及其家属的权利与义务

（1）权利：①公平权利：艾滋病病毒感染者、艾滋病病人及其家属享有的婚姻、就业、就医、入学等合法权益受法律保护。任何单位和个人不得歧视艾滋病病毒感染者、艾滋病病人及其家属。②隐私权：未经本人或者其监护人同意，任何单位或者个人不得公开艾滋病病毒感染者、艾滋病病人及其家属的姓名、住址、工作单位、肖像、病史资料以及其他可能推断出其具体身份的信息。③医疗权：医疗机构应当为艾滋病病毒感染者和艾滋病病人提供艾滋病防治咨询、诊断和治疗服务。医疗机构不得因就诊的病人是艾滋病病毒感染者或者艾滋病病人，推诿或者拒绝对其其他疾病进行治疗。④知情权：对确诊的艾滋病病毒感染者和艾滋病病人，医疗卫生机构的工作人员应当将其感染或者发病的事实告知本人；本人为无行为能力人或者限制行为能力人的，应当告知其监护人。⑤获得救助：县级以上人民政府应当采取艾滋病防治关怀、救助措施，向农村艾滋病病人和城镇经济困难的艾滋病病人免费提供抗艾滋病病毒治疗药品。

（2）艾滋病病毒感染者和艾滋病病人应当履行下列义务：①接受疾病预防控制机构或者出入境检验检疫机构的流行病学调查和指导；②将感染或者发病的事实及时告知与其有性关系者；③就医时，将感染或者发病的事实如实告知接诊医生；④采取必要的防护措施，防止感染他人。

艾滋病病毒感染者和艾滋病病人不得以任何方式故意传播艾滋病。

锦囊妙"记"　**艾滋病病毒感染者、艾滋病病人的权利与义务**

权利：公平对待、保护隐私、享受医疗、知晓实情、获得救助。

义务：接受调查与指导、如实告知、做好防护。

3. 法律责任　出入境检验检疫机构、计划生育技术服务机构或者其他单位、个人违反本条例第三十九条第二款规定，公开艾滋病病毒感染者、艾滋病病人或者其家属的信息的，由其上级主管部门责令改正，通报批评，给予警告，对负有责任的主管人员和其他直接责任人员依法给予处分；情节严重的，由原发证部门吊销有关机构或者责任人员的执业许可证件。

4. 行为干预措施　采取各项行为干预措施，有效减少艾滋病传播。

（1）针对经注射吸毒传播艾滋病的美沙酮维持治疗等措施。

（2）针对经性传播艾滋病的安全套推广使用措施，以及规范、方便的性病诊疗措施。

（3）针对母婴传播艾滋病的抗病毒药物预防和人工代乳品喂养等措施。

（4）早期发现感染者和有助于危险行为改变的自愿咨询检测措施。

（5）健康教育措施。

（6）提高个人规范意识以及减少危险行为的针对性同伴教育措施。

二、《人体器官移植条例》　中华人民共和国国务院常务会议通过《人体器官移植条例》，自2007年5月1日起施行。本条例强调以下重点。

1. 本条例所称人体器官移植，是指摘取人体器官捐献人具有特定功能的心脏、肺脏、肝脏、肾脏或者胰腺等器官的全部或者部分，将其植入接受人身体以代替其病损器官的过程。从事人体细胞和角膜、骨髓等人体组织移植，不适用本条例。

★2. 人体器官捐献应当遵循自愿、无偿的原则。

（1）公民享有捐献或者不捐献其人体器官的权利；任何组织或者个人不得强迫、欺骗或者利诱他人捐献人体器官。

（2）捐献人体器官的公民应当具有完全民事行为能力。公民捐献其人体器官应当有书面形式的捐献意愿，对已经表示捐献其人体器官的意愿，有权予以撤销。

（3）公民生前表示不同意捐献其人体器官的，任何组织或者个人不得捐献、摘取该公民的人体器官；公民生前未表示不同意捐献其人体器官的，该公民死亡后，其配偶、成年子女、父母可以以书面形式共同表示同意捐献该公民人体器官的意愿。

（4）任何组织或者个人不得摘取未满18周岁公民的活体器官用于移植。

★3. 活体器官的接受人限于活体器官捐献人的配偶、直系血亲或者三代以内旁系血亲，或者有证据证明与活体器官捐献人存在因帮扶等形成亲情关系的人员。

4. 任何组织或者个人不得以任何形式买卖人体器官，不得从事与买卖人体器官有关的活动。从事人体器官移植的医疗机构实施人体器官移植手术，除向接受人收取摘取和植入人体器官的手术费、药费、检验费、医用耗材费以及保存和运送人体器官的费用，不得收取或者变相收取所移植人体器官的费用。违反本条例规定，买卖人体器官或者从事与买卖人体器官有关活动的，由设区的市级以上地方人民政府卫生主管部门依照职责分工没收违法所得，并处交易额8倍以上10倍以下的罚款。

5. 在摘取活体器官前或者尸体器官捐献人死亡前，负责人体器官移植的执业医师应当向所在医疗机构的人体器官移植技术临床应用与★伦理委员会提出摘取人体器官审查申请。

6. 申请人体器官移植手术患者的排序，应当符合医疗需要，遵循公平、公正和公开的原则。

要点回顾

1.《中华人民共和国传染病防治法》中，甲类传染病以及乙类传染病中采取甲类传染病的预防、控制措施的分别包括哪些疾病？
2. 医疗机构发现甲类传染病时，应采取哪些措施？
3. 简述医疗事故的分级。
4. 我国实行何种献血制度？对献血者的年龄及每次采血量有何要求？
5. 艾滋病病毒感染者、艾滋病病人及其家属需履行哪些义务？

●○ 模拟试题栏——识破命题思路，提升应试能力 ○●

一、专业实务

A₁型题

1. 属于甲类传染病的是
 A. 疟疾　　　　　　B. 炭疽
 C. 艾滋病　　　　　D. 肺结核
 E. 鼠疫

2. 属于乙类传染病，但采取甲类传染病的预防、控制措施的是
 A. 伤寒
 B. 破伤风
 C. 人感染高致病性禽流感
 D. 甲型H1N1流感
 E. 肺炭疽

3.《中华人民共和国传染病防治法》规定，医疗卫生机构在传染防治方面的职责不包括
 A. 承担传染病疫情报告
 B. 承担责任区域内的传染病预防工作
 C. 采取相应措施，提高疫苗接种率
 D. 承担医疗活动中与医院感染有关的危险因素监测、安全防护、消毒、隔离和医疗废物处置工作
 E. 实行传染病预检、分诊制度

4. 发现以下哪种疾病时，应于2小时内报告发病地的卫生防疫机构
 A. 严重急性呼吸综合征
 B. 艾滋病
 C. 肺结核

D. 人感染 H7N9 禽流感

E. 手足口病

5. 发现人感染 H7N9 禽流感的患者、病原携带者或疑似传染病患者时，应报告发病地的卫生防疫机构的时限不超过

A. 2 小时   B. 8 小时

C. 6 小时   D. 12 小时

E. 24 小时

6.《医疗事故处理条例》规定医疗事故技术鉴定的法定机构是

A. 上级医院

B. 医院管理委员会

C. 各级人民政府卫生主管部门

D. 各级医学会

E. 医师协会

7. 下列属于医疗事故的是

A. 紧急情况下为抢救垂危患者生命而采取紧急医学措施造成不良后果的

B. 因患者体质特殊而发生医疗意外的

C. 现有医学科学技术条件下，发生无法预料的不良后果的

D. 无过错输血感染造成不良后果的

E. 查对不严导致用药错误造成不良后果的

8. 根据《中华人民共和国献血法》，我国实行的是

A. 有偿献血制度   B. 无偿献血制度

C. 自愿献血制度   D. 义务献血制度

E. 互助献血制度

9.《中华人民共和国献血法》规定，负责组织献血工作的机构是

A. 地方各级人民政府

B. 县级以上人民政府卫生行政部门

C. 各级红十字会

D. 地方各级采供血机构

E. 行业协会

10.《人体器官移植条例》关于人体器官移植，描述正确的是

A. 捐献器官是公民的义务

B. 人体器官移植包括心、肺、肾、骨髓等移植

C. 活体器官的捐献与接受需经过伦理委员会审查

D. 公民生前表示不同意捐献器官的，该公民死亡后，其配偶可以以书面形式表示同意捐献

E. 任何组织或个人不得摘取未满20周岁公民的活体器官用于移植

11. 对确诊的艾滋病病毒感染者和艾滋病患者，医疗卫生机构的工作人员应当将其感染或者发病的事实告知

A. 本人   B. 家属

C. 朋友   D. 单位领导

E. 与其有性关系者

12. 患者在诊疗活动中受到损害，医疗机构及其医务人员有过错的，应承担赔偿责任的是

A. 所在医疗机构   B. 所在科室

C. 有过错本人   D. 医疗机构负责人

E. 科室负责人

13. 以下哪种情形，患者有损害不应该推定医疗机构有过错

A. 违反诊疗规范

B. 拒绝提供与纠纷有关的病历资料

C. 篡改病历资料

D. 销毁病历资料

E. 限于当时的医疗水平难以诊疗

A₂型题

14. 小郑在医院传染科门诊值班时，接诊一例传染病例，诊断后24小时内报告。该传染病例可能是

A. 肺炭疽

B. 严重急性呼吸综合征

C. 鼠疫

D. 霍乱

E. 甲型H1N1流感

15 护士小刘没有行皮试给某患者注射青霉素，造成患者青霉素过敏而死亡，此事故属于

A. 一级医疗事故   B. 二级医疗事故

C. 三级医疗事故   D. 四级医疗事故

E. 严重护理差错

16. 患者，男性，68岁。因医治无效死亡，患者家属对死因有异议，医疗机构进行尸检应当在患者死亡后

A. 1天内   B. 2天内

C. 3天内   D. 7天内

E. 14天内

17. 值班护士小谢在夜间为患者甲行药物治疗时，发现患者甲已入睡，小谢未叫醒患者甲，错将患者甲的药物输注给患者乙，导致患者乙出现皮肤过敏反应。此事件中，该护士承担

A. 无责任   B. 轻微责任

C. 次要责任   D. 主要责任

E. 完全责任

18. 患者，女性，48岁。以腹泻急诊入院，确诊为霍乱，因病情严重而死亡。对此患者的尸体处理，

正确的是

A. 停尸屉内冷藏保存待检

B. 立即火化

C. 上报卫生防疫部门批准后火化

D. 立即进行卫生处理，就近火化

E. 立即送往偏远地方填埋

19. 某车祸患者急需新鲜A型血液，在下列配型合格的献血者中最合适的是

A. 21岁男性在校大学生

B. 42岁男性教师，长期服用抗高血压药控制，血压维持在110～130/70～80mmHg

C. 26岁男性现役军人，2月前献血400ml

D. 58岁退休机关女性公务员

E. 40岁女性医生，2年前因手术输注过全血

20. 患者，男性，50岁，住院期间因输入不合格血液导致感染乙型肝炎，其索赔对象可为

A. 当地疾病控制中心

B. 当地卫生计生行政部门

C. 血站和医院

D. 当地公安部门

E. 执行输血操作的护士

21. 患者，女性，40岁，因左眼部脂肪瘤行手术治疗。术前手术医生未向患者提及可能出现的并发症，术后患者由上睑提肌损伤导致左眼上睑下垂，不能睁眼，于是向医疗机构提出赔偿，应当承担赔偿责任的是

A. 所在医疗机构　　B. 所在科室

C. 手术医生　　　　D. 医疗机构负责人

E. 科室负责人

22. 某医院"120"收治了一名车祸致昏迷的患者，头颅CT提示颅内大量出血，需立即行开颅手术。但患者无家属陪伴，也无证实其身份和联系人的信息。依据《中华人民共和国民法典》的规定，术前正确的做法是

A. 通知手术室准备手术

B. 报告派出所寻找家属

C. 报告科室负责人获批

D. 报告医院负责人获批

E. 报告卫生行政部门负责人获批

23. 患者，女性，37岁。因剧烈腹痛来急诊科就诊，经检查确诊为异位妊娠大出血。因其无监护人签字且没缴纳手术费用，值班医生未及时进行手术，导致其错过最佳手术时机。本案例侵犯了患者的

A. 自主权　　　　B. 知情同意权

C. 参与治疗权　　D. 基本医疗权

E. 保密和隐私权

24. 患者，女性，48岁。因肾衰竭需要接受肾移植手术。根据人体器官移植相关规定，下列不可作为活体器官捐赠者的是

A. 配偶　　　　　B. 儿子

C. 姑姑　　　　　D. 妹妹

E. 朋友

25. 某口腔科医生在为患者诊治过程中因疏忽大意错拔其一颗健康恒牙，该案例

A. 属于一级医疗事故

B. 属于二级医疗事故

C. 属于三级医疗事故

D. 属于四级医疗事故

E. 不属于医疗事故

A_3/A_4型题

（26～28题共用题干）

患者，女性，52岁。因剧烈腹泻就诊，根据患者临床症状和体查结果，高度怀疑为霍乱。

26. 患者在等待实验室检查结果以确认诊断。此时对该患者的正确处置方法是

A. 在指定场所单独隔离

B. 在留下联系电话后要求其回家等通知

C. 在医院门诊等待结果

D. 收住入本院消化科病房

E. 要求患者尽快自行前往市疾控中心确认

27. 该患者确诊为霍乱，予以隔离治疗。护士告知其家属患者的隔离期限

A. 以临床症状消失为准

B. 根据医学检查结果确定

C. 由当地人民政府决定

D. 由隔离场所的负责人确定

E. 由公安机关决定

28. 该患者治疗无效死亡，应将其尸体立即进行卫生处理并

A. 由患者家属自行处理

B. 送回患者家乡火化

C. 按规定深埋

D. 石灰池掩埋

E. 就近火化

（29～30题共用题干）

患者，男性，81岁。因脑血栓导致右侧肢体偏瘫入院。入院后病情稳定，二级护理。入院后第三天凌晨2

时，患者坠床，颅内出血，全力抢救无效，患者死亡。

29. 造成该事故最主要的原因是
    A. 病房环境昏暗
    B. 护士没有加床档
    C. 没有进行健康教育
    D. 没有家属陪护
    E. 没有安排专人24小时照护

30. 根据对患者造成的伤害程度，该事故属于
    A. 一级医疗事故　　B. 二级医疗事故
    C. 三级医疗事故　　D. 四级医疗事故
    E. 严重护理差错

（31～32题共用题干）

患者，女性，39岁，因误服灭鼠药到医院急诊科就诊。经过洗胃等抢救，现患者病情稳定。

31. 参与抢救的医生、护士及时据实补记抢救记录和病历应在抢救结束后
    A. 2小时内　　B. 4小时内
    C. 6小时内　　D. 8小时内
    E. 12小时内

32. 患者病情好转出院，出院时需要复印病历，不能复印的病历资料是
    A. 体温单　　　　B. 化验单
    C. 门诊病历　　　D. 会诊记录
    E. 医学影像资料

（33～34题共用题干）

某高校组织青年学生参加献血活动。学生们积极报名参加。

33. 告知青年学生做好献血前准备，错误的是
    A. 不能服药　　　B. 不能饮酒
    C. 保证充足睡眠　D. 进食高脂食物
    E. 适当休息

34. 以下哪类学生可参加献血活动
    A. 年满16周岁
    B. 8个月前参与过献血活动者
    C. 女性体重42kg
    D. 5天前拔除智齿
    E. 血红蛋白95g/L

二、实践能力

35. 对医疗机构内的甲类传染病患者、病原携带者、

疑似患者的密切接触者应
    A. 予以隔离治疗
    B. 在指定场所单独隔离治疗
    C. 在指定场所进行医学观察
    D. 限制其活动范围，防止疾病传播
    E. 采取强制隔离治疗措施

36. 违反《人体器官移植条例》规定，买卖人体器官或者从事与买卖人体器官有关活动的，除没收违法所得，并处以罚款金额为交易额的
    A. 2～4倍　　　　B. 4～6倍
    C. 6～8倍　　　　D. 8～10倍
    E. 10～12倍

37. 我国健康公民自愿献血的年龄是
    A. 十六周岁至五十五周岁
    B. 十八周岁至五十五周岁
    C. 十六周岁至六十周岁
    D. 十八周岁至六十周岁
    E. 二十周岁至六十周岁

38. 某急诊患者在就诊过程中，护士没有询问患者有无青霉素过敏史即为患者做青霉素试验，造成患者休克死亡。该护士的医疗过失行为按责任程度分类属于
    A. 完全责任　　　B. 主要责任
    C. 同等责任　　　D. 次要责任
    E. 轻微责任

39. 患者，男性，48岁。因传染病死亡。死亡后医疗机构立即对其尸体进行卫生处理，并就近火化。郑先生可能患有
    A. 炭疽　　　　　B. 伤寒
    C. 艾滋病　　　　D. 人感染高致病性禽流感
    E. 甲型H1N1流感

40. 患者，男性，50岁，是一名艾滋病病毒感染者，其应当履行的义务不包括
    A. 接受流行病学调查和指导
    B. 将事实及时告知与其有性关系者
    C. 将事实如实告知接诊医生
    D. 将事实如实告知单位领导
    E. 采取必要的防护措施，防止感染他人

（许　莹）

第23章 护理管理

第1节 医院护理管理的组织原则

护理组织管理是把人员进行分工和协助，将时间和空间各个环节合理地组织起来，有效地运用护理人员的工作能力，高效地完成护理目标。要将设计的组织形成既分工又合作的有机整体，必须遵循一些基本原则。

一、**等级和统一指挥的原则** 将组织的职权、职责按照上下级关系划分，上级指挥下级，下级听从上级指挥组成垂直等级结构，实现统一指挥。为了避免多头指挥（图23-1）和无人负责的现象，提高管理效率，在管理中需要统一领导、统一指挥。强调无论什么岗位，组织的每一个层级只能有一个人负责，下级只接受一位上级管理人员的命令和指挥，对一位管理人员负责，避免两个以上领导人同时对一个下级和一项工作行使权力，容易造成下级无所适从。下级只向直接上级请示，只有在确认直接指挥错误时可越级上报。上级不要越级指挥，以维护下级组织领导的权威。

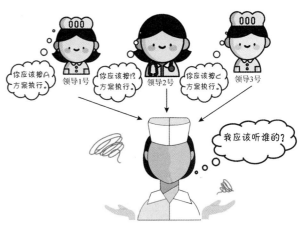

图23-1 多头指挥的现象

二、**专业化分工与协作的原则** 分工是根据组织的任务、目标，按照专业化进行合理分配。协作是各项工作顺利实施的保障。组织工作应坚持专业分工和协调配合的原则，一方面根据组织内部现有的条件和客观需求，合理划分各职能部门的工作范畴；另一方面，明确各专业分工之间的关系，明确纵向管理和横向管理部门之间的协调方式和控制手段，从组织上保证目标的实现。

★三、**管理层次的原则** 要使组织有效地运转，组织中的层次越少越好，命令路线越短越好。从上级到下级建立明确的职责、职权和联系的正式渠道，组织层次越多，指令和命令必须通过组织层次逐层下达或上传，会增加沟通困难。组织层次的多少与管理幅度相关，相同人数的组织，管理幅度大则组织层次少，反之则组织层次多。近年来，随着现代通信设备的应用，出现了加宽管理幅度，减少层次，使组织趋于扁平结构的趋势。例如，护理管理模式由原来的三级管理变成扁平式二级管理模式。

四、**有效管理幅度的原则** 管理幅度是指不同层次管理人员能直接领导的隶属人员人数，应是合理有限的。管理幅度是随着各自的工作性质、类型、特点、护士素质、技术水平、经验、管理者的能力而定的。层次越高，管理的下属人数应相应减少。护理管理中，护理部主任、科护士长、护士长的管理幅度要适当和明确，管理幅度过宽，管理的人数过多，任务范围过大，使护理人员接受的指导和控制受到影响，管理者则会感到工作压力大；如果管理幅度过窄，管理又不能充分发挥作用，则会造成人力浪费。

五、**职责与权限一致的原则** 权利是完成任务的必要工具，职位和权利是相对等的。为了实现职、责、权、利的对应，要做到职务实在，责任明确，权利恰当，利益合理。遵循这一原则，要有正确的授权，组织中的一些部门或者人员所负责的任务，应赋予相应的职权。授予的权利不应大于或小于其职责，下级也不能超越自身的权利范围。上级掌管总的权限，其他权限分配给下级，既统一领导，又分级负责。

六、集权分权结合原则 集权是把权力相对集中在高层领导者手中，使其最大限度地发挥组织的权威。集权能够强化领导的作用，有利于协调组织的各项活动。分权是把权力分配给每一个管理层和管理者，使他们在自己的岗位上就管理范围内的事情作出决策。分权能够调动每一个管理者的积极性，使他们根据需要灵活有效地组织活动。

七、任务和目标一致的原则 ★强调各部门的目标与组织的总目标保持一致，各部门或者科室的分目标必须服从组织的总目标。只有目标一致，才能同心协力完成工作。

八、稳定适应的原则 要保证组织的正常运行，必须在组织结构的稳定性和适应性之间取得平衡。稳定是指组织内部结构要有相对的稳定性，这是组织工作得以正常运转的保证；但组织的稳定是相对的，建立起来的组织不是一成不变的，随着组织内外环境的变化而作出适应性的调整。

九、精干高效原则 组织必须形成精简高效的组织结构形式，以社会效益和经济效益作为自身生存和发展的基础。

十、执行与监督分设原则 执行机构与监督机构分开设立，赋予监督机构相对独立性，才可能发挥作用。监督的力度及有效性取决于监督机构的独立性。

锦囊妙"记"　　　　　　　**医院护理管理的组织原则**

等级和统一指挥，分工与协作并存；管理层次最少，有效管理幅度适当，集权分权结合；职权一致，目标一致，稳定适应，精干高效。

第2节　临床护理工作的组织结构

一、护理组织结构

1. 我国医院护理组织结构主要有以下几种形式。
- （1）在院长领导下，设护理副院长→护理部主任→科护士长→护士长，实施垂直管理。
- （2）在主管医疗护理副院长领导下，设护理部主任→科护士长→护士长。
- （3）床位不满300张的医院，不设护理部主任，只设立总护士长→护士长的二级管理。
- （4）在主管院长的领导下，设立护理部主任→科护士长→护士长，但科护士长纳入护理部合署办公。

2. 各级架构的管理职责
- （1）护理部：对全院护理人员进行统一管理，实行目标管理，制订各种护理技术操作规程、护理常规、确立各项护理质量目标，建立完备的工作制度和规范；合理地配备和使用护理人力资源；对不同层次的护理人员进行培训、考核和奖惩；保证各项护理工作的落实和完成，并不断提高护理质量；提高临床教学和护理科研的水平；加强护理学科建设等。
- （2）科护士长：在护理部主任领导下，全面负责所管辖科室的业务及管理工作，并且参与护理部对全面护理工作的指导和促进工作。
- （3）护士长：是医院病房和基层单位的管理者，负责对护理单元的人、财、物、时间、信息进行有效管理，保证护理质量的稳定性。在护理单元设有护士长、护士、护理员。

★二、护理工作模式

1. 个案护理 是指一个患者所需要的全部护理由一名当班护士全面负责，护理人员直接管理某个患者，即由专人负责实施个体化护理。常用于危重症患者、大手术后需要特殊护理的患者。在这种工作模式下，护理人员责任明确，责任心较强。护士掌握患者的病情变化，全面掌握和满足患者的需求。缺点是需要护理人员有一定的工作能力，护理人员轮班所需要的人力较大、成本高。

2. 功能制护理 是以工作中心为主的护理方式，根据工作的特点和内容划分为几个部分。按岗位分工，可分为处理医嘱的主班护士、治疗护士、药疗护士、生活护理护士等。其优点是分工明确，工作效率高，所需要护理人员较少，易于组织管理，护士长能够依照护理人员的工作能力和特点分派工作。缺点是护理人员对患者的病情和护理缺乏整体性概念，容易忽略患者的整体护理和需求。

3. 小组护理 是将护理人员和患者分成若干小组，一个或一组护士负责一组患者的护理方式。小组成员由不同级别的护理人员组成，小组组长负责制订护理计划及措施，指导小组成员共同参与和完成护理任务。其优点是小组任务明确，成员需要彼此合作，互相配合，维持良好工作氛围；小组中发挥不同层次护理人员的作用，调动其积极性，能获得较为满意的效果。其缺点是护理工作是责任到组不到人，护理人员的责任感受到影响；同时患者没有固定的护士负责，缺乏归属感。

4. 责任制护理 是由责任护士和相应辅助护士对患者进行有计划、有目的的整体护理，患者从入院到出院由责任护士和其辅助护士负责。每个护理人员负责一定数量的患者，以患者为中心，以护理计划为内容，对患者实施有计划的、系统的、全面的整体护理。

责任制护理有以下特点
（1）整体性，包括对患者的生理、心理、社会方面进行护理。
（2）连续性，患者从入院到出院由固定的责任护士负责全部护理活动。
（3）协调性，责任护士负责与其他医务人员沟通、联系、协调各种事务，满足患者需要。
（4）个体化，护理活动依照患者个体化需求制订。这种护理模式的优点是护士能够全面了解患者的情况，为患者提供连续、整体的个体化护理，护理人员责任感增强，患者安全感增强。护患关系密切，增加了交流，护士独立性强。但要求责任护士有较高的业务水平，护理人力需求也会大一些。

将责任制护理和整体护理结合起来，不同层次工作能力、技术水平的护士负责不同数量、不同病情轻重的患者，责任到人，明确分工，进行整体护理。这种责任制整体护理工作方式也是开展优质护理服务倡导的护理工作模式。

5. 系统性整体护理 整体护理是以患者和人的健康为中心，以现代护理观为指导，以护理程序为核心，为患者提供心理、生理、社会、文化等全方位的最佳护理，并将护理临床业务和护理管理环节系统化的工作模式。

第3节 医院常用的护理质量标准

护理质量标准是指在护理质量管理中，以标准化的形式，根据护理工作内容及特点、流程、管理要求、护理人员及服务对象的特点，以患者满意为标准，制定护理人员须严格遵循和掌握的护理工作准则、规定、程序和办法。护理质量标准是衡量护理质量的准则，是规范护理行为的依据，可以使护理工作科学化、制度化、规范化。

一、护理质量标准体系结构 护理质量标准体系结构包括要素质量、过程（环节）质量和终末质量。

1. 要素质量 是指提供护理工作的基础条件质量，是构成护理服务的基本要素。内容包括人员配备，如编制人数、职称、学历构成等；可开展业务项目及合格程度的技术质量、仪器设备质量、药品质量、器材质量、环境质量（设施、空间、环境管理）、排班、值班传呼等时限质量、规章制度等基础管理质量。

2. 过程（环节）质量 是指各种要素通过组织管理形成的工作能力、服务项目、工作程序和工序质量。主要指护理工作活动过程的质量。包括管理工作及护理业务技术活动过程，如执行医嘱、观察病情、患者管理、护理文件书写、技术操作、心理护理、健康教育等。

3. 终末质量 是指患者所得到的护理效果的质量。如压力性损伤发生率、差错发生率、一级护理合格率、住院满意度、出院满意度等患者对护理服务的满意度调查结果等。

在管理活动过程中，护理管理者还必须履行控制职能，对下属的工作进行监督和检查，检查是否按预定的计划和方向运转，发现偏差分析原因，及时纠正，确保组织目标的实现。

根据控制作用的环节划分，可分为前馈控制、过程控制和反馈控制。

1. 前馈控制 又称预先控制或预防控制，是指在活动开始之前就对结果进行认真分析、研究、预测，并采取必要的防范措施，使可能出现的偏差预先就得以制止，如制订护理差错事故防范预案。

2. 过程控制 又称同步控制或环节质量控制，指在管理过程中，为了很好地完成计划目标，管理者对正在进行的各种具体工作方法和过程进行检查、指导、监督和纠正，如检查护士执行护理规章制度情况等。

3. 反馈控制 又称事后控制或结果控制，是指在活动结束后，对计划的执行结果进行检查，并对照标准/目标找出偏差，分析发生偏差的原因及对未来的影响，及时采取防范措施，防止偏差继续发展或再度发生，如护理部每月召开会议分析护理质量等。

二、护理质量标准 护理质量标准包括护理技术操作质量标准、护理管理质量标准、护理文件书写质量标准及临床护理质量标准四大类。

1. 护理技术操作质量标准 包括基础护理技术操作和专科护理技术操作。技术操作质量总标准：实施以患者为中心的整体护理，严格执行三查七对，操作正确及时、安全节力、省时、省物。严格执行无菌原则及操作程序，操作熟练。

2. 护理管理质量标准

（1）护理部管理质量标准：有健全的领导体制，完成各项护理质量指标；管理目标明确；做到有年计划、季计划、月计划，及时总结，有达标措施。护理管理制度健全，有全院统一的管理制度。有健全的会议制度；能落实护理检查和质量控制；有计划、有目标地培养护理人员；开展护理教学和科研工作，建立、健全护理技术档案；有各项工作登记、信息管理制度。有科护士长、护士长考核办法；有各级人员及护士岗位职责、考核标准并定期考核。各科疾病护理常规完备，并定期组织修改完善。全院护理单元有质量监控制度。有查房查岗制度。有护理工作情况登记制度。

（2）病房护理工作质量标准：包括病室管理、基础护理与重症护理、无菌操作与消毒隔离、岗位责任制、护士素质等。

1）病房管理：病房内清洁、整齐、安静、舒适。病室规范，工作有序；贵重药、毒麻药有专人管理，药柜加锁，账物符合；病室陪伴率符合医院标准；预防医院感染和护理合并症的发生；有健康教育制度。

2）基础护理与重症护理：病情观察全面及时，掌握患者基本情况；患者六洁[口腔、头发、皮肤、指（趾）甲、会阴、床单位]、四无（无压力性损伤、无坠床、无烫伤、无交叉感染）。落实基础护理和专科护理，有效预防并发症。各种引流管、瓶清洁通畅，达到要求；晨晚间护理符合规范；危重患者有护理计划、专科护理到位，无合并症；急救物品齐全、抢救技术熟练，医嘱执行准确及时。做好监护抢救护理及护理记录。

3）无菌操作与消毒隔离：各项无菌技术操作符合无菌要求；消毒物品方法正确；浸泡器械的消毒液浓度、更换时间及液量达到标准；扫床套及患者小桌擦布"一人一套""一人一巾"，用后浸泡消毒；餐具及便器用后消毒，或使用一次性用具；治疗室、处置室、换药室严格执行消毒隔离制度，定期消毒并做空气细菌培养，做好记录；传染病患者按病种进行隔离；应使用一次性注射器、输液器；所有无菌物品均注明灭菌日期，单独放置，确保无过期物品；掌握各种消毒液使用的浓度、范围及配制方法；医疗垃圾使用黄塑料袋集中处理。建立预防院内感染的质检机构、制度及措施，有检测消毒、灭菌效果的手段。

4）岗位责任制：明确护理部主任、科护士长、护士长、护士、护理员等的工作职责。

5）护士素质：服装清洁整齐、举止大方；对患者态度和蔼，语言文明，待人礼貌，热情主动做好各项护理工作，贯彻保护性医疗制度；遵守规章制度，坚守岗位；热心为患者做好健康宣教工作。

（3）门诊护理工作质量标准：包括门诊管理及服务台工作。

 1）门诊管理：工作人员要坚守岗位，衣帽整齐、举止大方；诊室清洁整齐，维持良好就诊秩序；采用不同形式进行健康宣教；各项工作制度健全并严格执行。

 2）服务台工作：做好分诊工作，做到传染病患者不漏诊；服务态度好；做好开诊前准备工作；组织维持患者候诊、就诊，配合医生诊疗工作；做到无菌操作和消毒隔离。

2. 护理管理质量标准

（4）手术室质量标准：包括无菌操作和消毒隔离、手术室管理、手术室各岗位工作质量标准。无菌操作和消毒隔离：严格执行无菌操作规程，无菌手术感染率小于0.5%，三类切口感染有追踪登记制度；有严格的消毒隔离制度并认真贯彻；每月定期进行细菌培养及对手术室空气、医护人员的手、物品进行监测；无过期无菌物品；对感染手术严格执行消毒隔离制度。

手术室应清洁、卫生、安静，有定期清扫制度；工作人员的衣、帽、鞋等按要求穿戴；对参观人员、实习人员有管理要求；高压灭菌达到无菌要求，有灭菌效果监测；各种登记制度健全。

手术室各岗位工作制度：巡回护士根据手术要求做好准备工作，保证物品及时供应和性能良好，能主动准确配合手术及抢救工作，无差错。做好术前访视，术中护理，注意与患者交流与宣教，保证患者舒适及安全；洗手护士能熟练配合手术，严格执行无菌操作，和巡回护士共同认真查对患者、手术部位、用药、输血、器械敷料及手术标本，保证术后伤口内无遗留物等，做好记录。

（5）供应室质量标准：包括无菌操作和消毒隔离、物品供应。

 1）无菌操作和消毒隔离：所供应的灭菌物品均注明灭菌日期，无过期物品；定期抽样做细菌培养，监测灭菌效果，高压灭菌达到无菌要求，每锅均有指示剂监测灭菌效果；无菌物品存放室、清洗与包装间、高压灭菌消毒室定期做好空气培养；无菌、有菌物品分开放置。

 2）物品供应：各种物品能下收下送，收发无差错；物品灭菌达要求；无热源，物品种类齐全适用，质量合格；急救物品供应齐全、备足数量；物资保管好，定期清点维修，防止浪费和丢失。做好一次性物品发放及回收管理工作。

3. 护理文件书写质量标准 护理记录书写客观、真实、可靠、准确、及时、完整，使用碳素或蓝黑色水笔书写，病情描述确切、简要、动态反映病情变化、重点突出，运用医学术语。字迹清晰、端正、无错别字，不得用刮、粘、涂等方法掩盖或去除原字迹。体温单绘制清晰，不间断、无漏项。执行医嘱时间准确，双人签名。医院有护理文件书写规范，病历统一归档。

4. 临床护理质量标准

（1）特级、一级护理：①特级护理：设专人24小时护理，备齐各种急救药品、器材。制订并执行护理计划，严密观察病情。正确及时做好各项治疗、护理，并做好特护记录。做好各项基础护理，患者无并发症。②一级护理：按病情需要准备急救用品，制订并执行护理计划，每1小时巡视，密切观察病情变化，并做好记录。做好晨晚间护理，保护皮肤清洁无压力性损伤。

（2）急救物品：配备完好的急救物品及药品，完整无缺，处于备用状态。做到及时检查维修、及时领取报销，★做好"五定"：定专人保管、定时检查核对、定点放置、定量供应、定期消毒。合格率100%。

（3）基础护理：包括晨晚间护理、口腔护理、皮肤护理、出入院护理等，标准为患者清洁、整齐、舒适、安全、安静、无并发症。

（4）消毒灭菌：有负责消毒隔离的健全的组织机构，有预防院内感染的规定和措施，有监测消毒灭菌的技术手段；严格区分无菌区及有菌区，无菌物品必须放置在无菌专用柜内储存，有明显标签，注明时间；熟练掌握各种消毒方法及消毒液的浓度及用法；手术室、供应室、产房、婴儿室、治疗室、换药室等定期做空气培养。应用紫外线空气消毒应有登记检查制度。各项无菌物品灭菌合格率100%。

第4节 医院护理质量缺陷及管理

一、相关概念 护理质量缺陷是指在护理活动中，出现技术、服务、管理等方面的失误。一切不符合质量标准的现象都属于质量缺陷。护理质量缺陷表现为患者对护理的不满意、医疗事故、医疗纠纷，包括护理事故、护理差错、护理投诉等。

医疗事故相关描述见第22章第2节。

根据医疗过失行为在医疗事故损害后果中的责任程度，医务人员应负的责任依次为完全责任、主要责任、次要责任和轻微责任。

护理差错是指护理活动中，由于责任心不强，工作疏忽，不严格执行规章制度，违反医疗卫生管理法律、行政法规、部门规章和诊疗护理规范、常规，★过失造成患者直接或间接的影响，但未造成严重后果，未构成医疗事故的。护理差错一般分为严重护理差错和一般护理差错。严重护理差错是指在护理工作中，由于技术或者责任原因发生错误，虽然给患者造成了身心痛苦或影响了治疗工作，但未造成严重后果和构成事故者；一般护理差错是指在护理工作中由于责任或技术原因发生了错误，造成了患者轻度身心痛苦或无不良后果。

医疗纠纷是指患者或家属对医疗护理服务的过程、内容、结果、收费或服务等方面存在不满而发生的诉求，或者对同一医疗事件的原因、后果、处理方式或其轻重程度产生分歧而发生争执。

二、护理质量缺陷的预防和处理 护理质量缺陷的控制关键在于预防。预防为主的思想是整个质量管理的核心。运用风险管理措施有效降低护理缺陷的发生。

认真履行差错事故上报制度。发生护理事故（医疗事故）后，当事人应立即报告科室护士长及科室领导，科室护士长应立即向护理部报告，护理部应随即报告给医务处或者相关医院负责人。各种病历资料、现场实物应妥善保管，不得擅自涂改销毁，需要时在医患双方在场情况下封存。

发生护理差错后，当事人应立即报告护士长及科室相关领导，★护士长应在24小时内填写报表上报护理部。护理单元应在一定时间内组织护理人员认真讨论发生差错的原因，分析、提出处理和改进措施。护理部应根据科室上报材料，深入临床进行核实调查，作出原因分析，帮助临床找出改进的方法和措施，改进工作。

对发生差错事故的当事人，应根据情节严重程度，给予口头批评、通报批评、书面检讨、处分、经济处罚甚至辞退等处理。

三、护理质量缺陷的控制 ★在护理安全管理中，要本着预防第一的原则，做好环节安全的管理，重视事前控制，做好流程改造和系统改进。抓住隐患苗头，重点分析，改进工作。对容易出现差错的人、环境、环节、时间、部门要做持续的改进。

建立健全不同层次护理质量控制系统，护理部设质量控制管理委员会，科室设质量控制小组，护理部、总护士长、护士长层层进行质量监督监控，尤为重要的是护士的自我监控。

严格执行和落实差错事故上报处理制度，不隐报、瞒报，要认真对待发生的问题，积极改进。正确评价护理差错的发生情况，不宜简单地以差错多少评价一个护理单元的工作优劣，要做多原因的分析，要从个人原因和责任找问题，也要从护理管理指导和领导等多方面寻求原因，吸取经验教训。

建立健全护理不良事件上报制度和流程，提倡真实反映临床中存在和发现的各种不良事件和隐患。如压力性损伤、跌倒、管路滑脱、坠床等。积极发现可能存在的各种隐患，提出可行的改良措施，起到预防为主的有效作用。

坚持全面质量管理的思想，运用品质圈活动，对工作环境、影响质量的因素，★运用PDCA循环的护理管理基本方法，促进护理质量和安全持续改进。

P代表计划，找出存在问题及原因，针对主要原因制订具体实施计划。

D代表实施，即贯彻和实施预定的计划和措施。

C代表检查，即检查预定目标执行情况。

A代表处理，即总结经验教训，存在问题转入下一个管理循环中。

要点回顾

1. 简述医院护理管理的组织原则。
2. 护理工作模式有哪些？
3. 护理质量标准体系结构包括哪些？
4. 简述PDCA循环的四个阶段。

模拟试题栏——识破命题思路，提升应试能力

一、专业实务

A₁型题

1. 关于管理层次原则的表述，不妥的是
   A. 组织层次越少越好
   B. 命令路线越短越好
   C. 组织层次与管理幅度相关
   D. 管理幅度大则组织层次少
   E. 管理幅度大则组织层次多

2. 医院护理部要求各科室提交的工作计划需根据医院的总体工作目标制订护理工作的总目标，内容清晰明确，高低适当。这体现护理管理组织原则中的
   A. 管理层次的原则
   B. 集权分权结合原则
   C. 任务和目标一致原则
   D. 等级和统一指挥的原则
   E. 专业化分工与协作的原则

3. 手术室定期对手术医护人员的手、物品进行定期细菌培养的频率应是
   A. 每天   B. 每周
   C. 每两周   D. 每月
   E. 每季度

4. 以"以患者和人的健康为中心"的优质护理服务工作模式是
   A. 个案护理   B. 功能制护理
   C. 小组护理   D. 责任制护理
   E. 系统性整体护理

5. 护理单元将护士分为4组，每组3～5名护士，设1位组长，由组长和组员负责为患者提供护理。这种护理模式为
   A. 临床路径   B. 责任制护理
   C. 个案护理   D. 小组护理
   E. 功能制护理

6. 护士长每周对病房急救车中的急救物品完好情况进行抽查，这种质量控制方式属于
   A. 终末质量控制   B. 要素质量控制
   C. 环节质量控制   D. 过程质量控制
   E. 结果质量控制

A₂型题

7. 李护士长是重症监护病房的护士长，近期被分派完成护理部专科护士培训、院内护理质量控制、医院建设新病房的筹划工作等，她感到工作压力很大，重症监护病房的护理质量控制也受到影响。这种情况说明在管理上没有得到有效遵循的原则是
   A. 等级和统一指挥的原则
   B. 管理层次的原则
   C. 有效管理幅度的原则
   D. 职责与权限一致的原则
   E. 专业化分工与协作的原则

8. 某医院消化内科病区的张护士长为实施护理质量持续改进，运用PDCA循环的方法进行病区管理，其中"D"代表的含义是
   A. 计划   B. 检查
   C. 实施   D. 循环
   E. 处理

9. 普外科病区护士长小郑，只接受来自外科科护士长的指令，婉拒内科科护士长的指令。该做法体现了
   A. 等级和统一指挥的原则
   B. 专业化分工与协作的原则
   C. 管理层次的原则
   D. 职责与权限一致的原则
   E. 集权分权结合原则

10. 病区护士长小李和专科护士小张分别负责病区行政管理和业务管理。这体现了
    A. 等级和统一指挥的原则

B. 专业化分工与协作的原则

C. 管理层次的原则

D. 职责与权限一致的原则

E. 集权分权结合原则

11. 妇产科一区赵护士长因休产假，由妇产科二区陈护士长顶替其工作，陈护士长同时兼任一区和二区的护理管理工作，觉得压力非常大，向科护士长抱怨。这违背了

A. 稳定适应的原则

B. 有效管理幅度的原则

C. 管理层次的原则

D. 职责与权限一致的原则

E. 集权分权结合原则

12. 某病区主管护师小钟，因护士长外出进修学习一年，由其临时管理病区。在工作过程中，小钟经常指挥不动其他护士，向护理部提出，护理部意识到没有给小钟职权，于是任命小钟为代护士长。这种做法体现了

A. 等级和统一指挥的原则

B. 有效管理幅度的原则

C. 管理层次的原则

D. 职责与权限一致的原则

E. 集权分权结合原则

13. 护理部主任在管理过程中将工作分配给护理部干事、科护士长，并对他们的工作进行指导和监督。对于一些重大的事件，则亲自处理。这种管理方式体现了

A. 等级和统一指挥的原则

B. 有效管理幅度的原则

C. 管理层次的原则

D. 集权分权结合原则

E. 执行与监督分设原则

14. 内科科护士长认真学习护理部年度护理管理目标，并在此基础上制订本年度内科护理工作计划和目标。此做法体现了

A. 等级和统一指挥的原则

B. 专业化分工与协作的原则

C. 职责与权限一致的原则

D. 集权分权结合原则

E. 任务和目标一致的原则

15. 随着护理管理模式的演变，某三甲医院护理部将科护士长纳入护理部进行综合办公，使原来的护理部、科护士长、护士长三级管理变为扁平化二级管理。此做法体现了

A. 等级和统一指挥的原则

B. 专业化分工与协作的原则

C. 集权分权结合原则

D. 精干高效原则

E. 执行与监督分设原则

16. 护士小王一个人负责肝脏移植术后患者陈先生的全部护理。这种护理工作方式属于

A. 个案护理　　　　　B. 小组护理

C. 功能制护理　　　　D. 责任制护理

E. 责任性整体护理

17. 某护士值午班，某患儿家长诉"孩子哭闹厉害"，值班医生看后认为无大碍，之后回值班室休息。30分钟和1小时后患儿家长两次反映"孩子情况越来越重"要求看医生，值班医生口头医嘱：吸氧。此时护士的做法恰当的是

A. 让患儿家属自己联系主治医生

B. 拒绝执行口头医嘱，不给患儿采取处理措施

C. 执行口头医嘱，按经验给予一定流量的吸氧

D. 让患儿家属自己向院总值班室投诉

E. 向护士长或主治医生请示报告

18. 护士小张和小王分别担任小组组长，与同组的另三位护士互相配合，为患者提供服务。这种工作模式是

A. 个案护理　　　　　B. 功能制护理

C. 责任制护理　　　　D. 小组护理

E. 临床路径

19. 护士小张、小王、小刘、小李均分别被护士长安排为处理医嘱的主班护士、治疗护士、药疗护士、生活护理护士。这种工作方式被称为

A. 个案护理　　　　　B. 功能制护理

C. 责任制护理　　　　D. 小组护理

E. 临床路径

20. 主管护士小吴和三名辅助护士共同负责一定数量患者，从入院到出院，以护理计划为内容，为患者提供有计划目的的整体护理。这种形式的护理方式是

A. 个案护理　　　　　B. 功能制护理

C. 责任制护理　　　　D. 小组护理

E. 临床路径

21. 儿科钱护士长每天对病区护士完成工作情况、护理文书的书写等进行检查。护士长的工作属于

A. 要素质量控制　　　B. 环节质量控制

C. 预防质量控制　　　D. 结果质量控制

E. 终末质量控制

22. 某医院护理部召开护士长会议，讨论本年度工作计划，制订防范护理差错事故预案。此做法为
    A. 前馈控制　　　　B. 过程控制
    C. 环节质量控制　　D. 同步控制
    E. 反馈控制

23. 护士小谢提问实习护生小王关于医疗垃圾处理问题，小王回答错误的是
    A. 换药敷料放在黄塑料袋中
    B. 针头放在利器盒中
    C. 医用垃圾使用红塑料袋
    D. 医用垃圾专人回收
    E. 垃圾处理时防止针刺伤

24. 护士小贺发药时不慎将2床患者的维生素C 0.2g误发给了3号床。发现错误后，小贺应立即汇报给
    A. 值班医生　　　　B. 主班护士
    C. 病房护士长　　　D. 科护士长
    E. 护理部主任

25. 肝胆外科病区护士小苏夜班查房时发现3床患者不在病房，也没有请假。该护士首先应该告知的是
    A. 病区护士长　　　B. 外科总护士长
    C. 肝胆外科主任　　D. 医务科主任
    E. 护理部主任

A_3/A_4型题

（26～27题共用题干）

　　手术室孙护士长检查发现其中一个外科手术包过期，随即召集全科室护士会议，分析问题，查找原因，制订整改计划，并对直接责任人进行了批评和相应的处罚。

26. 护士长此种做法属于质量控制中的
    A. 前馈控制　　　　B. 预防控制
    C. 过程控制　　　　D. 同步控制
    E. 反馈控制

27. 关于手术室质量管理标准，描述不正确的是
    A. 无菌手术感染率小于1%

B. 追踪登记三类切口感染
C. 每月对手术室空气进行细菌培养
D. 对感染手术严格执行消毒隔离制度
E. 严格执行无菌操作规程

二、实践能力

A_1型题

28. 急救物品和药品在保管使用中错误的环节是
    A. 定人保管　　　　B. 定时检查核对
    C. 定点放置　　　　D. 定人使用
    E. 定期消毒

29. 一级护理患者巡视的时间是
    A. 每半小时　　　　B. 每1小时
    C. 每2小时　　　　D. 每3小时
    E. 随时

A_2型题

30. 手术室林护士长，定期检查手术室内无菌物品情况，要求手术护士认真做好物品消毒，使各种无菌物品合格率达到
    A. 80%　　　　　　B. 85%
    C. 90%　　　　　　D. 95%
    E. 100%

31. 某二级医院床位数为280张，设总护士长-护士长。请问该医院护理管理的层次数是
    A. 1级　　　　　　B. 2级
    C. 3级　　　　　　D. 4级
    E. 5级

32. 护士小张是实习护生小王的带教老师。在安排小王进行病房清洁、消毒工作时，小张发现小王错误的做法是
    A. 氧气湿化瓶用消毒液浸泡
    B. 扫床套"一人一套"
    C. 患者小桌擦布"一室一巾"
    D. 便器用后消毒
    E. 餐具用后消毒

（许　莹）

第3篇 护理伦理

第24章 护士执业中的伦理与行为准则

护理伦理基本原则是在护理活动中调整护理人员与患者、护理人员与其他医务人员、护理人员与社会相互关系的行为准则和规范。护理伦理基本原则包括：★尊重原则、不伤害原则、公正原则、有利原则等。

第1节 尊重原则

一、尊重原则的概念 尊重原则是指护士应承认患者享有人的尊严和权利，在为其提供服务时做到平等对待患者，并且涉及患者利益的行为应事先征求患者的意见。

二、尊重原则的内涵

1. 尊重患者及家属的人格尊严与权利 主要表现为：①患者在接受诊疗服务时享有同健康人一样平等的人格尊严，不能因患病而受到任何歧视；②患者的身体应该受到尊重，尤其生理缺陷不得受到嫌弃或嘲笑；③患者的风俗与生活习惯应受到尊重；④患者就医时不应受到怠慢。

2. 尊重患者的自主权利 是指自我选择、自由行动或依照个人意愿自我管理和自我决策。自主权利的行使对象如下。

（1）能够做出理性决定的患者。

（2）对于缺乏或丧失自主能力的患者，应由家属或法定监护人代为行使自主权。如他们的选择违背患者的意愿或利益，应向患者单位或社会有关机构寻求帮助。缺乏或丧失自主能力的患者包括：①年幼或精神状态尚未发育成熟的未成年人；②精神疾病致使精神状态不健全的精神疾病患者；③已丧失意识，无法做出合理判断的意识障碍患者；④严重智障者。

（3）护理人员行使护理自主权。患者处于生命危急时刻，出于患者的利益和护理人员的责任，护理人员可以本着护理专业知识，行使护理自主权。当患者的选择对自己的健康和生命构成威胁，或对他人、社会产生危害时，应对患者的自主权加以限制。

3. 尊重原则源于患者享有人格权和护理的自主权 其实现的前提：第一，护士对该权利的合理认同；第二，护患双方认可彼此关系的平等性，并能够建立平等的护患关系。

三、尊重原则对护理人员的要求

1. 增强对患者及家属人格权利尊重的意识。
2. 履行责任，协助患者行使自主权。

第2节 不伤害原则

一、不伤害原则的概念 不伤害原则是指不给患者带来可以避免的肉体和精神上的痛苦、损伤、疾病甚至死亡，也指不将患者置于可能受伤害的危险情况中。

二、不伤害原则的内涵

1. 不伤害原则实质上是"权衡利害"原则的运用。
2. 不伤害原则不是绝对的，应该与有利原则一起权衡。它要求医护人员对诊疗照顾措施进行危险与利益、伤害与利益的分析。

三、不伤害原则对护理人员的要求

1. 培养维护患者利益的工作动机。
2. 积极评估各项护理活动可能对患者造成的影响。
3. 重视患者的愿望和利益。

第3节　公正原则

一、公正原则的概念　公正原则是指基于正义与公道，以公平合理的处事态度来对待人与人之间的利益关系。

二、公正原则的内涵（图24-1）

1. 医疗上的公正是指每一个社会成员都应具有平等享受卫生资源合理和公平分配的权利，而且对卫生资源的使用和分配，也具有参与决定的权利。
2. 公正包括两方面的内容：一是平等对待患者，二是合理分配医疗资源。

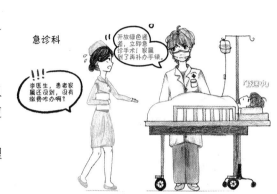

图24-1　公正原则的内涵

三、公正原则对护理人员的要求

1. 平等对待患者。
2. 尊重和满足任何患者的正当愿望和合理要求。
3. 尊重和维护患者平等的基本医疗照护权。

四、公正原则在稀少资源分配上的具体标准

1. 医学标准　主要考虑患者病情需要及治疗价值，是必须优先保证的首要标准。
2. 社会价值标准　主要考虑患者既往和预期贡献。
3. 家庭角色标准　主要考虑患者在家庭中的地位和作用。
4. 科研价值标准　主要考虑患者的诊治对医学发展的意义。
5. 余年寿命标准　主要考虑患者治疗后生存的可能期限。

第4节　有利原则

一、有利原则的概念　有利原则是指医护人员始终对患者直接或间接实行仁慈、善良和有利的行为。

二、有利原则的内涵

1. 医护人员对患者行善的前提是不对他人或社会构成危害。
2. 有利原则不能解决问题时，则采用公正原则解决问题。

三、有利原则对护理人员的要求　有利原则要求护理人员积极做对患者有益的事。

1. 采取措施防止可能发生的危害；排除既存的损伤、伤害、损害或丧失能力等情况。
2. 权衡利弊，尽力减轻患者受伤害的程度。
3. 执行对患者有益的医疗处置（应该做的事），不做对患者有害的医疗处置（不应该做的事）。

锦囊妙"记"

护理伦理的四项基本原则

尊重自主，知情同意是基础；有利行善，患者健康放首位。

不伤害，选利大弊小免伤害；公平公正，医疗资源合理分。

要点回顾

1. 护理伦理的基本原则有哪些？
2. 尊重原则的内涵是什么？
3. 简述不伤害原则的概念。
4. 公正原则对护理人员有哪些要求？

●○ **模拟试题栏——识破命题思路，提升应试能力** ○●

一、专业实务

A₁型题

1. 在医疗资源的分配上，要基于每位患者
   A. 能力的大小
   B. 都享有公平分配的权利
   C. 实际的需要
   D. 社会共享的多少
   E. 与医护人员的关系

2. 护理伦理学的研究对象不包括的是
   A. 医护之间的关系
   B. 护理人员和护理专业发展之间的关系
   C. 护理人员与宗教信仰间的关系
   D. 护理人员和社会的关系
   E. 护理人员和患者的关系

3. 以下关于护理伦理基本原则的理解，正确的是
   A. 尊重原则实质是尊重护士的自主权利
   B. 不伤害原则的意义在于消除任何医疗及护理伤害
   C. 公平原则是指将医疗资源平均分给每一位患者
   D. 有利原则强调一切为患者的利益着想
   E. 尊重原则强调任何情况下都应做到患者自主选择

4. 以下做法中遵从了护理伦理学不伤害原则的是
   A. 因急于手术抢救患者，未有家属或患者签手术同意书
   B. 发生故意伤害
   C. 造成本可避免的人格伤害
   D. 造成本可避免的残疾
   E. 造成本可避免的患者自杀

A₂型题

5. 患儿，男性，3岁。诊断："急性菌痢"入院。经治疗病情痊愈，即将出院。患儿父母认为患儿身体虚弱，要求医生给予输血治疗。医生则认为这是患儿父母主动提出的请求，应予满足，随即下达输血治疗医嘱。因接近下班时间，护士提议给予患儿静脉输血，家属表示同意，但在输血过程中，患儿突发心搏骤停，抢救无效死亡。该案例中医护人员的行为，存在的伦理过错为
   A. 无知，无原则，违背了有利原则
   B. 无知，无原则，违背了人道主义原则
   C. 曲解家属自主权，违反操作规程，违背了有利原则
   D. 曲解家属自主权，违反操作规程，违背了不伤害原则
   E. 曲解家属自主权，违反操作规程，违背了人道主义原则

6. 患者，女性，58岁。因右下腹部剧烈疼痛，急诊拟"急性阑尾炎"收入院。入院后查体：神志清楚，腹肌紧张，麦氏点有压痛、反跳痛。结合实验室检查结果，主管医生决定立即为其行手术治疗。如视频所示，其手术协议书的签署人应首选
   A. 患者本人　　　　B. 患者的女儿
   C. 患者的丈夫　　　D. 患者的儿子
   E. 只要是患者的家人都可以

7. 患者，女性，24岁。车祸导致失血性休克被送至急诊科，患者神志不清。根据患者目前的疾病状态，不具有行使护理伦理原则中的
   A. 公平原则　　　　B. 自主原则
   C. 有利原则　　　　D. 伤害原则
   E. 尊重原则

8. 患者，男性，50岁。因发热到某医院门诊看病，接诊医生诊断为急性扁桃体炎。医嘱：青霉素门

诊肌内注射。到注射室，护士要求患者进行皮试，患者嫌麻烦，说前几天刚注射过青霉素，不用皮试。护士于是直接给患者行肌内注射，患者出现严重过敏反应。以下说法正确的是

A. 患者自己要求的，应由患者自己承担责任

B. 护士被患者欺骗了，可以减轻责任

C. 护士尊重患者的决定，符合了尊重原则

D. 护士违反操作规程，违背了不伤害原则

E. 护士违反操作规程，违背了人道主义原则

9. 某孕妇，25岁。在产前检查时发现患有梅毒，护士对该患者的护理行为，下列哪项违反了护理伦理要求

A. 注意保护患者的隐私

B. 尊重患者，做好心理护理

C. 主动接近患者，鼓励患者积极配合治疗

D. 与其他患者同等对待

E. 以该患者为例大力宣传梅毒的防治知识

10. 患者，女性，28岁。某舞蹈培训机构创始人，热爱舞蹈工作，因车祸失血性休克急诊入院，病情危急，医生建议其立即进行截肢手术，患者家属举棋不定，非常痛苦，不知道作何决定。该案例存在伦理学上

A. 有利原则与不伤害原则的冲突

B. 自主原则与尊重原则的冲突

C. 有利原则与公正原则的冲突

D. 不伤害原则与适度原则的冲突

E. 不伤害原则与尊重原则的冲突

11. 目前我国进行医疗体制改革，加大对农村基层医疗的投入是此次改革的重要措施之一。我国政府的这一举措体现了伦理学上有关医疗资源分配的

A. 尊重原则 　　　 B. 自主原则

C. 适度原则 　　　 D. 公正原则

E. 不伤害原则

A_3/A_4型题

（12～13题共用题干）

护士甲，遵医嘱给5床患者发口服药，待患者服药后离开病室才发现发错药了，惊讶地对护士乙说：糟了！我给5床患者发错药了！此话被该患者听到，急忙自行喝下大量肥皂水，要把"吃错的药"洗出来。该患者由此引发严重呕吐，最后导致心力衰竭而死亡。事后经调查，护士甲给该患者服下的药物是维生素B_6。

12. 护士甲的言行违反了下列哪一项伦理原则

A. 自主原则 　　　 B. 不伤害原则

C. 有利原则 　　　 D. 公平原则

E. 尊重原则

13. 对于本案例，下列说法正确的是

A. 维生素B_6是有益身体健康的，吃错了无妨

B. 患者喝肥皂水致死，是患者自己的责任，与医护人员无关

C. 护士的语言和行为必须从有利于患者和不伤害患者的角度出发

D. 患者因缺乏相应的医学知识而造成了这样的恶果

E. 护士甲不应该把事实真相说出来

（14～15题共用题干）

某ICU护士，值班时发现一位患者心搏骤停，该护士立即给患者进行电击除颤。

14. 该护士执行电击除颤前不需让患者或家属签署知情同意书，其理由是

A. ICU有内部规定，可以不必填写知情同意书

B. 心搏停止对患者的生命和健康造成威胁

C. 来不及通知家属

D. 情况紧急，等患者病情稳定后再补签知情同意书即可

E. 知情同意书只适用于慢性病患者

15. 该护士采取的处理措施，符合哪一项护理伦理原则

A. 自主原则 　　　 B. 不伤害原则

C. 有利原则 　　　 D. 公平原则

E. 尊重原则

二、实践能力

A_1型题

16. 下列患者中，可行使自主权利的是

A. 昏迷患者 　　　 B. 精神疾病患者

C. 术后康复期患者 　 D. 严重智障的患者

E. 意识障碍患者

17. 护理伦理基本原则中的尊重原则要求护理人员

A. 建立信任，帮助患者确认健康问题，自主决定

B. 对于缺乏或丧失自主能力的患者，护理人员必须尊重家属、监护人的选择权利

C. 重视患者的愿望，不给患者带来精神上的任何伤害

D. 尊重和满足患者的正当愿望和合理要求

E. 坚决维护患者的愿望和决定

18. 在医护人员的行为中，不符合有利原则的是

A. 与解除患者的疾苦有关

B. 可能解除患者的痛苦

C. 在人体实验中，可能使受试者暂不得益，但

却使社会、后代受益很大

D. 使患者受益，却给别人造成了较大的伤害

E. 使患者受益且产生的副作用很小

A₂型题

19. 护士遵医嘱为患者注射化疗药物，在给患者输注化疗药前与患者沟通，最重要的注意事项是

A. 健康教育　　　　B. 心理沟通

C. 保护血管

D. 征得患者家属的同意即可

E. 告知患者，并要求签署化疗同意书

20. 患者，男性，68岁。心脏瓣膜置换术后并发急性呼吸窘迫综合征，需要使用呼吸机治疗。患者家庭经济拮据，其家属很担心治疗费用问题，询问护士是否可以不使用呼吸机。护士最佳的做法是

A. 强调使用呼吸机的重要性

B. 告知使用呼吸机的作用及相关费用

C. 让其直接去问医生

D. 告诉其若放弃治疗则后果自负

E. 与医生讨论是否使用其他治疗方法

21. 患者，男性，52岁。因不明原因发热入院，入院后，护士根据病情为患者进行生命体征测量，患者觉得测量体温一点用都没有，拒绝测量体温，要求加大输液量，赶紧把体温降下来。根据护理伦理原则，护士正确的做法是

A. 征求护士长的意见

B. 征求家属的意见

C. 强制患者接受测量体温

D. 无条件地尊重患者的选择

E. 向患者解释测量体温的意义，取得患者的配合

22. 患者，男性，30岁。诊断为甲状腺功能亢进，情绪容易激惹。护士在询问病史时，得知患者有吸毒史，患者担心女朋友知道此事后，与他闹分手，要求护士要为他保密，不能告诉其他人。护士做法正确的是

A. 不能为患者保密　　B. 偷偷告诉患者女友

C. 尊重患者的选择　　D. 为患者保密

E. 告知患者要主动告诉主治医生，但不将患者病情告知他人

23. 患者，男性，48岁。因胸痛、胸闷、心悸等被送至医院急诊，患者临床表现及检查结果均明确提示为急性心肌梗死。患者神志清醒，拒绝住院，坚持立即回家。此时，医护人员正确的做法是

A. 尊重患者的自主权，同意患者回家

B. 尽力劝导患者住院，劝导无效时同意办理离院手续

C. 尽力劝导患者住院，无效时行使干涉权

D. 行使医护人员自主权，强行将患者收入院

E. 尊重家属自主权，约束患者，给予强行治疗

A₃/A₄型题

（24～25题共用题干）

一位被诊断为重度抑郁症的女患者，情绪低落，有自杀倾向。有一天，上夜班的护士发现更衣室里挂着的一条晾衣绳不见了。她分析后猜测是被这位女患者拿走了。为了防止意外，该护士对此患者暗地进行监视。果然，到了深夜，该护士发现此患者欲用麻绳上吊自杀，及时阻止，杜绝了一场意外的发生。

24. 对该护士做法的伦理评价错误的是

A. 该护士暗中监视患者是侵犯了患者的隐私

B. 该护士的行为体现了护理工作的自觉性和自主性

C. 该护士的行为符合精神科护理的道德要求

D. 该护士的行为是遵守护理安全制度的表现

E. 该护士的行为是以患者的利益为出发点的

25. 该护士的行为最符合

A. 自主原则　　　　B. 公正原则

C. 不伤害原则　　　D. 有利原则

E. 尊重原则

（侯纯妹）

第25章 护士的权利与义务

第1节 护士在医疗实践过程中依法应当享有的权利

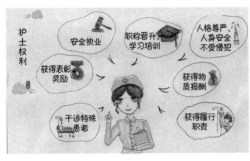

图25-1 护士的权利

护士的权利是指护士在护理患者过程中，应享有的法律认可的权力和利益。包括如下内容（图25-1）。

一、获得物质报酬的权利

1. 护士享有按照国家相关规定获取工资报酬、享受福利待遇、参加社会保险的权利。
2. 任何单位或个人不得克扣护士工资，降低或取消护士福利等待遇。

★二、安全执业的权利

1. 护士享有获得与其所从事的护理工作相适应的卫生防护、医疗保健服务的权利。
2. 从事直接接触有毒有害物质、有感染传染病危险工作的护士，享有依照相关法律、行政法规的规定接受职业健康监护的权利。
3. 患职业病的护士享有依照有关法律、行政法规的规定获得赔偿的权利。

三、职称晋升和学习培训的权利

1. 护士享有按照国家相关规定获得与本人业务能力和学术水平相应的专业技术职称的权利。
2. 护士享有参加专业培训、从事学术研究和交流、参加行业协会和专业学术团体的权利。

四、获得履行职责相关的权利

1. 护士享有获得疾病诊疗、护理相关信息的权利和其他与履行护理职责相关的权利。
2. 护士享有对医疗卫生机构和卫生主管部门的工作提出意见和建议的权利。

五、获得表彰、奖励的权利

1. 护士受到表彰、奖励时，有权享受相应规定待遇。
2. 对长期从事护理工作的护士应当颁发荣誉证书。

六、人格尊严和人身安全不受侵犯的权利

1. 对扰乱医疗秩序，阻碍护士依法开展执业活动，侮辱、威胁甚至殴打护士，或有其他侵犯护士合法权益的行为者，由公安机关给予治安处罚。
2. 构成犯罪的，依法追究刑事责任。

七、干涉特殊患者的权利

1. 当患者拒绝治疗可能给患者带来严重后果时，护士应进行劝导，必要时可采取强制措施。
2. 当患者的不良行为可能对他人或社会造成严重危害时，护士有权采取合理的措施来隔离患者或限制患者的行为。
3. 当患者了解病情可能不利于治疗时，护士可以暂时隐瞒病情，并将实际情况告知患者家属。
4. 当保密会给患者或他人产生危害时，护士可根据实际情况告知相关部门或个人。

护士的权利
获得报酬、安全执业、晋升培训、履行职责、表彰奖励、拥有尊严、人身安全、干涉患者。

第2节 护士的义务

护士的义务是指在护理工作中，护士对患者、社会应尽的责任。包括如下内容。

★一、依法执业的义务

1. 护士执业，应当遵守法律、法规、规章和诊疗技术规范的规定。这是护士执业的根本准则，即合法性原则。
2. 护士应按照国务院卫生行政部门规定的要求正确书写和保管护理文件。
3. 护士应正确查对、执行医嘱。护士发现医嘱违反法律、法规、规章或者诊疗技术规范规定的，应当及时向开具医嘱的医生提出；必要时，应当向该医生所在科室的负责人或医疗卫生机构相关负责人报告。

二、紧急救治患者的义务

1. 护士发现患者病情危急，应立即通知医生。
2. 在紧急情况下为抢救垂危患者生命，护士应当先行实施必要的紧急救护。

三、知情告知的义务

1. 护士应将患者的病情、诊疗护理措施、疾病预后和医疗费用等情况如实告知患者，并回答患者的疑问和咨询。
2. 需对患者实行保护性医疗时，护士应将实情告知患者家属。

四、保护患者隐私的义务

1. 护士应保护患者的隐私。这实质上是对患者人格和权利的尊重。
2. 当患者的隐私对他人或社会造成危害时，护士应根据实际情况报告相关部门。

五、积极参加公共卫生应急事件救护的义务 发生自然灾害、公共卫生事件等严重威胁公众健康的突发事件时，护士应服从卫生主管部门或医疗卫生机构的安排，参加医疗救护。

护士的义务
依法执业、紧急救治、知情告知、保护隐私、应急救护。

第3节 护士违反法定义务的表现及应当承担的法律责任

一、违反法定义务的表现

1. 发现患者病情危急未立即通知医师。
2. 发现医嘱违反法律、法规、规章或者诊疗技术规范的规定，未依照《护士条例》有关规定提出或者报告。
3. 泄露患者隐私。
4. 发生自然灾害、公共卫生事件等严重威胁公众生命健康的突发事件，不服从安排参加医疗救护。

二、违反法定义务应承担的法律责任

1. 护士在执业活动中违反法定义务的，由县级以上地方人民政府卫生主管部门依据职责分工责令改正，给予警告；情节严重的，暂停其6个月以上1年以下执业活动；直至由原发证部门吊销其护士执业证书。
2. 承担法律责任有三种形式：警告、暂停执业活动和吊销其护士执业证书，并且一旦被吊销执业证书的，自执业证书被吊销之日起2年内不得申请执业注册。
3. 护士执业中所受到的行政处罚、处分的情况将被记入护士执业不良记录。

要点回顾

1. 护士应如何行使安全执业的权利？
2. 在医疗护理活动中，护士应履行的义务有哪些？
3. 护士在医疗实践活动中违反法定义务应承担的法律责任形式有哪些？

●○ 模拟试题栏——识破命题思路，提升应试能力 ○●

一、专业实务

A₁型题

1. 关于护士的义务，叙述不正确的是
   A. 遵守法律、法规和操作条例
   B. 保护患者隐私
   C. 获得薪资报酬
   D. 护士发现垂危患者应紧急救治
   E. 发现医嘱错误，应及时向开具医嘱的医师提出

2. 关于护士执行医嘱时应承担的法律责任，下列叙述正确的是
   A. 凡因医嘱错误造成的后果，护士均不承担法律责任
   B. 患者对医嘱质疑，有权应先执行再核实
   C. 随意更改或无故不执行医嘱属于违法行为
   D. 即使患者病情发生变化，护士亦有权按时执行医嘱
   E. 任何时候，护士都应严格执行医嘱

A₂型题

3. 患者，女性，25岁。因急性腹痛到医院就诊，诊断为异位妊娠破裂出血，拟急诊手术。术前护士向患者介绍病情及预后，体现了护士
   A. 保证患者权益的义务
   B. 及时救治患者的义务
   C. 维护患者治疗安全的义务
   D. 保护患者隐私义务
   E. 认真执行医嘱的义务

4. 患者，女性，30岁，未婚。因意外怀孕到医院进行人工流产手术，患者不希望家人知道此事，交代护士为其保守秘密。患者离开医院后，一位自称是该患者男朋友的男士到医院打听患者的情况，遭到了护士的拒绝。该事件中，护士履行了哪一项义务
   A. 依法进行临床护理的义务
   B. 紧急救治患者的义务
   C. 正确查对、执行医嘱的义务

   D. 保护患者隐私的义务
   E. 积极参加公共卫生应急事件救护的义务

5. 患者，女性，28岁。因家庭矛盾，与丈夫吵架后，跳河自杀，被发现后送至医院急诊科。经救治，患者清醒后，情绪十分激动，想进一步寻死。护士遵医嘱为患者注射了镇静剂。这种做法体现护士享有
   A. 获得物质报酬的权利
   B. 干涉特殊患者的权利
   C. 安全执业的权利
   D. 人身安全不受侵犯的权利
   E. 尊严不受侵犯的权利

6. 患者，女性，25岁。因支气管哮喘发作入院治疗，护士为其发放口服药物。如视频所示，该护士的行为违反了
   A. 知情告知的权利
   B. 依法执业的义务
   C. 保护患者隐私的权利
   D. 紧急救治患者的义务
   E. 积极参加公共卫生应急事件救护的义务

7. 如图片所示，该诊所侵犯了护士的哪一项权利

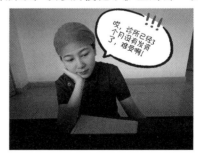

   A. 获得物质报酬的权利
   B. 安全执业的权利
   C. 获得表彰、奖励的权利
   D. 人身安全不受侵犯的权利
   E. 尊严不受侵犯的权利

8. 某肿瘤病区配药护士，在工作中经常要接触到化疗药物，医院为其配备相应的化学药物防护设备。

这样做保护了护士的哪一项权利

A. 获得物质报酬的权利

B. 安全执业的权利

C. 获得表彰、奖励的权利

D. 人身安全不受侵犯的权利

E. 尊严不受侵犯的权利

9. 患者，男性，48岁。颅脑术后，夜班护士在巡视时发现患者心搏骤停，立即通知医生，进行心肺复苏等紧急救治措施。此时，护士履行了

A. 依法进行临床护理的义务

B. 紧急救治患者的义务

C. 正确查对、执行医嘱的义务

D. 保护患者隐私的义务

E. 积极参加公共卫生应急事件救护的义务

A_3/A_4 型题

（10～11题共用题干）

某门诊输液室护士，给一腹泻患儿执行静脉输液治疗时，因患儿血管塌陷，导致静脉穿刺失败，患儿哭闹严重。该患儿父亲认为护士技术不娴熟，增加了儿子的痛苦，并对护士进行了殴打。

10. 该患儿父亲的行为属于

A. 扰乱社会治安

B. 不尊重护士

C. 侵犯护士人身安全

D. 可以理解

E. 正当防卫

11. 经调查后，患儿父亲受到了行政处罚，给予其行政处罚的部门是

A. 医疗卫生机构保卫部门

B. 卫生管理机构

C. 医疗卫生机构

D. 公安机关

E. 劳动保障部机构

（12～13题共用题干）

患者，女性，39岁。因高热需静脉滴注青霉素，护士陈某没有询问患者有无青霉素过敏史便为患者做青霉素过敏试验，造成患者休克死亡。

12. 该护士违反了

A. 依法执业的义务

B. 紧急救治患者的义务

C. 正确查对、执行医嘱的义务

D. 保护患者隐私的义务

E. 知情告知的义务

13. 该护士应受到的行政处罚为

A. 警告

B. 停职

C. 暂停其6个月以上1年以下执业活动

D. 调到其他科室继续工作

E. 吊销其护士执业证书

二、实践能力

A_1 型题

14. 护士在执行医嘱过程中有权提出异议并拒绝执行医嘱的情形是

A. 护理程序太复杂

B. 医嘱有错误

C. 需要额外的劳动和付出

D. 抢救过程中的口头医嘱

E. 患者不愿意配合的医嘱

A_2 型题

15. 某孕妇，因多日未排便到医院急诊。医生给乳果糖15ml，但将口服写成了静脉注射。年轻的护士心想：乳果糖能静脉注射吗？护士的做法正确的是

A. 执行医嘱是护士的职责，直接执行医嘱

B. 告知患者家属，让其找医生改医嘱

C. 改为低浓度硫酸镁为患者实施静脉注射

D. 向护士长请教

E. 向医生提出疑问，核对医嘱

16. 患者，女性，23岁。因子宫出血过多入院。如视频所示，该责任护士正确的处理是

A. 履行为患者保密的义务，不将实情告诉医生

B. 考虑到患者的生命无大碍，不将实情告诉医生

C. 拒绝为患者保密

D. 说服患者将实情告诉医生，并答应为其保密

E. 不予以理睬，让医生自己去了解病史

17. 患者，男性，19岁。进餐时不慎吞下鱼刺，刺伤咽部，现症状如图所示，急诊科值班护士处理不当的是

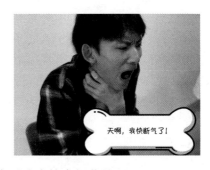

A. 依照诊疗技术规范处理

B. 立即通知医师

C. 根据患者的实际情况和自身能力水平进行力所能及的救护

D. 实施紧急救护时，避免对患者造成伤害

E. 等待医师到场，再实施抢救

18. 小李护士是一名临床带教老师，正在护士站查阅病历，如视频所示，正确的做法是

A. 直接让实习同学进来观摩操作

B. 让实习同学藏在屏风后观摩操作

C. 告知患者，取得同意后让实习同学进来观摩操作

D. 将操作过程进行录像后让实习同学观摩

E. 告诉患者这是她的义务后让实习同学进来观摩操作

A_3/A_4 型题

（19~20题共用题干）

护士张某，在没有告知的情况下为患者刘某输血，35分钟后患者出现过敏反应。患者因此对护士产生不满。

19. 护士的做法违反了

A. 依法执业的义务

B. 紧急救治患者的义务

C. 知情告知的义务

D. 保护患者隐私的义务

E. 积极参加公共卫生应急事件救护的义务

20. 护士在输血前符合伦理要求的行为是

A. 告知输血的目的和可能出现的反应，并让患者签署输血同意书

B. 输血前给患者抗过敏药物

C. 嘱咐患者进食清淡饮食

D. 有过敏史的患者禁止输血

E. 询问患者家属是否同意

（侯纯妹）

第26章 患者的权利与义务

第1节 患者的权利

患者的权利是指患者在医疗卫生服务中应享有的合法合理的权力和利益。包括以下内容。

一、个人隐私和个人尊严被保护的权利

1. ★患者有权要求保密与其有关的病情资料、治疗内容和记录。
2. 患者有权要求审慎处理其医疗计划（如病例讨论、会诊、检查和治疗等），未经患者同意，不得泄露。
3. 患者的姓名、身体状况、私人事务等不得任意公开。
4. 护理人员不得与其他不相关人员讨论患者的病情与治疗。

二、知情同意的权利

1. 患者有权获知与自己相关的疾病诊断、治疗和预后的信息。
2. 医护人员应当将患者的病情、医疗措施、医疗风险、医疗费用等如实告知患者，并及时解答患者的疑问和咨询。
3. 患者有权在接受治疗前，如手术、重大的医疗风险、医疗处置有重大改变等情形时，得到正确的信息。只有患者完全了解可选择的治疗方案并同意后，方可执行。
4. 患者有权在法律允许的范围内拒绝治疗。医护人员应向患者说明拒绝治疗对生命和健康可能造成的危害。
5. 如果将实情告知患者可能会影响治疗过程和效果，护士应暂时对患者隐瞒病情，但应将实情告知患者家属。
6. 医院实施与患者治疗相关的研究时，患者有权知道详情，并有权拒绝参与研究。

三、平等享受医疗的权利

1. 患者有要求解除病痛，得到医疗照顾的权利，有继续生存的权利。
2. 任何医疗机构和医护人员都不得拒绝患者的求医要求。
3. 医护人员应平等对待每一位患者，维护每一位患者的权利。

四、身体所有的权利

1. 患者对自身正常和非正常的整体，以及肢体、器官、组织、基因等都拥有所有权及支配权。
2. 医护人员对患者实施手术、侵入性操作等有可能损伤患者身体组织时，应先向患者说明，并取得同意。

五、获得住院时及出院后完整医疗的权利

1. 医院对患者合理的服务需求要有回应。
2. 医院应根据患者病情的紧急程度，对患者提供评价、医疗服务和转院。
3. 患者即将转至的医院必须已同意接受该患者。

六、服务选择和监督的权利

1. 患者有比较和选择医疗机构、检查项目、治疗方案的权利。
2. 患者有权对医院的医疗、护理、管理、后勤保障、医德医风等方面进行监督，并提出意见和建议。

七、因病免除相应社会责任和义务的权利

1. 患者有权根据病情，暂时或长期免除相应的社会责任，如服兵役、献血等责任。
2. 患者有权得到各种福利保障。

八、**获得赔偿的权利** 当医疗机构及其工作人员行为不当，造成患者人身损害后果时，患者有通过正当程序获得经济赔偿的权利。

九、**请求回避的权利** 在进行医疗事故鉴定之前，患者有权以口头或者书面的形式申请他不信任的鉴定委员回避。

十、**复印或者复制自己的医疗和护理记录的权利** 患者需要复印或复制自己的医疗和护理记录时，应向医疗机构提出申请并出具相关证明资料和身份证明，由病区指定专门人员在申请人员在场的情况下，负责复印或复制相关记录，并经申请人核对无误后，由医疗机构盖印证明。

第2节 患者的义务

患者的义务是指患者在医疗卫生活动中，患者应履行的责任（图26-1），包括以下内容。

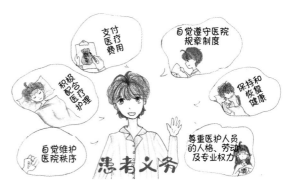

图26-1 患者的义务

一、积极配合医疗护理的义务
1. 患者有责任和义务接受医疗和护理，和医护人员合作，共同维护健康。
2. 患者有义务向医护人员如实提供病情信息。
3. 患者在同意治疗方案后，有义务遵守医护嘱咐。

二、自觉遵守医院规章制度的义务
患者有义务遵守医院各项规章制度，包括探视制度、卫生制度、陪护制度等。

三、自觉维护医院秩序的义务
1. 患者有义务自觉保持医院安静、清洁、有序，以保证正常的医疗活动。
2. 患者有义务不损坏医院财产。

四、支付医疗费用的义务

五、保持和恢复健康的义务
1. 患者有义务积极参与自我保健，尽快恢复健康。
2. 患者有义务选择合理的生活方式，养成良好的生活习惯，保持健康，减少疾病的发生。

六、尊重医护人员的人格、劳动及专业权力的义务
1. 患者有义务尊重医护人员的人格尊严。
2. 患者在行使自己的自主权时，应认真听取医护人员的专业建议和决策，再慎重进行理性选择。

锦囊妙"记"

患者的权利：尊严保护；知情同意；平等医疗；身体所有；完整医疗；服务选择；免除责任；获得赔偿；请求回避；复印记录。

患者的义务：配合医疗；遵守制度；维护秩序；支付费用；保持健康；尊重医护。

要点回顾

1. 患者在医疗卫生服务中享有哪些权利？
2. 简述患者的知情同意权。
3. 患者在医疗卫生活动中应履行哪些义务？

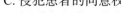

●○ 模拟试题栏——识破命题思路，提升应试能力 ○●

一、专业实务

A₁型题

1. 下列不属于患者权利的是
   A. 请求回避的权利　　B. 知情同意权
   C. 个人隐私权　　　　D. 随时查看医嘱的权利
   E. 医疗诉讼权

2. 患者权利中具体体现患者自主权的是
   A. 隐私保护权　　　　B. 监督医疗护理的权利
   C. 被探视权　　　　　D. 知情同意权
   E. 社会免责权

3. 关于患者有免除一定社会责任和义务的权利，叙述正确的是
   A. 患者有权在住院期间不工作，仍获得奖金
   B. 患者有权在住院期间自由行事，不受医院规章制度约束
   C. 患者有权在疾病康复后继续住院治疗
   D. 患者有权将家庭事务交由护士处理
   E. 患者由于生病住院，可以获得休息的权利

A₂型题

4. 患者，女性，33岁。因剧烈腹痛，独自到急诊就诊，经检查确诊为化脓性阑尾炎穿孔并发急性弥漫性腹膜炎。如视频所示，当患者家属接到消息赶到医院付款时，错过了最佳手术时机。本案例侵犯了患者的
   A. 自主权　　　　　　B. 知情同意权
   C. 参与治疗权　　　　D. 基本医疗权
   E. 保密和隐私权

5. 患者，女性，60岁。因急性阑尾炎住院治疗，主管医生给患者使用了一种比较贵的新型抗生素，但没有同患者商量。患者出院时，患者发现自己需付上千元的药费，认为医护人员没有告诉自己而擅自做主，自己不应该负担这笔钱。在这个案例中，医护人员损害了患者的
   A. 人格受到尊重的权利
   B. 参与治疗的权利
   C. 保护隐私权
   D. 知情同意权
   E. 患者参与权

6. 患者，女性，26岁。因婚后2年未避孕、未孕，诊断为"不孕症"入院。如视频所示，该护士的行为属于
   A. 渎职行为

B. 侵犯患者的隐私权
C. 侵犯患者的同意权
D. 侵犯患者的生命健康权
E. 侵犯患者的知情权

7. 患者，女性，28岁。到医院门诊就医，在缴费拿药后发现医院的药价比药店高很多，患者为此询问医院药房工作人员，但未能得到满意的答复，随后患者致电市物价局查询。本案例中，患者履行了法律赋予其的
   A. 平等享受医疗的权利
   B. 个人隐私和个人尊严被保护的权利
   C. 服务的监督权
   D. 参与有关个人健康决定的权利
   E. 获得赔偿的权利

8. 患者，女性，42岁。因骨盆骨折入院。在治疗康复的过程中，她有权获知与自己相关的疾病诊断、治疗和预后的信息。这种做法体现患者的
   A. 平等医疗的权利
   B. 参与治疗的权利
   C. 服务的监督权
   D. 个人隐私和个人尊严被保护的权利
   E. 因病免除相应社会责任和义务的权利

9. 患者，男性，40岁。因急性脑出血被送至乡卫生院就诊，乡卫生院以"本院医疗设施有限"为由建议患者转送上级医院进一步救治，但上级医院又以"没有床位"为由拒绝接受该患者。医院的这种做法侵害了患者的
   A. 平等享受医疗的权利
   B. 个人隐私和个人尊严被保护的权利
   C. 参与有关个人健康决定的权利
   D. 服务的监督权
   E. 获得赔偿的权利

10. 患者，女性，59岁。因风湿性心脏病在某医院心内科住院治疗。出院前，患者要求复印相关的医疗和护理记录。这种做法体现了患者的
    A. 获得住院时及出院后完整医疗的权利
    B. 个人隐私被保护的权利
    C. 参与有关个人健康决定的权利
    D. 服务的监督权
    E. 复印或者复制自己的医疗和护理记录的权利

11. 患者，男性，35岁，某公司职员。因"发热2天，原因待查"收入院治疗。患者凭医生开具

的疾病诊断证明书向其工作所在公司申请休假3天，并获得公司批准。该患者享有了法律赋予的

A. 获得住院时及出院后完整医疗的权利

B. 因病免除相应社会责任和义务的权利

C. 参与有关个人健康决定的权利

D. 服务的监督权

E. 获得赔偿的权利

12. 患者，男性，20岁。自述"在天桥上看到火车开过来，就出现想跳下去自杀的念头"，虽不伴有相应的行为，但却因此感到焦虑、紧张，医生诊断为"强迫意向"入院。患者入院后，在病房吸烟，该患者没有履行的义务是

A. 自觉维护医院秩序的义务

B. 自觉遵守医院规章制度的义务

C. 自我约束的义务

D. 自我护理的义务

E. 自我教育的义务

13. 患者，男性，83岁。因胃癌晚期收入院治疗。患者与护士聊天时透露，其计划将个人财产全部捐献给红十字会，请求护士帮忙联系办理相关手续。护士认为此事重大，告知患者儿子，导致患者父子爆发激烈的争吵。患者因此对该护士非常不满，向医院相关部门进行了投诉。本案例中，该护士侵犯了患者的

A. 获得住院时及出院后完整医疗的权利

B. 个人隐私被保护的权利

C. 参与有关个人健康决定的权利

D. 服务的监督权

E. 获得赔偿的权利

14. 妇产科某护士与某奶粉店销售员小王为多年好友，小王为了提高奶粉销售量，恳求护士将孕产妇的手机号码推送给她，护士态度坚决，拒绝了小王的请求。请问，该护士维护了患者的

A. 隐私权　　　　　B. 基本医疗权

C. 知情同意权　　　D. 干涉权

E. 监督权

15. 患者，男性，45岁。入院检查后，医生拟为其进行择期手术治疗。如视频所示，该案例体现了患者的

A. 知情同意权　　　B. 疾病认知权

C. 医疗选择权　　　D. 平等医疗权

E. 免除责任权

16. 患者，女性，65岁。以冠心病与高血压收治入院，经治疗病情无好转。患者要求转诊至上一级

医院，并要求医院帮忙联系上一级医院。这体现患者享有

A. 自主权

B. 服务选择和监督的权利

C. 基本的医疗权

D. 获得住院时及出院后完整医疗的权利

E. 尊严被保护的权利

17. 患者，男性，39岁。新型冠状病毒感染，在患病期间，该患者接受隔离治疗，该行为主要是履行患者义务中的

A. 积极配合治疗的义务

B. 尊重医护人员人格的义务

C. 接受强制治疗的义务

D. 配合医学教学的义务

E. 遵守医院规章的义务

A₃/A₄型题

（18～20题共用题干）

患者，女性，35岁。因右下腹剧烈疼痛，急诊拟"急性阑尾炎"收入院。入院后，查体：神志清楚，腹肌紧张，麦氏点有压痛、反跳痛。结合实验室检查结果，主管医生决定立即为其进行手术治疗。

18. 手术前，医护人员详细向患者解释手术的必要性、手术方式及手术可能带来的并发症等，并取得患者的同意。这体现了患者的

A. 个人隐私和尊严被保护的权利

B. 平等享受医疗的权利

C. 服务选择权

D. 知情同意的权利

E. 对医疗机构的监督权

19. 征得患者的知情同意，其道德价值不包括

A. 维持患者权益　　B. 保护患者自主权

C. 尊重患者　　　　D. 协调医患关系

E. 保护医护自主权

20. 下列哪项不属于该患者应尽的义务

A. 积极配合医护活动

B. 尊重医护人员

C. 修订医院的规章制度

D. 自我保健、促进健康

E. 及时寻求医护帮助

（21～22题共用题干）

患者，男性，45岁。因急性心肌梗死入院，错过最佳抢救时机，经医院抢救无效死亡。其家属对医院医护人员不满，埋怨医护人员医疗水平，在医院急诊科对医护人员大打出手，并损害医院办公设施。

21. 患者家属殴打医护人员，违反了
    A. 自觉维护医院秩序的义务
    B. 自觉遵守医院规章制度的义务
    C. 自我约束的义务
    D. 尊重医护人员的义务
    E. 自我教育的义务

22. 患者家属损害医院办公设施，违反了
    A. 自觉维护医院秩序的义务
    B. 自我管理的义务
    C. 维护其他患者权利的义务
    D. 尊重医护人员的义务
    E. 自觉遵守医院规章制度的义务

二、实践能力

A₁型题

23. 下列属于侵犯患者隐私权的是
    A. 在征得患者同意下将其资料用于科研
    B. 对疑难病例进行科室内讨论
    C. 未经患者许可对其体检时让医学生观摩
    D. 在患者病历上标注患有传染性疾病
    E. 对患有淋病者询问其性生活史

A₂型题

24. 患者，男性，65岁。颅脑术后，一般状况较差。目前患者存在肺部感染和尿潴留。护士对其进行哪项操作前须告知患者并让其签订知情同意书
    A. 晨间护理   B. 静脉输液
    C. 皮试   D. 留置导尿
    E. 锁骨下静脉穿刺置管

25. 患者进行肿瘤切除术后需进行化疗，护士在为患者输注化疗药前最重要的是
    A. 进行健康教育
    B. 评估血管
    C. 告知患者应保护血管
    D. 告知血液检验指标正常
    E. 告知患者，并要求签署化疗同意书

26. 某护士了解到病区内的一位患者曾有吸毒史，患者要求其保密。该护士可以向谁提及此事
    A. 护理部干事
    B. 医务处处长
    C. 患者的主治医师
    D. 患者的上级领导
    E. 患者的配偶和儿女

A₃/A₄型题

（27～28题共用题干）

患者，男性，42岁。诊断：慢性肾小球衰竭。患者告诉医护人员，自己是家庭经济的顶梁柱，上有年迈体弱的老母亲，下有尚未成年的儿子，妻子也刚下岗在家待业，自己必须坚持工作，一边工作一边接受治疗，并请求医护人员为其保密。

27. 下列医护人员做法正确的是
    A. 偷偷告诉其妻子
    B. 理解患者的感受，尊重患者的隐私权
    C. 不理会患者
    D. 告诉患者妻子，并在科室组织捐款
    E. 与同事就患者的隐私进行讨论

28. 患者病情日益加重，医护人员为其保密的原则，下列哪项除外
    A. 保护患者隐私
    B. 保护患者家庭隐私
    C. 将患者的信息发到网络，动员社会群体捐款
    D. 不公开患者提出保密的不良诊断
    E. 不公开患者提出保密的预后判断

（29～30题共用题干）

患儿，男性，5岁。因急性胃肠炎伴重度脱水住入某医院。住院期间，家属因光线问题将病床自行搬近窗台，医护人员劝说无效。一天，其父前来探视，患儿正在病床上玩耍，看到父亲来，高兴得跳起来，不小心靠向窗台，坠楼身亡。

29. 该案例中，家属违反了
    A. 自觉遵守医院规章制度的义务
    B. 自觉维护医院秩序的义务
    C. 保持和恢复健康的义务
    D. 尊重医护人员的义务
    E. 积极配合医护人员的义务

30. 下列伦理评价正确的是
    A. 医院防护措施不到位，应负全部责任
    B. 该科室负责人应负全部责任
    C. 医院和家属都应有责任
    D. 家属不听劝告，应负全部责任
    E. 主管医生应负部分责任

（侯纯妹）

第4篇 人际沟通

第27章 人际沟通的基本理论与技术

▰▰▰ 考点提纲栏——提炼教材精华，突显高频考点 ▰▰▰

第1节 人际沟通的基本概念

1. 人际沟通的概念 是指人们运用语言或非语言符号系统进行信息（思想、观念、动作等）交流沟通的过程。

2. 人际沟通的类型 人际沟通主要分为语言沟通和非语言沟通。
- （1）语言沟通：是以语言文字为媒介的一种准确、有效、广泛的沟通形式，在人际沟通中所占比例为35%。根据表达形式，可分为口头语言沟通和书面语言沟通两种形式。
- （2）非语言沟通：是通过非语言媒介，如表情、眼神、姿势、动作等类语言实现的沟通，在人际沟通中所占比例为65%。

> **锦囊妙"记"** 语言沟通与非语言沟通的区别，除语言和文字属于语言沟通外，其余均属于非语言沟通。

3. 人际沟通在护理工作中的作用
- （1）连接作用：沟通是护士与医务工作者、患者之间情感连接的主要纽带。
- （2）精神作用：沟通可以加深积极的情感体验，减弱消极的情感体验。通过沟通，患者可以向医护人员倾诉，以保持心理平衡，促进身心健康。
- （3）调节作用：沟通可增进人与人之间的理解，调控人们的行为。护理人员通过与服务对象有效沟通，可帮助护理对象掌握相关的健康知识，正确对待健康问题和疾病，建立健康的生活方式和遵医行为。

第2节 人际沟通的影响因素

在人际沟通的过程中，其效果受到多种因素的影响，主要的影响因素包括环境因素和个人因素。

一、环境因素 影响人际沟通的环境因素主要包括噪声、距离、隐秘性。

1. 噪声 喧闹的环境会分散沟通者的注意力，干扰沟通的效果。因此，安静的环境是保证沟通效果的重要条件之一。

★2. 距离 沟通者之间的距离不仅会影响沟通者的参与程度，还会影响沟通过程中的气氛。一般而言，沟通者之间较近的距离容易形成合作、亲密、融洽的气氛，而较远的距离则易形成防御，甚至敌对的气氛。
- （1）亲密距离：指沟通双方距离小于0.5m，当护士在进行查体、治疗、安慰、爱抚时，与患者之间的距离。
- （2）个人距离：指沟通双方距离在0.5～1.2m，是一般与亲友交谈时保持的距离。★也是护患之间较为理想的人际距离。
- （3）社会距离：指沟通双方距离在1.2～3.5m，主要用于个人社会交谈或商贸谈判。
- （4）公众距离：指沟通双方距离在3.5m以上，主要适合于群体交往。如开会、上课等。

3. **隐秘性** 当沟通内容涉及个人隐私时，若有其他无关人员在场，如同事、朋友、亲友等，将会影响沟通的深度和效果。因此，★沟通者应特别注意环境的隐秘性，有条件时，最好选择无其他人员在场的环境；无条件时，应注意减低声音，避免让他人听到。

二、个人因素

1. **生理因素** 沟通者的生理因素包括永久性生理缺陷和暂时性生理不适，均可影响沟通的有效性。

（1）永久性生理缺陷：是指感官功能不健全，如听力、视力障碍；智力不健全，如弱智、痴呆等。永久性生理缺陷者的沟通能力将长期受到影响，需采用特殊沟通方式。

（2）暂时性生理不适：包括疼痛、饥饿、疲劳等暂时性生理不适因素。这些因素将暂时影响沟通的有效性，当暂时性生理不适得到控制或消失后，沟通可以正常进行。

2. **心理因素** 沟通效果往往受到沟通者情绪、个性、态度、认知能力等心理因素的影响。

（1）情绪：指一种具有感染力的心理因素，可直接影响沟通的有效性。一般而言，轻松、愉快的情绪可增强沟通者沟通的兴趣和能力；焦虑、烦躁的情绪将干扰沟通者传递和接受信息的能力（图27-1）。

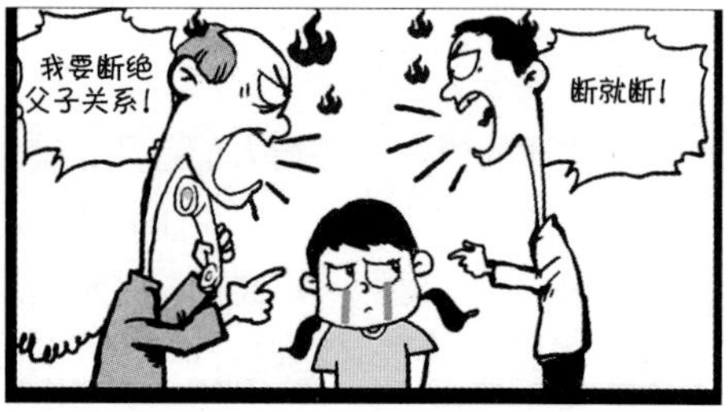

图27-1 情绪对沟通的影响

（2）个性：指个人对现实的态度和其行为方式所表现出来的心理特征，是影响沟通的重要因素之一。一般情况下，热情、开放、善解人意的人容易与人沟通；而冷漠、拘谨、孤僻、以自我为中心的人很难与人沟通。

（3）态度：指人对其接触客观事物所持有的相对稳定的心理倾向，并以各种不同的行为方式表现出来，它对人的行为具有指导作用。真心、诚恳的态度有助于沟通，而缺乏实事求是的态度可导致沟通障碍。

（4）认知能力：是指一个人对待发生于周围环境中的事件所持有的观点。一般而言，知识面广，认知水平高，生活经历丰富的人比较容易与他人沟通。

3. **文化因素** 包括知识、信仰、习俗和价值观等，它规定和调节人的行为。不同的文化背景很容易使沟通双方产生误解，造成沟通障碍。

4. **语言因素** 沟通者的语音、语法、语构、措辞及语言表达方式等均会影响沟通效果。

要点回顾

1. 语言沟通的表达形式有哪些？
2. 人际沟通的环境影响因素主要包括哪些？
3. 人际沟通双方的距离有哪几种？其中哪种是护患之间较为理想的人际距离？

●○ 模拟试题栏——识破命题思路，提升应试能力 ○●

一、专业实务

A₁型题

1. 以下对沟通概念的阐述，不妥的是
   A. 沟通首先是信息的传递
   B. 沟通中信息不仅要被传递到，还要被理解
   C. 沟通都是面对面的，不需要借助媒介
   D. 沟通是一个双向、互动的反馈和理解过程
   E. 有效的沟通并不是沟通双方达成一致意见，而是准确理解信息的含义

2. 下列哪一项不属于非语言沟通的类型
   A. 仪表和身体的外观　B. 面部表情
   C. 目光的接触　　　　D. 触摸
   E. 文字和符号

3. 影响人际沟通效果的环境因素是

A. 沟通者情绪烦躁

B. 沟通者听力障碍

C. 沟通双方距离较远

D. 沟通双方信仰不同

E. 沟通双方价值观不同

A₂型题

4. 患者，男性，43岁。因胃溃疡入院保守治疗，护士为患者进行健康教育时的距离是

A. 一般距离 B. 个人距离

C. 亲密距离 D. 公众距离

E. 社会距离

5. 患者，男性，45岁。因肝硬化入院保守治疗，因对医院的饭菜不可口而生气，对于该愤怒的患者，护士正确的做法是

A. 回避

B. 指责

C. 漠视

D. 允许患者发泄并做出正面反应

E. 让患者不要生气，生气会加重病情

6. 患者，女性，24岁。因外伤就诊，护士欲询问其外伤史，有助于建立有效沟通的措施是

A. 患者处于昏迷状态时，暂不沟通

B. 患者情绪处于激动时，及时沟通

C. 沟通距离尽可能靠近

D. 用通俗易懂的语言进行沟通

E. 与患者沟通时，要诚实、严肃

A₃/A₄型题

（7～8题共用题干）

患者，男性，70岁，农民，文盲。诊断：胃癌，行胃大部切除术后。责任护士对其进行术后护理评估。在交谈过程中，患者主诉伤口阵阵疼痛，并十分烦躁，其女儿在旁轻轻地给予安慰。之后，护士无法继续与患者交谈，不得不终止评估。

7. 影响本次护患沟通的隐秘性因素是

A. 患者伤口疼痛 B. 患者为文盲

C. 护士手机未关闭 D. 患者女儿在场

E. 患者年龄较大

8. 导致本次交谈失败的个人生理因素是

A. 文盲 B. 情绪烦躁

C. 年龄较大 D. 伤口疼痛

E. 女儿在场

（9～10题共用题干）

患者，女性，43岁。因乳腺癌行乳腺切除术，术后恢复良好给予出院。

9. 护士向患者行出院指导时，应采用的沟通距离是

A. 零距离 B. 个人距离

C. 亲密距离 D. 社会距离

E. 公众距离

10. 采取上述距离，要求护士与患者保持

A. 0～0.5m B. 0.5～1.2m

C. 1.2～3.5m D. 3.5～5.2m

E. ＞5.2m

二、实践能力

A₁型题

11. 不正确的倾听技巧是

A. 轻声说话能听到为宜

B. 集中精力，认真听讲

C. 适当保持眼神的接触

D. 双方的距离以能看清对方的表情为宜

E. 使患者处于仰卧位

12. 影响人际沟通的隐私性因素是指

A. 沟通场所阴暗

B. 沟通者双方距离较远

C. 沟通者一方情绪悲哀

D. 沟通者一方性格内向

E. 沟通过程中有其他人员在场

13. 患者，女性，56岁。诊断：乳腺癌，行乳腺切除术后。护士给予患者健康教育时，影响护患沟通效果的隐秘性因素是

A. 沟通场所阴暗

B. 沟通者双方距离较远

C. 沟通者一方情绪悲哀

D. 沟通者一方性格内向

E. 沟通过程中有其他人员在场

14. 患者，女性，68岁。诊断：高血压。护士了解到患者常因家务小事与儿媳妇发生摩擦。护士针对该现象，向患者说明情绪可影响血压的变化，并分别给予患者及其儿媳妇心理疏导。护患沟通在本案例中所起的主要作用是

A. 连接作用 B. 精神作用

C. 调节作用 D. 鼓励作用

E. 反馈作用

15. 患者，男性，85岁。因肺炎入院治疗。患者听力严重下降，护士在与其沟通过程中做法不妥的是

A. 可以通过触摸加强沟通的效果

B. 让患者看见护士的面部表情和口形

C. 进行适当的小结

D. 用手势和面部表情辅助信息的传递

E.让患者用点头或摇头来回答问题

16.护士为卧床患者行床上擦浴（如图所示），此时护患之间的距离属于

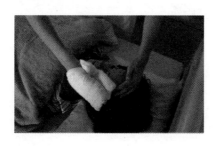

A.亲密距离　　　　B.个人距离

C.社交距离　　　　D.公众距离

E.安全距离

A_3/A_4型题

（17～18题共用题干）

患者，女性，45岁。在得知自己被确诊为乳腺癌早期时，禁不住躺倒在床上失声痛哭，这时护士问："你现在觉得怎么样？"此患者一直低头不语，不愿意和护士沟通，之后，患者情绪很低落，常为一些小事伤心哭泣。

17.目前，影响患者沟通的核心问题是患者的

A.个性　　　　　　B.情绪

C.能力　　　　　　D.态度

E.生活背景

18.当患者因沮丧而哭泣时，护士不恰当的沟通行为是

A.制止她哭泣，告诉她要坚强面对

B.坐在她身边，轻轻递给她纸巾

C.在她停止哭泣时，鼓励她说出悲伤的原因

D.轻轻握住她的手，默默陪伴她

E.当她表示想独自一人安静一会儿时，为她提供一个适当的环境

（吴　恒）

第28章 护理工作中的人际关系

第1节 人际关系的基本概念

一、人际关系的定义 人际关系是指在社会生活中，通过相互认知、情感互动、交往行为所形成和发展起来的人与人之间的关系。

二、人际关系的特点

1. 社会性 人是社会的产物，社会性是人的本质属性，是人际关系的基本特点。
2. 复杂性 人际关系的复杂性体现于两个方面：一是多方面因素联系起来的，且这些因素均处于不断变化的过程中；二是具有高度个性化和以心理活动为基础的特点。
3. 多重性 人际关系具有多因素和多角色的特点。每个人在社会交往中扮演着不同的角色。
4. 多变性 人际关系随年龄、环境、条件等变化而不断变化。
5. 目的性 在人际关系的建立与发展过程中，均有不同程度的目的性。

三、人际关系与人际沟通的关系

1. 建立和发展人际关系是人际沟通的目的和结果。
2. 良好的人际关系是人际沟通的基础和条件。沟通双方关系融洽、和谐将保障沟通的顺利进行及其有效性。
3. 人际沟通和人际关系在研究侧重点上有所不同。人际沟通重点研究人与人之间联系的形式和程序；人际关系则重点研究在人与人沟通基础上形成的心理和情感关系。

第2节 影响人际关系的因素

在人际交往中，从人的仪表到个性品质均可影响人际关系的建立和发展。

一、仪表 仪表是指人的外表，主要包括相貌、服饰、仪态、风度等。仪表可影响人们彼此间的吸引，从而影响人际关系的建立和发展。特别是在初次见面时，仪表因素在人际关系中占有重要地位（首因效应）。

二、空间距离与交往频率 人与人之间的空间距离和交往频率均可影响人际关系疏密程度。一般而言，人与人之间在空间距离上越近，交往频率越高，双方更容易相互了解、熟悉，人际关系也更加密切。

三、相似性与互补性 一般而言，在教育水平、经济收入、籍贯、职业、社会地位、宗教信仰、人生观、价值观等方面具有相似性的人们容易相互吸引；而在性格等方面，当双方的特点是互补关系时，也会产生强烈的吸引力。

四、个性品质 个性品质，如正直、真诚、善良、热情、宽容、幽默、乐于助人等，是影响人际关系的重要因素，优良的个性品质，更具有持久的人际吸引力。

第3节 人际关系的基本理论

一、人际认知理论

1. 人际认知 是指个体推测与判断他人的心理状态、动机或意向的过程。

个体与个体之间通过相互认知而实现情感的交流和互动。人际认知包括对他人仪态表情、心理状态、思想性格、人际关系等方面的认知。

2. 认知效应　心理学将人际认知方面具有一定规律性的相互作用称为人际认知效应。
- （1）首因效应：又称第一印象，指在与他人首次接触时，根据对方的仪表、打扮、风度、言语、举止等所做出的综合性判断。最初获得的信息比后来获得的信息使人们对他人总体印象的形成影响更大。
- （2）近因效应：即最后印象，指最近或最新获得的信息对总体印象产生最大影响的效应。
- （3）晕轮效应：即光环效应，指在人际交往过程中对一个某种人格特征形成印象后，以此来推断此人其他方面的特征，从而高估或低估对方。
- （4）社会固定印象：亦称刻板印象，指某个社会文化环境对某一社会群体所形成的固定而概括的看法，如商人精明、知识分子文质彬彬、女性温柔等。
- ★（5）先礼效应：指在人际交往中，向对方提出批评意见或某种要求时，先用礼貌的语言行为起始，以便对方容易接受，从而达到自己的目的。
- （6）免疫效应：当一个人已经接受并相信某种观点时，便会对于相反的观点产生一定的抵抗力，即具有一定的"免疫力"。

3. 人际认知效应的应用策略
- （1）避免以貌取人。
- （2）注重人的一贯表现。
- （3）注重了解人的个性差异。
- （4）注意在动态和发展中全面观察、认识人。

二、人际吸引的规律

1. 人际吸引　是人与人之间在感情方面互相接纳、喜欢和亲和的现象，即一个人对其他人所持有的积极态度。

2. 人际吸引的规律　人际吸引既是有条件，也是有规律可循的，其条件和规律可归纳为以下几个方面。
- （1）相近吸引：是指人们彼此由于时间及空间上的接近而产生的吸引。距离接近，接触和交往的机会增多，更容易彼此了解和熟悉，从而建立密切的关系。
- （2）相似吸引：人们在彼此之间某些相似或一致性的特征是导致相互吸引的重要原因。
- （3）相补吸引：当交往的双方需要以及对对方的期望成为互补关系时，可以产生强烈的吸引力。
- （4）相悦吸引：情感上的互相接纳、肯定、赞同及接触上的频繁与接近，相悦是彼此建立良好人际关系的前提。
- （5）仪表吸引：仪表在一定程度上反映个体的内心世界，仪表在人际吸引过程中具有重要作用。
- （6）敬仰性吸引：指单方面对某人的某种特征的敬慕而产生的人际关系，如球迷对球星的爱慕。

3. 人际吸引规律的应用策略
- （1）培养自身良好的个性品质。
- （2）锻炼自身多方面的才能，克服交往的心理障碍。
- （3）注重自身形象，给人以美感。
- （4）缩短与对方的距离，增加交往的频率。

第4节　护理人际关系

护理人际关系是护理工作顺利进行、确保护理质量的重要条件。因此构建团结、和谐的人际关系是护士的主要工作内容之一。在工作中，护理人际关系包括护士与患者的关系、护士与患者家属的关系、护士与医生的关系和护际关系。

一、护士与患者的关系

1. 护患关系的性质与特点 护患关系的实质是帮助与被帮助的关系，护患关系具有以下五个特点。

（1）帮助系统与被帮助系统的关系：在医疗护理服务过程中，护士与患者通过提供帮助和寻求帮助形成特殊的人际关系。

（2）专业性的互动关系：护患关系不是护患之间简单的相遇关系，而是护患之间相互影响、相互作用的专业性互动关系。

（3）治疗性的工作关系：治疗性关系是护患关系职业行为的表现，是一种有目标、需要认真促成和谨慎执行的关系，并具有一定强制性。

★（4）护士是护患关系后果的主要责任者：作为护理服务的提供者，护士在护患关系中处于主导地位，其言行在很大程度上决定着护患关系的发展趋势。因此，一般情况下，护士是促进护患关系向积极方向发展的推动者。也是护患关系发生障碍的主要责任承担者。

（5）护患关系的实质是满足患者的需要：护士通过提供护理服务满足患者需要是护患关系区别于一般人际关系的重要内容，从而形成了在特定情景下护患之间的专业性人际关系。

★2. 护患关系的基本模式 护患关系主要分为三种基本模式，在临床护理实践中，护士应根据患者的具体情况、患病的不同阶段，选择适宜的护患关系模式。

（1）主动-被动型：此模式的特点是"护士为患者做治疗"。模式关系的原型为母亲与婴儿的关系。在此模式中，护士常以"保护者"的形象出现，处于专业知识的优势地位和治疗护理的主动地位，而患者则处于服从护士处置和安排的被动地位。在临床护理工作中，★此模式主要适用于不能表达主观意愿、不能与护士进行沟通交流的患者，如神志不清、休克、痴呆以及某些精神病患者。

（2）指导-合作型：此模式的特点是"护士告诉患者应该做什么和怎么做"，模式关系的原型为母亲与儿童的关系。在此模式中，护士常以"指导者"的形象出现，根据患者病情决定护理方案和措施，对患者进行健康教育和指导；患者处于"满足护士需要"的被动配合地位，根据自己对护士的信任程度有选择地接受护士的指导并与其合作。在临床护理工作中，★此模式主要适用于急性患者和外科手术后恢复期的患者。

（3）共同参与型：此模式的特点是"护士积极协助患者进行自我护理"，模式关系的原型为成人与成人的关系。在此模式中，护士常以"同盟者"的形象出现，为患者提供合理的建议和方案，患者主动配合治疗护理，积极参与护理活动，双方共同分担风险，共享护理成果。在临床护理工作中，★此模式主要适用于具有一定文化知识的慢性疾病患者。

在临床实践中，这三种模式是客观存在的，选择哪一种关系模式不仅取决于患者的疾病性质，而且需考虑到患者的人格特征等。此外，护士同患者间的关系类型不是固定不变的，而是随着患者病情的变化，可以由一种模式转向另一种模式。例如，对一个疾病导致昏迷入院治疗的患者，初期按照"主动-被动"模式进行护理，随着病情的好转及意识的恢复，可以逐渐转入"指导-合作"模式，当患者进入康复期，就逐渐变为"共同参与"模式。

3. 护患关系的发展过程 护患关系的发展过程是动态的过程，一般分为初始期、工作期和结束期三个阶段，三个阶段相互重叠，各有重点。

（1）初始期：护士与患者初识阶段，也是护患之间开始建立信任关系的关键时期。工作重点是建立信任关系，确认患者的需要。

（2）工作期：是护士为患者实施治疗护理，完成各项护理任务，患者接受治疗和护理的时期。工作重点是落实护理措施，最终满足患者的需要。

（3）结束期：患者病情好转或基本康复，已达到预期目标，可以出院休养，护患关系即转入结束期。工作重点是与患者共同评价护理目标的完成情况，做好出院指导，交代出院后的注意事项。

4. 护士角色的特征

（1）护理者：提供照顾是护士的首要职责。主要任务是为患者提供直接的护理服务，满足生理、心理、社会各层次的需要。

（2）教育者：主要体现在护士根据患者自身情况进行健康教育，指导保健知识、疾病预防、康复知识和技能。另外，护士担任教师角色，承担学校教学和医院的带教任务。

（3）管理者：护士要对日常护理工作进行合理的组织、协调与控制，为患者制订护理计划和实施护理措施，提高护理工作质量和效率。护理领导者要管理人力资源、物质资源和资金使用等。

（4）咨询者：护士运用沟通技巧，解答患者提出的问题，提供有关的医疗护理信息，给予情绪支持和健康指导等，以满足其生理、心理和社会需要。

（5）协调者：护士需与相关卫生保健机构和相关工作人员相互联系、相互协助、相互配合，保证患者获得最适宜的整体性医护照顾。

（6）患者利益维护者：护士有责任帮助患者从其他医务人员处获取相关信息，维护患者的权益不受侵犯或损害。同时，护士还需为医院或卫生行政部门决策提供参考依据。因此，护士又是全民健康的代言人。

（7）研究者和改革者：护士具有用科学研究的方法解决护理实践、护理管理、护理教育、护理心理、护理伦理等各领域中的问题。同时，护士在实践中不断改革护理服务方式，推动护理事业的不断发展。

5. 患者角色适应不良 护士应分析影响患者角色适应的因素，努力帮助患者尽快适应患者角色。一般常见的患者角色适应不良及主要的心理原因如下。

（1）角色行为缺如：指患者没有进入患者角色，否认自己是患者。患者往往自我感觉良好，或认为医生诊断有误，不能很好地配合治疗和休息，或有的患者采取等待观望的态度，认为症状还没严重到需要治疗的程度，这些情况均易导致延误疾病的诊治。

（2）角色行为冲突：指患者在适应患者角色过程中，与患病前原有的各种角色发生心理冲突所引起的行为矛盾，是一种视疾病为转折的心理表现，常表现为患者不能接受患者角色、烦躁不安、焦虑、茫然或悲伤等情绪反应。如一位母亲因自己生病而无法照顾孩子的生活、学习，造成的母亲角色和患者角色冲突。

（3）角色行为强化：指患者安于患者角色，对自我能力表示怀疑，自信心减弱，对疾病将要恢复后所承担的社会角色责任感到恐惧不安，产生依赖心理。另外，患者往往借生病而逃避某些责任，或获得某些权利等。这是角色适应中的一种变态现象。如骨折患者康复阶段需进行各种功能锻炼，患者对简单的锻炼常表现出畏惧、困难、疼痛等，日常生活难以自理，依赖于护士和家属的帮助。

（4）角色行为消退：指患者已适应患者角色，但由于某种原因，又重新承担起原有的社会角色，而放弃患者角色。如患病的母亲因孩子生病需要照顾而放弃患者角色，承担起原有的母亲角色。一位住院的儿子，会因突发脑卒中的老母亲而放弃患者角色，承担起"孝子"的角色。

（5）角色行为异常：指患者受疾病折磨感到悲观、失望等不良心境的影响导致行为异常。如一位癌症患者，因健康恶化和经济负担的双重压力，其表现出自卑、绝望、封闭、拒绝治疗，对医疗护理工作不满，质问、辱骂，甚至殴打医护人员等，时常哭闹、毁物、多次尝试自杀等。

锦囊妙"记"

角色行为缺如——没有进入患者角色。

角色行为冲突——患者角色与正常角色冲突。

角色行为强化——安于患者角色。

角色行为消退——已进入患者角色，但因需承担其他重要的角色而忽略患者角色。

角色行为异常——行为异常，如攻击性行为、固执、抑郁、厌世甚至自杀。

6. 影响护患关系的主要因素	（1）信任危机：信任感是建立良好护患关系的前提和基础。 （2）角色模糊：是指个体（护士或患者）由于对自己充当的角色不明确或缺乏真正的理解而呈现的状态。 （3）责任不明：是指护患双方对自己应当承担的责任与义务不了解。从而导致护患关系冲突。 （4）权益影响：寻求安全、优质的健康服务是患者的正当权益。护士则容易倾向于维护自身利益和医院利益。 （5）理解差异：护患双方在年龄、职业、教育程度、生活环境等方面存在差异，在沟通过程中容易产生差异，从而影响护患关系。
7. 护士在促进护患关系中的作用	（1）明确护士的角色功能：护士言行符合患者对护士角色的期待。护士的专业角色可概括为照顾者、帮助者、决策者、教育者和示范者、患者权益的保护者、协调者和合作者、管理者、咨询者、研究者、改革者和创业者等。 （2）主动维护患者的合法权益：护士应主动维护患者的合法权益，遵循患者第一原则。 （3）减轻或消除护患之间的理解分歧：注意沟通内容的准确性、针对性和通俗性，根据患者特点，选择适合的沟通方式和语言。

二、护士与患者家属的关系

1. 患者家属的角色特征	（1）患者病痛的共同承受者：疾病不仅给患者带来痛苦，而且也给患者家属带来一连串痛苦的心理反应，特别是危重患者及不治之症患者的家属。 （2）患者原有家庭角色功能的替代者：每一个人在家庭中的角色是相对固定的，其角色功能也相对固定，一旦生病，其家庭角色功能则必须由其他家庭成员替代或分担。 （3）患者生活的照顾者：患者因受到疾病的折磨，其生活自理能力则受到不同程度的影响，生活上都需要患者家属照顾。 （4）患者护理计划制订与实施的参与者：患者护理计划的制订、护理措施的落实都需要患者家属的帮助，特别是生活护理。 （5）患者的心理支持者：患者生病后，易表现出恐惧、焦虑等心理问题，需要有人安慰和开导，患者家属是担当这一角色的最合适人选。
2. 影响护士与患者家属关系的主要因素	（1）角色期望冲突：家属希望护士有求必应、随叫随到、操作准确娴熟，而护士往往因为工作繁重、人员不足或职业倦怠等原因无法满足患者家属的需要。加之个别护士的不良态度及工作方式，往往引发护士与患者家属关系的冲突。 （2）角色责任模糊：在护理患者的过程中，家属和护士应密切配合，共同为患者提供心理支持、生活照顾。然而有的家属将照顾患者的全部责任推给护士，自己扮演监督者或旁观者角色，而个别护士也将本该自己完成的工作交给家属，从而严重影响护理质量，甚至出现护理差错、事故，最终引发护士与患者家属之间的矛盾。 （3）经济压力过重：患者家属支付了高额的医疗费用，却未见患者有明显的治疗效果时，往往会产生不满情绪，从而引发护士与患者家属间的冲突。
3. 护士在促进护士与患者家属关系中的作用	（1）尊重患者家属：对患者家属表示理解和尊重，给予必要的帮助和指导。 （2）指导患者家属参与患者治疗、护理的过程：患者家属一般不具备医疗护理的专业知识，护士应给予正确的指导，耐心解释，必要时给予生动的示范，鼓励其积极参与照顾和帮助患者。 （3）给予患者家属心理支持：对患者家属的处境表示同情和体谅，提供必要的心理支持，减轻其心理负担。

三、护士与医生的关系

1. 影响医护关系的主要因素

（1）角色心理差位：由于长期以来受传统的主导-从属型医护关系模式的影响，部分护士对医生产生依赖、服从的心理，在医生面前感到自卑、低人一等。此外，也有部分高学历的年轻护士或年资高、经验丰富的老护士与年轻医生不能密切配合，均可影响医护关系的建立与发展。

（2）角色压力过重：医护人员比例严重失调、岗位设置不合理、医护待遇悬殊等因素，导致护士心理失衡、角色压力过重，心理和情感变得脆弱、紧张和易怒，从而导致医护关系紧张。

（3）角色理解欠缺：医护双方对彼此专业、工作模式、特点和要求缺乏必要的了解，导致工作中相互埋怨、指责，从而也影响医护关系的和谐。

（4）角色权利争议：医护根据分工，各自在自己职责范围内承担责任，同时也享有相应的自主权。但在某些情况下，医护常常会觉得自己的自主权受到对方侵犯，从而引发矛盾冲突。

2. 护士在促进医护关系中的作用

（1）相互尊重，取长补短：在工作中，医生与护士应相互尊重，相互学习，取长补短。作为护士不仅要熟练掌握本专业的理论知识和技能，还应虚心向医生求教、加强与医生交流，一方面从更深的理论角度把握疾病的诊疗过程，另一方面帮助医生获取更多有关患者的信息。

（2）相互信任，精诚合作：医护之间的相互信任、精诚合作是医疗护理工作顺利进行的基础。护士应积极配合其他医务工作人员，密切与医生沟通。当医护之间出现分歧、矛盾时，双方应从患者利益出发，相互谅解，积极协商解决。切忌在患者及家属面前相互指责、诋毁。

（3）相互理解，主动配合：医生与护士应相互理解彼此专业的特点，体谅彼此工作的辛劳，密切配合，护士应主动了解医疗专业的特点，尊重医生的专业自主权，尊重医疗方案的技术权威，积极主动配合。

四、护际关系

护际关系包括护士与上级护理管理者之间、护士之间，以及护士与实习护生之间的关系。良好的护际关系是确保医疗护理质量的关键环节，是促进医院和谐发展的重要保障。然而护士由于不同的职务、职责、知识水平、工作经历，往往处于不同的心理状态，从而容易发生矛盾、冲突。

1. 影响护际关系的主要因素

（1）工作因素：护理工作不仅任务繁重、压力较大，同时突变情况多、随机性大，加之长期轮班制、休息质量不佳，护士易出现紧张、易怒等负性心理和情感，从而彼此之间容易产生误解、矛盾。主要来源于双方从不同的角度在要求、期望值上的差异。

（2）性别因素：护士大多为女性，而女性一般易受暗示，情绪反应快，体验细腻，对事物的变化及人际关系的变化感受敏锐。在生理上，内分泌变化和轮班工作造成的自身节律紊乱易导致情绪波动、情绪调节能力下降，从而影响护际关系和谐。

（3）管理因素：护理管理者与护士之间期望值往往存在较大差异。管理者多希望护士以集体利益为重，妥善处理好家庭、生活与工作的关系，服从管理并全身心地投入工作；护士则希望管理者具有较强的业务和管理能力，事事以身作则。率先垂范，同时关爱下属、公平公正对待每一位护士。一旦管理者或护士认为对方角色功能不到位或缺失，即可产生矛盾。

（4）年资因素：新老护士之间往往因为年龄、身体状况、学历、工作经历、思维模式等方面的差异，产生误解或矛盾。

2. 建立良好护际关系的策略

（1）相互理解，互帮互学：护士之间应加强交流、密切沟通。护理管理者应严于律己、以身作则，一视同仁、耐心热情，工作中多用情，少用权，体现人性化管理；护士应尊重领导，服从管理，护士之间相互关心、相互学习，教学相长。

2. 建立良好护际 关系的策略

（2）换位思考，团结协作：护士之间一方面应各就其位、各司其职，做好本职工作；另一方面应多换位思考，为他人工作创造便利条件。护理管理者不仅是临床护理工作的组织者和指挥者，更是护际关系的协调者，应充分发挥协调护际关系的枢纽作用。

要点回顾

1. 人际关系的特点包括哪些方面？
2. 认知效应包括哪些？
3. 患者角色适应不良有哪些？
4. 护患关系的基本模式包括哪些？

●○ 模拟试题栏——识破命题思路，提升应试能力 ○●

一、专业实务

A₁型题

1. 在护患关系建立初期，护患关系发展的主要任务是
   A. 对患者收集资料
   B. 确定患者的健康问题
   C. 为患者制订护理计划
   D. 与患者建立信任关系
   E. 为患者解决健康问题

2. 下列关于护患关系的理解，不正确的是
   A. 护患关系是一种帮助与被帮助的关系
   B. 护患关系是一种治疗关系
   C. 护患关系是以护士为中心的关系
   D. 护患关系是多方面、多层面的专业性互动关系
   E. 护患关系是在护理活动中形成的

3. 影响医护关系的主要因素不包括
   A. 角色心理差位   B. 经济压力过重
   C. 角色压力过重   D. 角色权利争议
   E. 角色理解欠缺

4. 建立良好医护关系的原则是双方应相互
   A. 依存   B. 独立
   C. 监督   D. 尊重
   E. 补充

5. 护患关系的实质是
   A. 满足患者需求
   B. 促进患者的配合
   C. 规范患者的遵医行为
   D. 强化患者的自我护理能力
   E. 帮助患者熟悉医院规章制度

6. 不宜使用主动 - 被动型护患关系模式的患者是
   A. 新生儿   B. 恢复期患者
   C. 全身麻醉患者   D. 重度昏迷患者
   E. 中度昏迷患者

A₂型题

7. 一位母亲因自己生病而无法照顾孩子的生活，表现为烦躁不安、焦虑、悲伤。其患者角色适应不良属于
   A. 角色行为缺如   B. 角色行为消退
   C. 角色行为强化   D. 角色行为冲突
   E. 角色行为异常

8. 某护士因为孩子患病最近经常请假，护士长认为其影响了工作而不满。该护士则认为护士长对她不体谅、缺乏人情味，两人关系比较紧张。影响她们关系的主要原因是
   A. 经济压力过重   B. 期望值差异
   C. 角色压力过重   D. 角色权利争议
   E. 角色责任模糊

9. 一位住院患者，因便秘要求其主治医生给其用通便药。医生答应患者晚上给其口服药通便灵，但未开临时医嘱。第二天早晨，护士因患者晚间未服通便灵受到埋怨，护士为此对该医生产生极大不满，导致医护关系冲突的主要原因为角色
   A. 心理差位   B. 压力过重
   C. 理解欠缺   D. 权利争议
   E. 期望冲突

10. 某患儿因"新生儿硬肿症"入院，家长可能出现的心理反应中不包括
    A. 焦虑不安   B. 否认疾病
    C. 角色紊乱   D. 害怕担忧
    E. 自我责怪

11. 某护士为一患儿进行输液治疗，输液30分钟后患儿出现严重的不良反应并休克，经抢救病情好转并转入ICU继续治疗。对此，患儿家长反应强

烈，质疑护士输液有误。护士首先进行的重点工作是

A. 向护士长汇报抢救经过

B. 与医生一起分析患儿病情

C. 继续与患儿家长沟通，做好解释

D. 帮助患儿家长完成抢救用药的缴费

E. 按照规定封存未输完的液体

12. 足月产新生儿，患吸入性肺炎入重症监护病房1周，患儿家属急切询问患儿情况，病房护士恰当的处理是

A. 让其问其他护士　　B. 让其问值班医生

C. 告知其完全正常　　D. 客观介绍患儿情况

E. 保密患儿病情

13. 患者，女性，30岁。因异位妊娠急诊入院手术。术后宜采用的护患关系模式是

A. 主动型　　　　　　B. 主动-被动型

C. 指导-合作型　　　D. 支配-服从型

E. 共同参与型

14. 护士甲与护士乙在同一病区工作，两人性格差异较大。护士甲认为护士乙做事风风火火、不够稳重，护士乙则认为护士甲做事慢条斯理、拖拖拉拉，因此，两人经常会产生矛盾。造成护际关系紧张的主要因素是

A. 年龄因素　　　　　B. 职位因素

C. 心理因素　　　　　D. 学历因素

E. 收入因素

15. 患者，男性，59岁，大学教授。患者常因慢性支气管炎发作住院。护士与该患者相处时，应采用哪种护患关系模式

A. 主动-被动型　　　B. 指导-合作型

C. 部分补偿系统　　　D. 全补偿系统

E. 共同参与型

16. 患者，女性，28岁。半小时前因汽车撞伤头部入院，入院时已昏迷，对于该患者，应采取的护患关系模式是

A. 主动-主动型　　　B. 被动-被动型

C. 主动-被动型　　　D. 指导-合作型

E. 共同参与型

17. 患儿，女性，2个月。因肺炎、高热急诊入院。护士为其进行静脉输液时，2次穿刺失败。患儿父亲非常气愤，甚至谩骂护士。导致此事件发生的主要因素是

A. 角色责任模糊　　　B. 角色期望冲突

C. 角色心理差位　　　D. 角色权利争议

E. 经济压力过重

18. 患者，男性，58岁。患有肥厚型心肌病5年。近1个月来常有心绞痛发作及一过性晕厥，患者因此非常紧张，整日卧床、不敢活动。该患者出现的角色行为改变属于

A. 角色行为冲突　　　B. 角色行为缺如

C. 角色行为强化　　　D. 角色行为差异

E. 角色行为消退

19. 患者，女性，38岁。因乳腺癌住院治疗。治疗期间得知自己儿子因患急性肾炎住院需要照顾，该患者立即放弃自己的治疗去照顾儿子。这种情况属于

A. 患者角色行为减退

B. 患者角色行为冲突

C. 患者角色行为强化

D. 患者角色行为缺如

E. 患者角色行为适应

20. 患者，女性，63岁。诊断：心肌炎。患者脾气暴躁、抱怨家人不常陪伴，且不断向护士诉说心慌、气促，并提出各种要求。护士逐渐对该患者表现出厌倦情绪，护患关系变得紧张。导致护患关系紧张的主要责任人是

A. 医生　　　　　　　B. 护士

C. 患者　　　　　　　D. 患者家属

E. 护士和患者

21. 某护士，正在为一位即将出院的患者进行出院前的健康指导。此时，护患关系处于

A. 准备期　　　　　　B. 初始期

C. 工作期　　　　　　D. 结束期

E. 熟悉期

22. 某住院患者，需静脉输液治疗，护士为其执行输液操作时，遭到拒绝。患者认为该护士只是一名新护士，技术水平不高，提出让护士长来为其输液。此时，该新护士应当首先

A. 找护士长来为其输液

B. 装作没听见患者的话，继续操作

C. 表示理解患者的担心，告诉患者自己会尽力

D. 让患者等着，先去为其他患者输液

E. 找来家属，让其劝说患者同意自己为其输液

23. 患儿，男性，7岁。因发热、咳嗽，气促，诊断为"肺炎"收入院。此时，与患者建立良好的护患关系，实质是

A. 满足患者的需求

B. 促进患者的配合

C. 规范患者的遵医行为

D. 强化患者的自我护理能力

E. 帮助患者熟悉医院规章制度

24. 患者，男性，40岁。农民，尿毒症晚期，因无法承担高额的治疗费用欲放弃治疗，护士长发动全体护士为其捐款，此举动护士长承担的角色是

A. 决策者 B. 协调者

C. 照顾者 D. 帮助者

E. 管理者

25. 护士与一高血压患者及其家属共同研究患者出院后的运动安排，此时护士的角色是

A. 教育者 B. 治疗者

C. 照顾者 D. 帮助者

E. 策划者

A₃/A₄型题

（26～27题共用题干）

患者，男性，78岁，退休老干部。因冠心病住院治疗，入院后与护士们关系融洽。住院第3天，年轻护士甲在为其进行静脉输液治疗时，静脉穿刺3次均失败，之后更换护士乙为其穿刺成功。患者因此非常不满，其家属向护士长投诉护士甲技术不过关，并拒绝护士甲为其执行操作。

26. 针对该患者的特点，采取最佳的护患关系模式应为

A. 指导型 B. 被动型

C. 共同参与型 D. 指导-合作型

E. 主动-被动型

27. 根据上述材料，护患关系发生冲突的主要因素是

A. 角色压力 B. 责任不明

C. 角色模糊 D. 信任危机

E. 理解差异

（28～30题共用题干）

患者，男性，45岁，司机，初中文化。诊断：腰椎间盘突出，入院治疗。患者因疼痛、肢体活动受限，需要暂时卧床休息。

28. 针对该患者的特点，采用最佳的护患关系模式应为

A. 指导型 B. 被动型

C. 共同参与型 D. 指导-合作型

E. 主动-被动型

29. 在患者住院期间，护患关系的主要任务是

A. 建立信任感 B. 发现护理问题

C. 双方进一步熟悉 D. 为患者解决问题

E. 护患双方相互评价

30. 经治疗，患者症状好转，准备出院。此时护患关系的主要任务是

A. 与患者建立信任关系

B. 确认患者的需要

C. 解决患者问题

D. 实施护理措施

E. 评价护理目标实现的情况

二、实践能力

A₁型题

31. 要建立良好的护患关系，沟通的策略不包括

A. 管理沟通人性化

B. 遇到冲突时据理力争、坚守阵地

C. 实现年龄、学历各因素的互补

D. 形成互帮互助氛围

E. 构建和谐工作环境

32. 指导-合作型护患关系适用于

A. 脑出血患者

B. 老年痴呆患者

C. 骨质疏松患者

D. 阑尾炎术后恢复期患者

E. 病理性黄疸的新生儿

33. 以下关于护患沟通的观点，不正确的是

A. 护患之间的影响力是不平衡的

B. 护理人员是决定护患关系好坏的关键

C. 护理人员与患者主要通过语言感知对方

D. 语言既是生理也是心理的治疗因素

E. 患者尊重护士工作是建立良好护患关系的关键

A₂型题

34. 患者，男性，72岁。来自偏远山区。因次日要行胃部切除术，护士告诉患者："你明天要手术，从现在开始，不要喝水，不要吃饭。"患者答应，第2天护士询问患者时，患者回答说："我按你说的没有喝水，也没有吃饭，就喝了两袋牛奶。"影响护患沟通的因素为

A. 经济收入 B. 疾病程度

C. 个人经历 D. 理解差异

E. 情绪状态

35. 患儿，男性，4岁。因肺炎入院治疗。入院时患儿拒绝治疗，并哭闹不止。护士的下列做法，不恰当的是

A. 多对患儿进行正面评价

B. 对患儿拒绝治疗的行为进行批评

C. 多与患儿进行互动交流

D. 允许患儿用哭喊等方式发泄

E. 允许患儿把喜爱的玩具留在医院

36. 某病区护士，业务水平高、为人热情，但脾气急

躁，经常导致护患关系紧张。有利于该护士建立良好护患关系的措施是

A. 做好患者心理护理

B. 加强工作责任心

C. 刻苦练习各项操作技术

D. 尽量减少与患者的交流和沟通

E. 学会控制情绪，耐心解答患者的疑问

37. 患者，男性，25岁。车祸导致颅脑损伤急诊入院，虽经医护人员全力抢救但抢救无效死亡。患者家属情绪激动，不听任何解释和劝告，重复对医护人员说："我们家就这么一个孩子，他还这么年轻，到医院的时候还有呼吸的，怎么就死了呢？你们怎么救治的呀！"。此时，影响双方沟通的主要因素是

A. 医院急救设备陈旧

B. 医护人员和家属交流受限

C. 家属对结果无法接受

D. 医护人员技术水平欠佳

E. 家属缺乏对医护人员的信任

38. 患者，女性，40岁。经1个月的治疗拟于近日出院，由于烧伤部位瘢痕较严重，患者自觉不愿见

人，不想离开医院。对其采取护理措施不妥的是

A. 理解患者并倾听其诉说

B. 动员尽快出院

C. 介绍后期整形美容治疗方法

D. 鼓励自理，增强独立性

E. 不回避问题，尽量稳定情绪

39. 当一位护士看到某急性胰腺炎患者的病床旁围着几位家属时，便主动与家属们打招呼，耐心解答他们的疑问，恳请他们尽快离开病房让患者安静休息，几位家属欣然接受了护士的劝告。此护士较好地运用了认知效应中的

A. 首因效应　　　　B. 近因效应

C. 晕轮效应　　　　D. 先礼效应

E. 免疫效应

40. 某护士在到内科病房上班的第一天，积极主动工作，虚心向各位老护士请教，她活泼、开朗的性格和谦虚、勤快的作风给同事们留下了良好的印象，此护士较好地运用了认知效应中的

A. 光环效应　　　　B. 刻板效应

C. 晕轮效应　　　　D. 首因效应

E. 免疫效应

（吴　恒）

第29章　护理工作中的语言沟通

第1节　语言沟通的基本知识

一、语言沟通的类型

1. 口头语言沟通　是人们利用有声的自然语言符号系统，通过口述和听觉来实现的，即是人与人之间通过对话来交流信息、沟通心理。
2. 书面语言沟通　是用文字符号进行的信息交流，是对有声语言符号的标注和记录，是有声语言沟通由"可听性"向"可视性"的转换。

二、护患语言沟通的原则　语言沟通是护患交往中的主要沟通形式，应遵循以下六个原则。

1. 尊重性　尊重是确保沟通顺利进行的首要原则。护患沟通时，护士应将对患者的尊重置于首位，不可伤害患者尊严、更不能侮辱患者人格。
2. 科学性　在护患沟通过程中，应确保沟通内容的科学性。
3. 目标性　护患之间的语言沟通是一种有意识、有目标的沟通活动。目标明确、有的放矢，以达到沟通的目的。
4. 规范性　护患沟通时，护士应注意语音清晰、用词准确、语法规范、精练，要有系统性和逻辑性。
5. 真诚性　护士应以真心诚意的态度，从爱心出发，加强与患者的情感交流，努力做到态度谦和、语言文雅、语音亲切。
6. 艺术性　艺术性的语言沟通可拉近护患距离、化解护患矛盾，护士应注意提高自己的语言修养和艺术性。

三、常用的护理语言

1. 日常礼仪护理用语　包括招呼用语、介绍用语、电话用语、安慰用语和迎送用语等。
2. 护理操作解释用语　包括操作前解释、操作中指导、操作后嘱咐等用语。

第2节　交谈的基本概念

一、交谈的含义　交谈是语言沟通的一种形式，是以口头语言为载体进行的信息传递。交谈是护理工作中最主要的语言沟通形式。

二、交谈的基本类型

1. 个别交谈与小组交谈　根据参与交谈人员的数量分为以下几种。
   - （1）个别交谈：是指在特定环境中两个人之间进行的以口头语言为载体的信息交流。
   - （2）小组交谈：是指3人或3人以上的交谈。小组交谈最好有人组织，参与人员数量控制在3～7人，最多不超过20人。

2. 面对面交谈与非面对面交谈　根据交谈的场所和接触的情况分为以下几种。
   - （1）面对面交谈：交谈双方同处一个空间，均在彼此视觉范围内，可以借助表情、手势等肢体语言帮助表达观点和意见。护患交谈多采用此种形式。
   - （2）非面对面交谈：人们通过电话、互联网等方式进行的交谈，交谈双方可不受空间和地域的限制，心情更加放松、话题更加自由。

3. 一般性交谈与治疗性交谈 根据交谈的主题和内容分为以下几种。
- （1）一般性交谈：一般用于解决一些个人或家庭的问题。交谈的内容比较广泛，一般不涉及健康与疾病问题。
- （2）治疗性交谈：一般用于解决健康问题或减轻病痛、促进康复等问题。护患之间交谈多为治疗性交谈。

★三、护患交谈的技巧

1. 倾听 是指全神贯注地接受和感受交谈对象发出的全部信息，并作出全面的理解。倾听将伴随整个交谈过程，是获取信息的重要渠道，应特别注意以下几点。
- （1）目的明确：交谈前护士可先列出提纲，交谈时善于寻找患者传递信息的价值与含义。
- （2）控制干扰：护士应做好准备，避免外界干扰，如关闭手机。
- （3）目光接触：护士应与患者保持良好的目光接触，护士应保持30%～60%的时间注视患者面部，并面带微笑。
- （4）姿势投入：应面向患者，保持合适的距离和姿势。身体稍向患者方向倾斜，表情不要过于丰富，手势不要过多。
- （5）及时反馈：护士应适时适度地给患者发出反馈信息。通过微微点头、轻声应答"嗯""哦""是"等，以表示自己正在倾听。
- （6）判断慎重：在倾听时，护士不要急于作出判断，应让患者充分诉说，以全面完整地了解情况。
- （7）耐心倾听：患者诉说时，护士不要随意插话或打断患者的话题。
- （8）综合信息：寻找患者谈话的主题，注意患者非语言行为，以了解其真实想法。

2. 核实 是指在交谈过程中，为了验证自己对内容的理解是否准确所采用的沟通策略，是一种反馈机制。护士可通过重述、澄清两种方式进行核实。
- （1）重述：包括患者重述和护士重述两种情况。
- （2）澄清：护士根据自己的理解，将患者一些模棱两可、含糊不清或不完整的陈述描述清楚，与患者进行核实，从而确保信息的准确性。

3. 提问 在护患交流过程中，提问是收集信息和核对信息的重要方式，也是确保交谈围绕主题持续进行的基本方法。为了保证提问的有效性，护士可根据具体情况采用开放式提问或封闭式提问。
- （1）开放式提问：即所问问题的回答没有范围限制，患者可根据自己的感受、观点自由回答，护士可从中了解患者的真实想法和感受。其优点是护士可获得更多、更真实的资料；其缺点是需要的时间较长。
- （2）封闭式提问：又称限制性提问，是将问题限制在特定的范围内，患者回答问题的选择性很小，可以通过简单的"是""不是""有""无"等即可回答。优点是护士可以在短时间内获得需要的信息；缺点是患者没有机会解释自己的想法。

锦囊妙"记"

开放式提问：回答没有范围限制，观点自由，耗时长。

封闭式提问：回答问题的选择性很小，限制在"肯定"或"否定"，耗时短。

4. 阐释 即阐述并解释，其基本原则如下。
- （1）尽可能全面地了解患者的基本情况。
- （2）将需要解释的内容以通俗易懂的语言向患者阐述。
- （3）使用委婉的语气向患者阐释自己的观点和看法。

5. 移情 即感情进入的过程。是从他人的角度感受、理解、分享他人的感情，而不是表达自我感情，也不是同情、怜悯他人。

6. 沉默 是一种交谈技巧，在倾听过程中，护士可以通过沉默起到以下四个方面的作用。
- （1）表达自己对患者的同情和支持。
- （2）给患者提供思考和回忆的时间、诉说和宣泄的机会。
- （3）缓解患者过激的情绪和行为。
- （4）给自己提供思考、冷静和观察的时间。

7. 鼓励 护士适时的鼓励,可以增进患者战胜疾病的信心。

四、护患交谈的注意事项

1. 选择合适的交谈环境和时机 护士应主动与患者交谈,并根据交谈的内容,选择适当的交谈环境,同时注意根据患者的生理、心理状况选择适宜的交谈时机。

2. 尊重理解患者,以诚相待 护士与患者交谈过程中,首先应尊重患者。

3. 注重非语言信息的传递 护士不仅要掌握语言交谈技巧,还要重视非语言信息在交谈过程中的传递,护士的姿态、表情、语调等均能传达对患者的尊重、关注程度,从而影响交谈效果。

要点回顾

1. 护患语言沟通的原则有哪些?

2. 护患交谈的技巧有哪些?

3. 在护患交谈的技巧中,开放式提问与封闭式提问有何区别?

模拟试题栏——识破命题思路,提升应试能力

一、专业实务

A₁型题

1. 护患沟通中正确的倾听技巧是

A. 患者叙述时,护士要思考问题

B. 避免直视患者的眼睛

C. 用心倾听,表示对所谈话题有兴趣

D. 避免看清对方表情

E. 回应患者声音宜大,避免听不清楚

2. 护患沟通的首要原则是

A. 治疗性   B. 保密性

C. 规范性   D. 尊重性

E. 艺术性

3. 当患者病情危重时,应采取的提问方式是

A. 封闭性提问

B. 开放性提问

C. 使用姿势语言提问

D. 不断地提问

E. 不提问,凭自己经验判断

4. 关于语言沟通技巧,下列描述错误的是

A. 倾听通常由提问所引发

B. 交谈过程中要恰当使用非语言技巧

C. 反应始终伴随倾听过程

D. 移情与同情的实质是一样的

E. "您的感觉和昨天一样吗?"这种提问属于限制性提问

5. 在与患者沟通时,应给予及时反馈,对于及时反馈的理解下面哪一项错误

A. 及时提出一些相关问题

B. 对于有疑问的问题应当及时沟通

C. 不断地提出新问题

D. 提出一些适当有益的问题

E. 反馈也可使用非语言

6. 属于开放式提问的是

A. "你昨天呕吐了几次?"

B. "你早餐后服过药了吗?"

C. "现在您头还晕吗?"

D. "您现在感觉怎么样?"

E. "您昨晚睡了几个小时?"

7. 护理工作中,护士观察患者病情的最佳方法是

A. 多倾听交班护士的汇报

B. 经常与患者交谈,增加日常接触

C. 经常与家属交谈,了解患者需要

D. 多加强医护间的沟通

E. 经常查看护理记录

8. 护士从患者的角度,通过倾听和提问,与患者交流,理解患者的感受,护士采用的交谈策略是

A. 沉默   B. 核对

C. 阐述   D. 移情

E. 反应

9. 在护理工作中,护士与患者进行小组交谈时,患者数量最好控制在

A. 1~2人   B. 3~7人

C. 8~10人   D. 10~15人

E. 16~20人

10. 在倾听技巧中,不妥的是

A. 全神贯注

B. 集中精神

C. 双方保持合适的距离

D. 用心听讲

E. 不必保持目光的接触

11. 在护患交谈过程中，如果护士希望得到更多的、更真实的患者信息，可采用的最佳技巧为

A. 阐释　　　　　B. 核实

C. 重述　　　　　D. 提问

E. 沉默

A₂ 型题

12. 患者说："我已经3天没有大便了，肚子很胀。"护士说："您刚才说您已经3天未解大便，感到腹胀，是吗？"此时，护士的语言是对患者语言的

A. 改述　　　　　B. 重述

C. 澄清　　　　　D. 归纳总结

E. 重复

13. 患者，男性，39岁。1周前因"发热待查"收入院，护士在采集血标本时，患者说："我住院都1周了，病情怎么一直没有好转？"护士恰当的回答是

A. "别担心，你的病很容易治愈。"

B. "是，那你的病可能很严重吧。"

C. "我只负责采血，有事问医生吧。"

D. "你觉得主要是哪些方面没有变化？"

E. "你的主管医生可是我们的骨干，要相信他。"

14. 护士采用交谈法收集入院患者资料时，下列患者的陈述中，哪一项需要护士进一步澄清

A. "我每天抽2包烟，已经5年了。"

B. "我每天都喝少量的酒。"

C. "我每天只吃2两米饭。"

D. "我咳带有血丝的痰已经1个星期了。"

E. "我这次住院的费用要全部自费。"

15. 某病区护士，采用提问的方式了解患者病情，护士提问时，患者只需用"是"或"不是"就能回答。该类问题属于

A. 一般性问题　　　B. 特殊性问题

C. 封闭式问题　　　D. 开放式问题

E. 动态问题

16. 护士对患者进行入院护理评估时，对患者说："您能说说这次发病的原因吗？"该问题属于

A. 一般性问题　　　B. 特殊性问题

C. 封闭式问题　　　D. 开放式问题

E. 情感性问题

17. 患者，女性，40岁。手术前一天下午，护士巡视病房时，发现其情绪低落，关心地问道："您好像心情不太好？"患者回答说："我很担心明天的手术。"此时，护士的最佳反应是

A. 保持沉默，继续巡视其他患者

B. 悄然离开病房

C. 对患者说："您不必担心，手术肯定会成功的。"

D. 对患者说："您能告诉我，您担心的问题是什么吗？"

E. 对患者说："如果您不去想这件事，您的心情很快就会好起来的。"

18. 某患者告诉护士："我每天抽烟，已经抽了很多年了。"护士问："请您告诉我，您每天抽多少支烟，抽了多少年，好吗？"。上述对话中，护士应用了哪一种沟通技巧

A. 改述　　　　　B. 重述

C. 总结　　　　　D. 澄清

E. 反映

19. 某护士，在巡视病房时，看到一患者因为自费药被实习护士不慎打碎，而对该实习护士大声责骂。此时，护士首先应采取的交谈技巧是

A. 阐述　　　　　B. 移情

C. 沉默　　　　　D. 开放性提问

E. 鼓励

20. 患者，男性，73岁。5年前诊断为慢性胃炎，由于病情反复、病程迁延，反复住院。患者向主管护士诉说："我被这病折磨得烦躁不安、心情焦虑，经常为小事向家人发脾气。"此时，护士不恰当的回答是

A. "您认为是胃炎引起您的焦虑吗？"

B. "您不必为胃炎过于焦虑不安。"

C. "您是因为胃炎可能癌变才觉得焦虑对吗？"

D. "您可以想办法尽量避免为那些小事生气。"

E. "您可以想一些开心的事情来缓解身心的不适。"

21. 某抑郁症患者告诉其主管护士："别在我身上浪费时间了，去和那些值得你花费时间的人谈谈吧。"此时，责任护士最佳的反应是

A. "您这样说话可不对了。"

B. "不要担心，我有的是时间。"

C. "您这样拒人千里之外，对您没有好处。"

D. "别这么说，您应该振作一点。"

E. "如果您不想说话，我们就在这坐一会儿吧。"

22. 患者，女性，70岁。因慢性肾功能不全尿毒症期，需进行维持性血液透析治疗。患者常抱怨其家属照顾欠周到，今日晨间护理时抱怨护士说：

"你们治来治去，我的病怎么也没见好转，我干脆别治了！"此时，护士最适宜的回答是

A."要是不治疗，您的病情比现在严重多了！"

B."您的心情我理解，我们也在努力，需要您的配合。"

C."尿毒症是终末期疾病，治愈是不可能的。"

D."您觉得我们治疗效果不好，可以找别的医院治疗。"

E."您老这样是扰乱病房的秩序，影响我们的工作。"

23. 患者，女性，30岁。因呕吐、腹泻急诊入院，需进行静脉输液治疗。护士为该患者执行操作时，不宜采用的用语是

A."今天您呕吐腹泻多次，我过会儿给您输液。"

B."您快点儿去卫生间，回来就要输液了。"

C."现在给您输液，请问您叫什么名字？"

D."等会扎针时，有什么不舒服您可以告诉我。"

E."输液的滴速已经调节好了，请您不要自行调节。"

24. 患者，女性，36岁。因心跳呼吸骤停被送至急诊室抢救，其家属在旁焦虑不安、哭声不断。此时，急诊护士对患者家属的最佳指导是

A."请勿在此大哭，不要吵到其他患者休息。"

B."别哭了！医生肯定可以救治她的。"

C."请您先离开抢救现场，谢谢。"

D."我们正在进行心脏复苏，步骤是……"

E."我们经常抢救这样的患者，很多都成功的。"

25. 患者，女性，32岁。诊断：乳腺癌。患者对未满4周岁的儿子非常牵挂，反复请求医护人员尽全力救治自己，并经常哭泣。此时，护士采用适宜的沟通技巧是

A.阐述　　　B.提问
C.倾听　　　D.核实

E.复述

A₃/A₄型题

（26～27题共用题干）

患儿，男性，4岁。因不规则发热，出血，肝、脾、淋巴结肿大等入院治疗。

26. 护士在护理患儿的过程中，体现护士照顾角色的行为是

A.对患儿和其陪护的母亲进行健康教育

B.与患儿的母亲共同制订护理计划

C.做好病区内物品的管理

D.帮助照顾患儿的饮食起居

E.做好入院介绍

27. 在为患儿治疗时，最容易让患儿接受治疗的语言技巧是

A.问候式语言　　　B.夸赞式语言
C.宣教式语言　　　D.关心式语言
E.安慰式语言

（28～29题共用题干）

某病区护士长，巡视病房以了解患者情况，在与一位患者交谈过程中，当谈到住院收费问题时，患者情绪异常激动，愤愤不平。

28. 为了缓解患者的情绪，此时护士长可采用的交谈技巧为

A.倾听　　　B.核实
C.提问　　　D.阐释
E.沉默

29. 在与患者的进一步交谈中，护士长处理不当的是

A.选择适宜的环境

B.帮助患者取舒适体位

C.认真倾听患者诉说

D.对患者的诉说做出及时反馈

E.及时更正患者不正确的观念

（吴　恒）

第30章 护理工作中的非语言沟通

第1节 非语言沟通的主要特点

一、**非语言沟通的概念** 非语言沟通是借助非语词符号，如人的仪表、服饰、动作、表情等，以非自然语言为载体所进行的信息传递。

二、**非语言沟通的特点**

1. **真实性** 非语言沟通比语言沟通更能表露和传递信息的真实含义。人的非语言行为更多是一种对外界刺激的直接反应，常常是无意识的。

2. **广泛性** 非语言沟通的运用广泛，即使在语言差异很大的环境中，人们也可以通过非语言信息了解对方的想法和感觉，从而实现有效的沟通。

3. **持续性** 非语言沟通是一个持续的过程。在一个互动的环境中，自始至终都有非语言载体在自觉或不自觉地传递着信息。

4. **情景性** 在不同的情境中，相同的非语言符号表示不同的含义。例如，在不同的情境下，流泪既可以表达悲痛、生气、委屈、仇恨的情感，也可以表达幸福、兴奋、感激、满足等情感。

三、**非语言沟通的功能**

1. **传情达意** 非语言沟通的首要功能是表达感情和情绪。如"微笑"代表喜欢，"嗤之以鼻"表示不喜欢。

2. **验证信息** 可通过非语言符号验证表达的真伪，非语言信息比语言信息更为真实。语言与非语言信息相结合，发挥补充、强调、重复、替代或抵触的作用。

3. **调节互动** 非语言沟通可以动态协调和调控人与人之间的语言交流状态。

4. **补充替代** 非语言沟通可以填补、增加、充实语言文字在传递过程中的不足，更准确、更有效地进行沟通。

第2节 护士非语言沟通的主要形式

在护患沟通过程中，护士主要使用的非语言沟通形式包括表情和触摸等。

一、**表情** 表情是人类面部的感情，是人类情绪、情感的生理性表露。表情不仅能给人以直观的印象，而且能感染人，是人际沟通的有效形式。在护患交往中，护士应以职业道德为基础，有效地运用和调控自己的面部表情。

1. 目光 （1）目光的作用

1）表达情感：目光可以准确、真实地表达内心极其微妙和细致的情感，是"心灵的窗口"。一般而言，沟通双方深切注视的目光表示崇敬之意，怒目圆睁的目光则表示仇恨之切，而回避闪烁的目光表示惧怕之心等。

2）调控互动：沟通双方可根据对方的目光判断其对谈话主题和内容是否感兴趣、对自己的观点和看法是否赞同。在护患交谈中，如果护士发现患者左顾右盼、东张西望，目光游离不定，应及时调整谈话的内容或方式。

3）显示关系：不仅显示亲疏程度，还可以显示人际支配与被支配的地位。

1. 目光
（2）护士目光交流技巧：在护患沟通过程中，应特别注意注视的角度、部位和时间。

1）注视角度：护士注视患者时，最好是平视，以显示护士对患者的尊重和护患之间的平等关系。在沟通过程中，护士可根据患者所处的位置和高度，灵活调整自己与患者的目光，尽可能与患者保持目光平行。★在与患儿交谈时，采取蹲式、半蹲式或坐位；与卧床患者交谈时，可采取坐位或身体尽量前倾，以降低身高。

2）注视部位：护患沟通时，护士注视患者的部位宜采用社交凝视区域，即★以双眼为上线、唇心为下顶角所形成的倒三角区内。使患者产生一种恰当、有礼貌的感觉。注视范围过小，会产生紧张、不自在的感觉；注视范围过大或不正眼对视患者，则会产生不被重视的感觉。

3）注视时间：护患沟通时，★护士与患者目光接触的时间应不少于全部谈话时间的30%，也不超过谈话全部时间的60%；如果是异性患者，每次目光对视时间应不超过10秒。长时间目不转睛地注视对方是失礼的表现。

锦囊妙"记"

注视的角度：宜平视。

注视的部位：社交凝视区域，以双眼为上线、唇心为下顶角所形成的倒三角区内。

注视的时间：应占全部谈话时间的30%～60%。

2. 微笑　微笑是一种最常用、最自然、最容易为对方接受的面部表情。

（1）微笑在护理工作中的作用
1）传情达意：微笑可传达护士对患者的关心和尊重。
2）改善关系：护士发自内心的微笑可化解护患之间的矛盾。
3）优化形象：微笑可美化护士形象，陶冶护士情操。
4）促进沟通：微笑可缩短护患之间的心理距离，缓解患者紧张、疑虑和不安心理。

（2）护士微笑的艺术：微笑是最有吸引力、最有价值的面部表情，但只有真诚、自然、适度、适宜的微笑才能真正发挥其作用。
1）真诚：护士发自内心的、真诚的微笑能够使护患沟通在一个轻松氛围展开，能够真正感动患者。
2）自然：发自内心的微笑应该是心情、语言、神情与笑容的和谐统一，护士自然的微笑能够为患者送去生的希望，增强其战胜疾病的勇气。
3）适度：护士对患者微笑时应适度，笑得过分，有讥笑之嫌；笑得过短，给人以虚伪感。
4）适宜：护士的微笑一定要与工作场合、环境、患者的心情相适宜。

二、触摸　触摸是非语言沟通的一种特殊形式，包括抚摸、握手、拥抱等。

1. 触摸的作用
（1）有利于儿童生长发育：触摸对儿童生长发育、智力发育和良好性格的形成起明显的刺激作用。
（2）有利于改善人际关系：沟通双方的触摸程度可以反映其在情感上相互接纳的水平。
（3）有利于传递各种信息：如护士触摸高热患者额头，传达护士关心患者和对工作负责任的态度。

2. 触摸在护理工作中的应用
（1）健康评估：护士在对患者进行健康评估时，经常采用触摸方式，如触摸患者腹部，了解患者有无腹肌紧张、压痛和反跳痛。
（2）给予心理支持：触摸是一种无声的安慰和重要的心理支持方式。可以传递关心、理解、安慰和体贴等信息。
（3）辅助疗法：触摸可以激发人体免疫系统，使人的精神兴奋，减轻因焦虑、紧张而加重的疼痛，有时还能缓解心动过速、心律不齐等症状，具有一定的保健和辅助治疗作用。

3. 触摸的注意事项　护士在运用触摸沟通方式时，应保持敏捷和谨慎，特别应注意以下几点。
（1）根据情境、场合等不同的实际情况，采取不同的触摸方式。
（2）根据患者性别、年龄、病情等特点，采取患者易于接受的触摸方式。
（3）根据沟通双方关系的程度，选择恰当的触摸方式。

第3节 护士非语言沟通的基本要求

一、**尊重患者**　尊重患者即将患者置于平等的位置上，使处于疾病状态的患者保持心理平衡，保持人的尊严。护士尊重患者的人格，就是尊重患者的个性心理，尊重患者作为社会成员所应有的尊严，即使是精神疾病患者也应该受到尊重。

二、**适度得体**　护士举止、表情、外表等常常直接影响到患者对护士的信任程度，影响护患之间的良好人际关系的建立。在护患沟通过程中，护士的姿态要落落大方，笑容要适度自然，举止要礼貌热情。

三、**因人而异**　在与患者的交往中，护士应根据患者的特点，采用不同的非语言沟通方式，以保证沟通的有效性。

要点回顾

1. 非语言沟通的特点是什么？
2. 与患儿交谈时，护士应采取哪些姿势？
3. 护士目光交流技巧中，注视患者的部位在哪里？

●○ 模拟试题栏——识破命题思路，提升应试能力 ○●

一、专业实务

A₁型题

1. 下列不属于非语言沟通技巧的是
   A. 倾听　　　　　B. 提问
   C. 沉默　　　　　D. 触摸
   E. 眼神交流

2. 下列关于非语言性沟通的描述错误的是
   A. 是无声的交流　　B. 获取的信息较真实
   C. 是有意识进行的　D. 是不使用语言的交流
   E. 包括体语、空间效应、反应时间等形式

3. 不属于非语言沟通的特点是
   A. 专业性　　　　B. 持续性
   C. 情景性　　　　D. 真实性
   E. 广泛性

4. 在护患交往中，护士微笑的作用不包括
   A. 改善护患关系　　B. 化解护患矛盾
   C. 优化护士形象
   D. 缩短护患之间的空间距离
   E. 缓解患者不安心理

5. 关于语言沟通和非语言沟通，下列说法错误的是
   A. 语言沟通和非语言沟通是相互联系的
   B. 非语言沟通可以强化语言沟通的含义
   C. 语言沟通可以澄清非语言沟通的含义
   D. 非语言沟通往往比语言沟通更可靠
   E. 语言沟通比非语言沟通更能准确地表达一个人的感情

6. 在进行沟通时，影响护患沟通的行为是
   A. 双眼注视对方
   B. 全神贯注倾听
   C. 倾听中特别注意对方的弦外音
   D. 言语简单明确
   E. 面对痛苦的患者微笑

7. 与视力不佳患者进行沟通时应
   A. 让患者看到护士的面部表情和口形
   B. 尽量简短，不超过10～15分钟
   C. 避免或减少非语言信息
   D. 尽量使用短句进行沟通
   E. 打断患者的陈述转变话题

8. 护患交往中护士微笑的作用不包括
   A. 改善护患关系
   B. 保持护患之间的距离
   C. 优化护士形象
   D. 化解护患矛盾
   E. 缓解患者的紧张心理

9. 使用呼吸机的患者常常用手势和表情与护士传递交流信息，此时的非语言行为对语言具有
   A. 补充作用　　　　B. 替代作用
   C. 驳斥作用　　　　D. 调整作用
   E. 修饰作用

A₂型题

10. 某护士，运用非语言沟通技巧，在面对不同患者时，其面部表情会有所变化，其下列表现不妥的是

A. 面对患者时，表情真诚、友好

B. 面对生命垂危的患者时，表情凝重

C. 在任何情况下都不能表现出不满或气愤

D. 面对疼痛的患者时，保持微笑

E. 面对疾病缠身的患者时，表现出关注和安慰

11. 患者，男性，45 岁。护士与他交谈时，目光注视时间应占总交谈时间的

  A. 10%～30%　　　B. 30%～60%

  C. 60%～70%　　　C. 70%～80%

  E. 100%

12. 某产妇，在分娩过程中，疼痛难忍，大声呻吟，护士用手轻轻抚摸患者，其主要作用是

  A. 激发产妇的血液系统

  B. 刺激产妇食欲

  C. 使产妇肌肉紧张

  D. 稳定产妇血压

  E. 缓解产妇由焦虑和紧张而引起的疼痛

13. 患儿，女性，4 岁。因急性肺炎入院，护士与其交谈时，应采取适宜的体位及注视角度为

  A. 蹲式，仰视　　　B. 半蹲式，俯视

  C. 蹲式，平视　　　D. 坐位，俯视

  E. 坐位，仰视

14. 患者，女性，60 岁。护士在与其沟通时，将目光注视于患者的社交凝视区域内。该区域是指

  A. 发际至双眉区域

  B. 以双眼为上线、唇心为下顶角所形成的倒三角区内

  C. 以双眉为上线、下巴为下顶角所形成的倒三角区内

  D. 下巴至胸前的区域

  E. 嘴唇至下巴区域

15. 患者，女性，50 岁。工人，高中文化，有听力障碍。护士在病室与其沟通时，不妥的方式是

  A. 核实信息

  B. 倾听时身体位置与患者同高

  C. 用手势和表情加强信息传递

  D. 提高讲话声音与其交流

  E. 可适当使用文字交流

16. 患儿，女性，3 岁。因急性淋巴细胞白血病入院。在与患儿沟通时，护士始终采用半蹲姿势与其交流。此种做法主要是应用了沟通技巧的

  A. 倾听　　　　　B. 触摸

  C. 沉默　　　　　D. 目光接触

  E. 语言沟通

A₃/A₄ 型题

（17～18 题共用题干）

患者，男性，25 岁，建筑工人。因急性阑尾炎入院。护士询问患者是否感觉腹部疼痛时，患者表示只是轻微疼痛，可以忍耐，但护士观察患者额头冒汗、双手一直按压腹部不放、弯腰坐于病床上，且面部呈现痛苦状。

17. 该患者的表现中，不属于体态语言的是

  A. 患者额头冒汗　　　B. 用手按压腹部

  C. 面部呈现痛苦状　　D. 诉说有轻微疼痛

  E. 弯腰坐位

18. 本案例充分体现了非语言沟通的哪一项特征

  A. 真实性　　　B. 规范性　　　C. 广泛性

  D. 持续性　　　E. 情景性

（19～20 题共用题干）

某婴儿，出生 16 小时。因出生时吸入羊水，导致吸入性肺炎，被送入新生儿重症病房进一步治疗。

19. 为了避免婴儿"皮肤饥饿"，护士可采用的有效沟通方式为

  A. 专业皮肤接触、抚摸

  B. 丰富的面部表情

  C. 倾听

  D. 沉默

  E. 鲜艳的服饰

20. 该方式对婴儿来说是一种无声的

  A. 感觉和刺激　　　B. 安慰和关爱

  C. 微笑和鼓励　　　D. 表情和动作

  E. 命令和确定

（21～22 题共用题干）

患者，男性，76 岁。因高血压入院治疗。患者来自偏远山区，文盲，只会听和说老家方言，只有其儿子能与其进行语言沟通。

21. 护士与该患者交流时，宜采用的方式是

  A. 教会患者听说普通话

  B. 可用肢体语言传递沟通信息

  C. 不与其交流，遵医嘱护理

  D. 要求患者儿子全程在场，帮助翻译沟通信息

  E. 请护士长找人翻译沟通信息

22. 由于语言沟通障碍，患者逐渐表现出焦虑、烦躁，并经常对护理人员的沟通信息理解错误，反应过度。造成非语言沟通障碍的因素是

  A. 文化因素　　　　B. 个性因素

  C. 态度因素　　　　D. 社会因素

  E. 情绪因素

（吴　恒）

模拟试题

专业实务

以下每一道题下面有A、B、C、D、E五个备选答案。请从中选择一个最佳答案。

A₁型题

1. 以患者为中心，由一名责任护士对患者住院期间实行8小时在岗、24小时负责制护理，属于下列哪种护理工作方式
   A. 个案护理
   B. 功能制护理
   C. 小组制护理
   D. 责任制护理
   E. 系统化整体护理

2. 护士应具备的专业素质不包括
   A. 系统的护理学基础理论
   B. 有较强的实践技能
   C. 良好的学习和教育能力
   D. 一定的协调和管理能力
   E. 诚实的品格

3. 护士在护理不同国籍、不同民族的患者时，应注意尊重其本国文化和民族习俗，属于下列哪种层面的适应
   A. 生理适应
   B. 心理适应
   C. 社会适应
   D. 文化适应
   E. 技术适应

4. 下列信息中，属于客观资料的是
   A. 头晕恶心
   B. 24小时尿量800ml
   C. 浑身乏力
   D. 难以入睡
   E. 胃部不适

5. 下列属于合作性问题的是
   A. 有皮肤完整性受损的危险　与长期卧床有关
   B. 气体交换受损　与呼吸道分泌物过多有关
   C. 潜在并发症：心律失常
   D. 营养失调：高于机体需要量
   E. 母乳喂养有效

6. 下列情形中，护士可以执行口头医嘱的是
   A. 电话通知时
   B. 抢救患者时
   C. 夜间值班时
   D. 外出会诊时
   E. 微信告知时

7. 下列不属于一级护理内容的是
   A. 每小时巡视患者
   B. 测量生命体征
   C. 提供健康指导
   D. 正确实施治疗和给药措施
   E. 实施床边交接班

8. 无菌持物钳不可用于夹取下列哪种物品
   A. 干棉球
   B. 酒精棉球
   C. 干纱布
   D. 油纱布
   E. 无菌治疗巾

9. 下列属于导致压力性损伤的内因的是
   A. 长期卧床，皮肤持续受压
   B. 大小便失禁刺激
   C. 营养不良
   D. 使用石膏绷带不当
   E. 搬运患者时，拖拽患者

10. 高热患者测量体温的频率是
    A. 15分钟/次
    B. 半小时/次
    C. 1小时/次
    D. 2小时/次
    E. 4小时/次

11. 插入胃管过程中，护士嘱患者深呼吸，待缓解后再插入，可能是因为患者出现了
    A. 恶心呕吐
    B. 呛咳
    C. 呼吸困难
    D. 口唇发紫
    E. 面部发绀

12. 下列可以进行热水坐浴的情况是
    A. 月经期
    B. 妊娠末期
    C. 肛瘘手术后
    D. 阴道出血
    E. 急性盆腔炎

13. 为避免出现血尿和虚脱，导尿后首次放尿不应超过
    A. 500ml
    B. 800ml
    C. 1000ml
    D. 1200ml
    E. 1500ml

14. 同时服用下列药物时，宜最后服用的是

A. 　　B.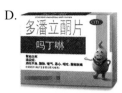

C. 　　D. 多潘立酮片 吗丁啉

E.

15. 尿常规标本检测尿比重的正确留法是留晨起第一次尿约
    A. 250ml　　　　　B. 200ml
    C. 150ml　　　　　D. 100ml
    E. 50ml

16. 为患者吸痰时，每次吸痰时间应小于
    A. 5秒　　　　　　B. 10秒
    C. 15秒　　　　　　D. 20秒
    E. 30秒

17. 适用于婴幼儿的吸氧方式是
    A. 鼻塞法　　　　　B. 面罩法
    C. 鼻导管法　　　　D. 氧气头罩法
    E. 漏斗法

18. 使用面罩法供氧的患者氧流量调节为
    A. 9～10L/min　　　B. 6～8L/min
    C. 4～5L/min　　　　D. 3～4L/min
    E. 1～2L/min

19. 下列属于护理质量标准体系结构中要素质量的是
    A. 护士编制　　　　B. 患者管理
    C. 护理工作满意度　　D. 健康教育开展情况
    E. 技术操作合格率

20. 某医院的护理管理架构是护理部主任→科护士长→病区护士长。请问该医院护理管理的层次是
    A. 1级　　　　　　B. 2级
    C. 3级　　　　　　D. 4级
    E. 5级

21. 护士办理执业注册变更后其执业许可期限是
    A. 1年　　　　　　B. 3年
    C. 5年　　　　　　D. 10年
    E. 15年

22. 下列关于医疗文件的重要性的说法，错误的是

A. 提供法律的证明文件
B. 临床工作的原始记录
C. 提供医学统计的原始资料
D. 反映医院的医疗护理质量
E. 反映患者的流动情况

23. 当患者对护士所实施的护理行为有质疑时，护士必须详细介绍，在患者同意后才能继续进行。这属于患者的
    A. 平等医疗权　　　B. 疾病认知权
    C. 知情同意权　　　D. 社会责任权
    E. 保护隐私权

24. "要求护士扬善抑恶，做好事，不做坏事，制止坏事，做一个善良、有道德的人。"提出此要求的伦理原则是
    A. 自主原则　　　　B. 有利原则
    C. 公正原则　　　　D. 行善原则
    E. 慎独原则

25. 达到分享感觉的最高境界的沟通层次是
    A. 一致性的沟通　　B. 辩论性沟通
    C. 互动沟通　　　　D. 表达个人的想法
    E. 陈述事实的沟通

26. 要建立良好的护际关系，沟通策略不包括
    A. 管理沟通人性化
    B. 遇到冲突时据理力争、坚守阵地
    C. 形成互帮互助氛围
    D. 实现年龄、学历各因素的互补
    E. 构建和谐工作环境

27. 护士与患者交谈时宜选择的距离是
    A. 亲密距离　　　　B. 个人距离
    C. 社交距离　　　　D. 公众距离
    E. 演讲距离

28. 触摸应用于辅助疗法时，主要作用是
    A. 止咳　　　　　　B. 镇痛
    C. 降低体温　　　　D. 促进血液循环
    E. 缓解心动过速

29. 下列属于语言沟通的是
    A. 表情　　　　　　B. 眼神
    C. 手势　　　　　　D. 姿势
    E. 健康教育材料

A₂型题

30. 护士小陈在ICU工作近20年，工作后常感到腰背痛，近期频繁发作，检查结果显示腰椎间盘突出，结合症状和流行病史被诊断为职业性腰背痛，该护士的情况属于职业伤害中的

A. 物理性损伤   B. 化学性损伤

C. 心理性损伤   D. 生物性损伤

E. 机械性损伤

31. 护生小王，参加某医院的实习生选拔面试，坐姿不规范的是

A. 头正，颈直

B. 双膝分开脚后收

C. 轻稳地坐于椅面的 2/3

D. 捋平护士服下端

E. 双手互叠放在膝上

32. 患者，男性，61岁。因慢性阻塞性肺气肿入院，入院后要求护士称呼自己为李教授，根据马斯洛基本需要层次理论，该患者存在

A. 生理的需要   B. 安全的需要

C. 爱与归属的需要   D. 尊重的需要

E. 自我实现的需要

33. 患者，男性，85岁。因"重症肺炎"入院，在患者存在的健康问题中，需优先解决的是

A. 清理呼吸道无效

B. 有皮肤完整性受损的危险

C. 活动无耐力

D. 营养失调：低于机体需要量

E. 语言沟通障碍

34. 患者，女性，56岁。化疗后呕吐频繁，护士小张为患者注射甲氧氯普胺止吐后发生视频中的情景，该护士做法错误的是

A. 立即用手从伤口的近心端向远心端挤压，挤出伤口的血液

B. 在流动水下反复清洗伤口

C. 用0.5%碘伏或75%乙醇消毒伤口，并包扎

D. 如患者无血液传播疾病，则无须上报

E. 禁止进行伤口局部挤压或按压

35. 患者，女性，24岁。因"低热"来门诊就诊，频繁咳嗽，少痰，主诉乏力，近7日内有传染病疫情中风险地区旅居史，护士首先应

A. 测量患者生命体征

B. 安排提前就诊

C. 安慰患者

D. 通知患者家属来院

E. 分诊到隔离门诊并做好疫情报告

36. 患者，男性，42岁。因外伤后乏力、头痛、舌根发硬来院就诊，诊断为破伤风，该患者的病房环境应

A. 不可开窗通风   B. 室内光线宜暗

C. 温度保持在26℃   D. 湿度保持在65%

E. 避免鲜花装饰

37. 患者，男性，48岁。诊断为肺结核，经抗结核治疗后症状明显好转，拟今日出院，护士须做好的工作不包括

A. 用红色水笔在体温单40～42℃横线之间相应时间栏内，纵行填写出院时间

B. 针对患者情况做好出院指导

C. 注销床头卡等各种卡片

D. 整理病历，交病案室保存

E. 病床用清水擦拭后铺备用床迎接新患者

38. 患者，女性，66岁。诊断为冠状动脉粥样硬化性心脏病，需行介入治疗，护士使用平车运送患者过程中，应站在

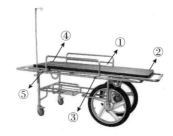

A. ①：平车右侧中部

B. ②：平车头端

C. ③：平车左侧中部

D. ④：平车尾端

E. ⑤：输液架旁

39. 患者，女性，25岁。住院期间护士协助其取下图中的卧位，该患者最有可能是下列何种情况

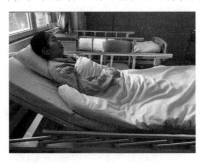

A. 术后麻醉未清醒

B. 阑尾切除术后

C. 支气管哮喘急性发作

D. 拟行乙状结肠镜检查

E. 拟行腹部体格检查

40. 患者，男性，27岁。因车祸头部外伤入院，入院后在全身麻醉下行硬脑膜外血肿清除术，术后第二天护士为患者取头高足低位，最主要的目的是

A. 避免窒息   B. 减轻术后伤口疼痛

C. 预防脑水肿　　D. 改善呼吸

E. 促进伤口引流

41. 患者，男性，78岁。诊断为"慢性心力衰竭"，因输液过程中速度过快致急性左心衰竭，为缓解患者呼吸困难，应选择的卧位是
   A. 中凹卧位　　　　B. 去枕仰卧位
   C. 侧卧位　　　　　D. 端坐卧位
   E. 头高足低位

42. 患者，男性，71岁。直肠癌术后留置PICC输液，某日早上8:00护士准备好无菌换药盘拟为患者PICC穿刺口换药，发现患者已因加急腹部B超外出检查未完成换药，如未被污染，该换药盘的失效时间是
   A. 当日10:00　　　B. 当日12:00
   C. 当日14:00　　　D. 当日16:00
   E. 次日8:00

43. 患者，男性，56岁。因反复咳嗽咳痰行纤维支气管镜检查，为对使用后的支气管镜进行灭菌，护士宜选用的方法是
   A. 过氧乙酸擦拭　　B. 含氯消毒剂喷洒
   C. 乙醇擦拭　　　　D. 2%戊二醛浸泡
   E. 过氧化氢熏蒸

44. 患者，女性，29岁。诊断为细菌性痢疾，应选择的隔离种类是
   A. 接触隔离　　　　B. 昆虫隔离
   C. 血液、体液隔离　D. 呼吸道隔离
   E. 消化道隔离

45. 患者，男性，72岁。护士为患者检查口腔时发现黏膜表面有散在的白色斑点，用棉签拭去附着物后创面有轻微出血，为该患者口腔护理，应选择的漱口溶液是
   A. 0.9%氯化钠溶液
   B. 复方硼酸溶液
   C. 1%～4%碳酸氢钠溶液
   D. 1%～3%过氧化氢溶液
   E. 0.1%乙酸溶液

46. 患者，女性，79岁。因髋关节骨折长期卧床，某日早交班护士检查患者臀部皮肤状况，发现一水疱，直径在2cm以下，下列护理措施正确的是
   A. 使用50%乙醇进行局部按摩
   B. 无菌注射器抽出水疱内液体
   C. 剪去水疱表皮
   D. 保护皮肤，避免感染
   E. 红外线灯照射

47. 患者，男性，36岁。腋下体温39.7℃，护士通过乙醇擦浴为患者降温，该措施利用的散热方式是
   A. 辐射　　　　　　B. 对流
   C. 蒸发　　　　　　D. 传导
   E. 液化

48. 患者，女性，64岁。因严重呼吸困难入院，护士在为患者测量生命体征时，做法错误的是
   A. 测口腔温度
   B. 选择桡动脉测脉搏
   C. 测呼吸时不告知患者
   D. 使用75%乙醇浸泡使用后的体温计
   E. 在安静状态下测量血压

49. 患儿，女性，4岁。因"喉头异物"入院。查体：面色青紫，呼吸费力，伴明显的"三凹征"。其呼吸类型属于
   A. 深度呼吸　　　　B. 潮式呼吸
   C. 吸气性呼吸困难　D. 呼气性呼吸困难
   E. 混合性呼吸困难

50. 患者，女性，45岁。入院诊断为"乳腺癌"，护士为患者测量血压结果如视频所示，患者的血压值是
   A. 125/80mmHg　　B. 118/72mmHg
   C. 114/76mmHg　　D. 132/66mmHg
   E. 118/78mmHg

51. 患者，男性，36岁。因车祸外伤入院，现处于昏迷状态，护士为该患者插胃管至15cm处，做出如图所示动作的最主要目的是

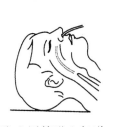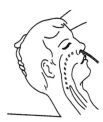

   A. 防止胃管进入气道
   B. 便于胃管顺利通过会厌部
   C. 预防窒息
   D. 减轻患者不适
   E. 避免胃液反流

52. 患者，女性，28岁。因多结节甲状腺肿需行[131]I试验，试验期间患者可进食的食物是
   A. 海带　　　　　　B. 紫菜
   C. 海参　　　　　　D. 虾
   E. 猪肝

53. 患者，女性，33岁。扁桃体摘除术后第2天，护士予冰敷减少局部出血，位置正确的是

A. 前额   B. 颈前颌下

C. 口腔   D. 腹股沟

E. 后枕部

54. 患者，男性，17岁。因打篮球后脚踝扭伤来院治疗，护士为其进行热敷前应确认扭伤时间已超过

A. 8小时   B. 12小时

C. 36小时   D. 48小时

E. 72小时

55. 患者，男性，37岁。因车祸外伤入院。护士记录3日19：00至4日19：00尿袋中尿量如下：

3日   19：00   170ml

       22：00   210ml

4日   8：00   380ml，护士清空尿袋

       12：00   70ml

       19：00   180ml，护士清空尿袋

经询问，确认家属未自行清空尿袋，根据尿量，护士应判断患者为

A. 尿量正常   B. 少尿

C. 无尿   D. 多尿

E. 尿崩

56. 患者，女性，66岁。拟今日在全身麻醉下行卵巢癌根治术，护士在术前留置导尿管时，第二次的消毒顺序是

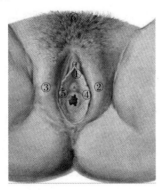

A. ①→④→⑤→①   B. ①→③→④→①

C. ①→⑤→⑥→①   D. ①→⑥→⑤→①

E. ②→④→③→①

57. 患者，男性，75岁。诊断为肝性脑病，为该患者灌肠时护士应避免使用

A. 50%硫酸镁溶液   B. 0.9%氯化钠溶液

C. 甘油   D. 温开水

E. 0.2%肥皂水

58. 患者，男性，69岁。因反复咳嗽咳痰入院，医嘱：盐酸氨溴索片30mg po tid，护士指导患者的服药时间应该是

A. 8am   B. 8am，4pm

C. 8am，12n，4pm   D. 8am，12n，4pm，8pm

E. 8pm

59. 患者，女性，16岁。因足部外伤入院，清创缝合后TAT过敏试验结果显示阳性，遵医嘱予脱敏注射，应选择的注射部位是

A. 上臂三角肌下缘   B. 前臂掌侧下段

C. 手背静脉   D. 臀大肌

E. 腹壁

60. 患者，男性，62岁。大学教授，上午8时行腹部B超检查，护士分发口服药时患者未回，护士对于药物的处理做法正确的是

A. 交给同病房病友

B. 带回护士站，暂缓发药，做好交班

C. 放在床头柜

D. 丢弃

E. 将药退回药房

61. 护士在巡视病房的过程中，发现某患者药液不滴。护士首先应

A. 抬高输液架以增加输液瓶内压力

B. 热敷穿刺部位缓解静脉痉挛

C. 反折输液管上段然后挤压茂菲滴管

D. 观察穿刺部位有无红肿及疼痛

E. 调整针头位置

62. 患者，男性，16岁。中毒性肺炎、休克，经抢救后病情稳定，医嘱10%葡萄糖溶液400ml，加多巴胺20mg，静脉滴注，20滴/分。计算可维持多长时间

A. 2小时   B. 3小时

C. 4小时   D. 5小时

E. 6小时

63. 患者，男性，45岁。输液1000ml，滴速为50滴/分（滴系数为15），计划从8：30开始，估计何时输完

A. 11：10   B. 12：30

C. 13：30   D. 14：10

E. 14：30

64. 患者，女性，26岁。车祸后急诊入院，初步诊断为骨盆骨折合并腹膜后出血。静脉通路宜建立在

A. 上肢或下肢   B. 下肢或颈部

C. 上肢或颈部   D. 左下肢

E. 右下肢

65. 患者，女性，55岁。上午8时开始输液1000ml，预计下午1时输完（滴系数为15）。护士应调节滴速为每分钟
   A. 20滴
   B. 30滴
   C. 40滴
   D. 50滴
   E. 60滴

66. 患者，女性，26岁。因异位妊娠破裂后急需输入400ml血液。每输完200ml血液，再次输入另一袋血之前应滴注
   A. 生理盐水
   B. 5%葡萄糖
   C. 复方氯化钠
   D. 平衡液
   E. 5%葡萄糖氯化钠

67. 患者，男性，26岁。口腔溃疡3天，需采集标本做真菌培养。护士正确的采集方法是
   A. 采集患者24小时痰液
   B. 用无菌长棉签擦拭腭弓分泌物
   C. 用无菌长棉签在口腔溃疡面上取分泌物
   D. 用无菌长棉签快速擦拭扁桃体分泌物
   E. 用无菌长棉签擦拭咽部分泌物

68. 患者，女性，26岁。以急性肾小球肾炎入院。护士在收集尿标本做艾迪计数时应加入的防腐剂是
   A. 10%甲醛
   B. 40%甲醛
   C. 1%甲苯
   D. 浓盐酸
   E. 95%乙醇

69. 患者，女性，25岁。因误服敌百虫引起农药中毒，双侧瞳孔缩小，排尿有大蒜味，来门诊后立即采用洗胃清除毒物，最佳的洗胃液是
   A. 蛋白水
   B. 1：20000高锰酸钾
   C. 2%～4%碳酸氢钠
   D. 镁乳
   E. 3%过氧化氢

70. 患者，女性，69岁。今晨出现昏迷，急诊入院。既往有高血压病史，入院后一直处于昏迷状态，呼之不应，血压为190/95mmHg。夜班护士接班后评估患者情况，发现患者对痛觉有反应，瞳孔对光反射存在，生命体征无明显变化。此时患者意识状态属于
   A. 浅昏迷
   B. 深昏迷
   C. 昏睡
   D. 意识模糊
   E. 嗜睡

71. 患者，男性，42岁。因食入烙饼，食管静脉破裂出血约1000ml，输入大量库存血后，出现心率缓慢、手足抽搐，血压下降、伤口渗血。出现以上症状的有关因素是
   A. 血钙升高
   B. 血钾降低
   C. 血钾升高
   D. 血钙降低
   E. 血钠降低

72. 患者，男性，64岁。头部被重物击伤后意识不清。护士体检发现其瞳孔散大。判断瞳孔散大的标准是瞳孔直径
   A. ＜2mm
   B. 2～3mm
   C. 3～4mm
   D. 4～5mm
   E. ＞5mm

73. 患者，男性，63岁。以外伤入院治疗，在用氧过程中，家属私自将鼻导管氧流量调至10L/min，15分钟后患者继之出现烦躁不安、面色苍白、急性呼吸困难等表现。该患者最可能出现了
   A. 肺水肿
   B. 肺不张
   C. 肺气肿
   D. 氧中毒
   E. 心力衰竭

74. 患者，男性，64岁。拟于次日行冠状动脉造影术，患者术前焦虑、入睡困难，医生于19：00开出医嘱：艾司唑仑2mg po sos。该医嘱的失效时间是
   A. 次日8：00
   B. 当日24：00
   C. 当日20：00
   D. 次日12：00
   E. 次日7：00

75. 护士了解到病房内的一位患者曾有吸毒史，患者要求为其保密。护士可以提及此事的对象为
   A. 护理部干事
   B. 医务处处长
   C. 患者主治医师
   D. 患者上级领导
   E. 患者配偶和儿女

76. 患儿，女性，4岁，患手足口病。接诊医生向所在地卫生防疫机构报告的最长时限为
   A. 12小时
   B. 6小时
   C. 4小时
   D. 8小时
   E. 24小时

77. 某护士，41岁。多次申请外出学习，医院均以各种理由拒绝。依据《护士条例》，判断正确的是
   A. 医院未侵犯该护士的合法权益
   B. 医院侵犯了该护士的自由权
   C. 医院侵犯了该护士的健康权
   D. 医院侵犯了该护士的进修权
   E. 医院侵犯了该护士的生命权

78. 护生小王在办理首次执业注册时，其护士执业

资格考试成绩合格证签发时间距离今年已超过3年。该护生应参加医院护理培训的时间是

A.1个月　　B.2个月　　C.3个月

D.4个月　　E.6个月

79. 王护士，大学本科毕业，现已工作9年，有较丰富的临床经验。护士长经常授权给她，让其参与一些管理和决策工作。针对这些较为成熟的护士，护士长对其采取的领导方式是

A.高工作与低关系　　B.高工作与高关系

C.低工作与高关系　　D.低工作与低关系

E.亲密型关系

80. 门诊护士在接诊患者时，没有询问患者有无青霉素过敏史，即为患者做青霉素过敏试验。在过敏试验后2分钟，患者即发生过敏性休克死亡。护士在此次事故中应承担的责任是

A.完全责任　　　　　B.主要责任

C.同等责任　　　　　D.次要责任

E.轻微责任

81. 护士甲已在某三甲医院工作，但未满5年，现由于家庭关系要调往外地医院，该护士应该

A.等满5年后再变更注册

B.取消注册

C.立即变更注册地点

D.申请延迟注册

E.保留原注册地点

82. 患儿，女性，2岁。因高热惊厥入院治疗。护士在给患儿执行护理操作时的距离属于

A.亲密距离　　　　　B.个人距离

C.社会距离　　　　　D.公众距离

E.社交距离

83. 患者，男性，38岁。因车祸腹部受撞击入院，入院后出现休克表现，拟输血补充血容量。当输血发生溶血反应时，出现黄疸和血红蛋白尿的机制是

A.红细胞凝集成团，阻塞部分小血管

B.血红蛋白凝结成结晶体阻塞肾小管

C.凝集的红细胞发生溶解，血红蛋白释放入血浆

D.肾小管内皮缺血、缺氧而坏死

E.红细胞破坏释放凝血物质而引起弥散性血管内凝血

84. 护士小赵要去某医院应聘，为了给考官留下一个很好的印象，特意梳妆打扮。这是应用了

A.首因效应　　　　　B.远因效应

C.近因效应　　　　　D.晕轮效应

E.先礼效应

85. 夜班护士小李对刚办完住院手续的患者进行入院评估。患者瞧不起护士，接连打哈欠，态度极其不耐烦，敷衍了事地回答护士的提问。影响本次沟通效果的主要因素是

A.心理因素　　　　　B.生理因素

C.环境因素　　　　　D.社会背景因素

E.教育因素

86. 患者，女性，64岁。因输尿管结石行体位冲击波碎石术，现已康复准备出院。出院时护士说："你回去要坚持服药，适量运动，请慢走。"这属于

A.招呼用语　　　　　B.介绍用语

C.安慰用语　　　　　D.迎送用语

E.电话用语

87. 关于医嘱的执行和处理，以下错误的是

A.处理医嘱应按先急后缓的原则进行

B.需下一班执行的临时医嘱要交班

C.对有疑问的医嘱必须核对清楚后方可执行

D.医嘱需每班、每日核对，查对后无须签名

E.医嘱必须经医生签名后方为有效

A_3/A_4型题

（88～90题共用题干）

患者，女性，68岁。1周来体温持续在39～40℃，护理查体：面色潮红，呼吸急促，口唇轻度发绀，意识清晰。

88. 该患者发热的热型是

A.弛张热　　　　　　B.回归热

C.稽留热　　　　　　D.间歇热

E.不规则热

89. 为明确诊断，需查心肌酶、红细胞沉降率及血培养。应选用的红细胞沉降率标本容器是

A.血培养瓶　　　　　B.无菌试管

C.干燥试管　　　　　D.抗凝试管

E.液状石蜡试管

90. 采集上述标本，最先将血液注入的容器是

A.抗凝试管、干燥试管、血培养瓶

B.干燥试管、血培养瓶、抗凝试管

C.血培养瓶、干燥试管、抗凝试管

D.干燥试管、抗凝试管、血培养瓶

E.血培养瓶、抗凝试管、干燥试管

（91～92题共用题干）

患儿，女性，8岁。自感畏寒、发热，体温最高39℃，伴咳嗽等，且病情逐渐加重并出现呼吸困难就诊。患儿家中曾有家禽死亡现象，经入院检查，疑似感染禽流感。

91. 人感染高致病性禽流感后的上报时限是
    A. 8小时　　B. 2小时　　C. 24小时
    D. 6小时　　E. 12小时
92. 该患儿所患疾病属于
    A. 丁类传染病　　B. 丙类传染病
    C. 甲类传染病　　D. 乙类传染病
    E. 普通疾病

A_3/A_4型题

（93～95题共用题干）

患者，男性，68岁。直肠癌根治术＋人工肛造口术后第2天，生命体征平稳，疼痛明显。

93. 护士对患者进行术后评估时，该患者资料最主要的来源是
    A. 患者本人　　B. 患者家属
    C. 手术医生　　D. 既往病历
    E. 手术护士
94. 为减轻手术切口缝合处的张力，缓解疼痛，促进伤口愈合，应为患者选取的卧位是
    A. 屈膝仰卧位　　B. 左侧卧位
    C. 右侧卧位　　D. 半坐卧位
    E. 端坐卧位
95. 护士为患者制订近期目标，恰当的是
    A. 1个月后患者能自行更换造口袋
    B. 癌症得以根治
    C. 3天后患者能说出人工肛门护理的注意事项
    D. 1天后患者生活完全自理
    E. 3天后患者积极下床活动

（96～98题共用题干）

患者，男性，39岁。因梅毒螺旋体感染入院，拟通过注射苄星青霉素治疗。

96. 下列哪些情况患者可不做青霉素过敏试验
    A. 无青霉素过敏史
    B. 1周前使用过青霉素
    C. 母亲对青霉素过敏
    D. 对乙醇过敏
    E. 1日前使用过同批号的青霉素
97. 如图所示，护士在抽药过程中，手可以触碰的注射器部位是

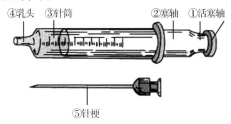
④乳头　③针筒　②塞轴　①活塞轴
⑤针梗

A. ①　　　　　　　　B. ②
C. ③　　　　　　　　D. ④
E. ⑤

98. 若护士拟通过臀大肌进行肌内注射，则正确的注射部位是
    A. 髂前上棘和臀裂顶点连线的外上1/3处
    B. 髂前上棘和尾骨连线的外上1/3处
    C. 髂嵴最高点和尾骨连线的外上1/3处
    D. 髂嵴最高点和臀裂顶点连线的外上1/3处
    E. 髂嵴最高点和臀裂顶点连线的外上1/2处

（99～101题共用题干）

患者，女性，66岁。因"高血压"入院，既往有糖尿病史，血糖控制不佳。

99. 今日清晨，护士在患者服用降压药前测得患者血压165/94mmHg，该血压等级属于
    A. 正常血压　　B. 正常高值
    C. 1级高血压　　D. 2级高血压
    E. 3级高血压
100. 护士为该患者留取尿标本时，发现尿液呈烂苹果味，其呼吸特点为
    A. 深度呼吸　　B. 浅快呼吸
    C. 潮式呼吸　　D. 间断呼吸
    E. 鼾声呼吸
101. 护士对该患者进行饮食健康指导，说法错误的是
    A. 饮食清淡、少油，限制脂肪的摄入
    B. 选择膳食纤维含量多的食物
    C. 少食含胆固醇高的食物，如蛋黄、鱼子等
    D. 限制蛋糕等含糖量高的食物
    E. 每日食盐摄入量不超过2g

（102～104题共用题干）

患者，男性，37岁。诊断为伤寒，入院后持续高热、腹痛。

102. 该患者最可能出现的热型是
    A. 稽留热　　B. 弛张热
    C. 间歇热　　D. 不规则热
    E. 回归热
103. 今日上午患者体温40.2℃，为给患者降温，医嘱：0.9%氯化钠溶液大量不保留灌肠，灌肠液的温度正确的是
    A. 39～41℃　　B. 22～26℃
    C. 28～32℃　　D. 42～45℃
    E. 4℃
104. 灌肠时，灌肠液面距离肛门不得超过30cm的目的是

A. 避免肝性脑病

B. 增加灌肠液在肠内停留时间

C. 避免肠穿孔

D. 减少心脏负荷

E. 促进灌肠液流入大肠

（105～107题共用题干）

患者，男性，68岁。因"低热、干咳、乏力1日"入院，入院后诊断为"新型冠状病毒感染"。

105. 应对该患者实施

A. 严密隔离　　　　B. 保护性隔离

C. 呼吸道隔离　　　D. 接触隔离

E. 体液隔离

106. 护士在接触该患者后，口罩的更换频率是

A. 1小时/次　　　　B. 2小时/次

C. 4小时/次　　　　D. 6小时/次

E. 每次更换

107. 护士为患者进行静脉输液过程中发现手套破损，做法正确的是

A. 放弃手套，徒手操作

B. 用无菌纱布覆盖破损处

C. 消毒破损处后用胶布粘贴

D. 立即更换手套

E. 加戴一副手套

（108～109题共用题干）

患者，男性，50岁。与人争吵后突发心前区绞痛4小时入院，大汗淋漓、呕吐、晕厥。急诊入院。医嘱：血常规、血CK-MB（肌酸激酶同工酶）检查。

108. 正确的采血时间是

A. 午后　　　　　　B. 饭前

C. 即刻　　　　　　D. 晨起

E. 睡前

109. 护士采集血标本选用试管正确的是

A. 血常规用血培养瓶，CK-MB用干燥管

B. 血常规用干燥管，CK-MB用抗凝管

C. 血常规用抗凝管，CK-MB用血培养瓶

D. 血常规用血培养瓶，CK-MB用抗凝管

E. 血常规用抗凝管，CK-MB用干燥管

（110～112题共用题干）

患者，男性，70岁。因冠心病入院。在静脉输液的过程中出现胸闷、呼吸困难、咳嗽、咳粉红色泡沫样痰。

110. 该患者发生了

A. 发热反应　　　　B. 急性肺水肿

C. 静脉炎　　　　　D. 空气栓塞

E. 变态反应

111. 此时护士应为患者采取的卧位是

A. 端坐位，两腿下垂

B. 去枕平卧位

C. 左侧卧位

D. 头低足高位

E. 休克卧位

112. 给氧时，护士应选择的吸氧流量是

A. 1～2L/min　　　B. 3～4L/min

C. 5～6L/min　　　D. 6～8L/min

E. 9～10L/min

（113～114题共用题干）

患者，男性，28岁。因外伤导致脾破裂，除立即手术外尚需输入大量血液。

113. 输血的目的是补充

A. 蛋白质　　　　　B. 抗体

C. 血红蛋白　　　　D. 血容量

E. 凝血因子

114. 输入大量库存血应防止发生

A. 高血钾，酸中毒　B. 高血钾，碱中毒

C. 低血钾，碱中毒　D. 低血钾，酸中毒

E. 高血钠，酸中毒

（115～116题共用题干）

产妇剖宫产后要求出院，医生同意其出院但尚未开具出院医嘱。该产妇家属表示先带产妇和孩子回家，明天再来医院结账。而护士考虑到住院费用没有结清，有漏账的风险，故没有同意家属的要求。但家属不听护士的劝阻并准备离开。这时，护士借口为孩子沐浴把孩子抱走了。产妇知情后大哭。

115. 该护士的行为违反了

A. 自主原则　　　　B. 不伤害原则

C. 公正原则　　　　D. 行善原则

E. 公平原则

116. 该家属的行为没有履行

A. 自觉遵守医院规章制度的义务

B. 积极配合医疗护理的义务

C. 自觉维护医院秩序的义务

D. 保持和恢复健康的义务

E. 公民的义务

（117～118题共用题干）

患者，男性，28岁。车祸伤及内脏，出现循环衰竭症状，抢救无效死亡。

117. 护士进行尸体护理措施的前提是

A. 患者的心跳呼吸停止后

B.患者的意识丧失后

C.抢救工作效果不显著时

D.在家属的请求之后

E.医生做出"死亡"诊断之后

118.尸体护理时,为防止面部淤血变色,易于辨认。护士应采取的护理措施是

A.洗脸,闭合眼睑

B.头下垫枕头

C.擦洗身体,堵塞身体孔道

D.第一张尸体识别卡系于右手腕部

E.第二张尸体识别卡别在尸单外面的腹部

(119~120共用题干)

患者,男性,28岁。催眠药中毒,处于昏迷状态,立即进行漏斗法洗胃。

119.适宜的洗胃液是

A.1∶15 000~1∶20 000高锰酸钾

B.1%盐水

C.2%~4%碳酸氢钠

D.5%乙酸

E.0.5%硫酸铜

120.每次灌入的洗胃液量为

A.100~300ml   B.300~500ml

C.500~700ml   D.700~900ml

E.10 000~20 000ml

实 践 能 力

以下每一道题下面有A、B、C、D、E五个备选答案。请从中选择一个最佳答案。

A₁型题

1.下列信息中,属于客观资料的是

A.头痛2天   B.感到恶心

C.体温39℃   D.不易入睡

E.常有咳嗽

2.护理程序的最后步骤是

A.诊断   B.计划

C.评价   D.评估

E.实施

3.容易给护士造成锐器伤的用物不包括

A.缝针   B.手术刀

C.剪刀   D.安瓿

E.高频电刀

4.表示"饭前"给药的外文缩写是

A.8n   B.DC

C.ac   D.hs

E.pc

5.抢救链霉素的过敏反应时,为了减轻链霉素的毒性可以静脉注射

A.氯丙嗪   B.异丙肾上腺素

C.乳酸钙   D.氯化钙

E.马来酸氯苯那敏

6.正常成人脉率为

A.90~100次/分   B.80~100次/分

C.60~100次/分   D.60~80次/分

E.60~90次/分

7.使用冰袋降温的主要散热方式是

A.挥发   B.蒸发

C.对流   D.传导

E.散发

8.患者自身无改变卧位的能力,躺在被安置的卧位属于

A.特意卧位   B.习惯卧位

C.主动卧位   D.被动卧位

E.被迫卧位

9.1%~3%过氧化氢溶液用于口腔护理,下列选项正确的是

A.用于铜绿假单胞菌感染

B.用于消除口臭,轻微抑菌

C.用于口腔pH为碱性时

D.遇有机物时,可释放新生态氧抗菌

E.用于真菌感染

10.护士单人为患者翻身侧卧,操作不正确的是

A.将患者双手放于腹部,双腿屈膝

B.依次将患者上半身,下半身移至近侧

C.护士双手分别扶肩、膝部轻推患者转向对侧

D.按侧卧位安置患者并放软枕

E.护士双脚并拢,上身直立,符合节力原则

11. 属于社会评估内容的选项是
    A. 认知能力 　　　　B. 应对能力
    C. 人格类型 　　　　D. 生活模式
    E. 精神状态

12. 一般锐器伤不传播的疾病是
    A. 甲型肝炎 　　　　B. 乙型肝炎
    C. 丙型肝炎 　　　　D. 丁型肝炎
    E. 艾滋病

13. 正常成人每日尿量一般为
    A. 1000～2000ml 　　B. 2000～3000ml
    C. 1500～2500ml 　　D. 2500～3000ml
    E. 400ml以下

14. 下列关于取药，不正确的一项是
    A. 胶囊需用药匙取用
    B. 药液不足1ml时需用滴管取药
    C. 油剂用量杯计量后直接倒入药杯
    D. 同时服用几种液体药物时，应分别放置
    E. 先配固体药，再配水剂

15. 纤维内镜消毒宜用
    A. 乙醇浸泡 　　　　B. 压力蒸汽灭菌法
    C. 戊二醛浸泡法 　　D. 煮沸法
    E. 焚烧法

16. 以下各种换药的操作次序，正确的是
    A. 清洁伤口—感染伤口—隔离伤口
    B. 清洁伤口—隔离伤口—感染伤口
    C. 感染伤口—隔离伤口—清洁伤口
    D. 感染伤口—清洁伤口—隔离伤口
    E. 隔离伤口—感染伤口—清洁伤口

17. 为防止大量输入库血后出现手足抽搐、血压下降，心率缓慢等情况，下列措施正确的是
    A. 输血前静脉注射地塞米松5ml
    B. 输血前静脉注射4%碳酸氢钠10ml
    C. 输血前注射0.9%氯化钠10ml
    D. 输血前静脉注射泼尼松10ml
    E. 每输入库血1000ml，遵医嘱静脉注射10%葡萄糖酸钙10ml或氯化钙10ml

18. 输液中发现针头已阻塞，正确的处理方法是
    A. 调整针头位置
    B. 更换针头重新穿刺
    C. 用手用力挤压针头端的输液管
    D. 用注射器推注生理盐水
    E. 局部血管热敷

19. 为改善微循环，应选用的溶液是
    A. 中分子右旋糖酐
    B. 5%碳酸氢钠溶液
    C. 低分子右旋糖酐
    D. 10%葡萄糖溶液
    E. 0.9%氯化钠溶液

20. 标本采集的原则不包括
    A. 采集前明确检验的目的及方法
    B. 选择适当的标本容器
    C. 尿标本随时都可以留取
    D. 标本采集前要做好解释工作
    E. 标本采集后要及时送检

21. 下列关于电动吸引器吸痰的操作方法，错误的是
    A. 操作前先检查吸引器
    B. 调节负压至40.0～53.3kPa
    C. 痰液黏稠可叩拍胸背部
    D. 每次可连续吸引1分钟
    E. 治疗盘内吸痰用物每天更换1～2次

22. 护士观察患者的瞳孔，以下哪项是错误的描述
    A. 正常瞳孔的直径是2～5mm
    B. 阿托品中毒时瞳孔会扩大
    C. 双侧瞳孔散大且对光反射消失提示可能中脑受损、脑缺氧、颅内压增高等情况
    D. 吗啡中毒时瞳孔可能缩小
    E. 氯丙嗪中毒时瞳孔会扩大

23. 吸氧流量为3L/min，其氧浓度为
    A. 29% 　　　　　　B. 33%
    C. 37% 　　　　　　D. 41%
    E. 45%

24. 氧气筒的减压器可将来自氧气筒内的压力降低至
    A. 0.1～0.2MPa 　　B. 0.2～0.3MPa
    C. 0.3～0.4MPa 　　D. 0.4～0.5MPa
    E. 0.5～0.6MPa

25. 某护士在进行尸体护理时，下列做法错误的是
    A. 为逝者装上义齿
    B. 取下枕头，放低头部
    C. 换上衣裤，系上尸体识别卡
    D. 擦洗躯体，必要时填塞孔道
    E. 为逝者洗脸，闭合眼睑

26. 关于临终患者的护理措施，错误的是
    A. 要有坦诚诚实的态度
    B. 要认真听取患者的主诉
    C. 要充分体谅患者的痛苦
    D. 要及时制止患者的愤怒表现
    E. 要尊重患者的选择

27. 护士在书写日间病室交班报告时，首先应写的内

容是

A. 3床，某某，于上午8时入院

B. 9床，某某，于下午2时转科

C. 10床，某某，于上午10时手术

D. 13床，某某，于上午11时出院

E. 15床，某某，告病危

28. 任何单位和个人发现传染病患者或者疑似传染病患者时应当及时报告，进行报告的部门是

A. 向市级预防控制机构或者医疗机构报告

B. 向省级预防控制机构或者医疗机构报告

C. 向市级人民政府报告

D. 向省级人民政府报告

E. 向附近的预防控制机构或者医疗机构报告

29. 护士在从事护理工作时，首要的义务是

A. 维护患者的利益

B. 维护护士的利益

C. 维护医师的利益

D. 维护医院的利益

E. 维护医院的声誉

30. 下列不属于护士执业权利的是

A. 按照国家有关规定获取工资报酬、享受福利待遇的权利

B. 获得与其所从事的护理工作相适应的卫生防护、医疗保健服务的权利

C. 按照国家有关规定获得与本人业务能力和学术水平相适应的专业技术职称的权利

D. 有获得疾病诊疗、护理相关信息的权利和其他与履行护理职责相关的权利

E. 获得接触有害物质津贴的权利

31. 以下哪项不是患者的义务

A. 配合医疗护理

B. 维持医院秩序

C. 尊重医务工作人员

D. 参加医学科研试验

E. 缴纳医疗费用

32. 影响人际沟通的隐秘性因素是指

A. 沟通场所阴暗

B. 沟通一方情绪内向

C. 沟通一方情绪悲哀

D. 沟通时有其他无关人员在场

E. 沟通双方距离较远

33. 护士与哭泣的患者交流时，方法不正确的是

A. 安慰并阻止患者哭泣

B. 待患者平静下来可主动聆听

C. 鼓励其将哭泣的原因说出来

D. 不能训斥、评论患者

E. 陪伴患者

34. 使用呼吸机的患者常常用手势和表情与护士传递交流信息，此时的非语言行为对语言具有

A. 补充作用　　　　　B. 驳斥作用

C. 替代作用　　　　　D. 调整作用

E. 修饰作用

A_2型题

35. 患者，男性，51岁。新被确诊为2型糖尿病，他努力调整心态去接受患病的事实，此种适应属于

A. 生理适应　　　　　B. 心理适应

C. 文化适应　　　　　D. 社会适应

E. 技术适应

36. 患者，男性，60岁。因精神分裂症，服用盐酸氯丙嗪0.2g tid，护士在发药时应注意

A. 待患者服下后再离开

B. 嘱患者服用后多喝水

C. 发药前测脉搏

D. 避免药物和牙齿接触

E. 嘱患者服用后禁忌喝茶

37. 患儿，男性，8岁。因溺水心跳、呼吸骤停，送急诊室。护士采取措施中不正确的是

A. 开放气道　　　　　B. 人工呼吸

C. 立即给药　　　　　D. 胸外心脏按压

E. 做好抢救记录

38. 患者，男性，68岁。因呼吸功能减退，行气管切开术，患者病室的环境应特别注意

A. 保持安静　　　　　B. 调节适宜的温湿度

C. 加强通风　　　　　D. 合理采光

E. 适当绿化

39. 患者，女性，48岁。车祸致右下肢开放性骨折，大量出血，被送至急诊室，在医生未到之前，当班护士应立即

A. 询问发生车祸的原因

B. 向保卫部门报告

C. 给患者注射镇静剂

D. 告知患者耐心等待医生到来

E. 给患者止血、测血压、建立静脉通路

40. 患者，男性，51岁。因一氧化碳中毒急救入院，护士用平车护送患者入病区，途中输氧和输液应如何处理

A. 暂停输液，继续输氧

B. 暂停输氧，继续输液

C. 拔管，暂停输液输氧

D. 留管，暂停输液输氧

E. 维持输液输氧

41. 产妇，31岁。妊娠7个月，顺产一婴儿，应给予婴儿的护理级别是

　　A. 特级护理　　　　　B. 一级护理

　　C. 二级护理　　　　　D. 三级护理

　　E. 个案护理

42. 患者，女性，34岁。无痛性血尿2周，疑为膀胱癌，行膀胱镜检查。应协助其采取的卧位为

　　A. 膝胸位　　　　　　B. 截石位

　　C. 侧卧位　　　　　　D. 半坐卧位

　　E. 中凹卧位

43. 患者，男性，68岁。患慢性肺源性心脏病近8年，近日咳嗽、咳痰加重，明显发绀，给予半坐卧位的主要目的是

　　A. 使回心血量增加

　　B. 使肺部感染局限化

　　C. 使膈肌下降，呼吸通畅

　　D. 减轻咽部刺激及咳嗽

　　E. 促进排痰，减轻发绀

44. 患者，男性，38岁。昏迷，护士将其安置为去枕仰卧位，头偏向一侧，其目的是

　　A. 便于头部固定，避免颈椎骨折

　　B. 利于观察病情

　　C. 避免呕吐物误入气管而引起窒息

　　D. 减轻对枕骨的压迫，防止压力性损伤的发生

　　E. 防止头痛

45. 患者，男性，60岁。因诊断为"流行性出血热"收入传染病区。护士穿隔离衣对其进行治疗护理，关于穿、脱隔离衣的操作方法，错误的是

　　A. 隔离衣完全覆盖工作服

　　B. 穿隔离衣后不得进入清洁区

　　C. 隔离衣应每天更换一次

　　D. 隔离衣挂在半污染区，污染面向外

　　E. 穿隔离衣前应备齐一切用物

46. 患者，男性，40岁。不慎烧伤，程度为Ⅲ度，面积达50%。入院后应采取

　　A. 严密隔离　　　　　B. 接触隔离

　　C. 保护性隔离　　　　D. 呼吸道隔离

　　E. 消化道隔离

47. 患者，男性，38岁。诊断为病毒性肝炎。其看过的书报应采取的消毒方法是

　　A. 熏蒸法　　　　　　B. 喷雾法

C. 擦拭法　　　　　　D. 燃烧法

E. 高压蒸汽灭菌法

48. 患者，男性，65岁。髋骨骨折，在家卧床已一个月。主诉：臀部触痛麻木。检查：臀部局部皮肤红肿。下列指导中哪项不妥

　　A. 避免局部长期受压

　　B. 适当增加营养

　　C. 避免潮湿摩擦

　　D. 局部可以用棉垫包扎，避免直接与床铺接触

　　E. 红外线照射

49. 患者，男性，50岁。因病使用抗生素数周，近日发现口腔黏膜有乳白色分泌物，做口腔护理时应选用哪种漱口液

　　A. 2%过氧化氢　　　　B. 2%硼酸

　　C. 4%碳酸氢钠　　　　D. 0.02%呋喃西林

　　E. 0.1%乙酸

50. 患者，男性，65岁。连续应用抗生素达1个月，其口腔黏膜出现创面可考虑为

　　A. 病毒感染　　　　　B. 口腔白斑

　　C. 真菌感染　　　　　D. 口腔寄生虫感染

　　E. 口腔铜绿假单胞菌感染

51. 患者，女性，50岁。患风湿性心脏病20年，因合并心力衰竭卧床4月余。医嘱每天做下肢被动运动和按摩。护士向患者解释此医嘱的主要目的是

　　A. 防止下肢静脉血栓形成

　　B. 防止肌肉萎缩

　　C. 促进血液循环

　　D. 防止压力性损伤形成

　　E. 增加肌肉力量

52. 患者，女性，63岁。因大叶性肺炎入院。医嘱：青霉素80万U肌内注射。护士用5ml注射器稀释药液时，可以用手接触的部位（如图所示）是

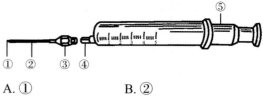

　　A. ①　　　　　　　　B. ②

　　C. ③　　　　　　　　D. ④

　　E. ⑤

53. 患者，女性，55岁。因心力衰竭，医嘱呋塞米40mg静脉注射快速利尿，注射中抽吸有回血，推注药液局部隆起、疼痛，其原因是

　　A. 针头滑出血管外

　　B. 针头斜面紧贴血管壁

C. 针头穿过对侧血管壁

D. 针头斜面一半在血管外

E. 针头未刺入静脉

54. 护士为破伤风患者换药时发现手套破裂,正确的处理方法是

A. 立即更换

B. 用胶布将破裂处粘好

C. 用碘伏棉球擦拭手套

D. 用无菌纱布将破裂处缠好

E. 再加套一副手套

55. 患者,女性,38岁。护士在评估过程中,发现该患者在吸气时产生一种极高的音响,似蝉鸣样,常见于

A. 巴比妥类药物中毒患者

B. 颅内压增高患者

C. 高热患者

D. 喉头水肿患者

E. 尿毒症患者

56. 患者,男性,40岁。高血压,左侧肢体偏瘫,医嘱每日测血压4次,下列不妥的是

A. 固定血压计

B. 固定专人测量

C. 测右上肢血压

D. 卧位测量,使肱动脉平腋中线

E. 定时测量血压

57. 患者,女性,33岁。因发热、食欲减退、厌油腻、右上腹疼痛、巩膜黄染就诊。初步诊断为乙型病毒性肝炎,收入传染病区。应实行

A. 接触隔离　　　　B. 肠道隔离

C. 血液-体液隔离　　D. 保护性隔离

E. 严密隔离

58. 患儿,男性,2岁。患猩红热入院治疗。现患儿处于脱屑期,躯干呈糠皮样脱屑,手足为大片状脱皮。针对患儿该阶段的皮肤护理指导,错误的是

A. 观察脱皮进展情况

B. 勤换衣服,勤晒衣被

C. 用温水清洗皮肤,以免感染

D. 脱皮范围比较大时,可用手轻轻撕掉

E. 剪短患儿指甲避免抓破皮肤

59. 患者,男性,62岁。患慢性支气管炎,最近咳嗽加剧,痰液黏稠,伴呼吸困难,给予超声波雾化吸入治疗,根据下图所示,超声波雾化吸入器的构造标识,其中声能可透过哪个结构作用于药液使之变成雾滴

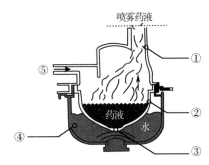

A. ①　　　　　　　　B. ②

C. ③　　　　　　　　D. ④

E. ⑤

60. 孕妇,26岁。怀疑前置胎盘,不能做肛检的最主要原因是

A. 易导致产前的阴道感染

B. 可能会引起宫缩而早产

C. 增加产妇的不适感

D. 触及前置的胎盘导致大出血

E. 可能刺激排便引起出血

61. 患儿,男性,14个月。因"发热、流涕2天"就诊。查体:体温39.7℃,脉搏135次/分,神志清,咽部充血,心肺检查无异常,查体时患儿突然双眼上翻,四肢强直性、阵挛性抽搐,为防止患儿外伤,错误的做法是

A. 床边设置防护栏

B. 将纱布放在患儿的手中

C. 移开床上一切硬物

D. 用约束带捆绑四肢

E. 压舌板裹纱布置于上下磨牙间

62. 患者,女性,68岁。在硬膜外麻醉下行阴道全子宫切除术加会阴Ⅲ度裂伤修补术。术后返回病房。护士为患者安置的体位是

A. 半坐位　　　　　　B. 截石位

C. 平卧位　　　　　　D. 侧卧位

E. 俯卧位

63. 患者,男性,50岁。在建筑工地干活时被一铁钉扎伤,医嘱予以破伤风肌内注射,现护士予以做破伤风过敏试验,以下正确的是

A. 当皮丘直径大于1.5cm时,红晕超过3cm可以判断为结果阳性

B. 试验结果为阳性时,可做破伤风脱敏试验

C. 破伤风皮试液的浓度是1500IU/ml

D. 试验结果为阳性时,余液0.9ml与皮试剩余剂量做肌内注射

E. 当皮丘周围有伪足，痒感时可以判断为阳性

64. 患者，男性，68岁。良性前列腺增生术后1天，护士对其进行健康教育，正确的内容是
    A. 术后加强运动
    B. 术后早期少饮水
    C. 术后要进行肛提肌锻炼
    D. 排尿异常会在术后两个月内消失
    E. 术后半年避免外出

65. 患者，男性，68岁。长期卧床，骶尾部皮肤出现水疱，其直径在2cm以下，应采取以下哪种措施
    A. 自行吸收，减少摩擦
    B. 剪去水疱表皮，并包扎
    C. 用注射器抽吸水疱
    D. 按外科无菌换药法处理
    E. 3%的过氧化氢溶液冲洗

66. 某护生通过了护士执业资格考试，于2021年12月12日经过当地卫生主管部门注册成为一名护士。注册到期后，其提出延续注册申请的时间是
    A. 2024年6月11日前
    B. 2024年11月11日前
    C. 2025年12月11日前
    D. 2026年11月11日前
    E. 2027年12月11日前

67. 小张、小王、小刘、小李均是医院综合内科的护士，小张是处理医嘱的主班护士，小王是治疗护士，小李是药疗护士，小刘是生活护理护士。她们每隔一段时间就会由护士长安排进行调换岗位。这种工作方式被称为
    A. 个案护理   B. 功能制护理
    C. 责任制护理   D. 小组护理
    E. 临床路径

68. 护士小王在上夜班时，有一位患者的家属在熄灯后执意要进入病房探视，小王担心影响患者休息加以阻拦，但患者家属不听劝阻并和小王产生争执，第二天还投诉到护士长。护士长应首先做的工作是
    A. 向家属解释   B. 向家属道歉
    C. 训斥小王   D. 了解情况
    E. 告诉医生

69. 小杨是儿科儿童组的护士，工作表现突出，护士长经常指派她负责一些工作，但小杨工作起来常缩手缩脚，护士长意识到没有给小杨职权，有责无权，造成了限制，安排她为儿童组组长，提高了小杨工作的积极性和创造性。这种做法体现的

组织原则是
    A. 职责与权限一致的原则
    B. 集权分权结合原则
    C. 任务和目标一致的原则
    D. 稳定适应的原则
    E. 精干高效原则

70. 李护士长是重症监护病房的护士长，近期被分派护理学院的专科护士培训、科内质量控制、医院建设新病房的筹划工作等，她感到工作压力很大，病房接受的指导和控制也受到影响。这种情况说明管理上没有得到有效遵循的原则是
    A. 等级和统一指挥的原则
    B. 管理层次的原则
    C. 有效管理幅度的原则
    D. 职责与权限一致的原则
    E. 专业化分工与协作的原则

71. 护士在和患者进行沟通时，走廊里不时传来嘈杂的脚步声和喧哗声，患者出现烦躁情绪，并开始敷衍护士的提问。这种影响沟通效果的因素属于
    A. 个人因素   B. 环境因素
    C. 组织因素   D. 媒介因素
    E. 信息因素

72. 值班护士在听到呼叫器来呼救："××床的患者突然昏迷了"。此时护士去病室的行姿应为
    A. 小步走   B. 慢步走
    C. 快步走   D. 跑步
    E. 快速跑步

73. 患者，女性，42岁。因突发性头晕、头痛伴恶心、呕吐入院，入院后诊断为高血压性脑出血。医嘱要求给予脱水治疗，首选的液体是
    A. 低分子右旋糖酐   B. 中分子右旋糖酐
    C. 血浆代用品   D. 浓缩白蛋白
    E. 20%甘露醇

74. 患者，女性，35岁。输液1000ml，滴速为50滴/分（滴系数为15），计划从上午8时30分开始，估计何时输完
    A. 上午11时10分   B. 中午12时30分
    C. 下午1时30分   D. 下午2时10分
    E. 下午2时30分

75. 患者，男性，43岁。患十二指肠溃疡。2小时前突然呕血，面色苍白，脉搏120次/分，血压70/50mmHg。医嘱输血400ml，其目的是补充
    A. 抗体   B. 血容量
    C. 血小板   D. 凝血因子

E. 血红蛋白

76. 患者，男性，18岁。连续输液10天后沿静脉走向出现如图所示改变，患者诉局部灼热、疼痛，应考虑为

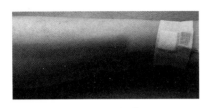

A. 动脉炎 　　　　　B. 静脉炎
C. 发热反应 　　　　D. 空气栓塞
E. 静脉栓塞

77. 患者，女性，27岁。近日晨起恶心、呕吐，月经停止，疑为早孕，为确诊需采集尿标本，护士指导患者需何时留取尿标本

A. 饭前半小时 　　　B. 晨起第一次尿
C. 12小时尿 　　　　D. 24小时尿
E. 随时收集尿液

78. 患者，女性，35岁。持续高热，疑为败血症，护士为该患者采集血培养标本时，错误的操作是

A. 选择干燥试管
B. 检查容器有无裂缝
C. 检查瓶塞是否干燥
D. 检查培养基是否干燥
E. 采集时严格执行无菌操作

79. 患者，女性，28岁。1周来出现晨起眼睑水肿，肉眼血尿，疑急性肾小球肾炎，需留12小时尿作艾迪计数。应在尿液中加入

A. 甲醛 　　　　　　B. 乙醛
C. 乙酚 　　　　　　D. 稀盐酸
E. 浓盐酸

80. 患者，男性，32岁。口腔溃疡3天，需采集标本做真菌培养。护士正确的采集方法是

A. 采集患者24小时痰液
B. 用无菌长棉签擦拭口腔内两侧分泌物
C. 用无菌长棉签在口腔溃疡面上取分泌物
D. 用无菌长棉签快速擦拭扁桃体前面的分泌物
E. 用无菌长棉签擦拭咽部分泌物

81. 患者，男性，46岁。为查找癌细胞需留痰标本，固定标本的溶液宜选用

A. 3%碳酸氢钠 　　　B. 5%苯酚
C. 10%甲醛 　　　　 D. 0.2%漂白粉
E. 0.2%苯扎溴铵

82. 患者，女性，45岁。因高热，牙龈出血和身上有瘀点6天入院，医嘱开了检验单。护士采血时应优先采集的标本是

A. 血常规 　　　　　B. 血培养
C. 血生化检查 　　　D. 凝血因子检查
E. 血型检查

83. 患者，男性，65岁。慢性支气管炎急性发作经吸氧后好转。停用氧气时护士应首先

A. 关流量表 　　　　B. 取下湿化瓶
C. 关总开关 　　　　D. 拔出鼻导管
E. 拔出鼻导管的玻璃接管

84. 患者，男性，50岁。因敌百虫中毒急送医院，护士为其洗胃。禁用的洗胃溶液是

A. 2%～4%碳酸氢钠溶液
B. 1∶15 000～1∶20 000高锰酸钾溶液
C. 5%乙酸
D. 温开水或生理盐水
E. 蛋清水

85. 患者，女性，29岁。口服地西泮100片，被家人发现时呼之不应，意识昏迷，急诊来院。错误的护理措施是

A. 立即洗胃 　　　　B. 不宜催吐
C. 硫酸镁导泻 　　　D. 生理盐水洗胃
E. 监测生命体征

86. 患者，男性，65岁。肺炎入院。体温38.2℃，脉搏110次/分，呼吸26次/分，口唇发绀。家属来探视时见患者在吸氧，询问为什么要吸氧。护士的正确回答是

A. 吸氧后病很快好起来
B. 因为患者有缺氧表现
C. 只要是肺炎就得吸氧
D. 请去问主管医生
E. 吸氧只有益处，没有坏处

87. 患者，男性，55岁。急性中毒，但意识清晰，可合作，可采用的洗胃方法是

A. 口服催吐法
B. 电动吸引洗胃法
C. 漏斗胃管洗胃法
D. 注射器洗胃法
E. 自动洗胃机洗胃法

88. 患者，女性，23岁。因与男友发生口角，服不明液体10ml，半小时后腹痛、恶心、呕吐来急诊。入院查体：神清，心率80次/分，呼吸16次/分，血压110/80mmHg，双侧瞳孔等大等圆，直径约2.5mm。遵医嘱立即予洗胃。下列护理措施正确

的是

A. 使用1∶5 000高锰酸钾溶液作为洗胃液

B. 洗胃液温度40℃左右为宜

C. 每次洗胃液量以500～600ml为宜

D. 洗胃前应先收集胃内容物做毒物鉴定

E. 按照慢进慢出，先出后入的原则洗胃

89. 患者，男性，45岁。肺癌晚期，患者住院期间情绪激动，常常指责或挑剔家属和医护人员。护士正确的护理措施是

A. 给患者正确的死亡观和人生观教育

B. 让患者尽可能一个人独处

C. 认真倾听患者的心理感受

D. 诚恳地指出患者的不恰当做法

E. 减少和患者的语言交流

90. 患者，女性，35岁。患子宫肌瘤拟行手术治疗。术前1日8am医生开医嘱地西泮5mg po sos，此项医嘱的失效时间是

A. 当日6pm   B. 当日8pm

C. 次日8pm   D. 次日10am

E. 至医生停止医嘱为止

91. 患者，男性，52岁，肺癌晚期。诉胸部疼痛，医嘱为哌替啶50mg im prn，该医嘱为

A. 长期医嘱   B. 临时医嘱

C. 长期备用医嘱   D. 临时备用医嘱

E. 口头医嘱

92. 患者，男性，25岁。因喉部异物入院治疗，一日晚上该患者突感腹痛，呼叫值班护士，值班护士觉得问题不大不必通知医生，自作主张告知患者服用止痛片，次日该患者因急性腹膜炎延误病情出现生命危险。值班护士的医疗过失行为应承担的责任是

A. 主要责任   B. 同等责任

C. 轻微责任   D. 次要责任

E. 完全责任

93. 患者，男性，20岁。需要输血治疗，下面可导致医疗事故的操作是

A. 护理人员去血库提取所需配血

B. 输血前查血型并进行交叉配血试验

C. 不得同时抽取二人或以上患者的配血标本

D. 输血时严格查对制度

E. 输血后马上整理用物，输血袋与输血器按医疗垃圾处理

94. 患者，女性，28岁。因异位妊娠输卵管破裂造成大出血，现处于休克状态，需紧急输血，下列配

型合格的献血者中最佳的是

A. 女性，38岁，医生，因甲状腺切除终身服用药物替代治疗

B. 女性，50岁，教师，过敏体质

C. 男性，30岁，个体商人，在2个月前献血200ml

D. 男性，60岁，大学教师

E. 男性，22岁，在读大学生

95. 患者，男性，60岁。肺炎，给予青霉素治疗，护士评估患者无青霉素过敏史后未做过敏实验，输入青霉素后致患者发生过敏性休克死亡。该医疗事故属于

A. 一级医疗事故   B. 二级医疗事故

C. 三级医疗事故   D. 四级医疗事故

E. 五级医疗事故

96. 患者，女性，30岁，是一名孕妇。经常抱怨自己怀孕的消息除了家人之外，就只有产检的医院知道，为什么婴儿奶粉、尿不湿的广告总是推送到自己手机上。如果责任真的在产检部门，那么产检部门侵犯了该孕妇的

A. 自主权   B. 隐私权

C. 公平权   D. 诉讼权

E. 知情权

97. 患者，女性，38岁。因"肺炎"入院。患者自觉病情轻，要求白天请假回家治疗，对医生护士的嘱咐依从性较差。这种患者属于

A. 角色行为冲突   B. 角色行为模糊

C. 角色行为缺如   D. 角色行为强化

E. 角色行为消退

98. 患者，女性，38岁。因"腹痛、呕吐6小时"被家属送来急诊，诊断为急性胰腺炎休克型，收入重症监护室抢救。家属急切地向护士询问"他怎么样了？他能醒过来吗？"护士最恰当的回答是

A. "我们现在正忙着抢救别的患者，完事以后医生会跟您交代情况。"

B. "您先签知情同意书，办入院手续交费以后再来。"

C. "医生正在积极治疗您的家人，请配合我们，谢谢。"

D. "患者病情不重，没问题的，请放心。"

E. "你们送来得太晚了，我们没法保证抢救结果。"

99. 患者，女性，45岁，小学文化。刚刚知晓自己被诊断为白血病，非常悲伤，询问护士："我是不

是快死了？"针对该患者的心理护理，错误的是

A. 耐心倾听患者的诉说

B. 讲解有关疾病知识及治疗措施

C. 提供社会支持

D. 指导患者立遗嘱安排后事

E. 安慰患者，保持积极情绪

A₃/A₄型题

（100～102题共用题干）

患者，女性，38岁。患肺炎已4天，持续发热，每日口腔温度波动范围在37.5～40.0℃，并伴有脉搏、呼吸增快，食欲减退等症状。

100. 该患者的热型为

A. 间歇热　　　　B. 弛张热

C. 波浪热　　　　D. 稽留热

E. 不规则热

101. 有一日，患者大量出汗、血压下降、脉搏细速、四肢湿冷，护士判断患者可能出现

A. 高热上升期表现

B. 高热持续期表现

C. 退热期渐退正常表现

D. 退热期骤退正常表现

E. 退热期虚脱

102. 针对患者的问题，下列护理问题不正确的是

A. 给予高热量、高蛋白、高维生素、高脂饮食

B. 鼓励多饮水

C. 注意保暖

D. 随时擦干汗液、更换衣服和床单

E. 心理护理，尽量满足患者的需要

（103～105题共用题干）

患者，女性，52岁。因高血压引起脑出血昏迷1周，护士给予鼻饲以补充营养和水分。

103. 当胃管插至15cm时，护士应

A. 使患者头后仰

B. 托起患者头部，使其下颌靠近胸骨柄

C. 嘱患者做吞咽动作

D. 置患者平卧，头偏向一侧

E. 加快插管动作以顺利插入胃管

104. 上述做法的目的是

A. 避免损伤食管黏膜

B. 防止恶心、呕吐

C. 减轻患者痛苦

D. 增加咽喉部通道的弧度

E. 促进咽部肌肉的收缩

105. 护士插入胃管后，检查证实胃管是否在胃内，错误的方法是

A. 注入少量空气，同时听胃部有气过水声

B. 抽吸出液体，用pH试纸测试，pH读数小于5.5

C. 注入少量温开水，同时听胃部有水泡声

D. 胃管末端放入水杯内无气体溢出

E. 抽吸出胃液

（106～109题共用题干）

患者，男性，30岁。高热，体温39.8℃，遵医嘱行乙醇拭浴降温。

106. 应在拭浴后多长时间测量体温，以观察降温效果

A. 10分钟　　　　B. 20分钟

C. 30分钟　　　　D. 1小时

E. 2小时

107. 体温降至何种程度，应取下头部冰袋

A. 37.5℃　　　　B. 38.0℃

C. 38.5℃　　　　D. 39.0℃

E. 39.5℃

108. 乙醇拭浴降温的主要机制是

A. 传导　　　　B. 辐射

C. 蒸发　　　　D. 对流

E. 渗透

109. 下列操作方法错误的是

A. 头部置冰袋，足底置热水袋

B. 以拍拭方法进行

C. 腋窝、腹股沟适当延长拍拭时间

D. 胸前区、腹部、足底适当延长擦拭时间

E. 患者发生寒战、面色苍白立即停止

（110～112题共用题干）

患者，男性，30岁。诉咽部不适、鼻塞、流涕，伴食欲减退、乏力、全身酸痛。检查体温39.5℃，白细胞计数和中性粒细胞增高。需肌内注射庆大霉素。

110. 臀大肌注射时，患者正确的姿势是

A. 上腿伸直，下腿弯曲

B. 下腿伸直，上腿弯曲

C. 两腿伸直

D. 两腿弯曲

E. 两膝弯曲

111. 臀大肌注射时，连线法正确的是

A. 髂嵴与尾骨连线的外上1/3

B. 髂嵴与尾骨连线的下1/3

C. 髂前上棘与尾骨连线的中下1/3

D. 髂前上棘与尾骨连线的中1/2

E. 髂前上棘与尾骨连线的外上 1/3

112. 不符合无痛注射原则的是

A. 注射刺激性强的药物，进针要深

B. 先注射刺激性强的，再注射刺激性弱的药物

C. 体位舒适，肌肉松弛

D. 注射时做到"两快一慢"

E. 分散注意力

（113～114 题共用题干）

患者，男性，48 岁。肝移植手术后第 1 天，住在 ICU 病房，护士长安排了 1 名护士对其进行 24 小时的监护护理。

113. 护士长安排的这种护理工作方式是

A. 个案护理　　　　B. 责任制护理

C. 功能制护理　　　D. 系统化整体护理

E. 小组制护理

114. 对 ICU 病房内的患者进行护理时，应达到"四无"质量标准，不包括的是

A. 无差错　　　　　B. 无压力性损伤

C. 无烫伤　　　　　D. 无交叉感染

E. 无坠床

（115～118 题共用题干）

患者，女性，45 岁。因风湿性心脏病住院治疗。入院后查体心功能Ⅲ级。在一次输液过程中，患者擅自将滴速调至 80 滴/分，输液进行 20 分钟以后，患者出现呼吸困难、咳嗽、咳粉红色泡沫痰。

115. 根据患者的临床表现，护士考虑患者出现了哪种输液反应

A. 急性肺水肿　　　B. 静脉炎

C. 空气栓塞　　　　D. 发热反应

E. 过敏反应

116. 为了缓解症状，护士可协助患者取

A. 半卧位　　　　　B. 中凹卧位

C. 平卧位　　　　　D. 端坐位

E. 头高脚低位

117. 护士应首先采取的措施是

A. 立即停止输液

B. 通知医生

C. 给予强心剂、扩血管药

D. 高流量吸氧

E. 四肢轮流结扎

118. 为降低肺泡内泡沫的表面张力，护士可采用

A. 10%～20% 的乙醇湿化给氧

B. 20%～30% 的乙醇湿化给氧

C. 30%～40% 的乙醇湿化给氧

D. 40%～50% 的乙醇湿化给氧

E. 50%～60% 的乙醇湿化给氧

（119～120 题共用题干）

护士在巡视病房时，患者向她了解住院期间的收费问题，当患者听到有些药品是自费时，患者情绪非常激动，对护士破口大骂。

119. 护士此时需采取的交谈技巧是

A. 沉默　　　　　　B. 开放式提问

C. 鼓励　　　　　　D. 移情

E. 阐述

120. 护士与患者进行进一步的沟通交谈中，不适当的处理是

A. 及时更正患者不正确的观念

B. 认真耐心听患者诉说

C. 选择适宜的沟通环境

D. 对患者的诉说做出及时反馈

E. 帮助患者采取舒适的体位

（周艳华　郭　云　范　英　杨翠红）

参考答案

第1章

1～5 ABCDD　6～10 BDEEA　11～15 ECBBC

16～20 EBDEA　21～25 CECCE　26～30 DBDAA

31～35 BABCE　36～40 BEBCB　41～45 EACAC

第2章

1～5 CDACE　6～10 EABBD　11～15 ECEAC

16～20 DCCED　21～24 CEDA

第3章

1～5 ADCCC　6～10 EBDAC　11～15 BEDCD

16～20 DBAAA　21～25 BBBCA　26～30 BDDCC

31～35 CEBAB　36 C

第4章

1～5 DACDC　6～10 CBDAC　11～15 BEDAC

16～20 AADBC　21～25 ECEDA　26～30 DEBBB

31～35 DEADD　36～40 EBCAE　41～45 AAEAD

46～50 ABAAB　51～55 EAEDB　56～60 ADBEE

61～65 BDECC　66～70 CBAED　71～72 BB

第5章

1～5 AABED　6～10 EDAAB　11～15 ECBAB

16～20 AECCA　21～25 ADBAD　26～30 EDCBE

31～35 DEACB　36～40 CCBCE

第6章

1～5 ECEDB　6～10 DECEE　11～15 CDECA

16～20 AACCC　21～25 EBCBD　26～30 CBBCC

31～35 EBEED　36～40 EDABC　41～45 ECBAC

46～50 ECDCA　51～55 CCEEA　56～60 DEACD

61～65 EAACB　66～70 DAAAE　71～75 BBCED

76～77 DC

第7章

1～5 DEBCD　6～10 DBBAE　11～15 CCBCB

16～20 ABCAB　21～25 DBCDD　26～30 ECDAA

31～35 DEEBD　36～40 CCADC　41～45 AADCB

46～50 BDCBC　51～52 CA

第8章

1～5 CDAEB　6～10 CEBED　11～15 ABBAC

16～20 CDEEC　21～25 ABECB　26～30 BBECD

31～35 BBDBB　36～40 EECAE　41～45 ADEBA

46～50 EDDBE　51～55 BDEBD　56 B

第9章

1～5 DBDED　6～10 BEACE　11～15 DDCDA

16～20 CCDBB　21～25 EDBBA　26～30 BBABC

31～35 DCEBC　36～40 DBADC　41～45 ECBEC

46～50 BDCDA　51～55 DBCCD　56～60 EECDE

61～65 DBDAC　66～70 BABCE　71～75 AACDE

76～80 ADBEA　81～85 DBCDE　86～90 DEECB

91～95 CBCCB　96～98 EBA

第10章

1～5 DBCAC　6～10 BBDDD　11～15 CEBBB

16～20 CEBDE　21～25 BCAED　26～30 EEDAD

31～35 DCCAA　36～40 AEADD　41～45 EBAAC

46～50 DABBE　51～55 DCDAE　56～60 ECEEE

第11章

1～5 BDADB　6～10 EECDE　11～15 BBDBD

16～20 CEBDB　21～25 DCDBC　26～30 DADCD

31～35 DDBDD　36～40 ECADA　41～45 CCDAC

46～50 BCEDD　51～55 ABEDB　56～60 EEBBB

61～65 EBDAA　66～70 CCEAD　71～75 ACCCD

76～80 DCDEB　81～84 CAEB

第12章

1～5 BEEBE　6～10 EDECC　11～15 EADEA

16～20 CEEDA　21～25 CAEAB　26～30 EEBBA

31～35 DDDDC　36～40 AADCC　41～45 BBBAC

46～50 EDDAD　51～55 CCEDE　56～60 AEEDC

第13章

1～5 ADDED　6～10 DACDD　11～15 CADAE

16～20 DCCCE　21～25 BCEBD　26～30 CECCE

31～35 CDBDD　36～40 CDBBC　41～45 DACAD

46～50 ECDBC　51～55 ABCCA　56 C

第14章

1～5 DACCE　6～10 BACBD　11～15 CACDB

16～20 DBBED　21～25 BECBE　26～30 CDECE

31～35 DEECE　36～40 AEACD　41～45 ADBAB

46～50 BEACD　51～55 ADACD　56～60 BCEBB

61～65 AAECE　66～70 CBCEB　71～75 ABDBE

76～80 EDBBE　81～82 EB

第15章

1～5 ADDDC 6～10 CBDCD 11～15 CBAEE
16～20 CDBEA 21～25 CBDCC 26～30 DAEBE
31～35 CCEBD 36～40 ABBCA 41～45 CDAAB
46～50 CEBDA 51～55 ACABC 56～60 CCAAE
61～65 DCBBA 66～70 DBADC 71～75 ACBBC
76～80 ACDED 81～85 BBBCE 86～90 CEDCB
91～95 CEACA 96～100 AEBDD 101～104 DEEC

第16章

1～5 EECDA 6～10 BCEEE 11～15 AADBC
16～20 CDCCB 21～25 DECBB 26～30 CEBBA
31～35 DCCDD 36～40 DCEED 41～45 DBAEE
46～50 CDEAD 51～55 BBDED 56～60 BCABA
61～65 CDCDA 66～70 DAECE 71～75 BEACE
76～80 EDDDD 81～85 AAECB 86～90 ACDBC
91～95 AADCB 96～100 CDCBB

第17章

1～5 EDDCE 6～10 CDEDA 11～15 BBEAA
16～20 ACABC 21～25 ECBCC 26～30 DCADC
31～35 BCDDD 36～40 ABBCC 41～45 BEAAE
46～50 BBDAB 51～55 ADABA

第18章

1～5 BBEBE 6～10 BDDBE 11～15 EADAC
16～20 BADBE 21～25 BACAB 26～30 ADAAB
31～35 BBABA 36～40 CAAAD 41～45 EDCCD
46～50 EDCEE 51～55 EDDBC 56～60 DCEEC
61～65 DEEDC 66～70 ECABB 71～75 AACCD
76～78 CDD

第19章

1～5 DBEEC 6～10 DCDDB 11～15 DDDCE
16～20 BCCEB 21～25 ACAAD 26～30 CDBEC
31～35 BABAB 36～40 CCEBD 41～45 DEDDC

第20章

1～5 CBBCA 6～10 ABEBC 11～15 EAEDD
16～20 CEADA 21～25 CDCCE 26～30 EEAEE
31～35 ACDBA 36～40 ADBEA 41～45 CEBAE
46～48 BAD

第21章

1～5 CEACE 6～10 DECBE 11～15 EAEBE
16～20 BEECE 21～25 BEEEE 26～27 ED

第22章

1～5 EECAE 6～10 DEBAC 11～15 AAEEA
16～20 BDDAC 21～25 ADDED 26～30 ABEBA
31～35 CDDBC 36～40 DBAAD

第23章

1～5 EEDED 6～10 BCCAB 11～15 BDDED
16～20 AEDBC 21～25 BACCA 26～30 EADBE
31～32 BC

第24章

1～5 BCDAD 6～10 ABDEA 11～15 DBCBC
16～20 CADEB 21～25 EECAD

第25章

1～5 CCADB 6～10 BABBC 11～15 DAEBE
6～20 DECCA

第26章

1～5 DDEDD 6～10 BCBAE 11～15 BBBAC
16～20 DCDEC 21～25 DACEE 26～30 CBCAC

第27章

1～5 CECEE 6～10 BDDEC 11～15 CADDB
16～18 BBA

第28章

1～5 DCBDA 6～10 BDBCB 11～15 EDCCE
16～20 CBCAB 21～25 DCADA 26～30 CDDDE
31～35 BDCDB 36～40 ECBDD

第29章

1～5 CDADC 6～10 DBDBE 11～15 DBDBC
16～20 DDDCC 21～25 EBBCC 26～29 DBEE

第30章

1～5 BAADE 6～10 ECBBD 11～15 BECBD
16～20 DDAAB 21～22 BE

模拟试题

专业实务

1～5 DEDBC 6～10 BEDCE 11～15 ACCAD
16～20 CDBAC 21～25 CECDA 26～30 BBEEE
31～35 BDADE 36～40 BEBBC 41～45 DBDEC
46～50 DCACB 51～55 BEBDB 56～60 AECDB
61～65 DDCCD 66～70 ACBBA 71～75 DEBEC
76～80 EDCCA 81～85 CACAA 86～90 DDCDA
91～95 CDADC 96～100 ECBDA 101～105 EACCA
106～110 EDCEB 111～115 ADDAB 116～120 AEBAB

实践能力

1～5 CCECD 6～10 CDDDE 11～15 DAACC
16～20 AEBCC 21～25 DEBBB 26～30 DDEAE
31～35 DDACB 36～40 ACBEE 41～45 BBCCD
46～50 CADCC 51～55 ACDAD 56～60 BCDCD
61～65 DCBCA 66～70 DBDAC 71～75 BCECB
76～80 BBAAC 81～85 CBDAC 86～90 BADCB
91～95 CEEEA 96～100 BCCDB 101～105 EABDC
106～110 CDCDA 111～115 EBAAA 116～120 DABAA